Ueber die

Analyse des Blutes

und die

pathologischen Krasenlehren,

nebst Beiträgen

zur

Physiologie der dyskrasischen Processe.

Von

Dr. Gustav Zimmermann.

Berlin,
Druck und Verlag von G. Reimer.
1847.

Ueber die

Analyse des Blutes

und die

pathologischen Krasenlehren,

nebst Beiträgen

zur

Physiologie der dyskrasischen Processe.

Von

Dr. Gustav Zimmermann,
Prakt. Arzt und Operateur, Oberarzt im zweiten Garde-Regimente
und Mitgliede der Gesellschaft für wissenschaftliche Medizin in Berlin.

Berlin,
Druck und Verlag von G. Reimer.
1847.

Vorwort.

Statt dieses kurzen Vorwortes war es früher meine Absicht, in einer längeren Einleitung die pathologischen Theorieen einiger modernen Systematiker, namentlich des Herrn Henle, einer wohlmeinenden Kritik zu unterwerfen, da dieselben einer solennen Widerlegung noch nicht theilhaftig geworden sind. Ich unterlasse dies jedoch, weil die Schrift selber so viel Raum fortgenommen hat, dass für jene Einleitung keiner übrig gelassen ist. Wahrscheinlich ist diese Kritik auch überflüssig geworden und derjenige, der da beweist, dass er nichts lernen und nichts verlernen kann, verdient sie auch nicht. — Dies zur Erklärung einiger im Texte vorkommenden Andeutungen auf jene projektirte Einleitung.

Im Uebrigen habe ich dieser Schrift nichts weiter vorzubemerken. Sie verfolgt eine zwiefache Tendenz: erstens Kritik des Gegebenen und Sonderung der Spreu vom guten Korn; zweitens liefert sie Positives und Andeutungen zu ferneren Untersuchungen.

Beide Tendenzen wünsche ich verwirklicht zu sehen. Namentlich wünsche ich, dass sich Viele finden möchten, die mit Hülfe der von mir proponirten Analyse des Blutes das vorhandene hämopathologische Material vermehren. Lange hatte ich darauf gewartet, dass ein Anderer, Besserer uns eine dem Zustande der Wissenschaft entsprechende Methode, das Blut zu analysiren, aufstellen möchte; da dies nicht geschah, entschloss ich mich, diese, am meisten fühlbare Lücke auszufüllen. Ob ich so glücklich gewesen, dies zu können, überlasse ich dem Urtheile der Sachkundigen.

Für manche Krankheits-Processe liegt mir schon seit längerer Zeit ein bedeutendes hämopathologisches Material vor, an dessen Bearbeitung ich gehen werde, sobald ich meine physiologischen Untersuchungen des Blutes zu einem Abschlusse, der praktische Consequenzen verspricht, gebracht habe. Eine Reihe umfassend beobachteter Krankheits-Fälle setzt mich dabei zugleich in den Stand, eine theoretische Untersuchung allgemein pathologischer und therapeutischer Fragen daran zu knüpfen, die mir allerdings nur möglich ist, vom humoralen Standpunkte aus zu führen, weshalb ich schon im Voraus bei denjenigen um Entschuldigung bitte, die dies als Verirrung betrachten.

Berlin, im März 1847.

Der Verfasser.

Erster Abschnitt.

Ueber die Analyse des Blutes.

I. Historisch-Polemisches.

Die Franzosen sind das Volk der Praxis und der Initiative, die Deutschen das Volk der Theorie und des Bessermachens! Diese geschichtliche Thatsache hat sich wieder dadurch bewährt, dass die Physiologie des Blutes von den Franzosen zuerst auf die Pathologie desselben übertragen wurde. Piorry und Magendie hatten, wenn auch in unvollkommener Weise, die Bahn gebrochen: ihnen folgten Andral und Gavarret, Pathologen, welche die Grundpfeiler einer Verbindungsbrücke zwischen Praxis und Theorie, zwischen der Physiologie und Pathologie des Blutes zu schlagen im Stande waren. In Deutschland hatte dies vor 100 Jahren schon die alte Wiener Schule versucht, aber wir wissen, wie bald dieser Versuch vergessen wurde. —

Zwei Gründe waren es vornehmlich, die den Resultaten der Andral-Gavarret'schen Blutuntersuchungen in Frankreich selber so schnell Anerkennung verschafften: 1) das reichhaltige Material, das exakt genug erschien, und 2) die Brauchbarkeit desselben für die statistische Methode. Sie ist auch in der That die einzige, durch deren Anwendung die Hämopathologie zur Klarheit kommen und Fortschritte machen kann.

In Deutschland war der Boden für den von Paris ausgestreuten Saamen sehr empfänglich und die Richtung des Zeitalters war vornehmlich durch die Arbeiten Joh. Müller's die exakte, die naturforschende geworden und man war froh, dass dem vagen Hin- und Herreden der alten Humoral-Pathologie über den zu grossen Kohlenstoff-, Wasserstoff- und Sauerstoffgehalt des Blutes endlich ein Ende gemacht war. — In Fr. Simon, der leider zu wenig Pathologe war, fanden die Entdeckungs-Rufe in Frankreich ihr erstes Echo und er bestrebte sich auch schon, es besser zu machen als Andral und Gavarret: jedoch war es unmöglich, dass derselbe in so kurzer Zeit wie jene mit einem so riesigen Material in die Schranken treten konnte.

Im Grunde war die streng wissenschaftliche Hämatologie durch H. Nasse in Deutschland schon unendlich weiter, und nur der Umstand, dass dieser unermüdliche und exakte Forscher die statische Methode nicht anwandte, ist daran Schuld, dass die spezielle und allgemeine Pathologie sich weniger um sie bekümmert hatte. Es war dies offenbar ein Fehler der deutschen Pathologen selber, die es nicht verstanden, die Errungenschaften der Hämatologie zu verwerthen und sie auf den klinischen Grund und Boden zu verpflanzen. Ein Vergleich der deutschen und französischen Kliniker zur Zeit muss dies auf den ersten Blick zeigen. Es wehte in den französischen Kliniken ein Geist der Exaktheit, der das Emporkeimen bisher vernachlässigter Doctrinen zur unumgänglichen Nothwendigkeit machte.

Hätten Andral und Gavarret die Blutuntersuchungen H. Nasse's gekannt, so würden sie auf der Stelle die ihrigen ganz anders angestellt haben. Denn leider waren ihre Analysen nur auf die Zerlegung des Blutes im Ganzen und Grossen berechnet, und wenn man dieselben genauer betrachtet, so hat nur der Faserstoff in seiner Bestimmung Anspruch auf Genauigkeit. Der Serum-Rückstand und die Blutkörperchen in 1000 Gr. Blut, wie die feste Substanz des ganzen Blutes können denselben nicht erheben, nicht einmal einen Anspruch auf relative Genauigkeit.

Fr. Simon, der die Mängel jener Analysen einsah, bemühte sich, chemischer zu Werke zu gehen und gelangte zu sehr abweichenden Resultaten im Vergleich zu denen der französischen Forscher. Worin der Grund hierfür liegt, werde ich später entwickeln.

Zu der Zeit, wo die Untersuchungen von Andral und Gavarret schon erschienen waren, war ich mit dem Studium der deutschen Werke über die Physiologie und Pathologie des Blutes eifrig beschäftigt und hatte, weil mir die neueste Literatur nicht zu Gebote stand, gar keine Ahnungen von den französischen Entdeckungen. — Von dem Vorsatze beseelt, systematisch das Blut in Krankheiten zu untersuchen, um die Bedingungen gewisser Phänomene zu ergründen, wozu mir die statistische Methode als die geeignetste erschien, nahm ich die sich mir in den Lazarethen darbietende Gelegenheit wahr, das Blut quantitativ zu untersuchen. Nachdem dies geschehen war, fiel mir erst Fr. Simon's medizinische Chemie in die Hände, aus der ich die Andral-Gavarretsche Berechnungs-Methode der einzelnen Blutbestandtheile kennen lernte.

Die Methode, die ich mir, um das Blut zu untersuchen, ausgedacht hatte, bestand darin, dass ich die zuerst aufgefangenen 1000 Gr. Blut in Bezug auf ihr spezifisches Gewicht und ihre feste Substanz untersuchte. Die folgenden 1000 Gr. Blut liess ich gerinnen: ich bestimmmte 18 Stunden nach dem Aderlass das Gewicht des Blutkuchens und des ausgeschiedenen Serum, so dass ich das Verhältniss beider zu einander angeben konnte. Aus dem Blutkuchen gewann ich durch Ausquetschen den *Faserstoff*, den ich feucht und getrocknet wog. — Das Serum untersuchte ich auf seine feste Substanz in 1000 Gr. — Hiermit hatte ich ebenfalls alle Momente gewonnen für die Berechnung der Blutkörperchen, des Serum-Rückstandes und des Faserstoffs in jenen ersten 1000 Gr. Blut; und ich bediente mich dazu der Methode, die C. H. Schultz im System der Cirkulation bei der Analyse des Pfortaderblutes schon 1836 in Anwendung gebracht hatte. Es ist dies ganz dasselbe Verfahren, welches Dumas dem Andral und Gavarret angerathen hatte und jener, der sich bekanntlich viel mit dem Blute beschäftigt, kannte es gewiss aus dem Werke von C. H. Schultz. Jene französische Berechnungsmethode des Blut-Rückstandes auf Blutkörperchen, Fibrin und Serum-Rückstand ist daher deutsches Eigenthum. — Um noch zu erkennen, wodurch die Grösse des Blutkuchens bedingt sei, bestimmte ich die feste Substanz des beim Ausdrücken des Blutkuchens durch die Leinwand erhaltenen Cruor. So hatte ich also, indem ich noch meinen Untersuchungen über das Blut, die Beschaffenheit des Blutkuchens und des Serum beifügte, mehr Momente für die Pathologie des Blutes beigebracht, als Andral und Gavarret. — Wieviel Farbstoff, wie viel Fett und wie viel Salze in den 1000 Gr. Blut und in 1000 Gr. Serum enthalten waren, konnte aus dem gepulvertem Rückstande später noch gefunden werden.

Wegen der geringeren Blutmenge, die ich zu dieser Analyse gebrauchte und da sie nicht umständlicher war, als die von Andral und Gavarret befolgte, glaubte ich sie praktischen Aerzten empfehlen zu können und theilte sie deshalb in dem Hufeland'schen Journal für praktische Heilkunde (1843) mit.

Der Prof. Scherer machte diese Mittheilung in seinem Referate (im Jahresbericht für die gesammte Medizin 1843) zum Gegenstande einer schmähsüchtigen Kritik und Invektive gegen mich, die mich veranlasst, einige Worte zu entgegnen, die allerdings etwas spät kommen. Meine Absicht, dies schon früher zu thun, wurde durch mancherlei Hindernisse vereitelt. Jedoch aufgeschoben ist nicht aufgehoben. — Und dass ich jetzt, nachdem ich fast drei Jahre Zeit zur Ueberlegung gehabt habe, noch ebenso urtheile wie damals, wird um so eher das Urtheil zu meinen Gunsten stimmen müssen, zumal da seit dem Jahre 1843 die Methode, das Blut zu analysiren, nicht um ein Haar breit Fortschritte gemacht hat.

Zuerst muss ich dem Prof. Scherer bemerklich machen, dass ich auf eine grössere analytische Genauigkeit, als Andral und Gavarret, nicht Anspruch erhoben habe, dass er aber vollkommen und absichtlich übersehen hat, dass ich jenen Anspruch mit Recht erheben kann. — Davon später.

Wenn Prof. Scherer es mir zum Vorwurf macht, als hätte ich mir die Ehre des Fr. Simon'schen Einwurfes gegen Andral's und Gavarret's Methode vindiziren wollen, dass es nämlich falsch sei, die Blutbläschen als kein Wasser enthaltend zu denken, so irrt derselbe. Indem ich nämlich jenen Hauptfehler der Andral und Gavarret'schen Methode historisch anführte, appellirte ich an die Einsicht eines jeden Arztes, ohne erst Fr. Simon's zu erwähnen. Und hätte der Prof. Scherer in dem Satze, der da anfängt: „Ein anderer Vorwurf, den Simon jener Methode macht" — die Betonung auf das Wort „ein anderer" gelegt, so würde er erkannt haben, dass ich mir das Verdienst der Entdeckung jenes ersten Einwurfs gegen die Andral-Gavarret'sche Methode zu vindiziren nicht einfallen gelassen habe. Ich habe mich, als ich jene kleinliche Anschuldigung des Prof. Scherer zu Gesichte bekam, eines mitleidigen Lächelns nicht erwehren können, dessen kritischer Eifer in der That ihn dem ähnlich macht, der wohl den Splitter in seines Nächsten Auge, den Balken aber in seinem eigenen nicht gewahr wird. Um ihm dies zu beweisen, will ich an seine Bemerkung, die er gegen Simon und mich erhebt, einige kritische Marginalien knüpfen. Prof. Scherer giebt mir zur Belehrung folgendes zum Besten: „Wenn man aber berücksichtigt, dass die Blutkörperchen im kreissenden (!) Blute im Serum schwimmen (im Serum schwimmen die Blutkörperchen nicht, sondern im liquor, Plasma sanguinis!), und wenn man denselben, wie allen thierischen Membranen, das Vermögen der Exosmose und Endosmose zugestehen muss (die Blutbläschen sind keine Membranen, sondern Zellen, von denen gar nicht erwiesen ist, dass sie im liquor sanguinis dem Gesetze der Exosmose und Endosmose unterworfen sind), so ist es klar, dass die Feuchtigkeit, welche die Blutkörperchen besitzen, jedenfalls eine albuminhaltige sein muss (diese Feuchtigkeit (*sic!*), müsste vielmehr liq. sang. sein! Und wusste der Prof. Scherer aus den Untersuchungen von Berzelius nicht, dass die Blutkörperchen kein Chloralkali, also auch keinen liq. sang. enthalten sollen?!), gerade wie der Faserstoff, wenn man denselben als crusta phlogistica abnimmt, selbst mit Wasser abgespült, beim nachherigen Auspressen eine albuminhaltige Flüssigkeit, also Serum liefert (der Prof. Scherer scheint also der Ansicht zu sein, dass die Faserhaut per endosmosin et exosmosin Serum eingeschlossen enthält, während hier doch nur von mechanischer Einschliessung desselben die Rede sein kann. Ist übrigens eine Faserhaut gehörig ausgespült, so wird sie weder Serum noch Kochsalz enthalten!). Kennt man demnach den Gehalt des Serum an Wasser und festem Rückstand, so lässt sich daraus mit grosser, ja grösserer Sicherheit als nach irgend einer anderen Methode bei Bestimmung des Wassergehaltes des ganzen Blutes oder auch des Blutkuchens, die absolute Menge Serum im ganzen Blute, so wie die relative im Blutkuchen bestimmen. (Habe ich nun bei meiner Analyse nicht die feste Substanz von 1000 Gr. Blut und 1000 Gr. Serum angegeben? Wie kann daher der Prof. Scherer behaupten, meine Methode sei die schlechteste unter den vorhandenen?! —) Dass die Blutbläschen Feuchtigkeit und zwar Serum-Feuchtigkeit (*sic!*) enthalten, wird wohl Niemand leugnen (S. oben, was hiervon zu halten ist), dass jedoch ihre Menge gleich der des Faserstoffs im trockenen Zustande in den Analysen angegeben werden muss, ist natürlich, weshalb auch der Einwurf von Simon, dass man sich die Blutbläschen nicht als trockne Moleküle denken könne, eine Ungereimtheit war."

Es giebt Leute, die lesen und schreiben ohne zu denken, und wenn sie wirklich denken, so oberflächlich und so konfus, dass durch ihr Urtheil der Standpunkt, auf dem sich eine Angelegenheit befindet, immer schiefer und verdrehter wird, als er schon ohnedies ist.

Abgesehen davon, dass die Blutbläschen (die gefärbten) wahrscheinlich keinen liq. sang. enthalten, so will ich dem Prof. Scherer dies noch für einen Augenblick zugeben: glaubt derselbe aber, dass alles Wasser, welches die Blutbläschen beim Eintrocknen verlieren, auf Rechnung dieses Serum kommt? Enthalten das flüssige Hämatin und die Membran der gefärbten Zellen, das Globulin, die Hüllen der farblosen Zellen sammt deren Molekülen und Kern, und endlich die Elementarkörperchen des Blutes gar kein Wasser? Von alle dem hat der Chemiker Scherer keine Ahnung! Er glaubte einen Splitter in meinem Auge zu sehen, und seine offizielle Referenten-Pflicht gebot ihm, denselben herauszuziehen! Leider hat er sich geirrt und bei seinen Bemühungen, ihn zu finden, ein ganz gesundes Auge erbärmlich zugerichtet, so dass es dem Eigenthümer desselben nicht verdacht werden kann, wenn er eine Klage gegen den ungeschickten und böswilligen Thäter erhebt und ihn zurechtweist.

Dass die Formgebilde des Blutes, ebenso wie der Faserstoff, da, wo sie für die feste Substanz von 1000 Gr. Blut in Rechnung gestellt werden, als wasserlose Körper aufgeführt werden müssen, hat bis jetzt noch kein Mensch geleugnet: es kam Fr. Simon und mir nur darauf an, zu zeigen, dass wenn der Wassergehalt der im flüssigen Blute befindlichen Blutzellen nebst Zubehör als dem Serum zugehörig betrachtet werde, der Eiweissgehalt des Blutes viel zu hoch, der an Blutkörperchen viel zu niedrig ausfalle. So können wir nie, was ich klar gezeigt zu haben glaubte, Prof. Scherer aber gar nicht erkannt hat, zu einer Anschauung von dem absoluten Serum-Gehalte des Blutes gelangen: und wenn die analytischen Resultate der Andral-Gavarret'schen Berechnungs-Methode auch relativ richtig sind, so genügen sie den Anforderungen, welche die Physiologie und Pathologie des Blutes daran erheben kann, gar nicht. Dem Chemiker ist dies allerdings gleichgültig: denn ihm sind die Resultate seiner Untersuchungen über das Blut etwas ganz Werthloses, da er, weder Physiolog noch Patholog, sie gar nicht verwerthen kann oder doch wenigstens keine praktische Anwendung davon machen wird. Noch weniger ist er im Stande einzusehen, wie wichtige Consequenzen aus einer Kenntniss des absoluten Gehaltes an Serum im Blute fliessen.

Meine Bemühungen, den Wassergehalt der Blutbläschen zu erkennen, konnten dem Prof. Scherer ebenfalls nur als höchst fruchtlos erscheinen. Ich hatte (Hufel. Journ. 1843, Juli-Heft und „Zur Analysis und Synthesis etc." S. 161) die Gelegenheit gehabt, Blut aus einem Schleimbeutel auf der Patella zu untersuchen, das durch Hämorrhagie in denselben gelangt war. Da dasselbe geronnen und sehr dick war, kein Serum ausschied und der durch Leinwand gedrückte Cruor eine sehr grosse Menge fester Substanz gab, so äusserte ich die Meinung, jenes Blut dürfte wohl nur aus Blutkörperchen und Faserstoff bestanden haben. Vom Serum nahm ich an, dass dasselbe, wie aus einem Blutkuchen, ausgepresst und resorbirt worden sei. Danach bestimmte ich den Wassergehalt der Blutkörperchen auf 554 Gr. pro mille.

Dagegen giebt mir der Herr Prof. Scherer zu bedenken, dass ein derber Blutkuchen beim Auspressen auch einen dickflüssigen Cruor liefere, und dass, wiewohl er kein Serum abscheide, man doch annehmen müsse, er habe davon noch eine ansehnliche Menge imbibirt. Dagegen gebe ich nun dem Prof. Scherer zu bedenken, dass jenes aus der Blutgeschwulst erhaltene Blut nicht Cruor, sondern geronnenes Blut war, welches Serum hätte ausscheiden können, falls es dessen enthielt; sodann, dass ich bei meinen sehr zahlreichen Untersuchungen von dickflüssigem Cruor aus sehr kleinen Blutkuchen noch nie so viel feste Substanz erhalten habe, wie aus dem Cruor jenes hämorrhagischen Blutes. 1000 Gr. hiervon enthielten 346 Gr. feste Substanz; die grösste Menge derselben aus Blutkuchen-Cruor habe ich bei einem an febr. intermittens und Plethora leidenden Kranken gefunden; das Blut enthielt in 1000 Gr. 241,7 Gr. feste Substanz, 1000 Gr. Serum 102,9 Gr.; Plac. : Ser. war = 1,33 : 1. Der Cruor des Blutkuchens enthielt in 1000 Gr. 332 Gr. festen Rückstand und also 668 Gr.

Wasser, und ich darf wohl dreist behaupten, dass darin nur sehr wenig Serum frei enthalten war.

Da ich den Cruor jenes erwähnten blutigen Extravasats noch wohlgetrocknet besass, so unterwarf ich denselben einer Analyse auf seine Salze. 64,5 Gr., die ungefähr 186 Gr. Cruor entsprachen, lieferten 0,280 Gr. lösliche Salze und 0,514 Gr. Eisenoxyd und phosphorsaure Erden.

Wenn man ungefähr annimmt, dass 1000 Gr. Serum 8,0 Gr. lösliche Salze enthalten, so enthielten jene 186 Gr. Cruor 35 Gr. Serum und 151 Gr. Blutbläschen. — Nimmt man an, dass 1000 Gr. Serum im Durchschnitt 90 Gr. feste Substanz enthalten, so besassen jene 35 Gr. Serum 3,15 Gr. derselben. — Die 151 Gr. Blutkörperchen enthielten daher 90,0 Gr. Wasser und 61,0 G. feste Substanz.

Nach H. Nasse enthalten 100 Gr. Blutkörperchen 0,71 Gr. an Eisenoxyd; reducire ich den Gehalt jener 64,5 Gr. Cruor-Rückstand auf 100, so enthielten sie 0,80 Gr. Eisenoxyd nebst unlöslichen Erden.

Nach Enderlin enthalten 100 Theile Blutasche 83,746 Gr. lösliche und 15,175 Gr. in Wasser unlösliche Bestandtheile: reducire ich die 0,794 Gr. Asche, die ich aus den 186 Gr. Cruor erhielt, auf 100 Theile Asche, so enthielten diese an löslichen Salzen 37,7 Gr. und an unlöslichen Bestandtheilen 62,3 Gr.

1000 Gr. Blut enthaltenn ach H. Nasse an löslichen Salzen 6,672 Gr., an unlöslichen 1,270 Gr.; zusammen 7,942 Gr. — Reducire ich die aus den 186 Gr. Cruor erhaltenen Salze auf 1000 Gr., so enthielten diese an löslichen Salzen 1,505 Gr. und an unlöslichen Bestandtheilen 2,763 Gr.

Aus diesen Angaben ergiebt sich auf den ersten Blick, dass jenes in dem Schleimbeutel der Patella enthaltene Blut nicht so extravasirt sein konnte, als ich es daraus erhielt, nachdem es unter einem Druckverbande längere Zeit darin verweilt hatte; es war gewiss der grösste Theil des Serum sammt den Salzen resorbirt worden.

Um dem Prof. Scherer noch zu zeigen, dass ein Cruor, der beim Stehen kein Serum mehr abscheidet, mehr Serum enthält, als jener des extravasirten Blutes, will ich die Analyse eines solchen Cruor hersetzen.

Bei Plac.: Ser. = 1,53 : 1 geben 1000 Gr. Cruor 300 Gr.

feste Substanz. In diesen waren an löslichen Salzen enthalten: 1,642 Gr., und an unlöslichen Stoffen: 2,583 Gr. — Jene 1000 Gr. Cruor enthielten demnach 205 Gr. Serum, also weit mehr als jener aus dem Blute in dem Schleimbeutel neben der Patella.

II. Ueber den Wassergehalt der Blutkörperchen und die sich daraus ergebenden Consequenzen.

Die eben besprochenen kritischen Bemerkungen des Herrn Prof. Scherer hätten mich vielleicht abhalten können, den Gedanken auszuführen, den Wassergehalt der Blut-Formgebilde annähernd zu bestimmen, wenn ich die Untersuchungen darüber nicht schon beendigt gehabt hätte, bevor ich jene zu Gesicht bekam. Ich theile sie jetzt mit, ohne zu fürchten, Tadel darüber von gerechten Richtern zu erfahren.

Da die Blutkörperchen des faserhäutigen Blutes sich sehr schnell senken, weil sie sich mit einander verbunden gegenseitig sehr fest anziehen, und so auf dem Boden des Gefässes ablagern, dass das Serum von ihnen abgegossen werden kann, ohne dass sie mitfliessen, so hat man daran ein Mittel, sie zu isoliren, und ihren Wassergehalt durch Austrocknen zu bestimmen. Bei mehreren Versuchen, die ich so anstellte, dass ich die Blutbläschen, die beim Herausheben der Blutkuchen aus dem Glase in dem Serum zurückblieben, sich absetzen liess, erhielt ich folgende Resultate. 1000 Gr. derselben gaben an fester Substanz: 1) 278 Gr. 2) 286 Gr. 3) 270 Gr. 4) 295 Gr. 5) 268 Gr. 6) 310 Gr. Um zu zeigen, dass dieser feste Rückstand zum grössten Theil den Blutbläschen (den gefärbten mehr als den farblosen Zellen) angehörte, muss ich die feste Substanz von 1000 Gr. Blut daneben setzen. 1) fehlt. 2) 205 Gr. 3) 227 Gr. 4) 208 Gr. 5) 218 Gr. 6) 218,6 Gr. — Dass jedoch die für 1000 Gr. Blutbläschen gefundene feste Substanz durch Einschluss von bald mehr bald weniger Serum so niedrig ausgefallen ist, ergiebt sich, wenn wir die feste Substanz von 1000 Gr. Cruor in jedem Falle im Zusammenhange mit den übrigen Resultaten der mechanischen Blutanalyse zusammenstellen.

Nr.	Feste Subst. in 1000 Gr. Blut.	Blutkörperch.	Plac.: Ser. = x : 1.	Feste Subst. in 1000 Gr. Cruor.	Feste Subst. in 1000 Gr. Blutkörperch.
1.					278,0
2.	205,6	132,0	1,21 : 1	311,4	270,0
3.	227,5	141,2	1,92 : 1	269,3	278,0
4.	208,3	135,7	1,27 : 1	300,0	295,0
5.	218,0	144,0	1,12 : 1	325,0	268,0
6.	218,6	143,1	1,32 : 1	302,0	310,0

Es geht hieraus hervor, dass, da der Cruor in der Regel mehr feste Substanz besitzt in 1000 Gr. als die Blutkörperchen, diese noch immer mehr Serum eingeschlossen enthielten in den Zwischenräumen, die die Häufchen bildeten, als der Cruor. Da dieser jedoch, wegen des Durchpressens des Blutkuchens durch Leinwand, wie ich schon früher gezeigt habe, Serum verliert, so dürften die Blutbläschen in dem Bodensatze nicht mehr Serum enthalten als jener, oft sogar weniger.

Um nun den Verlust an Serum beim Durchpressen des Blutkuchens durch Leinwand zu vermeiden, habe ich zweimal von demselben ein Stück abgeschnitten, gewogen und eingetröcknet.

1. Von dem Blutkuchen eines Wechselfieberkranken schnitt ich ein Stück oben ab, das 78,95 Gr. wog. Diese gaben 22,30 Gr. feste Substanz, also 56,65 Gr. Wasser. Reducirt man beides auf 1000 Gr., so erhält man 282,4 Gr. feste Substanz und 717,6 Gr. Wasser. — Plac. : Ser. war 1,26 : 1 gewesen. 1000 Gr. des durch Leinwand gepressten Cruor gaben 310 Gr. feste Substanz. Diese Differenz von 27,6 Gr. kann einmal dadurch bewirkt sein, dass ich jenes Stück oben vom Blutkuchen abschnitt, wo, wie ich früher (Hufel. Journ. 1843, November-Heft) gezeigt habe, derselbe immer weniger feste Substanz enthält, sodann auch dadurch, dass der Cruor Serum an die Leinwand beim Durchpressen abgiebt.

2. Von den Blutkuchen eines Kranken mit Congestionen zum Kopf und zur Brust schnitt ich ein Stück unten ab, wo er am schwärzesten war. Der Blutkuchen hatte eine schwache

Faserhaut und verhielt sich zum Serum wie 2,06 : 1. Das abgeschnittene Stück wog 75,8 Gr. und diese gaben 23,1 Gr. feste Substanz und 52,7 Gr. Wasser. Bei der Reduktion auf 1000 geben sie 304,7 Gr. feste Substanz und 695,3 Gr. Wasser. Der Cruor dieses Blutkuchens gab dagegen in 1000 Gr. nur 260 Gr. feste Substanz.

An Blutkuchen, die noch mehr Serum ausgeschieden haben, wird man, wenn von ihrem unteren Theile Partieen abgeschnitten werden, nach dem Eintrocknen noch weit mehr feste Substanz finden: in den Fällen, wo z. B. bei Plac.:Ser. = 0,84 in 1000 Gr. Cruor 329 Gr. feste Substanz waren, würde ein Stück aus dem untern Theile des Blutkuchens gewiss 400 Gr. enthalten haben.

Ich glaube nicht Unrecht zu haben, wenn ich annehme, dass die *Formgebilde des Blutes* im Durchschnitt in 1000 Gr. 450 Gr. feste Substanz und 550 Gr. Wasser enthalten. Am meisten von ersterer kommt gewiss auf Rechnung der gefärbten Bläschen, weniger auf die der farblosen Zellen und der Elementarkörperchen: denn diese farblosen Zellen sind spezifisch sehr leicht, und wie die in der Regel geringe Menge fester Substanz in 1000 Gr. dicklichen Eiters beweist, enthalten sie sehr viel Wasser. Die Zahl der Elementarkörperchen ist zwar in jedem Blute sehr gross: da sie aber so sehr klein und auch wahrscheinlich Bläschen sind, so ist die Quantität ihrer festen Substanz auf keinen Fall sehr gross.

Lässt man diese Annahme zu, so kann an dem nach der Andral-Gavarret'schen Berechnungs-Methode gefundenen Resultate eine Reduktion vorgenommen werden. Sie dürfte vielleicht die Menge des Serum-Rückstandes und der Formgebilde des Blutes (in 1000 Gr.) ihrem absoluten, wahren Werthe näher bringen. Ich habe hierauf schon (Analys. u. Synthes. S. 162) hingedeutet und ein Beispiel für die Berechnung angeführt.

Ich werde jetzt noch einmal die Art und Weise der vorgeschlagenen Reduktion an dem Blute zweier gesunder Männer anschaulich machen und sodann noch an dem Blute von einigen Kranken und Gesunden durch die Anwendung einer anderen Methode beweisen, dass dieselbe den wahren Werth des Serum-Rückstandes und der Blutkörperchen ziemlich nahe trifft. — Die Leser mögen mir die Darlegung der vorzunehmenden Operationen in extenso zu Gute halten: wollte ich bloss die Endresultate derselben geben, so würden sie unverständlich sein.

Zuvor muss ich jedoch noch einmal auf die Kritik des Prof. Scherer zurückkommen. Derselbe wundert sich nämlich, weshalb ich auch das Fibrin in feuchtem Zustande gewogen habe, da der Wassergehalt beim stärkeren oder schwächeren Auspressen verschieden ausfallen müsse. Für's Erste glaube ich, dass sich dies Schwanken im Wassergehalt des Fibrins durch so langes Pressen zwischen Leinwand, als man keine Wasserabgabe bemerkt, ziemlich vermeiden lässt und Unterschiede von 1 bis 2 Gr. haben nicht viel zu bedeuten. Sodann muss aber der Wasser-Gehalt des im Blutkuchen gewonnenen Fibrin bei der Berechnung des Serum in Rechnung gestellt werden. Ob dies Andral und Gavarret gethan haben, glaube ich nicht: ich hielt es für nöthig, um die Resultate der Analysen sowohl ihrem absoluten Werthe, als auch relativ demselben näher zu bringen.

An einem Beispiele will ich meine Ansicht begründen.

Angenommen 1000 Gr. Blutes von einem Kranken mit Pneumonie geben beim ersten Aderlass 220 Gr. feste Substanz. 1000 Gr. Serum enthalten 100 Gr., und 1000 Gr. Blut 6 Gr. feuchtes und 2 Gr. trocknes Fibrin. Hiernach enthalten jene 220 Gr. Blut-Rückstand, wenn man die 4 Gr. Wassergehalt des Fibrin nicht in Rechnung stellt:

an Blutkörperchen . . .	131,4	Gr.
an Serum-Rückstand . .	86,6	—
an Fibrin	2,0	—

Stellt man aber die 4 Gr. Wasser in Rechnung, d. h. zieht man sie von dem Wassergehalte des Blutes ab, so dass man den Serum-Rückstand in 1000 Gr. Blut mit 780—4 d. h. $\frac{776 \cdot 100}{900}$ berechnet, so enthalten die 220 Gr. fester Substanz:

an Blutkörperchen . . .	131,8	Gr.
an Serum-Rückstand . .	86,2	—
an Fibrin	2,0	—

Man wird über diese winzige Differenz von 0,4 Gr. lachen.

Aber jenem Kranken mit Pneumonie werden 4 Venaesektionen gemacht und bei der letzten enthalten 1000 Gr. Blut 200 Gr. feste Substanz und 30 Gr. feuchtes und 10 Gr. trocknes Fibrin. In 1000 Gr. Serum sind 90 Gr. feste Substanz. — Stellt man die 20 Gr. Wasser für das Fibrin nicht in Rechnung, so bestehen jene 200 Gr. Blut-Rückstand aus:

Blutkörperchen	: 110,9 Gr.
Serum-Rückstand	: 79,1 —
Fibrin	: 10,0 —

Stellt man aber jene 20 Gr. Wasser zum Nachtheil des Serum in Rechnung, so bestehen jene 200 Gr. fester Substanz aus:

Blutkörperchen	: 112,9 Gr.
Serum-Rückstand	: 77,1 —
Fibrin	: 10,0 —

Hier beträgt die Differenz schon 2 Gr. und ich halte sie für gross genug, dass man bei allen Analysen den Wassergehalt des Fibrin mit $\frac{2}{3}$ in Rechnung stellt. Diese Mühe ist sehr gering.

Der Herr Prof. Scherer hat in seinen chemisch-mikroskopischen Untersuchungen auch Resultate von Blut-Analysen veröffentlicht, ohne anzugeben, was für einer Methode er sich bei der Auffindung derselben bedient hat. Ein Jeder müsste glauben, er habe eine eigene, ganz geheime in Anwendung gezogen; rechnet man aber nach, wie er z. B. bei dem Blute (S. 78, Pneumon. bilios.) zu den einzelnen Bestandtheilen gelangt ist, so findet man, dass er die Methode von Andral und Gavarret befolgt hat. — Dabei hat er denn für 1000 Gr. Serum die Salze und extraktiven Materien angegeben, aber gar nicht versucht, sie auch für den Serum-Rückstand in 1000 Gr. Blut zu berechnen. Denn hier fühlte er wohl, eines wie groben Versehens sich Andral und Gavarret schuldig gemacht haben. Indem diese nämlich auf die bewusste Manier den Serum-Rückstand in 1000 Gr. Blut berechneten, berechneten sie auch für diesen die Salze aus der Quantität, die sie in 1000 Gr. Serum gefunden hatten. Jene musste daher so sehr gross ausfallen.

Ich kehre jetzt zu dem Vorhaben zurück, durch Reduktion der nach der Andral-Gavarret'schen Berechnungs-Methode erhaltenen Resultate, dem Werthe des Serum und der Blutkörperchen näher zu kommen.

1. 1000 Gr. Blut eines Gesunden, die nach dem Anstich der Vene zuerst ausflossen, enthielten 210,0 Gr. feste Substanz und 790 Gr. Wasser.

Das Serum der folgenden 1000 Gr. Blut enthielt in 1000 Gr. 96 Gr. feste Substanz und 904 Gr. Wasser. — Diese 1000 Gr. Blut enthielten 9 Gr. feuchtes Fibrin; diese enthielten 3 Gr. trockne Substanz und 6 Gr. Wasser.

Jene 210 Gr. fester Blut-Rückstand bestehen nun aus:

3 Gr. Faserstoff.
83,5 — Serum-Rückstand.
123,5 — Blutkörperchen.

Die 1000 Gr. Blut würden demnach zusammengesetzt sein aus:

9,0 Gr. feuchtem Fibrin mit 3 Gr. fester Substanz.
867,5 — Serum mit 83,5 Gr. fester Subtanz.
123,5 — Blutkörperchen mit 123,5 Gr. fester Substanz.

Dies Resultat ist aber absolut unendlich falsch: dies wird erst klar, wenn man die Resultate der folgenden Berechnung danebenstellt.

Die vorzunehmende Reduktion ist nun folgende:

450 Gr. Blutkörperchen-Rückstand sind mit 550 Gr. Wasser zu 1000 Gr. Blutkörperchen verbunden; also 1 Gr. Blutkörperchen-Rückstand mit $\frac{550}{450}$ Gr. Wasser; also jene 123,5 Gr. mit $\frac{125,5 \cdot 550}{450}$ Gr. Wasser, d. h. 150 Gr.

Es bleiben somit für die Berechnung des Serum-Rückstandes nur 784 — 150 Gr. d. h. 634 Gr.

Jene 150 Gr. Wasser gaben bei der Berechnung 16 Gr. Serum-Rückstand.

Die 210 Gr. Blut-Rückstand bestehen demnach vorläufig aus:

3,0 Gr. Faserstoff.
123,5 + 16,0 — Blutkörperchen = 139,5 Gr.
83,5 — 16,0 — Serum-Rückstand, = 67,5 Gr.

Diese neu hinzugekommenen 16 Gr. Blutkörperchen müssen wiederum $\frac{55 \cdot 16}{45}$ Gr. Wasser enthalten, d. h. 19,5 Gr.

Somit bleiben für die Berechnung des Serum-Rückstandes 634 — 19,5 Gr. Werden diese 19,5 Gr. Wasser nochmals in Rechnung gestellt, so enthalten jene 210,0 Gr. Blut-Rückstand:

an Fibrin 3 Gr.

an Blutkörperchen 139,5 + 2,0 Gr. d. h. 141,5 Gr.

an Serum-Rückstand 67,5 — 2 Gr. d. h. 65,5 Gr.

Die weitere Reduktion würde weiter keine erhebliche Differenz mehr ergeben. — Hiernach wären nun die 1000 Gr. Blut zusammengesetzt aus:

9,0 Gr.	Faserstoff	mit	3	Gr.	fester Subst. u.	6	Gr.	Wass.
311,0	- Blutkörp.	-	141,5	-	- -	169,5	-	-
680,0	- Serum	-	65,5	-	- -	614,5	-	-
1000,0	- Blut	-	210,0	-	- -	790,0	-	-

Dies Blut war einem gesunden Soldaten entzogen (um 11 Uhr Morgens Mitte Februar); derselbe befand sich nach dem Marsche aus seiner Heimath (Litthauen) ungefähr 3 Monate wegen Simulation in verschiedenen Lazarethen und hatte hier, als adjuvans der Kur, in der Regel die dritte Diätform genossen, die fast nur aus Vegetabilien besteht.

III. Einiges Vorläufige über die quantitative Zusammensetzung des normalen Blutes.

Ich will hier noch die Resultate der physikalischen Analyse des Blutes von anderen Soldaten beibringen, um das physiologische Mittel des Faserstoffs festsetzen zu können.

1. Ein kräftiger, blühender Soldat litt seit einigen Tagen an unbedeutender Conjunctio catarrhalis. — Mitte März, vor dem Mittagessen, liess ich ihm zu Ader. In den ersten 1000 Gr. 211,5 Gr. Blut waren bei der Reduktion auf 1000 Gr. 219,8 Gr. feste Substanz.

Die folgenden 886 Gr. Blut schieden sich in 516 Gr. Blutkuchen und 370 Gr. Serum. Plac. : Ser. = 1,39 : 1. — In

1000 Gr. Serum 94,6 Gr. feste Substanz. — Jene 886 Gr. Blut enthielten 2,4 Gr. trocknen Faserstoff.

Die 219,8 Gr. Blut-Rückstand bestanden demnach aus:

135,9 Gr. Blutkörperchen.
80,9 — Serum-Rüchstand.
3,0 — Faserstoff.

2. Einem Soldaten, der ein Gehirnleiden simulirte und etwa 3 Gr. tartar. stibiat. in 36 Stunden verbraucht hatte, wurde Mitte März um 10 Uhr Morgens eine V. S. gemacht. — Die zuerst ausfliessenden 211 Gr. Blut gaben 44,8 Gr. feste Substanz. In 1000 Gr. Blut waren demnach 212,3 Gr. und 787,7 Gr. Wasser.

Die folgenden 810 Gr. Blut schieden sich in 506 Gr. Blutkuchen und 294 Gr. Serum. Plac.: Ser. = 1,72:1. — In 1000 Gr. Serum 93,4 Gr. feste Substanz. — Jene 810 Gr. Blut enthielten 2,025 Gr. trocknen Faserstoff.

Jene 212,3 Gr. Blut-Rückstand bestanden demnach aus:

129,4 Gr. Blutkörperchen.
80,4 — Serum-Rückstand.
2,5 — Faserstoff.

3. Einem Soldaten, der aller Wahrscheinlichkeit nach Congestionen zum Kopf simulirte, um sich im Lazarethe zu ruhen, machte ich am 16. Juni Abends vor dem Essen eine V. S. Seit 24 Stunden hatte er nur von Vegetabilien gelebt.

Die zuerst ausgeflossenen 1535 Gr. Blut gaben an fester Substanz bei der Reduktion auf 1000: 223,7 Gr.

In 1000 Gr. Serum feste Substanz = 98,6 Gr.
In 1000 Gr. Blut 1,300 Gr. tr. Faserstoff.

Nach Andral und Gavarret enthielten jene 223,7 Gr. feste Substanz:

1,300 Gr. Faserstoff.
84,400 — Serum-Rückstand
138,000 — Blutkörperchen.

4. Ein kräftiger, blühend aussehender Soldat war von einem Gerüste gefallen und hatte eine geringe Commotio cerebri erlitten. Eine halbe Stunde danach kam er ins Lazareth und war schon vollkommen wieder bei Besinnung. Der Vorsicht wegen wurde eine V. S. gemacht. Es floss nämlich Blut aus dem linken Ohre, was auch Extravasirung im Gehirn befürchten liess.

Die zuerst aufgefangenen 1349 Gr. Blut lieferten bei der Reduktion auf 1000 Gr. an fester Substanz 230,7 Gr.

1000 Gr. Serum enthielten 92,0 Gr.

1000 Gr. Blut lieferten an tr. Faserstoff 1,254 Gr.

Nach Andral und Gavarret bestanden die 230,7 Gr. feste Substanz aus:

1,254 Gr. Faserstoff
77,900 — Serum-Rückstand
151,546 — Blutkörperchen.

5. Im November 1844 liess ich mir des Morgens, nachdem ich gefrühstückt hatte, zu Ader, um mein Blut auf den Faserstoffgehalt zu untersuchen. Es enthielt in 1000 Gr. 1,70 Gr.

Ich will aus diesen 6 Analysen gesunden Blutes das Mittel für den Faserstoffgehalt in 1000 Gr. ziehen; es beträgt: 2,1253 Gr. Will man den ersten Fall nicht gelten lassen, weil der Soldat schmale Diät geführt und sich in Lazarethen aufgehalten hatte, und den dritten auch nicht, weil der Soldat an Conjunct. catarrh. litt, wogegen ich nichts einzuwenden habe, so ist das Mittel aus den übrig bleibenden 4 Analysen für den trocknen Faserstoff in 1000 Gr. Blut des gesunden Mannes: 1,689 Gr. Dies halte ich unbedingt für das richtigste, und werde ich es später als Grundlage für meine spätern Bemerkungen über die Vermehrung oder Verminderung des Fibrin betrachten. — Die Individuen, die das Blut zu jenen Analysen lieferten, befanden sich in einem Alter von 22 bis 28 Jahren und in einem leidlichen Naehr-Zustande.

Ein Vergleich des Faserstoff-Gehalts im gesunden Blute mit dem von plethorischen Soldaten, die auch ungefähr in dem Alter von 21 bis 24 Jahren standen, wird zeigen, dass die Ziffer 1,689 die richtige für das Normal sein muss. Ueber das Blut Plethorischer stehen mir sehr viele Analysen zu Gebote, von denen ich bloss den Faserstoff-Gehalt beisetzen will. Wo die Congestionen ad caput gingen, werde ich ein C. daneben setzen, wo ad pectus ein P. und wo ad caput et pectus ein C.P.

C. 1,000
— 1,000
— 1,306
— 1,402

In diesen 35 Fällen, die ganz reine Congestiv-Zustände waren, hält sich der Faserstoff stets zwischen 1,000 und 2,810; wo sich seine Zahl über 1,689 erhebt, und dies geschieht

C.	1,452
—	1,500
—	1,513
—	1,530
—	1,660
—	1,680
—	1,820
—	1,840
—	1,860
—	1,910
—	2,000
—	2,000
—	2,010
—	2,020
—	2,260
—	2,260
—	2,530
—	2,810
P.	1,120
—	1,440
—	1,570
—	1,700
II. V.S.	1,540
—	1,800
P.C.	1,277
—	1,300
—	1,670
—	1,764
—	1,980
—	2,370
—	2,530

18 Mal, da müssen wir eine innerhalb der Grenzen der Gesundheit statthabende Vermehrung annehmen; wo sie unter 1,689 sinkt und dies geschieht 17 Mal, da hatte entweder eine innerhalb des Normals sich haltende Verminderung oder eine absolute Verminderung statt.

Es würde, um diese Verhältnisse ganz klar zu durchschauen, nothwendig sein, die feste Substanz von 1000 Gr. Blut daneben zu haben: dies werde ich bei der Mittheilung der Analysen über das Blut bei Plethora nachholen. Denn es könnte ja sein, dass da, wo das Blut sehr viel feste Substanz enthält, der Faserstoff-Gehalt kleiner erscheint und umgekehrt.

Als die niedrigste Zahl für das Normal des Faserstoffs habe ich 1,254 gefunden; in jenen 35 Fällen von Plethora und Congestionen sinkt der Faserstoff nur 3 Mal unter jene; als die höchste Zahl für das Normal des Faserstoffs hatte ich 2,500 Gr. gefunden; in diesen 35 Fällen erhebt sie sich auch nur 3 Mal darüber und zwar unbedeutender als sie bei der Verminderung gesunken war. Ziehe ich das Mittel aus jenen 35 Fällen des Faserstoff-Gehalts in plethorischem Blute, so ist es = 1,752 Gr. Es differirt also von dem Normal um 0,063 Gr., um die es zu hoch ist. Ein so geringer Unterschied wie 0,063 hat nichts zu bedeuten und wir können daher dreist behaupten, dass der Faserstoff-Gehalt in dem gesunden und plethorischen Blute ganz gleich ist.

Ich habe von meinen übrigen Analysen des Blutes bei Plethora alle diejenigen fortgelassen, bei denen sich zugleich gastrische Beschwerden oder Neigung zur Hämoptoë bemerklich machten: hier erhebt sich allerdings die Ziffer für das Fibrin nicht selten schon auf 3,0 Gr., was eine bedeutende Vermehrung anzeigt.

Dreimal habe ich Kranke mit Congestiv-Zuständen zu verschiedenen Zeiten zu Ader gelassen.

Dem Einen wurde die erste V.S. am 16. April 1845 um

10 Uhr Morgens gemacht; 1000 Gr. Blut enthielten 2,26 Gr. Faserstoff; die zweite V.S. machte ich demselben am 1. Aug. 1846, 6 Uhr Morgens. In 1000 Gr. 1,513 Gr. Faserstoff, also 0,747 weniger. Diesem Soldaten hatte ich noch 2 Mal zu Ader gelassen; das eigentlich erste Mal am 10. December 1844, und das eigentlich dritte Mal am 1. December 1845. Leider untersuchte ich das Blut bei diesen beiden Aderlässen nicht quantitativ.

Dem zweiten Kranken machte ich die erste V.S. 1844 am 25. April um 12 Uhr in der Nacht im Frost-Stadium des ersten Anfalls einer Intermitt. quartan., die mit Congest. ad caput et pectus auftrat. In 1000 Gr. Blut 1,970 Gr. Faserstoff. — Die zweite V.S. machte ich ihm am 24. April 1845 7 Uhr Abends wegen Congest. ad caput et pectus; später bildete sich eine Intermitt. larvat. aus, die eine Hyperaesthesie des ram. front. n. V. darstellte. In 1000 Gr. Blut 1,84 Gr. Faserstoff. — Die dritte V.S. machte ich diesem Soldaten wegen Congestionen zum Kopf und zur Brust am 11. Mai 1846 Abends 4 Uhr. In 1000 Gr. Blut 1,402 Gr. Faserstoff.

Dem dritten Kranken machte ich die erste V.S. wegen Congest. ad pect. et cap. am 19. Febr. 1845 um 10 Uhr Morgens. In 1000 Gr. Blut 2,000 Gr. Faserstoff. Die zweite V.S. machte ich demselben Kranken am 3. März 1846 7 Uhr Morgens: die Congestionen in der linken Brusthälfte drohten in Engouement überzugehen. In 1000 Gr. Blut 1,764 Gr. Faserstoff.

Gerade eine sehr grosse Menge solcher Blut-Analysen ist wünschenswerth, wenn wir eine klare Einsicht in die quantitativen Differenzen der Blut-Mischung erhalten wollen.

In Bezug auf die feste Substanz von 1000 Gr. normalen Blutes und Serum später mehr.

Andral und Gavarret legten als das physiologische Mittel der festen Substanz des Blutes und der einzelnen Blutbestandtheile das zu Grunde, welches Le Canu gefunden hatte, nämlich für die feste Substanz 210 Gr., für die Blutkörperchen 127 Gr., für den Serum-Rückstand 80 Gr. und für den Faserstoff 3 Gr. (S. Recherches sur les modifications de proportion de quelques principes du sang etc. S. 229, Note.) So soll auch, nach Andral und Gavarret, Dumas die Zusammensetzung des gesunden Blutes angeben, gestützt auf Le Canu.

Dieser bediente sich, wie bei Fr. Simon (Antropochem. II. S. 80) zu lesen, einer Methode, das Blut zu zerlegen, ähnlich der von Berzelius. Ibid. S. 139 citirt Simon die Resultate seiner Analysen, aus denen sich als Mittel für die feste Substanz von 1000 Gr. Blut 210,68 Gr. ergiebt.

Diese bestehen aus:

129,590	Gr.	Blutkörperchen
68,059	—	Albumin
10,688	—	extrakt. Mater., Salze, Farbstoff
2,900	—	Faserstoff.

Als Mittel für die feste Substanz des Venenblutes bei Männern giebt Le Canu an: 209,056 Gr., für das der Weiber: 178,236 Gr.

Wenn man aus 10 Untersuchungen von Denis das Mittel für die feste Substanz in 1000 Gr. Blut von gesunden Männern im Alter von 23 bis 78 Jahr zieht, so ist es = 223,89 Gr.

Diese bestehen aus: 154,72 Gr. Blutkörperchen
56,70 — Serum-Rückstand
2,47 — Faserstoff.

Das Mittel aus 4 Fällen bei gesunden Weibern von 22 bis 50 Jahren ist für die feste Substanz von 1000 Gr. Blut: 216,5 Gr.; sie beträgt also nur 7,39 Gr. weniger als bei den Männern.

Jene 216,5 Gr. bestehen aus: 127,4 Gr. Blutkörperchen
59,3 — Serum-Rückst.
2,65 — Fibrin.

Ueber die Methode von Denis, das Blut zn analysiren, s. Fr. Simon, II. S. 80 ff.

Fr. Simon selber fand in 2 Fällen das gesunde Venenblut folgendermaassen zusammengesetzt:

Bei einem jungen Mann.		Bei einem Dienstmädchen von 28 Jahren.	
1. Wasser . . .	791,900	2. Wasser . . .	798,656
Fester Rückstand	208,100	Feste Bestandthle.	201,344
Fibrin . . .	2,011	Fibrin	2,208
Fett	1,978	Fett	2,713
Albumin . . .	75,590	Albumin . . .	77,610
Globulin . . .	105,165	Globulin . . .	100,890
Hämatin . . .	7,181	Hämatin . . .	5,237
Extr. Mater. u. Salze	14,174	Extr. Mat. u. Salze	9,950

Fr. Simon hat sehr Unrecht gethan, dass er nicht angegeben hat, wie viel feste Substanz in 1000 Gr. Serum enthalten war: dann hätte man die Blutkörperchen und den Serum-Rückstand auch nach der Andral-Gavarret'schen Methode berechnen können.

Rodier und Becquerel haben 11 Männern zwischen 21 und 66 Jahren zu Ader gelassen, und in ganz ähnlicher Weise wie ich es früher gethan hatte, die einzelnen Bestandtheile für den Blut-Rückstand berechnet. — Wenn man mit ihnen behaupten wollte, dass sie vollkommen gesundes Blut untersucht haben, so würde man sich lächerlich machen; denn das Gegentheil folgt schon aus ihren Angaben selbst. 4 von jenen Männern liessen aus Gewohnheit zu Ader, 2 wegen Catarrh, der vier Wochen gedauert hatte, 2 wegen lichen und Acne, 1 wegen leichter Pleurodynie, 1 wegen Contusion des Auges, 1 wegen Verdacht auf Hämoptoë.

Wenn ich dergleichen Leute als Gesunde hätte betrachten wollen, so würde ich einige 30 Analysen stellen können; mir ist es unbegreiflich, wie jene Franzosen der Ansicht sein konnten, normales Blut vor sich zu haben. Warum liessen sie sich nicht selber 2—3 Unzen Blut entziehen? Diese beiden Analysen würden mehr bewiesen haben, als jene 11, deren Mittel wir bloss kennen lernen. — Der Uebersetzer Eisenmann, der Plagiator Häser u. A. denken gar nicht daran, dass dieser Abschnitt in Rodier's und Becquerel's Arbeit über das gesunde Blut von diesem nicht handelt. Wie kann man sich daher Schlüsse von jenem auf das bei anderen Kranken erhaltene erlauben!

Sie fanden im Mittel in 1000 Gr. Blut 221 Gr. feste Substanz. Und diese bestand aus:

141,1	Gr.	Blutkörperchen
69,4	—	Eistoff
2,2	—	Faserstoff
6,8	—	Extraktiv-Stoffe und Salze
1,6	—	Fette Stoffe.

Bei 8 Frauen zwischen 22 und 58 Jahren, von denen 4 aus Gewohnheit, 2 wegen Kopfschmerz ohne Zeichen von Plethora, 1 wegen Amenorrhöe, 1 wegen Eczema lichnoides zu Ader liessen, fanden sie im Durchschnitt in 1000 Gr. Blut an fester Substanz: 208,9 Gr.

Diese bestanden aus:

127,2	Gr.	Blutkörperchen
70,5	—	Eistoff
2,2	—	Faserstoff
7,4	—	Extraktiv-Stoffe und Salze
1,62	—	Fette.

Auch dieses Weiberblut war nicht normal.

Wer da glauben wollte, dass in allen diesen Analysen auch nur ein einziger Blutbestandtheil oder die feste Substanz von 1000 Gr. Blut so bestimmt sei, wie sie in dem kreisenden Blute enthalten ist, der würde sich gewaltig irren. Der Hauptzweck der vorliegenden Abhandlung ist gerade der, alle die Illusionen, in denen man sich in Bezug auf die Blut-Analysen befindet, zu zerstören, um den Antrieb zu besseren Untersuchungen zu geben.

Die Art und Weise, wie dem Menschen das Blut aus den Venen entzogen wird, ist daran Schuld, dass unsere Einsicht in seine quantitative Zusammensetzung wesentlich getrübt wird. Denn mit dem Anlegen der Aderlassbinde, die so lange liegen bleibt, bis das Aderlass beendigt ist, erleidet das Blut lokal Veränderungen, die ihrem Wesen nach in Folgendem bestehen.

Das Blut staut, bevor der Anstich erfolgt, in allen Venen des Arms: sie schwellen und in allen Capillaren sammelt sich Blut an. Indem nun von den Arterien her immer neues Blut zu-, durch die oberflächlichen Venen aber nichts abfliesst, so tritt in Folge dieser mechanischen Congestion anfangs eine Abscheidung von Wasser aus dem Serum ein. Daher finden wir die ersten beiden Unzen Blut in der Regel reicher an fester Substanz und auch das Serum wasserarmer, als das der beiden folgenden Unzen. Denn so wie die vom Blute strotzenden Venen durch den Ausfluss ihres Inhalts zusammenfallen, nehmen die Capillar-Gefässe wieder das früher secernirte Wasser auf.

Es ist klar, dass der beschriebene Vorgang bei verschiedenen Individuen und unter verschiedenen Umständen einen sehr verschiedenen Erfolg haben kann.

Denn wenn z. B. die Aderlassbinde einmal fester, ein andermal lockerer angelegt wird, so kommt es dort bald, hier langsamer zur Abscheidung des Wassers aus dem Blute; hat der Eine grosse, schlaffe Venen, der Andere feine, pralle, die sich nicht sehr ausdehnen, so geschieht bei gleichem Grade der Compression nicht dasselbe u. s. w. Ob dieses Anstauen des Blutes so weit getrieben werden kann, dass auch Albumin und selbst Faserstoff über die Wände der Capillaren hinaustritt, muss untersucht werden. Es ist dies, und dass auch Salze mit austreten, mit einem Worte also Serum und Plasma sehr wahrscheinlich; die längere Dauer und grössere Stärke der Blut-Stockung, schlaffe Venen und gewisse Blut-Mischungen werden Modifikationen in jenem Vorgange bewirken müssen.

Benutzt man daher zur Bestimmung der festen Substanz in 1000 Gr. die zuerst ausfliessenden 4—5 Drachmen Blut, wie ich es im Jahre 1844 wegen meiner Untersuchungen über die Dynamik des Aderlasses thun musste, so muss man sie zu hoch finden; dass auch noch in dem von den darauf folgenden 2—3 Unzen ausgeschiedenen Serum die feste Substanz zu hoch ist, weil noch nicht alles vorher abgeschiedene Wasser resorbirt worden ist, das haben meine Untersuchungen über die Dynamik des Aderlasses im Arch. für physiol. Heilkunde (1846, I Heft) gelehrt. Denn in dem ersten daselbst (S. 65 ff.) mitgetheilten Falle stieg die feste Substanz in 1000 Gr. Serum nach dem Ausfluss von 1700 Gr. in den folgenden 1524 Gr. noch um 3,0 Gr.; jetzt war die feste Substanz in 1000 Gr. Blut von 214,5 auf 236,0 Gr. gehoben. In dem darauf ausfliessenden Blute sank die feste Substanz in 1000 Gr. Serum erst um 1,7, wo sie jedoch noch um 1,3 Gr. grösser war, als in dem Serum von dem Blute, welches gleich nach Anlegung der Aderlassbinde ausgeflossen war. Zuletzt sank sie um 4 Gr. und jetzt hatte sie sich im Vergleich zu dem ersten Serum absolut um 2,7 Gr. vermindert. — In einem andern Falle (Ibid. S. 71) verhielt es sich mit dem Serum ebenso, aber die feste Substanz in 1000 Gr. Blut nahm nach dem Anlegen der Aderlassbinde ab.

Man mag das Blut auffangen wie man will, über die wahre Zusammensetzung desselben, wie es in den Venen vor der V. S. kreiste, bekommt man nie eine ganz richtige Anschauung. Am sichersten gingen noch bei ihren Untersuchungen Andral und Gavarret, die die erste und vierte Portion zusammenthaten und die zweite und dritte. Die erstere wurde der Gerinnung anheim gegeben, die letztere geschlagen, um das Fibrin zu gewinnen. Wenn auch, was Andral und Gavarret zu beweisen ganz und gar unterlassen haben, die feste Substanz und die einzelnen Blutbestandtheile in dem Gemenge der ersten und vierten Portion ganz dieselben sind, wie in der zweiten und dritten, so erfahren wir doch durchaus nicht die chemische Zusammensetzung des Blutes, wie es vor der Blutentziehung sich in den Venen befand; sondern wir erfahren, wie es sich durch diese noch in seiner quantitativen Constitution verändert hat. Es ist schon a priori einleuchtend, und meine früheren Versuche über die Dynamik des Aderlasses haben es schon hinlänglich herausgestellt, dass das Blut während der V. S. bald diese bald jene quantitative Alteration erleiden kann, so zwar, dass es bald mehr bald weniger Wasser aufnimmt und auch bald an diesem bald an jenem Bestandtheile reicher oder ärmer wird. Ich habe früher die feste Substanz in 1000 Gr. Blut bei den Versuchen über die Dynamik des Aderlasses immer nur an kleinen Portionen Blut bestimmt, dagegen die Faserstoff-Menge an circa 1000 Gr. und ich habe gefunden, dass letzterer Stoff nicht unbeträchtlichen Schwankungen unterworfen sein kann.

Falls auch die Meinung von Andral und Gavarret richtig ist, die in folgenden Worten: „Les deux portions de la saignée ainsi séparées doivent avoir la même composition, quelle que soit l'influence de l'écoulement sur la composition du sang recueilli", enthalten ist, so hat es doch seine Schwierigkeiten, jene 4 gleiche Portionen Blut jedesmal zu erhalten. Denn man weiss ja oft gar nicht vorher, wie viel Blut man einem Kranken beim Aderlass entziehen kann; Andral und Gavarret benutzten zu ihren Untersuchungen etwa 360 Grammes Blut, d. h. circa 12 Unzen; fällt Einem aber der Kranke nach Verlust von 3—8 Unzen schon in Ohnmacht, so ist es mit der Bluluntersuchung zu Ende. Kommt dies da vor, wo später noch mehrere V. S. gemacht werden, so wird man die Kenntniss von der Zusammensetzung des ersten Blutes schmerzlich vermissen; und untersucht man jenes Blutgemenge doch, so wird man nicht einmal relativ richtige Resultate erhalten.

Ausserdem bedarf man, um das Blut eines Aderlasses nach allen möglichen Beziehungen zu untersuchen, wie es jetzt verlangt werden muss, weit mehr einzelner Portionen, wie ich später zeigen werde.

Indem Rodier und Becquerel 375 Grammes Blut auffingen, wovon sie die erste Hälfte zur Bestimmung des Faserstoffs, der festen Substanz in 1000 Grammes Blut und der anorganischen Bestandtheile, die andere Hälfte zur Bestimmung der festen Substanz in 1000 Grammes Serum verwendeten, mussten ihre Analysen in Bezug auf die feste Substanz von 1000 Gr. Blut und Serum von denen ihrer Vorgänger abweichen. Denn einmal ist die erste Portion Blut reicher an fester Substanz als die letzte, aus der das Serum bestimmt wird: die Menge der Blutkörperchen muss zu gross, die des Serum-Rückstandes zu gering ausfallen. Dieser Fehler könnte allerdings dadurch etwas ausgeglichen werden, dass beim Schlagen der ersten Blut-Portion einmal der Faserstoff und sodann auch eine grosse Menge von Blutkörperchen nebst Serum daraus entfernt wird: der Wassergehalt in 1000 Gramm. solchen defibrinirten Blutes muss deshalb grösser ausfallen, als wenn das Blut, wie es war, eingetrocknet wurde. Da nun aber bald wenig, bald viel Faserstoff im Blute ist, und bald mehr bald weniger Blutkörperchen daran haften bleiben, so muss die Quantität der übrig bleibenden festen Substanz sehr variabel werden.

Auf alle diese Einwürfe sind Rodier und Becquerel nicht gekommen und ihre ganze Arbeit hat nicht viel mehr Nutzen, als dass sie die von Andral und Gavarret entdeckten Thatsachen theilweise bestätigt, woran Niemand mehr zweifelte. — Wenn sie aber bei ihren Untersuchungen zu der Ansicht kamen, der Plethora liege keine Veränderung in der Blutmischung zu Grunde, so muss ich ihnen das Recht zu derselben vollkommen bestreiten. Denn für's Erste muss die Richtigkeit der Resultate ihrer Blut-Analysen bei gesunden Individuen beanstandet werden. Es waren unter den 11 Männern mehrere mit Plethora selber; und unter den 6 Männern, die sie als plethorische aufgeführt haben, waren es zwei gewiss nicht. Rodier und Becquerel geben auch hier nur das Mittel aus den 6 Analysen an, ein Verfahren, das bei einer so geringen Basis, auf der sie operirten, nicht zu billigen ist. — Endlich ist zu erinnern, dass die feste Substanz in 1000 Gr. Blut und also auch die Zahl der Blutkörperchen je nach der Wirkung, die die Aderlassbinde und das Aderlass selbst auf das ausfliessende Blut geäussert hat, sehr schwanken kann, und dass jene auch nach der Tageszeit, in welcher zur Ader gelassen wird, variirt. Denn bekanntlich enthält das Blut in den Morgenstunden mehr feste Substanz als in den Nachmittagsstunden.

Auf alle diese Umstände haben Rodier und Becquerel keine Rücksicht genommen, noch haben sie die Erscheinungen bei den Aderlässen angedeutet, aus denen man jetzt entnehmen könnte, ob die Constitution des Blutes dadurch verändert werden konnte oder nicht. — Die Consequenzen, die sie aus ihren Blut-Analysen bei Plethora gezogen haben, betrachte ich daher vorläufig für unwissenschaftlich.

Indem dieselben überhaupt meist von ihren Blut-Analysen die höchste und niedrigste Angabe hinstellen und aus allen das Mittel ziehen, gestatten sie in das eigentliche Wesen der quantitativen Blut-Alterationen nicht einmal die richtige Einsicht, zumal da auch die so nothwendigen Krankengeschichten, die Angaben über die Diät, Behandlung u. s. w. fehlen. Ob die Untersuchung der Blut-Salze und Fette, die für den damit beauftragten Chemiker eine wahre Riesenarbeit gewesen ist und in mechanischer Beziehung ihres Gleichen sucht, der Lehre von den Blutkrasen irgend wie förderlich sein wird, bezweifle ich. Demjenigen, der daraus irgend welche Schlüsse ziehen will, muss man rathen, so lange zu warten, bis die Resultate jener Untersuchungen sich durch Wiederholung auf deutschem Boden bestätigen. Was die Salze anbetrifft, so werde ich sehr bald zeigen, dass sie die unbedingte Anerkennung nicht verdienen.

Dass Rodier und Becquerel, die eine echt französische Arbeit lieferten, welche Eisenmann durch seine kritischen Noten nicht viel gebessert hat, zu einer Zeit, wo man längst hätte einsehen sollen, dass die quantitativen Differenzen in der Blutmischung nur von untergeordnetem Belange sind, sich nicht bemüht haben, die Angaben über die Blutkörperchen zu spalten und zu schärfen, ist ein Beweis, dass es mit der richtigen Erkenntniss der Blut-Alterationen in Frankreich noch sehr schlecht steht. Daran ist aber vor Allen die mangelhafte und fehlerhafte Kenntniss der Physiologie des Blutes Schuld, namentlich in mikroskopischer Beziehung und der Theorie über die Entstehung und Bedeutung der einzelnen Blutbestandtheile.

Die Gesetze, welche jene beiden Forscher aus ihren Blut-Analysen gezogen haben, konnten in der Regel nichts anderes beweisen, als was Andral und Gavarret schon mussten, oder sie sind nicht unbedingt richtig. Es verhält sich mit solchen Gesetzen, welche die Franzosen so sehr voreilig aufzustellen pflegen, wie mit den Tages-Neuigkeiten der Lügenpresse in Frankreich überhaupt: sie werden heute gelesen und sind morgen vergessen.

Soll eine Hämatologie entstehen, so wird sie dies nur auf deutschem Boden, wozu Schwenk bekanntlich schon vor 100 Jahren einen guten Grund gelegt hatte, auf dem die alte Wiener Schule, namentlich de Haen, weiter baute. Sie kann aber nur auf einem so grossartigen empirischen Material aufgeführt werden, dass noch manches Jahrzehend vergehen wird, ehe irgend Einer daran gehen kann, Gesetze, die der Möglichkeit einer Aenderung spotten, daraus aufzustellen.

Vorläufig mehr über diese Arbeit von Rodier und Becquerel zu sagen, erachte ich nicht für nöthig: bei meinen speziellen Untersuchungen werde ich Veranlassung genug haben, auf dieselbe zurückzukommen.

Unter den drei Blutbestandtheilen, die die Untersuchungen über das Blut im gesunden Zustande ermittelt haben, dürfte der Faserstoff allein Anspruch auf Genauigkeit machen: denn seine Menge erleidet zwar während des Aderlasses auch Veränderungen, allein diese sind doch in der Regel so unbedeutend, dass sie nicht sehr in die Waagschaale fallen.

Ich hatte im Durchschnitt in 1000 Gr. Blut gefunden:

	1,689	Gr.	Fibrin
Lecanu	2,90	—	—
Denis	2,47	—	—
Simon	2,01	—	—
Rodier und Becquerel	2,20	—	—

Für das Blut gesunder junger Männer halte ich den von mir angegebenen Faserstoffgehalt für absolut richtig.

Welches der Faserstoffgehalt in dem gesunden Blute von Knaben im Alter von 1—10, von 10—20 Jahren sei, und in dem von Männern zwischen 30 und 40, und von Greisen, das wissen wir noch nicht genau.

Bei den Weibern hat Denis im Mittel gefunden:

	2,05 Gr. Faserstoff
Fr. Simon (1 Fall) . .	2,21 — —
Rodier und Becquerel	2,20 — —

Ob Denis nur das Blut von wirklich gesunden Weibern untersucht hat, weiss ich nicht; Rodier und Becquerel haben es nicht gethan, und Fr. Simon's einzige Analyse kann nichts entscheiden. Daher wissen wir noch gar nicht, welches das physiologische Mittel für den Faserstoffgehalt gesunder Frauen ist. Sollte es denn so sehr schwer sein, dies zu erfahren? — Wem ich mit zwei Blut-Analysen von hysterischen Weibern dienen kann, dem will ich sie hier mittheilen. Einer circa 45jährigen Hysterischen, die ein höchst interessantes Krankheits-Objekt ist, wurden 6 Unzen Blut entzogen. In 1000 Gr. waren 1,93 Gr. Faserstoff. Einem etwa 24jährigen Mädchen, die seit 6 Monaten die Periode verloren hatte, an Spinal-Irritation, Oophoritis chron., Leber- und Milz-Tumor, Kopfschmerzen, Herzklopfen, Schwindel u. s. w. litt, entzog ich am Fusse 8 Unzen Blut. In 1000 Gr. 1,970 Gr. Faserstoff. In wie weit das Blut dieser beiden Kranken sonst abnorm war, davon ein andermal; das Fibrin hielt sich im Mittel.

Dr. Hittorf (Dissert. de sanguine maniacorum) hat das Blut einer gesunden Wärterin von 25 Jahren untersucht. Er fand: feste Substanz in 1000 Gr. Blut 206,906 Gr.; in 1000 Gr. Serum 90,618 Gr. In jenen 206,906 Gr. befanden sich 1,410 Fibrin, 126,466 Blutkörperchen, 67,486 Albumin, 8,209 Salze und extr. Mat. und 3,335 Fett. — Hier ist die Menge des Fibrin also noch geringer als bei den beiden Hysterischen und es ist dies gewiss die richtigste Angabe. In dem Blute von 3 maniakalischen Mädchen zwischen 20 und 30 Jahren fand Hittorf 2,083, 1,932 und 1,929 Gr. Faserstoff, Angaben, die sich gewiss innerhalb des Mittels halten.

Bei 3 maniakalischen Männern von 30, 47 und 48 Jahren fand Hittorf 1,396, 1,87 und 1,455 Gr. Faserstoff, Zahlen, die sich vollkommen im Normal halten und beweisen, dass der Faserstoffgehalt in dem Blute jener Irren gewiss nicht vermehrt war. Vermindert war er auch nicht.

Weniger Ansprüche auf die Richtigkeit hat die Zahl für

die feste Substanz des Serum in 1000 Gr.: dieselben Ansprüche haben die Zahlen für die in ihm enthaltenen Salze: denn erstere verändert sich, wie ich gezeigt habe, während des Aderlasses nicht unbeträchtlich und was die Salze anbetrifft, so werde ich dasselbe auch nachweisen.

Noch weniger Anspruch auf Richtigkeit hat die Zahl für die feste Substanz in 1000 Gr. Blut: am wenigsten aber haben ihn die Zahlen für die Blutkörperchen und den Serum-Rückstand in 1000 Gr. Blut.

Ob somit aus den bisherigen Untersuchungen über das Blut in Krankheiten ein System aufgestellt werden konnte, darf ich jetzt dem Urtheile deutscher Leser überlassen.

Wer aus den Zahlen für die Blutkörperchen, das Eiweiss, den Faserstoff, die Fette und Salze eine Hämopathologie aufzustellen wagt, hat vom Blute und der Bedeutung seiner einzelnen Bestandtheile gar nichts begriffen. Man hat sich die Erkenntniss der Blut-Alterationen viel zu leicht vorgestellt, weil man glaubte, durch grob-quantitative, mit den Händen zu greifende Abweichungen vom Normal alle Räthsel gelöst zu haben: jene quantitativen Momente sind zwar nicht zu vernachlässigen, jedoch bilden sie nur den untergeordnetsten Theil derselben.

Ich will jetzt noch die Untersuchungs-Methode des Blutes von einigen anderen Autoren mittheilen, um dann zu zeigen, was von einer auf Exaktheit Anspruch erhebenden Blut-Analyse zur Zeit gefordert werden muss; dabei fürchte ich jedoch nicht, die Bemühungen für Hämatologie niederzuschlagen. Wenn es meine Absicht war, zu zeigen, dass wir vorläufig vom kranken Blute im Speziellen sehr wenig wissen und dass uns dies Wenige nicht berechtigt, auf die Realität der Humoral-Aetiologie und Humoral-Pathologie zu schwören, noch eben dieselbe vollkommen in Frage zu stellen, die abnorme Blutkrase höchstens als Folge des örtlichen und allgemeinen Krankheits-Processes zu betrachten, so wünsche ich vielmehr, dass recht viele ihre Thätigkeit der Erforschung der Blut-Alterationen zuwenden mögen. Damit diese aber von Erfolg sei, ist Uebereinstimmung und Allseitigkeit nothwendig, wie überhaupt eine richtige Würdigung der Differenzen, welche das abnorme Blut zeigt.

IV. Ueber einige andere Methoden, das Blut zu analysiren.

Die Art, das Blut zu analysiren, von Fr. Simon, die aus seiner Anthropochemia hinlänglich bekannt ist, hat, ausser den allgemeinen, im Auffangen des Blutes liegenden Fehlern, den Hauptfehler, dass sie das Albumin viel zu hoch angiebt. Denn Simon musste zum Albumin noch zum Theil die Hüllen der farblosen und gefärbten Zellen, dann aber ganz und gar den albuminösen Inhalt der farblosen Zellen deren Kerne und die Elementarkörperchen rechnen. Daher die Menge des Albumin stets $\frac{1}{4}$ bis $\frac{1}{3}$ mal grösser als sie nach den Analysen von Andral und Gavarret gefunden wurde, die dieselbe auch schon zu hoch angaben.

Dann hat Simon auch die Salze in der Regel nicht von den extraktiven Materien geschieden und nicht bedacht, dass ein grosser Theil der letzteren nicht Edukte, sondern Produkte des durch das Wasser veränderten Albumin oder der Hüllen der farblosen und gefärbten Zellen war.

Dumas hat auch eine Art, das Blut zu analysiren, angegeben. Er berücksichtigt ebenfalls, wie Andral und Gavarret, das Moment der Wasser-Absorption während des Aderlasses, indem er zwei Gläser nimmt, die durch einen Strich in zwei gleiche Theile getheilt sind. In das erste Glas lässt er die erste und letzte, in das zweite die zweite und dritte Portion Blut fliessen.

Aus diesem wird das Fibrin durch Schlagen gewonnen.

Das Blut im ersten Glase gerinnt: der Blutkuchen wird herausgenommen und feucht gewogen: dann getrocknet und wieder gewogen.

Dasselbe geschieht mit dem Serum; der feste Rückstand desselben wird verbrannt, geglüht und so das Gewicht der Asche bestimmt.

So erhält Dumas die Menge des Wassers und der festen Substanz in 1000 Gr. Blut. Nun berechnet er wie Andral und Gavarret durch den Wassergehalt des Blutkuchens das in diesem enthaltene Serum nebst festem Rückstande, zieht diesen und das Fibrin von der festen Substanz des Blutkuchens ab und erhält so die Menge der Blutkörperchen.

Die Menge des Albumin in dem gefundenen Serum-Rückstande findet Dumas nun durch Abzug der Salze aus diesem, indem er annimmt, dass das Serum nur Albumin als organische Substanzen enthält.

Es ist klar, dass diese Analyse dieselbe ist, die Andral und Gavarret anwandten und zur Zeit nicht mehr in Anwendung gezogen werden kann.

Noch schlechter sieht es aus mit der von Figuier vorgeschlagenen Methode.

Derselbe gewinnt den Faserstoff aus einer gewissen Portion Blut durch Schlagen. Um noch etwaige im Cruor befindliche Fibrintheile zu gewinnen, filtrirt er denselben durch Leinwand. Das Fibrin wird durch Aether vom Fett befreit.

Von dem durch Leinwand gelaufenen Blute nimmt er 80 bis 90 Grammes und doppelt so viel von einer Auflösung des schwefelsauren Natrons zu 16—18 Graden des Baumé-schen Aräometers, und giesst es auf ein gewogenes, mit derselben Salzlösung getränktes Filtrum. Um hiervon später das Salz zu entfernen, bringt Figuier dasselbe mehrere Male in ein Gefäss mit siedendem Wasser, welches die Blutkörperchen koagulirt. In dem Wasser weisen weder Gerbsäure noch Sublimat organische Stoffe nach.

Um das Albumin im durchgelaufenen Serum zu bestimmen, wird dieses koagulirt und auf ein feines Leinwandfilter gebracht: das darauf zurückbleibende Albumin wird ausgewaschen und getrocknet.

Eine andere Portion dieses Serum wird abgedampft: zieht man nun von diesem festen Rückstande die Menge des gefundenen Albumin ab, so weiss man, wie viel Salze im Serum waren. — Die Menge derselben, die dem Serum selbst angehören, soll die Differenz ergeben, welche zwischen dem Gewichte der ganzen Masse des Blutes und der Summe der Gewichte von Albumin, vom Wasser, vom Fibrin und vom Globulin statt hat.

Um die Quantität des Wassers im Blute selbst zu bestimmen, dampft Figuier 20—25 Gramm. Blut ab.

Es würde heissen Eulen nach Athen tragen, wenn man sich auf eine umständliche Kritik dieser mühsamen, weitläufigen und höchst ungenauen Analyse einlassen wollte. Bloss der Umstand, dass die auf dem Filtrum befindlichen Blutkörperchen sehr viel Serum einschliessen, dessen Albumin durch das siedende Wasser koagulirt wird, bricht den Stab über sie. Wollte Figuier das Serum aus den Blutkörperchen und dem Filtrum entfernen, so musste er es durch eine Solution des schwefelsauren Natrons entfernen.

Nicht zu gedenken, dass bei dem ersten Filtriren des geschlagenen Blutes von dem Leinwand-Filtrum viel Serum fortgenommen wird, wie meine Untersuchungen über den durch Leinwand gelaufenen Cruor beweisen. (S. Zur Analys. und Synthes. d. pseudopl. Proc. S. 164.)

Endlich gelingt es auch nur sehr schwer, die Blutkörperchen so vom Serum durch ein Filtrum zu trennen, dass von ersteren keine darin zu finden wären.

Bei meiner Art, das Blut zu analysiren, die ich im Jahre 1843 anwendete, befolgte ich etwa die Methode, die später Rodier und Becquerel angegeben haben: indem ich die ersten 1060 Gr. Blut in ein Glas auffing zur Bestimmung ihrer festen Substanz, glich ich die Alteration des Blutes, die es durch die Aderlassbinde in seinem quantitativen Zusammenhang erlitten hatte, beinahe aus.

Bei meinen Versuchen über die Dynamik des Aderlasses, die ich im Jahre 1844 anstellte, fing ich von dem zuerst ausfliessenden Blute in der Regel circa 250 Gr. auf, aus denen ich die feste Substanz für 1000 Gr. bestimmte. Sie musste aus den Gründen, die ich entwickelt habe, immer viel zu gross ausfallen. Wer die Resultate dieser Analysen benutzen will, der muss die feste Substanz der 2 oder 5 Portionen Blut, die ich während eines und desselben Aderlasses auffing, zusammen addiren und daraus das Mittel ziehen: ebenso aus den einzelnen Angaben für die feste Substanz in 1000 Gr. Serum: dann kann er erst die Berechnung der einzelnen 3 Blutbestandtheile nach Andral und Gavarret vornehmen.

Wenn ich bei meinen Analysen noch auf die Farbe des Blutes, die Gerinnung, Faserhaut- und Blutkuchenbildung, rothen Bodensatz und die Eigenschaften des Serum, auf das Verhältniss des Blutkuchens zum Serum und die feste Substanz des Cruor Obacht gab, so hatten sie sehr viel vor denen von Andral und Gavarret und Prof. Scherer voraus:

denn sie enthielten qualitative Momente neben den quantitativen.

Es deutet z. B. die Art der Gerinnung, die Faserhautbildung, die stärkere oder geringere Austreibung des Serum aus dem Blutkuchen und die Bildung des rothen Bodensatzes gewisse qualitative Differenzen im Fibrin und den Thätigkeiten der Blutzellen an.

Indem ich jenen Blut-Analysen meist noch ziemlich ausführliche Krankengeschichten beifügte, betrat ich denjenigen Weg, auf dem die Blutpathologie einzig und allein gedeihen kann, wie überhaupt auch die Pathologie und pathologische Anatomie. Nur Krankengeschichten, die den genau und umfassend geschilderten Krankheits-Verlauf, Blut- und Harn-Analysen enthalten, und im Falle derselbe mit dem Tode endigt, genauer Sektions-Bericht, sind im Stande, das Material für eine rationelle Pathologie und Therapie zu liefern, aus denen die allgemeinen gleichbenannten Doctrinen resultiren.

Dr. Popp (Untersuchungen über die Beschaffenheit des menschlichen Blutes, 1845) nahm auf folgende Momente Bedacht: 1) auf die Farbe des Blutes; 2) auf seine Wärme; 3) auf das Eigengewicht, das mittelst einer hydrostatischen Waage bestimmt wurde; 4) auf die Gerinnung; 5) auf das Eigengewicht, die Farbe, den Geruch und die feste Substanz des Blutwassers; 6) auf die Quantität und Qualität des Faserstoffs, der durch Schlagen des Blutes gewonnen wurde; 7) auf die Blutkörperchen: mikroskopische Untersuchung der gefärbten Bläschen und der farblosen Zellen und deren quantitative Schätzung; Senkungsfähigkeit derselben in geschlagenem Blute und Fähigkeit der gefärbten Bläschen zur Rollenbildung; 8) auf die quantitativen Verhältnisse der 3 Blutbestandtheile, die er in der Art, wie sie Andral und Gavarret berechnet, fand. Der Gang der quantitativen Analyse war dieser: 2—3 Unzen Blut wurden vom Faserstoff befreit und beides gewogen; dann wurde das Blut ohne den Faserstoff gewogen und dieser gut ausgewaschen, getrocknet und wieder gewogen.

Vom Blutwasser wurden 100 Gr. abgedampft und der Rückstand gewogen; ebenso viel Gran wurden von dem geschlagenen Blute zur Trockniss abgedampft. Nach Reduktion aller dieser Verhältnisse auf 1000 wurde dann die Quantität der einzelnen Blutbestandtheile nach Andral und Gavarret berechnet. Ein hinzugefügtes Beispiel macht die Art dieser Berechnung auf höchst zweckmässige Weise anschaulich.

Ich werde später Gelegenheit nehmen, über einzelne von diesen acht Punkten einige Bemerkungen zu machen: im Allgemeinen trifft die ganze Methode, die einzelnen Blutbestandtheile zu berechnen, derselbe Tadel, den alle bisherigen Blut-Analysen erfahren müssen. Für sehr wichtig erachte ich es aber, dass Popp namentlich auf die Senkungsfähigkeit des Cruor im geschlagenen Blute sein Augenmerk gerichtet, eines der wichtigsten, qualitative Unterschiede in der Blut-Mischung ergebenden Momente, und auf die Menge der farblosen Zellen und deren Verhalten zu den gefärbten Bläschen und dass er meist den Analysen allerdings nur höchst fragmentarische Krankengeschichten beifügte.

V. Darlegung der genaueren und umfassenderen Blut-Analyse.

---

a. Nothwendige Vorbemerkungen.

Weil es unser einziges Bestreben nicht mehr sein darf, das bei der V. S. erhaltene Blut bloss quantitativ zu bestimmen, sondern die Untersuchung desselben weiter ausgedehnt werden muss, so muss zu diesem Behufe eine andere Methode, dasselbe dafür passend aufzufangen, angegeben werden. Wo in Kliniken zu Ader gelassen wird, fordere ich überdies, dass man mehrere, in gewissen Zeiträumen aufgefangene Portionen Blut quantitativ untersuche, um die Wirkungen des Aderlasses auf den Krankheits-Heerd, auf den ganzen Organismus und das Blut selber den Zuhörern begreiflich machen zu können.

Meine neuesten Untersuchungen über die Veränderungen, welche das in den Venen angestaute Blut zuerst durch den gehinderten Rückfluss nach Anlegung der Compressionsbinde erleidet, haben mich gelehrt, dass mit der Entfernung der ersten 3 Unzen Blut jene Veränderungen so ziemlich ausgeglichen werden. Denn nach dem Ausfluss der ersten $1\frac{1}{2}$ Unzen Blut nehmen die Capillaren, wenn derselbe schnell erfolgte, das vorher abgeschiedene Wasser und die übrigen etwa exsudirten Stoffe wieder auf, so dass wir auf diese Weise eine ziemlich richtige Anschauung von der Constitution des Blutes, wie es in den Arm-Venen kreiste, erhalten. — Wenn wir Arteriotomieen machen könnten, würden die quantitativen Verhältnisse der Blut-Analyse auf eine absolute Uebereinstimmung Anspruch erheben dürfen, wenn auch selbst einige Wasser-Resorption in Folge des Blutausflusses statt hat. Denn dies ist wirklich auch bei der Arteriotomie der Fall.

In Bezug auf meine obige Behauptung, dass mit dem Ausfluss der 3 ersten Unzen des Venenblutes die gewaltsamen Veränderungen, die es in seiner quantitativen Zusammensetzung erlitten hatte, ausgeglichen werden, will ich einige Belege in der Kürze beibringen.

Einer an Mania menstrualis, durch Congest. ad caput, leidenden Frau stach ich die Vena mediana an, nachdem die Aderlassbinde 2 Minuten gelegen halte und die kleinen prallen Venen gut gefüllt waren. Die zuerst ausfliessenden 232 Gr. Blut lieferten 46,7 Gr. feste Substanz, also 1000 Gr. 201,3 Gr.

Die folgenden 525 Gr. Blut gaben bei der Reduktion 203,6 Gr. feste Substanz; eine Portion Serum, das diese 525 Gr. Blut ausgeschieden hatten, lieferte bei der Reduktion auf 1000 Gr. 105,0 Gr. feste Substanz.

Die folgenden 827,6 Gr. Blut gaben 193,3 Gr. feste Substanz. In 1000 Gr. Serum dieses Blutes waren 104,9 Gr. feste Substanz.

Die Differenzen, die wir hier in den verschiedenen Portionen Blut finden, lassen sich sehr gut so erklären: die feste Substanz in 1000 Gr. des kreisenden Venenblutes betrug hier circa 193 Gr.; durch die Stauung der Vene waren etwa 8 Gr. Wasser abgegeben worden; trotz dem Ausfluss der ersten 232 Gr. Blut fuhr das Blut fort, Wasser abzuscheiden und wir finden daher seine feste Substanz in den folgenden 525 Gr. noch um 2,3 Gr. gestiegen. Während des Ausflusses der folgenden 827,6 Gr. Blut wurde nun sowohl Wasser wie auch Serum aufgenommen; es wurde die Menge des Serum selber darin grösser und daher die Abnahme der festen Substanz in 1000 Gr. um 10,3 Gr. Dass die geringe Abnahme der festen Substanz in 1000 Gr. Serum um 0,1 Gr. an jener Abnahme nicht Schuld sein kann, liegt auf der Hand: es ist dies ein Beweis für meine obige Behauptung, dass das in den Venen stauende Blut sehr schnell aus den Capillaren Serum oder wohl gar Plasma exsudiren lässt.

Im Durchschnitt geben jene 1584,6 Gr. Blut bei der Reduktion auf 1000 Gr. 198 Gr. feste Substanz.

Nach Verlust von circa 1½ Pfund Blut enthielten 1000 Gr. Blut 200 Gr. feste Substanz, aber 1000 Gr. Serum nur 103,9 Gr. Weil sich jetzt die Congestionen zum Kopf sehr vermindert hatten, muss angenommen werden, dass Blutkörperchen in den Kreislauf zurückgelangten; denn sonst hätte bei der Abnahme der festen Substanz in 1000 Gr. Serum um 1 Gr. die feste Substanz in 1000 Gr. Blut nicht um 6,6 Gr. steigen können. — Das Blut floss bis zu Ende sehr gut und die Venen waren nicht mehr sehr gefüllt; wahrscheinlich fand während der V. S. noch stärkere Wasser-Resorption statt, die nur durch das in den Kreislauf zurückkehrende Albumin des stagnirenden Blutes maskirt wurde.

2. Einem an Congestionen zur Brust leidenden Soldaten, die eben im Begriff waren, in Engouement überzugehen, machte ich eine V. S. Das Blut floss in starkem Strahl.

Die ersten 1426 Gr. Blut gaben bei der Reduktion auf 1000 Gr. 216,3 Gr. feste Substanz; das Serum dieses Blutes 98,8 Gr.

Die darauf folgenden 1452 Gr. Blut lieferten an fester Substanz 213,0 Gr. und das Serum 98,2 Gr.

3. Ein an Pneumonie Leidender hatte starke Venen und das Blut floss bei der V. S. sehr gut. — Die ersten 1565 Gr. Blut gaben bei der Reduktion auf 1000: 210,0 Gr. feste Substanz; in 1000 Gr. Serum waren 90,0 Gr. feste Substanz. — Die folgenden 1482 Gr. Blut gaben bei der Reduktion auf 1000 202,0 Gr. feste Substanz und 1000 Gr. Serum 82,2 Gr. — Nach Verlust von circa noch 12 Unzen lieferten 1813 Gr. Blut bei der Reduktion auf 1000 206,0 Gr.; 1000 Gr. Serum aber 87,6 Gr. — Man kann in diesem Falle wohl annehmen, dass nach dem Ausfluss der ersten 1565 Gr. Blut noch lokal eine Aufnahme des ausgeschiedenen Wassers erfolgte, wiewohl sie auch allgemein statt gehabt haben kann. Die

spätere Zunahme der festen Substanz in 1000 Gr. Blut um circa 4 Gr. kann bei der Wieder-Zunahme der festen Substanz in 1000 Gr. Serum um 5,4 Gr. nur so erklärt werden, dass das Blut an Blutkörperchen verlor, aber ein substanzreicheres Serum erhielt. Dieses bekam seinen grösseren Gehalt an Albumin wohl aus dem resorbirten Exsudat in den Lungen. — So lässt sich namentlich bei Lungen-Entzündungen oder bei Pleuritis auf eine höchst evidente Weise das sofortige Resorbirtwerden des Exsudats durch die V. S. zeigen; — ist es der Fall, so kann man unter sonst günstigen Umständen eine V. S. sparen. Wenn auch andere Zeichen die Verminderung des Exsudats darthun, so müssen wir uns doch freuen, dass auch durch die Blutentziehungen die Basis für unsere Beurtheilung des Krankheits-Zustandes vergrössert und sicherer wird.

3. Einem andern Pneumonicus, dem im Stadium des Engouement zu Ader gelassen wurde, wurden circa $1\frac{1}{2}$ Pfund Blut entzogen. Die ersten 1060 Gr. Blut gaben bei der Reduktion auf 1000 Gr. 222,6 Gr. feste Substanz; in 1000 Gr. Serum waren 107,1 Gr.; die folgenden 1488 Gr. Blut gaben bei der Reduktion auf 1000 Gr. 220,7 Gr. feste Substanz und in 1000 Gr. Serum waren 105,9 Gr. feste Substanz.

4. Ein tuberkulöses Individuum, das an Pleuritis litt, wurde zuerst am rechten Arme zu Ader gelassen. Die zuerst ausfliessenden 1564 Gr. Blut gaben bei der Reduktion auf 1000 Gr. 190,3 Gr. feste Substanz; in 1000 Gr. Serum waren 88,8 Gr. feste Substanz. — Als nach Ausfluss von circa 11 Unzen das Blut schlechter floss, wurden 484 Gr. aufgefangen. Diese enthielten bei der Reduktion auf 1000 Gr. 190,0 Gr. feste Substanz und 1000 Gr. Serum 88,0 Gr. — Den Kranken wandelte eine geringe Ohnmacht an; der Puls langsam und der Arm blutleer. Ich legte sofort eine andere Compressionsbinde am linken Arm an und als sich hier in $1\frac{1}{2}$ Minuten die Venen gut gefüllt hatten, stach ich die Mediana an. Die zuerst in starkem Strahle schnell ausfliessenden 1509 Gr. Blut enthielten bei der Reduktion auf 1000 189,9 Gr. feste Substanz und 1000 Gr. Serum 83,2 Gr. — Jetzt floss das Blut schlechter; nach Ausfluss von 4 Unzen erhob sich aber eine sehr kräftige Revulsion des Blutes zu dem linken Arme hin und es floss in sehr starkem Strahl.

So liess ich circa 7 Unzen fliessen und fing davon 1151 Gr. auf. Sie lieferten bei der Reduktion 186,0 Gr. feste Substanz, und 1000 Gr. Serum 84,2 Gr.

Auf Grund dieser Untersuchungen, deren Zahl ich beträchtlich vermehren könnte, wenn es nöthig wäre, glaube ich berechtigt zu sein, die zuerst ausfliessenden 3 Unzen Blut für die Berechnung der festen Substanz in 1000 Gr. Serum und 1000 Gr. Blut benutzen zu dürfen. Schon aus diesen 1440 Gr. Blut könnte man alle Momente für die Berechnung der einzelnen 3 Blutbestandtheile gewinnen, wenn man nämlich das Blut rührt und so den Faserstoff erhält. Man wiegt ihn sammt den ihm anhaftenden Blutkörperchen und Serum, zieht sein Gewicht von diesen ab und trocknet ihn. Das geschlagene Blut wiegt man und lässt das Serum sich abscheiden, worauf man einen Theil davon abgiesst, wiegt und eintrocknet. Dasselbe thut man mit dem übrig bleibenden Cruor und Serum. So würde man alle Momente für die Berechnung der einzelnen 3 Blutbestandtheile nach der Andral-Gavarret'schen Methode erhalten, wenn man nur wüsste, wie viel feste Substanz die dem Faserstoff anhaftenden Blutkörperchen nebst Serum enthielten. Man könnte sie in wenigem destillirtem Wasser von ihm frei machen und eintrocknen, und ihr Gewicht zu dem des Serum und Cruor hinzufügen, um dann die Reduktion der festen Substanz auf 1000 Gr. Blut vorzunehmen. Jedoch wird Niemand diese umständliche Methode anwenden, es sei denn, dass man einmal nicht mehr als 3 Unzen Blut erhalten kann.

Jetzt werde ich angeben, wie die einzelnen Portionen Blut eines und desselben Aderlasses aufgefangen werden müssen, um durch sie in den Stand gesetzt zu sein, das Blut nach jeder Beziehung hin untersuchen zu können. Da zu manchen Untersuchungen, wie z. B. der chemischen Analyse der anorganischen Bestandtheile des Faserstoffs und seiner Fette oft 12 Unzen Blut nicht ausreichen, weil sie höchstens 15 Gr. Faserstoff enthalten, so muss man dazu besondere, sehr starke Aderlässe in Anwendung bringen, worüber ich später sprechen werde.

b. Gang der Analyse selbst.

Hat man die ersten 3 Unzen Blut aufgefangen, so stellt man sie zum Gerinnen hin.

Nachdem man sich die Farbe des Blutes, die Art des Einfliessens in das Glas, ob sich dabei Schaum bildete oder nicht, angemerkt hat, verfolgt man die in dem noch flüssigen Blute statt findenden physikalischen Processe.

Um sie richtig zu beurtheilen ist nöthig, dass man weiss, in wie langer Zeit das 3 Unzen-Glas gefüllt war: denn es ist bekannt, dass Blut, welches fast kein Vermögen zur Faserhautbildung hat, eine Andeutung davon oder eine schwache Faserhaut erblicken lässt, wenn es sehr schnell, etwa in 1 bis 2 Minuten das Glas gefüllt hatte. Dann ist es nämlich noch durch und durch flüssig und es ist den rothen Körperchen, bis Gerinnung eintritt, noch Zeit genug gegeben, sich unter das Niveau des liq. sang. zu senken. — Wo das Blut langsam floss, da ist ein Theil desselben eben im Begriff, zu gerinnen, wenn das Glas bis an den Rand gefüllt ist: von Faserhautbildung kann hier keine Rede mehr sein.

Dass man sich die Zeit anmerkt, in welcher das Glas gefüllt war, ist auch deshalb nothwendig, damit man über die Zeit, in welcher die Gerinnung beendigt ist, ein sicheres Urtheil fällen könne: denn es ist falsch, wenn man von dem Blute, das z. B. in 4 Minuten das Glas gefüllt hatte, sagt, es sei in 2 Minuten geronnen, wenn sich in dieser Zeit das Häutchen auf der Oberfläche zeigte: denn das zuerst einfliessende Blut ist eigentlich in 6 Minuten geronnen und das übrige folgt in derselben Zeit nach. — Dasselbe gilt von der Zeit, in welcher die Ausscheidung des Serum ihren Anfang nimmt.

Mit der Gerinnung des Faserstoffs verhält es sich unzweifelhaft so, wie ich es eben geschildert habe: denn dass derselbe nicht auf einmal gerinnt, sondern nach und nach, und zwar wie er das Gefäss-System verlassen hatte, das beweist der Umstand, dass beim Rühren des Blutes sich der geronnene Faserstoff erst nach und nach um den Stab legt und dass nicht selten, nachdem man alles Fibrin entfernt zu haben glaubte, das Blut sich doch noch später gelatinös geronnen zeigte, weil noch etwas Faserstoff übrig geblieben war. Nicht selten habe ich es beobachtet, dass wenn ich serofibrinöse Flüssigkeit durch Zuguss von Wasser zum Gerinnen gebracht hatte, die vom Faserstoff abgeseihte Flüssigkeit nach einiger Zeit sich wieder trübte und Fibrin abgeschieden hatte. — Bei solcher serofibrinösen Flüssigkeit von Blut, das durch Zusatz von Salzen vor dem Gerinnen geschützt war, kann man die allmähliche Coagulation des Faserstoffs sehr gut verfolgen, wenn man sie mit Wasser verdünnt. Anfangs nämlich wird sie nur schwach weisslich und man bemerkt eine nur wolkige Trübung, die von Minute zu Minute zunimmt, bis die ganze Flüssigkeit vollkommen erstarrt ist. — Aus diesem Grunde glaube ich, thut man am besten, wenn man den Zeitpunkt der eintretenden Faserstoff-Gerinnung so bestimmt, dass man sich anmerkt, wenn um den Stab, mit dem man das Blut langsam rührt, die erste Coagulation erfolgt.

Will man noch die Abkühlungszeit des Blutes in den Kreis der Betrachtung ziehen, so kann man entweder diese erste oder die folgende Portion Blut dazu gebrauchen.

Dabei muss man aber berücksichtigen: 1) die Temperatur des Blutes, die am besten aus der Messung der Eigenwärme des Aderlass-Objektes geschlossen wird; 2) die Zeit, in welcher das Glas mit Blut gefüllt war; 3) die Temperatur der umgebenden Luft, bis zu deren Grad sich das Blut abkühlen soll; 4) die Grösse des Gefässes und seine Breite; 5) der Ort, worauf es steht.

Die Versuche, die ich über die Abkühlungs-Zeiten des Blutes in Krankheiten angestellt habe, sind der Behauptung nicht günstig gewesen, dass sich dasselbe langsamer abkühle, als ebenso warme andere Flüssigkeiten. Wasser, Harn, Blut u. s. w., die ich bis 30° R. erwärmt hatte, kühlten sich in der Regel erst in 2 Stunden ab; ebenso verhielt es sich mit dem aus der Ader erhaltenen Blute. Hat aber die Temperatur des Blutes eines Lungen-Entzündungs-Kranken 40° C., so ist klar, dass es sich langsamer abkühlen muss als 37° C. haltiges. — Ich halte bloss für nöthig, dass man angiebt, wie hoch die Temperatur des Kranken, dem man das Blut entzieht, in der Mundhöhle gewesen ist; diese muss auch das Venen-Blut des Armes haben.

Hat man Alles dies angemerkt, so lässt man das Blut

verdeckt 18—24 Stunden stehen, damit die Serum-Ausscheidung erfolgen kann. Sollten sich Adhäsionen zwischen dem Blutkuchen und dem Glase finden, so muss man diese lösen, weil sie die Ausscheidung des Serum hemmen.

Ist sie vollbracht, so geht man an die quantitative Bestimmung des Serum und des Blutkuchens.

Man wiegt zuerst das Blut nebst Glas. Dann giesst man das Serum vorsichtig, damit keine gefärbten Bläschen mitfliessen, in eine tarirte Schaale und bestimmt sein Gewicht. — Ebenso verfährt man mit dem Blutkuchen: beide trocknet man im Sandbade ein, bis sie kein Wasser mehr enthalten.

Auf diese Weise erhält man die Total-Quantität des Blutes und das Verhältniss des Serum zum Blutkuchen.

Von dem Serum merkt man sich seine Farbe, die es im flüssigen und festen Zustande hatte. — Aus der Menge der festen Substanz, welche die vom Blutkuchen abgegossene Quantität lieferte, berechnet man sich dieselbe für 1000 Gr. Serum.

Vom Blutkuchen merkt man an, ob er im Serum schwamm oder nicht; welche Gestalt, Farbe und Festigkeit er hatte und ob er eine Faserhaut besass, und wie dieselbe beschaffen war. — Um den Blutkuchen schneller vom Wasser zu befreien, ist es gut, ihn, wenn er schon fest geworden ist, in kleinere Stücke zu zertheilen, was man so lange fortsetzen kann, bis er ein grobkörniges Pulver bildet.

Aus dem Gewicht des eingetrockneten Serum und des Blutkuchens, die man gesondert aufbewahrt, findet man durch Reduktion die Menge der festen Substanz in 1000 Gr. Blut.

Die folgenden 3 Unzen Blut lässt man ebenfalls gerinnen und gewinnt daraus den Faserstoff, indem man den Blutkuchen ausquetscht. Dies geschieht in einem Lappen feiner, fester Leinwand, in dem man den Faserstoff so lange wäscht, bis er kein Serum mehr enthält und vollkommen weiss geworden ist. Man sammelt ihn dann und trocknet ihn zwischen reiner Leinwand so lange, bis er kein Wasser mehr daran abgiebt.

Hat man sich seine Beschaffenheit angemerkt, ob er fest, weich, stark-, langfasrig u. s. w. ist, so wiegt man ihn in feuchtem Zustande, trocknet ihn und wiegt ihn abermals. Dadurch findet man die Menge Wasser, die er enthielt. Da jedoch der Gehalt hieran in der Regel $\frac{2}{3}$ beträgt, so hat man nicht erst nöthig, den feuchten Faserstoff zu wiegen: wog der getrocknete 3 Gr., so kann man annehmen, der feuchte wog 9 Gr. Die Menge des Fibrin reducirt man auf 1000 Gr.

Wünschenswerth ist es für eine gute Analyse des Blutes, den Gehalt des Faserstoffs an Fetten und anorganischen Bestandtheilen zu kennen. Leider sind die Faserstoff-Mengen, die man bei einem Aderlasse von 1—2 Pfund Blut erhält, in der Regel so gering, dass man davon keine genaue Analyse anstellen kann: nur da, wo z. B. 1000 Gr. Blut 8 bis 10 Gr. getrocknetes Fibrin enthalten, kann man aus $1\frac{1}{2}$ bis 2 Pfund Blut hinreichende Mengen Faserstoff erhalten, um die anorganischen Bestandtheile zu untersuchen. Man muss ihn dann aber sehr lange mit destillirtem Wasser auswaschen, um wo möglich alle fremden, ihm anhängenden Bestandtheile fortzuspülen und aufzulösen. — Besser ist es jedoch, das Blut, aus welchem man den Faserstoff erhalten will, in einer Solution von Cyaneisenkalium oder natr. sulph. flüssig zu erhalten. Die über dem Cruor sich in 24 Stunden ansammelnde serofibrinöse Flüssigkeit giesst man ab und filtrirt sie durch ein doppeltes feines Filtrum, welches die farblosen Formgebilde des Blutes zurückhält. Dann verdünnt man die klare serofibrinöse Flüssigkeit so lange mit Wasser, bis der Faserstoff gerinnt und stellt ihn für sich dar. Man braucht nur die Gelatina zu zerschneiden, worauf das meiste Serum-Salz-Wasser abfliesst und die Coagula sehr leicht in einem Leinwandlappen vollkommen davon befreit werden können. Darauf süsst man sie mit destillirtem Wasser aus und kann nun die Fette des Faserstoffs entweder so gewinnen, dass man ihn trocknet, pulvert und mit kochendem Aether auszieht, oder man thut die wohl abgetrockneten feuchten Coagula des Faserstoffs in absoluten Alkohol, der ihm theils das Wasser, theils schon einige Fette entzieht. Ist er fest geworden, so trocknet und pulvert man ihn und zieht ihn mit demselben Alkohol aus, indem man ihn kocht. Die Fette sind, wie Virchow gefunden hat, phosphor- und ammoniakhaltig, müssen aber noch genauer untersucht werden.

Endlich kann man die Erdsalze des Fibrin bestimmen,

wo möglich mit der Angabe, wie viel Kalkphosphat, Magnesiaphosphat und kohlensaurer Kalk darin ist.

Aus einer andern Portion Blut kann man den Faserstoff gewinnen, den man in Bezug auf sein Verhalten gegen Salpeter-Solution untersucht. Dies dürfte auch zu einer vollständigen Analyse gehören: nur muss man nicht vergessen, anzugeben, wie lange Zeit nach dem Aderlass man den Faserstoff in die Nitrum-Lösung gethan hat und in welcher Temperatur das Blut stand. Denn ich habe gezeigt (Arch. f. physiol. Heilk. 1846. Hft. III.), dass durch die Fäulniss die Löslichkeit des Faserstoffs befördert wird.

Da eine Solution von 30 Gr. Nitrum in 500 Gr. Brunnenwasser in der Regel genügt, 1 oder 2 Gr. Faserstoff, der 24 Stunden nach der V. S. gereinigt worden ist, bei +15° R. in 24 Stunden zu lösen, so empfehle ich diese Methode. Ist die Luft wärmer als +15° R., so wird dadurch die Auflösung beschleunigt, was man wohl zu bemerken hat und zur Correktion des Resultats benutzt werden muss; auch ist bei solcher Temperatur der Faserstoff in dem Blutkuchen selbst in Zeit jener 24 Stunden zu einem beträchtlichen Grade von Fäulniss gediehen, wodurch die Löslichkeit desselben noch grösser wird.

Eine dritte Portion Blut fängt man in einer Salzlösung auf, um das Blut flüssig zu erhalten. Ich empfehle dazu eine Auflösung von 30 Gr. Magnesia sulphurica in 500 Gr. aq. fontan., in die man circa 500 Gr. Blut fliessen lässt, indem man das Glas etwas hin- und herbewegt, damit sich Blut und Salzlösung besser mischen.

Hierbei giebt man nun Acht, ob die Farbe des Blutes röther wird oder nicht. — Sodann giesst man eine Quantität dieses flüssig erhaltenen Blutes in ein hohes Reagens-Glas und bemerkt in einer daneben befindlichen Zoll-Scala, die in Linien eingetheilt ist, von Zeit zu Zeit, wie weit sich der Cruor unter das Niveau der serofibrinösen Flüssigkeit gesenkt hat. Es ist gut dies von 2 zu 2 Stunden am Tage zu thun; liegt die Nacht dazwischen, so kann man es allerdings nicht: dann giebt man an, wie weit sich der Cruor in derselben gesenkt hat.

Dies Sich-Senken des Cruor, das bald langsamer bald schneller geschieht, ist ein sehr wichtiges Moment, um qualitative Unterschiede des kranken Blutes zu ermitteln. Wie sich die Senkungs-Zeiten des gesunden Blutes verhalten, das in Lösung der Magnesia sulph. sich befindet, werde ich später angeben.

Die vollständige Senkung des Cruor bei krankem Blute ist bekanntlich in sehr verschiedenen Zeiten beendigt: rathsam ist es aber, sie 48 Stunden lang zu verfolgen.

Um sich nun ein Urtheil über die bessere oder schlechtere Senkung der gefärbten Bläschen erlauben zu können, sind zwei Momente zu berücksichtigen:

1) die Menge des Cruor und 2) die Temperatur der Luft und die Neigung des Blutes zur Fäulniss.

Ad 1. Enthält ein Blut in 1000 Gr. wenig Cruor, so ist klar, dass diesem eine grössere Fähigkeit gegeben ist, sich tiefer unter das Niveau zu senken, als dem eines anderen Blutes, in dem viel davon ist. Dies muss man beachten, um nicht in Irrthümer zu verfallen. Enthält ein Blut z. B. in 1000 Gr. 150 Gr. trockne Blutkörperchen und hat sich hier der Cruor in 8 Stunden tiefer gesenkt als der eines anderen, das nur 100 Gr. Blutkörperchen enthält, so wird man sagen, jener habe grössere Senkungs-Fähigkeit gehabt als dieser. Und umgekehrt.

Ad 2. Geht ein Blut schnell in Fäulniss über, sei es durch ihm dazu inne wohnende grössere Neigung oder durch höhere Temperatur der Luft, so wird die Senkung mit dem Beginne der Fäulniss verlangsamt, resp. aufgehoben. Denn die bis dahin bikonkaven und resp. in Rollen gelagerten gefärbten Bläschen werden kuglich, gefranzt, scheiden aus dem etwaigen Rollenverbande und geben Hämatin an das Plasma ab. Zudem haben sich Vibrionen entwickelt, die die Blutkörperchen in Bewegung versetzen.

Eine Luft, die + 12° R. hält, ist als eine solche zu betrachten, in der die Senkung der Blutkörperchen durch Fäulniss vor 48 Stunden nicht wesentlich gehemmt wird.

Hat sich der Cruor gesenkt, so muss man anmerken, wie die darüber stehende serofibrinöse Flüssigkeit beschaffen ist; ob sie trübe aussieht und ob sich in ihren unteren Schichten viele farblose Zellen und Elementarkörperchen abgelagert haben. Diese bilden hier oft eine Schicht, die wie Eiter aussieht.

Dieses in der Bittersalz-Solution aufgefangene Blut dient nun ferner auch zur mikroskopischen Untersuchung der Formgebilde des Blutes, wie zur chemischen Prüfung der serofibrinösen Flüssigkeit und der farblosen Zellen.

Die gefärbten Körperchen hat man in folgenden Beziehungen zu untersuchen:

Bald nach dem Aderlass betrachtet man sie unter dem Microscop, um zu sehen, ob sie sich etwa in Rollen gelagert haben oder ob sie sich jetzt zu Häufchen aggregiren. Mit dem Nicht-Vorhandensein dieser Erscheinung steht schlechte Senkung des Cruor in kausalem Zusammenhange. — Man betrachtet ferner die Formen der gefärbten Zellen, ob sie alle bikonkav oder ob einige kugliche oder gefranzte dabei sind. Da beide Formen durch die Salz-Lösung erzeugt sein könnten, so vergleicht man damit Blutbläschen aus dem geronnenen Blute, die sich immer in einiger Menge im Serum vorfinden. Auch diese untersucht man in Bezug auf ihr Vermögen, sich in Rollen und Gruppen zu legen. Die gefärbten Bläschen verhalten sich sehr verschieden gegen dieselbe Bittersalz-Solution: in manchem Blute lagern sie sich meist in Rollen und Häufchen und zeigen keine Form-Veränderung, während anderes Blut sich entgegengesetzt verhält. Offenbar muss hieran das Blut selbst Schuld sein und wir erlangen dadurch eine tiefere Einsicht in seine qualitativen Differenzen.

Haben die Blutbläschen das Vermögen Rollen und Häufchen zu bilden, so muss man ferner untersuchen, wie lange sie sich dasselbe bewahren.

Endlich kann man die gefärbten bikonkaven Bläschen messen und in Bezug auf ihre Farbe, wie sie unter dem Microscop erscheint, Bemerkungen machen: manchmal sind sie alle sehr blass, manchmal sehr dunkelgelb, manchmal finden sich beide Arten gemengt vor.

Einem vielseitigen Examen muss man die Elementarkörperchen des Blutes unterwerfen; man hat zu achten auf ihre Menge in einem Tropfen serofibrinöser Flüssigkeit, auf die

Differenzen in ihrer Gestalt und Grösse, in Bezug auf ihre Farbe und ob sie einzeln liegen oder in Gruppen, Platten, Schollen oder Kugeln. (Faserstoffschollen: H. Nasse.)

Dasselbe ist der Fall mit den farblosen Zellen: man muss ihre ungefähre Zahl angeben, die sich aus der Beobachtung mehrerer Tropfen serofibrinöser Flüssigkeit, dem darunter stehenden Cruor und auch aus dem Cruor, den man beim Durchquetschen des Blutkuchens erhielt, ergiebt. Es ist zu bemerken, ob sie einzeln liegen oder in Häufchen vereinigt: ihre Grösse und deren Differenzen, ihr äusseres Ansehn, ob sie stark oder schwach granulirt sind, ob sie ganz glatt sind, ob sie eine scharfe oder matte Contour haben, wie sie sich gegen Wasser und Essigsäure verhalten. Häufig kommt es vor, dass der flüssige Inhalt der farblosen Zellen durch Essigsäure in Molekülen koagulirt, und dies geschieht gewöhnlich dann, wenn die serofibrinöse Flüssigkeit auch schnell durch diese Säure in Körnchen gerinnt. So namentlich das Blut von entzündlichen Kranken, das sehr faserstoffreich geworden ist, in den späteren Stadien der Krankheit.

Man untersucht an ihnen ferner, wie sich die in ihnen enthaltenen Moleküle beschaffen zeigen, ob sie gross oder klein sind, ob sie Pigmentkörnchen enthalten und wie es sich mit ihren Kernen verhält: ob sie sämmtlich keinen oder einen und mehrere Kerne haben, oder endlich welche Sorte von Zellen vorherrschend und welche in der Minorität ist. — Da sich die Kerne nicht immer bei Gegenwart von gefärbten Bläschen und Zusatz von Essigsäure durch das aufgelöste Hämatin gelb färben, so muss man auch dies anmerken, wo es geschieht und wo es nicht geschieht (S. Rust's Magaz. Bd. 66, H. 2).

Endlich wird sich die mikroskopische Untersuchung noch auf andere, dem Blute fremde Gebilde erstrecken müssen, z. B. Thiere u. s. w.

Meine minutiösen Untersuchungen (Arch. f. physiol. Heilk., 1847, Heft I.), über das Verhalten der durch Salz-Zusatz zum Blute erhaltenen serofibrinösen Flüssigkeit auf Zuguss von Wasser und das Verhalten des daraus gewonnenen Faserstoffs gegen Salpeterwasser eröffnen für die qualitativen Differenzen des Faserstoffs, dieses so wichtigen Blut-Bestandtheils, eine neue Reihe von Forschungen. Es ist nämlich zu untersuchen, durch wie viel Theile Wasser ein Theil der serofibrinösen Flüssigkeit zum Coaguliren gebracht wird, oder besser in wie langer Zeit dieses auf Zuguss von 1, 2, 3 u. s. w, Theilen Wasser erfolgt. Es ist ferner zu untersuchen, wie sich der aus gleichen Theilen serofibrinöser Flüssigkeit und Wasser oder anderen Proportionen beider Flüssigkeiten erhaltene Faserstoff gegen Nitrum-Lösung verhält (30 Gr. Nitrum und 500 Gr. aq. font.). Da meine Versuche nachgewiesen haben, dass der Faserstoff in der Regel schwieriger löslich oder gar unlöslich wird, der sich auf Zuguss von sehr viel Wasser schnell ausgeschieden hatte, so wäre immer eine Verdünnungsweise der serofibrinösen Flüssigkeit zu empfehlen, etwa mit 3 Theilen Wasser.

Ich kehre jetzt wieder zu dem Serum zurück. — Ist ein Aderlass von 1 bis 2 Pfund gemacht, so hat man vom Blutwasser so grosse Quantitäten, dass man dasselbe in jeder Beziehung untersuchen kann.

Zuerst kommt seine Farbe in Betracht und die Untersuchung, ob es Gallenfarbstoff enthält. Die Methode dafür ist bekannt.

Sodann sein Verhalten gegen aq. destill. und aq. fontan. in der Kälte und in der Kochhitze. (S. Arch. für Chem. u. Microscop. 1846, Heft 3 u. 4.)

Verdünnt man Serum durch aq. dest. im Verhältniss von 1 : 50, so beobachtet man, ob die Mischung trübe ist oder klar; eine Portion davon kocht man und notirt, ob sie sich trübt; denn in Flocken koagulirt sie nie: die andere lässt man, ohne der Luft Zutritt zu gestatten, 24 Stunden und länger stehen, und sieht nach, ob sich ein Niederschlag von Albumin-Molekülen gebildet hat. Man schätzt dessen Menge nach dem Augenschein.

Mit aq. fontan. verdünnt man das Serum ebenfalls, aber allmählich von 10 zu 10 Theilen steigend bis zu 100, wo dies nöthig ist. Dies geschieht zu dem Behufe, um zu ermitteln, bei wie vielfacher Verdünnung das Serum beim Kochen in

Flocken koagulirt, und ob dies überhaupt der Fall ist. Ein sehr wichtiges Merkmal des anormalen Blutwassers.

Das Serum mag klar oder trübe sein, so darf man nicht verabsäumen, es bei Zeiten der mikroskopischen Untersuchung zu unterwerfen, und nachzusehen, woraus die Moleküle darin bestehen. Zuweilen enthält es auch Fettkugeln.

Die darin befindlichen Moleküle können Chylus-Moleküle sein, in festem Zustande ausgeschiedenes Fett oder kleine Elementarkörperchen des Blutes. Eine Untersuchung derselben mit Aether und Salzen und Essigsäure unterscheidet, was sie sind. — Ich sagte, man müsse diese mikroskopische Untersuchung des Serum bei Zeiten vornehmen, etwa 4—6 Stunden nach der V. S.; denn ich habe gesehen, dass ein 12 Stunden nach der Blutentziehung noch ganz klares Serum sich bei einer ziemlich hohen Temperatur (August) ganz weisslich trübte, und dass sich in ihm sehr viel Fett in Molekülen ausschied. Auch Fetttropfen können sich nachträglich bilden, indem das früher verseifte Fett frei wird. — Endlich entstehen nicht selten bei warmer Luft sehr schnell Vibrionen im Serum, die man bei oberflächlicher Betrachtung für Chylus-Moleküle oder Elementarkörperchen halten könnte. — Die grössere oder geringere Neigung des Serum bei gleicher Temperatur in Fäulniss überzugehen, Vibrionen zu bilden und eine aus ihnen und Fett-Molekülen bestehende rahmartige Materie abzusetzen, ist auch ein Kriterium für qualitative Abnormität des Blut-Serum.

Eine gewogene Portion Serum, das wie immer frei von Blutkörperchen sein muss, thut man in eine Flasche, die es halb füllt: die andere Hälfte ist für den Aether bestimmt, mit dem man jedes Serum untersuchen muss.

Man erhält durch diese Untersuchung zweierlei:

1. Wenn man das Serum mit dem Aether durch Auf- und Abschwenken des Glases in wechselseitige Berührung bringt und dies öfter wiederholt, so bemerkt man, dass manches klare Serum sich trübt und dass manches trübe Serum klar wird. Denn dort bringt der Aether Albumin-Theile zum Gerinnen, hier löst er die Ursachen der Trübung, die verseiften Fette und die Chylus-Moleküle auf. — Oft bildet sich auf dem Serum, welches immer gewisse Quantitäten Aether verschluckt, eine Schicht einer koagulirten Eiweiss-Art von

verschiedener Stärke, oft auch nicht. Dies ist zu bemerken: jedoch kann man darüber nicht eher ein Urtheil fällen, als bis das Serum 3—8 Tage ruhig unter dem Aether gestanden hat. Denn oft ist jene Schicht anfangs sehr hoch und lose und wird später dünn, aber fest, so dass sie sich schwer zertheilt.

Nimmt man das Glas nicht ganz voll Aether, so wirkt dieser beim Schütteln zu heftig auf das Serum ein, das dann nicht selten zu einer Sulze gesteht.

Lässt man das Serum längere Zeit unter dem Aether stehen, so wird es, wenn es Anfangs trübe geworden war, wieder klar; zuweilen bilden sich aber zwei Schichten, wovon die untere klar ist, die obere trübe, gewiss durch theilweise Coagulation des Albumin.

Nimmt man das Serum nicht frei von Blutkörperchen, so ertheilt ihm der Aether eine bräunliche, schmutzige Farbe. Auf die Stärke jener Albumin-Schicht hat es aber keinen Einfluss.

Auch habe ich untersucht, ob Serum, welches 12, 24, 36, 48, 72 Stunden offen gestanden hat, durch Aether verschieden starke Schichten jener koagulirten Eiweiss-Art aufkommen lässt: es war durchaus nicht der Fall. Denn Serum, das 24 Stunden nach der V. S. mit dem Aether behandelt wurde und jene Schicht nicht zeigte, bekam sie nicht, wenn es 48 Stunden für sich gestanden hatte.

2. Der Aether zieht nun aus dem Serum die Fette aus und färbt sich dabei, wenn diese gelb sind, gelblich. Durch dreimaliges Ausziehen mit dem Aether wird man den grössten Theil derselben ausziehen können. In diesem befindet sich jedoch etwas Albumin oder irgend eine andere Materie des Serum, welche das Wasser des Aethers aufnahm. Um sie zu isoliren, ist es nothwendig, dass man die durch den Aether ausgezogenen und nach dem Verjagen desselben dargestellten Fette durch kochenden Alkohol löst und von der darin unlöslichen Materie abfiltrirt.

Fr. Simon erwähnt (Medizin. Chemie, I Bd. S. 51), dass auch Golding Bird durch Ausziehen des flüssigen Serum mit Aether die Fette desselben dargestellt habe, dass man jedoch daraus nicht alles Fett erhalte. Dies hat zwar seine Richtigkeit: allein die Menge Fett, die man aus dem getrockneten und gepulverten Serum erhält, nachdem man es 3 Mal mit vielem Aether ausgezogen hat, beträgt etwa nur eben so viel wie die Materie, welche dort neben den Fetten auch noch vom Aether gelöst wird.

Da man aber eine Prüfung des flüssigen Serum mittelst Aether vornehmen muss, so thut man am besten, es erst so viel wie möglich so vom Fett zu befreien und dann zu trocknen. Jetzt lässt es sich sehr leicht pulvern und man kann die darin noch enthaltenen Fette durch öfteres Erneuern des Aethers erhalten. Um etwaige Albumin-Partikelchen, die darin suspendirt sind, zu entfernen, muss man den fetthaltigen Aether filtriren.

Die so nach vollständiger Verjagung des Aethers erhaltenen Fette werden gewogen und dann chemisch weiter zerlegt. Wie dies geschieht, lehrt jede organische Chemie.

Ob es sich der Mühe lohnt, die sogenannten extraktiven Materien des Serum zu bestimmen, erscheint mir sehr fraglich. Denn einestheils ist ihre Quantität doch in der Regel nur sehr gering, so dass sie bei der Berechnung des Albumin nicht sehr ins Gewicht fällt, und sodann möchte es fast unmöglich sein, sie von den Salzen vollkommen zu isoliren. Endlich wird auch mit ihnen aus dem noch so scharf getrockneten Serum durch das kochende Wasser chemisch verändertes Albumin (Protein-Tritoxyd?) ausgezogen, dessen Quantität sich nach der Menge des Auszugwassers richtet. Ist das Albumin gar nicht scharf getrocknet, so ist die Menge des durch das Wasser ausgezogenen Albumin sehr gross, wie z. B. in der Serum-Analyse, die der Prof. Scherer in seinen chemischen und mikroskopischen Untersuchungen bei Erysipel. manus mittheilt.

Da vergleichende Untersuchungen herausgestellt haben, dass 1000 Gr. Serum in der Regel eben so viel Fette enthalten als 1000 Gr. Blut, so könnte man die Untersuchung des letzteren darauf unterlassen. Will man es aber doch, so kann man die Fett-Menge in den x Gr. Serum, welche die ersten 3 Unzen Blut lieferten, aus der berechnen, welche das mit Aether behandelte flüssige Serum lieferte, und den Blutkuchen oder einen Theil von ihm pulvern und mit kochendem Aether ausziehen; aus den zusammenaddirten Fett-Mengen nimmt man die Reduktion auf 1000 Gr. Blut vor.

Da mir eben jetzt erst die neuesten Arbeiten von Becquerel und Rodier über das Blut zu Gesicht kommen, so will ich die Gelegenheit ergreifen, einige Worte darüber zu sagen.

Anstatt diese präliminarischen Untersuchungen über die Eigenschaft des getrockneten Blutes, Wasser aus der Luft an sich zu ziehen, weshalb man es immer warm wiegen muss, über die Verdunstung von Wasser aus dem flüssigen und geronnenen Blute, und über die Wasser-Aufnahme des Serum während des Aderlasses vór ihrer ersten Arbeit zu absolviren, kommen jene Aerzte erst jetzt darauf, diese Momente zu ventiliren und es muss dieselbe daher in einem sehr ungünstigen Lichte erscheinen. Denn ist z. B. den Cautelen, das getrocknete Blut bei einer Temperatur von 60° R. zu wiegen, dort nicht genügt worden, so sind alle Analysen absolut und auch relativ falsch.

Wenn man bedenkt, dass H. Nasse schon längst auf die hygroskopische Eigenschaft des getrockneten Blutes aufmerksam gemacht und ich bei meiner ersten Arbeit über die Dynamik des Aderlasses (Arch. für physiol. Heilk. 1845, S. 72) auf die Berücksichtigung derselben hingewiesen hatte, dass ich auch schon früher bei der Darlegung meiner Untersuchungs-Methode des Blutes auf den Wasser-Verlust durch Verdunsten und endlich die gewöhnliche Abnahme der festen Substanz im Serum während des Aderlasses durch eine sehr zahlreiche Reihe von Versuchen dargethan hatte: so thun jene beiden französischen Aerzte so, als ob sie die Ersten seien, die auf die Ermittelung jener 3 Momente gekommen sind. Und in Deutschland, wo man sich um die einheimischen Leistungen weniger zu bekümmern scheint, könnte deshalb der Verdacht entstehen, als sei hier nicht mit der Exaktheit bei den Analysen verfahren worden, wie in Frankreich.

Unter diesen Umständen haben die Rodier-Becquerel'schen Bluntersuchungen für mich gar keinen Werth mehr und nur Leute, die nicht zu beurtheilen im Stande sind, wie Analysen angestellt werden müssen und welche Momente namentlich dabei in Betracht zu ziehen sind, können dieselben noch als irgend wie beweiskräftig betrachten. So z. B. Herr Häser, welchem die Blut-Analysen von Andral und Gavarret, Rodier und Becquerel und Popp ein guter Fund waren, um einen Lückenbüsser für sein Archiv zusammenzustoppeln. — Vielleicht mehr um der medizinischen Welt zu zeigen, dass er sich jetzt zur physiologischen Heilkunde bekenne, als in der Absicht, Nutzen zu stiften, konnte jener Plagiator sich veranlasst fühlen, diese Arbeit zu unternehmen, zu der er weder einen eigenen Gedanken noch eine einzige Thatsache beigebracht hat.

Anstatt einzusehen, dass die Untersuchungen von Andral und Gavarret für die Pathologie von sehr geringem Werthe sind und die von Rodier und Becquerel fast ohne allen, und anstatt das Verdienstliche der Popp'schen Untersuchungen so zu würdigen, dass daraus für gewisse Krankheits-Erscheinungen Consequenzen sich ergeben, die zur Erklärung derselben dienen, ist Herr Häser nur im Stande, cramben recoctam zu liefern.

Herr Häser scheint in der That noch gar nicht eingesehen zu haben, was es heisst, ein Archiv für die gesammte Medizin zu redigiren. Dazu gehört sowohl Wissen und Können, als auch Charakter. Ein Archiv ist nicht dazu da, um nach 6, 2 und 1 Jahre das zusammenzustellen, was Andere herausgebracht haben. Soll es einmal auch Résumé's liefern, so auch nur diese, d. h. die aus den thatsächlichen Angaben resultirenden Ergebnisse mit Kritik so zusammengestellt, dass daraus für den weiteren Verfolg der Arbeiten nützliche Fingerzeige sich ergeben.

Ich frage aber Jeden, was daraus werden soll, wenn die Zahl der Blut-Analysen mit jedem Jahre progressiv zunimmt und Herr Häser alle 2 bis 3 Jahre sie in seinem Archive koncentriren will?

Mit solchen Acquisitionen, wie Herrn Häser, kann der nach Exaktheit strebenden Physio- und Pathologie nicht gedient sein. Sie fordert entweder Kritik oder Thatsachen. Erstere kann nur zuweilen ohne diese existiren und Anspruch auf Berechtigung erheben: meist muss sie aber eine experimentelle Kritik sein. — Anstatt selber zu säen, glauben diese Naturhistoriker, nachdem sie ihre totale Niederlage leicht verschmerzt haben, dass sie befugt seien, das, was andere nach mühevoller Saat geerndtet haben, zu konsumiren, um die Parole: „Fruges consumere nati" in medizinischer Beziehung wahr machen zu können: ein Verfahren, das nicht viel Ehrgefühl und Achtung vor Denjenigen verräth, die mit saurem Schweisse das positive Material der Medizin vermehren helfen.

Ich glaube diesen Herrn in meiner Abhandlung über die erysipelatöse Blut-Krase (Prag. med. V.-Schrift) nachgewiesen zu haben, wess Geistes Kind ihre bisherigen positiven Leistungen gewesen sind, und namentlich Herr Häser, der sich thatsächlich mit der exakten Pathologie noch gar nicht befasst hat, sollte meines Erachtens sich am wenigsten berufen fühlen, ein Handwerk zu üben, das ihn nur als Registrator der von Andern verfassten Akten erscheinen lässt. Er mag nun zwar selbst fühlen, dass er zu einem solchen Amte am tauglichsten sei: dazu ist aber ein Archiv der Medizin nicht geeignet, und Herr Häser thäte am besten, sich mit Herrn Göschen zu associiren, der seinen Talenten jedenfalls die grösste Achtung schulden wird.

Wer meine Arbeit über das Blut-Serum im Archiv für Chem. u. Microsc. gelesen hat und die darin aus meinen später zu veröffentlichenden speziellen Untersuchungen niedergelegten Resultate mit denen vergleichen will, die Rodier und Becquerel aus ihren Serum-Untersuchungen bei den Kranken gezogen haben, die wir meist schon aus ihrer ersten Arbeit her kennen, der wird sich fragen, was mit diesen gewonnen sein soll. Diese quantitativen Analysen en gros können über die Natur der Krankheiten gar nichts lehren!

---

c. Analyse der anorganischen Bestandtheile des Serum und Blutes.

Wenn die Chemiker über die Constitution der Salze und Erden, die wir aus der Asche des Serum und Blutes erhalten, einig wären, so würde ich bei diesem Abschnitte der Blut-Analysen mich sehr kurz fassen können und wie bei den Fetten auf die Lehrbücher der organischen Chemie verweisen. Allein wie wir weder im Klaren sind über die chemische Verbindung, in welcher sich die in der Asche des Serum und Blutes enthaltenen anorganischen Bestandtheile in dem flüssigen Serum und Blute befinden, so herrscht darüber, was für Salze das Serum und Blut gesunder Individuen enthält, zur

Zeit der grösste Zwiespalt. — Darum muss ich mich bei diesem Abschnitt der Bluttuntersuchung etwas länger aufhalten.

Die Analysen der älteren Chemiker hatten angegeben, dass die löslichen Salze des Serum und Blutes aus Chlor-Alkalien, schwefelsaurem, kohlensaurem und phosphorsaurem Alkali beständen und H. Nasse hat vom Blute gesunder Menschen und Thiere eine so grosse Zahl von Analysen geliefert, dass man es bedauern muss, wenn dieser treffliche Forscher, dessen so mühsame Detail-Untersuchungen nicht genug gewürdigt werden können, so viel Zeit, Mühe und Fleiss umsonst darauf verwendet haben sollte. Nicht bloss die Blut- und Serum-, sondern auch die Lymph- und Chylus-Analysen dieses Physiologen würden unbrauchbar geworden sein, wenn es sich ergeben sollte, dass die Methode, die löslichen Salze zu gewinnen und zu isoliren, falsch gewesen ist.

Denn wenn es richtig war, was Enderlin (Annal. der Chemie u. Pharmac. 1844) behauptete, dass die Asche des Blutes und des Serum nur drei- oder zweibasisch phosphorsaures Natron enthalte und kein kohlensaures Alkali: so waren damit alle früheren Analysen, welche dies Salz ergeben hatten, null und nichtig.

Als den Grund, weshalb die früheren Autoren dieses Salz gefunden hatten, führte Enderlin das Vermögen des drei- und zweibasisch phosphorsauren Natron an, Kohlensäure aus der Luft an sich zu ziehen: als einen zweiten könnte man noch den anführen, dass da, wo zur Bestimmung der Säuren der essig- oder salpetersaure Baryt angewendet war, auch noch aus dem phosphorsauren Baryt bei langsamem Filtriren und Aussüssen sich kohlensaurer gebildet haben mochte.

Gegen den Schluss, welchen Enderlin aus der Anwesenheit des drei- oder zweibasisch phophorsauren Natron in der Blutasche zog, nämlich dass dieses auch im flüssigen, kreisenden Blute vorhanden sei, wodurch das Albumin und Fibrin hauptsächlich in Auflösung erhalten werde, erhoben sich sofort verschiedene Stimmen. So z. B. Ludwig in der Zeitschr. für ration. Med. 1845, der nachwies, dass im cirkulirenden Blute alle Bedingungen gegeben seien, das 3 Na O, $P_2 O_5$ durch die Kohlensäure zu zerlegen. Beim Glühen entweiche dieselbe und ihr Natron trete an die Phosphorsäure.

Dagegen, dass eine gut geglühte Blutasche, sobald sie

erkaltet sei, auf Zusatz von Säuren nicht brausen könne, erhob sich auch Valentin im Jahresbericht für die gesammte Medizin pro 1844. Da derselbe jedoch nicht nachgewiesen hat, dass seine Asche wirklich kohlensaures Alkali enthielt, so konnte dieser Einwurf wenig besagen, da es auch möglich war, dass kohlensaurer Kalk jenes Brausen bewirkt hatte.

Marchand, der bei früheren Untersuchungen über die Salze des Menschenblutes eine Quantität Kohlensäure gefunden hatte, welche etwa $\frac{1}{2}$ bis $\frac{3}{4}$ p. c. kohlensauren Natrons äquivalent sein würde, meint (Journ. für pract. Chem. XXXVII, S. 321—328), dass zwar die Analysen Enderlin's auf jeden Fall richtig seien, dass daraus aber die Anwesenheit des $3\,NaO, P^2O\,5$ noch nicht folge. Denn befinde sich kohlensaures Alkali im Blute, so müsse dieses durch die beim Verbrennen sich entwickelnde Phosphor- und Schwefelsäure zerlegt werden; auch wenn zweibasisch phosphorsaures und kohlensaures Natron im Blute sei, müsse sich beim Glühen $3\,NaO, P^2O\,5$ bilden, falls der Natron-Gehalt des letzteren halb so gross sei als der des ersteren.

Liebig hatte in den Annalen für Chemie LVII, S. 126, durch einen Versuch sich zu zeigen bemüht, dass das Blut kein kohlensaures Alkali enthalte: die nähere Untersuchung soll vielmehr gelehrt haben, dass die alkalische Reaktion vom phosphorsauren Natron herrührte.

Dagegen bemerkt Marchand (a. a. O.), dass dieser Versuch nicht beweisend sei, weil die durch eine stärkere Säure von dem kohlensauren Alkali vertriebene Kohlensäure von der Flüssigkeit absorbirt werden könne, zumal, wenn eine Substanz darin ist, die dies in hohem Grade bewirken kann. Als solche Substanz ist das zweibasisch phosphorsaure Natron anzusehen; — durch direkte Versuche will Marchand aber auch gefunden haben, dass das Blut kohlensaures Alkali enthalte.

Ich hatte, bevor ich von Enderlin's Untersuchungen Nachricht besass, im Anfange des Jahres 1845 mich auch mit Salz-Analysen beschäftigt, behufs deren ich mich der Methode bediente, die Fr. Simon im 3ten Hefte seiner „Beiträge" angegeben hat. Für eine neue Berechnungs-Methode des Serum in 1000 Gr. Blut, die ich später mittheilen werde, verbrannte ich das Serum und den Blutkuchen, in welche eine gewisse Quantität Blut zerfallen war, für sich und fand dabei, dass in 1000 Gr. Serum immer weit mehr kohlensaures und weit weniger schwefelsaures und phosphorsaures Alkali war als in 1000 Gr. Blut oder wohl gar in 1000 Gr. Blutkuchen.

Wenngleich ich diese Untersuchungen nur mit Blut vornahm, das Kranken entzogen war, und sie anders angestellt wurden, als die mir später zu Gesicht gekommenen Analysen von Enderlin, so nahm ich doch keinen Anstand, sie dem Arch. f. Chem. u. Microsc. einzusenden, wo sie erst spät zum Theil im 5ten Hefte 1846 abgedruckt sind, anstatt dass es mein Wille war, dass sie dem Aufsatze über das Blut-Serum vorangehen sollten.

Ich verbrannte nämlich sowohl das Serum wie den Blutkuchen in Porcellan-Schaalen über der Berzelius'schen Lampe bei starkem Feuer, löste aus der Asche die Salze mit destillirtem Wasser und dampfte sie dann ein, um sie geglüht zu wiegen. Dann löste ich sie sofort mit heissem Wasser und that salpetersauren Baryt dazu. Den dadurch bewirkten Niederschlag filtrirte ich zwar schnell ab und süsste ihn aus; allein sowohl bei dem Eindampfen der Salze wie aus dem phosphorsauren Baryt konnte der geringe Gehalt an kohlensaurem Baryt erklärt werden, den ich bei der Untersuchung der Blutkuchen auch noch stets fand.

Indem ich die Resultate von den Analysen des Serum und des Blutkuchens zusammen addirte und auf 1000 Gr. Blut reducirte, erhielt ich die Salz-Mengen für dieses. Hätte ich 1000 Gr. Blut für sich verbrannt, so würden die Analysen, selbst unter Anwendung des salpetersauren Baryts für das kohlensaure Alkali nicht so günstig ausgefallen sein.

Der Umstand musste mir jedoch auffallen, dass 1000 Gr. Serum immer weit mehr kohlensauren Baryt lieferten als 1000 Gr. Blut oder gar 1000 Gr. Blutkuchen, wiewohl sie auf ein und dieselbe Weise behandelt worden waren: und dies brachte mich auf den Gedanken, wo nicht an der Richtigkeit der Enderlin'schen Blutaschen-Analysen, so doch an der allgemeinen Gültigkeit und an der Richtigkeit der daraus gezogenen Schlüsse zu zweifeln, falls dies nicht schon Ludwig's Einwürfe bewirkt hätten. Darum verbrannte ich von löslichen Salzen freien Faserstoff mit kaustischem und kohlensaurem Alkali und da sich hierbei sowohl phosphor- wie schwefelsaure Salze bildeten, so folgerte ich, dass dasselbe auch im Serum und im Blute beim Verbrennen geschehe.

So weit ich sehe, hat Enderlin keine Analyse von Serum-Asche angestellt: hätte er dies gethan, so würde er zu ganz anderen Resultaten gekommen sein, falls nämlich, und dieser Einwurf ist mir erst spät eingefallen, das Serum der Gesunden in Giessen ebenso konstituirt ist, wie in Berlin. Denn wie ich später zeigen werde, könnten gewisse Umstände obwalten, die eine chemische Differenz der Serum-Salze bewirken. Und um das Serum handelte es sich doch eigentlich, weil das dreibasisch phosphorsaure Natron nur in ihm gelöst sein soll. — Man muss aufrichtig gestehen, dass ein so wenig exaktes Verfahren, wie es unter Liebig's Augen ausgeführt wurde, über die Arbeiten der Giessener Schule überhaupt kein günstiges Licht verbreiten kann. Anstatt die Substanz zu untersuchen, über die der eigentliche Aufschluss erwartet werden soll, wird eine andere untersucht, in der ganz andere Bedingungen gegeben sind: denn 1000 Gr. Serum enthalten bei etwas weniger Alkali weit weniger Phosphor und Schwefel als 1000 Gr. Blut. — Derselbe Vorwurf trifft den Versuch von Liebig, die Abwesenheit der kohlensauren Alkalien im Blute zu beweisen; da diese doch nur im Serum sich befinden können, so musste bloss dieses untersucht werden, und zwar so, dass es keine Kohlensäure vorher hatte absorbiren können.

Dass Enderlin in der Asche des Blutes kein kohlensaures Alkali fand, kann man ihm wohl glauben, wiewohl es davon, wie ich zeigen werde, Ausnahmen giebt: dass aber das drei- oder zweibasisch phosphorsaure Natron darin nicht in der Quantität enthalten ist, wie sie die Asche giebt, wird hoffentlich anerkannt werden, wie auch, dass das Serum, das Hämatin und der flüssige Inhalt der farblosen Blutzellen und Elementarkörperchen entweder kohlensaures oder kaustisches Natron enthalten.

Mit Recht hat Enderlin hervorgehoben, dass die Aschen-Analysen vom Blute so sehr vernachlässigt seien. Aber nur dann, wenn sie unter mannigfachen Modifikationen angestellt werden, ist man sicher, zu Resultaten zu gelangen, welche eine Einsicht sowohl in die Constitution der flüssigen Materien und Formgebilde des Blutes gewähren, als auch den

Schlüssel liefern für die Erklärung einiger Phänomene, welche das Serum und der Faserstoff zeigen.

Wenn man nun das ganze Blut verbrennt und seine Salze und die übrigen anorganischen Materien quantitativ bestimmt, kann man keine Einsicht gewinnen, wie viel davon dem Serum, dem Faserstoff und wie viel den Blutkörperchen zukommt. Da wir drei Arten von Blut-Formgebilden kennen, nämlich die von mir zuerst gründlich beschriebenen Elementarbläschen (S. Rust's Magazin, Bd. 66, Heft 2), die farblosen Blutkörperchen und gefärbten Bläschen: so müsste auch durch chemische Analyse herausgebracht werden, was für und wie viel anorganische Bestandtheile jede Art derselben enthält.

Dass das Eisen bloss den gefärbten Bläschen zukommt, können wir wohl unbedingt zugeben: ob aber diese wie die farblosen Formgebilde auch Chlor-Alkali enthalten, ist nicht so leicht auszumachen. Noch schwieriger ist die Entscheidung der Frage, ob das Hämatin durch irgend ein Salz, wie phosphorsaures Natron, oder durch kaustisches Natron in Lösung erhalten ist. Ganz dieselben Fragen müssen wir von dem flüssigen Inhalte der farblosen Zellen und deren Kerne, so wie auch der Elementarbläschen erheben. Endlich drängt sich die Frage auf, ob die Membranen der gefärbten Bläschen, der farblosen Zellen, der Zellenkerne und der Elementarbläschen Natron und wo nicht dieses, so doch Kalk- und Magnesia- oder die Phosphor-Verbindungen derselben enthalten.

Um diese verschiedenen Fragen zu lösen, die in den bisherigen Untersuchungen der Chemiker entweder nicht berührt sind oder nicht in vollkommen exakter Weise ihre Lösung finden konnten, thut die Natur das Ihrige, uns den Weg dazu anzubahnen. Der flüssige Faserstoff des Plasma gerinnt und er kann vollkommen isolirt dargestellt werden: aus dem geronnenen Blute scheidet sich das Serum ab und es kann somit auch für sich untersucht werden. Verbrennt man nun den Blutkuchen für sich und weiss man, wie viel Serum und flüssiges, in den farblosen Formgebilden eingeschlossenes Albumin er besass, so kann man entdecken, ob die Hüllen der Blutkörperchen anorganische Substanzen enthalten und ob sich phosphorsaures oder kaustisches Alkali im Hämatin u. s. w. befindet.

Wie es uns gelingen kann, die farblosen Formgebilde in vielem Blute so, von den gefärbten Bläschen zu trennen, dass beide gesondert einer Aschen-Analyse unterworfen werden können, werde ich später zeigen.

Hiermit hoffe ich den Weg anzudeuten, wie wir dahin gelangen können, nicht bloss die Constitution der einzelnen Blutbestandtheile genauer zu erforschen, sondern auch ihre Menge in 1000 Gr. Blut. Kennen wir die erstere, namentlich die der Formgebilde, so muss der Process der Zellenbildung im Embryo wie im Erwachsenen durchsichtiger und unserem Verstande zugänglicher werden. — Vielleicht, dass sich dabei noch mehr die wesentliche Uebereinstimmung der pflanzlichen und thierischen Kernzellen herausstellt, namentlich ihrer Membranen, als es schon durch die mikroskopischen Untersuchungen von Schleiden und Schwann der Fall gewesen ist.

Vor Allem glaube ich, kommt es bei den Aschen-Analysen darauf an, zu untersuchen, ob durch gewisse Modifikationen des Verbrennungs-Processes die quantitative und qualitative Constitution der Salze verändert werden kann, weil nur dann, wenn wir die richtige Verbrennungs-Methode kennen gelernt haben, die so nothwendige Uebereinstimmung in die Resultate der verschiedenen Autoren gebracht werden kann. Auch wäre es dann sehr möglich, dass die quantitativen Differenzen in den einzelnen Bestandtheilen der Aschen ein Moment abgeben können, um primitive Alterationen in den Eistoffen herauszubringen. Und um diese muss es der nach Exaktheit, aber auch nach der Hegemonie in der Medizin ringenden Blut-Pathologie zu thun sein.

Es ist von Türck (Journ. de connaiss. méd. prat. XII und im Auszuge im Pharmac. Centralblatt, No 26, 1845, Arch. für Chemie und Microscop. 1846, S. 188) die Ansicht aufgestellt worden, in den eiweisshaltigen Flüssigkeiten befinde sich Chlor-Ammonium, dessen Chlor beim Verbrennen und Einäschern an das freie Natron derselben trete, um Chlor-Natrium zu bilden. So im Speichel, Blut-Serum, Eiweiss der Eier. Die im Speichel nach dem Antrocknen erhaltenen Krystalle erscheinen als Salmiak-Krystalle: jedoch sollte ihre Form doch nur nach Lehmann durch den Salmiak bedingt und sie selber Chlor-Natrium sein. Türck schlug zur Isolirung des Salmiaks im Speichel vor, diesen durch Alkohol zu behandeln, der das Eiweiss koagulirt und jenen auszieht.

Da die Anwesenheit des Chlor-Ammonium im Blut-Serum von sehr grosser Wichtigkeit ist, weil durch einen etwa grösseren oder geringeren Gehalt desselben mehrere Erscheinungen erklärt werden können, die es sowohl selber als auch der Faserstoff zeigt, so untersuchte ich bei allen Salz-Analysen des Serum in der neuesten Zeit auch den Gehalt desselben an Salmiak. Derselbe kann sehr leicht ermittelt werden, wenn man weiss, wie viel Chlor-Silber man aus dem nicht verbrannten Serum erhält und wie viel aus der geglühten Asche einer anderen Portion. Denn in dieser kann sich nur das Chlor-Natrium und Chlor-Kalium befinden.

Das Verfahren, das Türck angegeben hat, den Salmiak zu finden, erfordert meiner Meinung nach einige Cautelen: denn wenn man auch Serum, Speichel u. s. w. mit absolutem Alkohol auszieht, so lösen sich darin doch noch geringe Spuren von Albumin und extraktiven Materien, die sich trotz der durch Salpetersäure angesäuerten Flüssigkeit mit dem salpetersauren Silber verbinden. Dasselbe geschieht, wenn man scharf getrocknetes gepulvertes Serum mit Alkohol oder kochendem Wasser auszieht, nicht zu gedenken, dass dort noch die Fette störend einwirken können. So oft ich den Versuch so anstellte, kochte ich den durch das salpetersaure Silber erhaltenen Niederschlag nach vollständigem Aussüssen mit verdünnter Salpetersäure, um das mit dem Albumin oder sonstigen Materien verbundene Silber zu lösen. Jedesmal wies die Untersuchung nach, dass dies geschehen war und die Quantität Chlor-Silber, die ich so erhielt, betrug gerade ebenso viel, wie die aus dem vorsichtig verbrannten Serum. Bemerken muss ich, dass ich dort den Serum-Rückstand auch noch stets verbrannte und auf Chlor untersuchte, wovon er in der Regel nur sehr geringe, kaum wägbare Mengen enthielt.

Ich habe so nicht bloss das Serum von Gesunden, deren Blut schnell gerann, als auch von kranken Menschen und Pferden, welches langsam koagulirte, untersucht, aber nie Chlor-Ammonium darin gefunden. Zuletzt verbrannte ich den eingedampften wässrigen Serum-Auszug noch in einer Retorte mit Destillir-Kolben: in dem Uebergegangenen war aber auch kein Salmiak zu entdecken.

Hiernach scheint es mir, als habe Türck bei seinen Versuchen, das Chlor-Ammonium im Serum zu beweisen, den Niederschlag in dem Alkohol-Auszuge ohne Bedenken für Chlor-Silber gehalten, während derselbe wahrscheinlich noch Silberoxyd an organische Materien gebunden enthielt.

Ich sprach bei Gelegenheit der Salz-Analysen von Serum und Blut im Arch. für Chem. und Microscop. den Gedanken aus, ob nicht ein rapides Verbrennen des Serum oder Blutes die Bildung von mehr Phosphor- und Schwefelsäure bewirken könne, und suchte es mir daher zu erklären, weshalb Enderlin beim Verbrennen des Blutes in Platina-Schaalen bloss dreibasisch phosphorsaures Natron erhalten und kein kohlensaures Alkali in der Asche gefunden haben wollte. Dass dem nicht so sei, wird der folgende Versuch beweisen. Ich habe noch einige andere dergleichen angestellt: da sie aber nur dasselbe bezeugen könnten, so unterlasse ich ihre Anführung.

Uebrigens hatte Enderlin auch beim Verbrennen von Blut in hessischen Tiegeln, wo dasselbe offenbar langsamer geschehen muss, nur dreibasisch phosphorsaures Natron in der Asche gefunden und derselbe musste es finden, er mochte das Blut verbrennen wie er wollte, weil es in dem flüssigen Blute als solches existiren sollte.

82,0 Gr. Serum-Rückstand verbrannte ich in einer Porcellan-Schaale bei heftigem Feuer in kurzer Zeit. Die weisse Asche that ich auf ein Filtrum und löste die darin befindlichen Salze mit kochendem Wasser. Sie flossen von hier direkt in eine Lösung von salpetersaurem Kalk. Das Filtrum nebst Asche verbrannte ich nachher noch einmal und zog aus dem geglühten Rückstande die darin etwa noch löslichen Salze nochmals aus. Die von den durch den salpetersauren Kalk erzeugten Kalksalzen abfiltrirte Salzflüssigkeit behandelte ich mit salpetersaurem Baryt, um die schwefelsauren Salze zu zerlegen und dann wurden daraus ferner die Chlor-Alkalien bestimmt.

Die Analyse ergab an:

phosphorsaurem Kalk . .	0,620 Gr.
kohlensaurem Kalk . . .	1,500 —
schwefelsaurem Baryt . .	0,300 —
Chlor-Silber	10,300 —

Andere 82,0 Gr. desselben Serum-Rückstandes verbrannte ich bei sehr schwacher Hitze: erst als sich dabei keine Dämpfe mehr entwickelten, verstärkte ich dieselbe gradatim, bis die Asche weiss geworden war. Dazu verbrauchte ich drei Stunden. Die Asche wurde nun ganz auf dieselbe Weise behandelt, wie bei den schnell verbrannten 82,0 Gr. Serum-Rückstand und die Analyse ergab an:

phosphorsaurem Kalk . .	0,800 Gr.
kohlensaurem Kalk . . .	1,000 —
schwefelsaurem Baryt . .	0,350 —
Chlor-Silber	10,700 —

Aus den Ergebnissen dieser Analyse, die mit der grösst möglichen Genauigkeit und Sorgfalt von mir angestellt wurde, ergiebt sich dreierlei: 1) In jedem Falle, die Menge Phosphorsäure, welche das rasch verbrannte Serum lieferte, mochte in ihm schon enthalten oder ein Theil erst gebildet sein, so folgt, weil der phosphorsaure Kalk aus dem langsam verbrannten Serum 0,180 Gr. mehr beträgt, dass hier die entsprechende Menge Phosphorsäure noch aus dem Phosphor gebildet wurde. — 2) In dem schnell verbrannten Serum finden wir 0,4 Gr. Chlor-Silber weniger. Das Chlor-Alkali muss also beim Glühen entweder zum Theil entweichen, oder, wofür die Analyse spricht, im Anfange der Verbrennung so zerlegt sein, dass ein Theil des Chlor von ihm entweichen konnte. Das dadurch frei werdende Natron verband sich mit der Kohlensäure. Denn von dem kohlensauren Kalk, der durch den salpetersauren Kalk in den löslichen Salzen erzeugt wurde, finden wir in dem schnell verbrannten Serum 0,500 Gr. mehr, als in dem langsam verbrannten. — 3) Auch finden wir hier die Menge des schwefelsauren Baryt um 0,05 grösser als dort, was dafür spricht, dass sich beim langsamen Verbrennen noch etwas Schwefelsäure bildet.

Auch H. Nasse erwähnt in Fr. Simon's Beiträgen (Heft 5, S. 453), dass er sich durch direkte Versuche überzeugt hat, wie bei dem Verbrennen und der Calcination des Serum ein Theil des Chlor vom Kochsalz sich verflüchtige.

Hieraus geht nun hervor, wie man Serum, Blut und Blutkuchen oder andere Substanzen, die ähnlich konstituirt sind, verbrennen muss, um übereinstimmende Resultate zu erhalten.

Entweder nämlich muss man sowohl das Serum wie das Blut sehr schnell verbrennen, so dass sich fast aller Phosphor und Schwefel eher verflüchtigen, als sie fixe Säuren bilden konnten. Da wir dies zu verhüten aber vielleicht selbst bei der rapidesten Verbrennung nicht im Stande sind, so halte ich es für besser, das Serum und Blut sehr langsam zu verbrennen.

Im Anfange muss man das Feuer nur so stark wirken lassen, dass die zu verbrennende Substanz röstet und erst dann, wenn sie vollkommen theerartig geschmolzen ist und die Dämpfe sich nicht mehr entwickeln wollen, kann man die Hitze allmählich verstärken, bis die reine Kohle übrig geblieben ist. Jetzt hat sich gewiss der meiste Phosphor und Schwefel oxydirt und mit dem Natron verbunden und bei der nun folgenden Glühhitze wird kein Chlor-Natrium mehr zerlegt. Damit dies noch weniger geschehe, kann man die Kohle um die Zeit, wo sie anfängt zu backen und sich schlecht zu oxydiren, auf ein Filtrum bringen und die Salze mit kochendem Wasser ausziehen, worauf man sie sammt dem Filtrum verbrennt, bis sie weiss geworden ist. Dann zieht man sie noch einmal mit kochendem Wasser aus.

Aehnlich, wie es sich mit dem Serum verhält, ist es mit dem ganzen Blute.

Ich habe gewisse Quantitäten Blut-Rückstand von gesunden und kranken Individuen in zwei gleiche Theile getheilt. Den einen (circa 50 Gr.) verbrannte ich sehr langsam und die Asche enthielt weder kohlensaures Natron noch kohlensauren Kalk; den anderen verbrannte ich sehr rapide und die Asche enthielt beide kohlensaure Verbindungen.

Enderlin hatte zur Analyse der löslichen Blut-Salze den neutralen salzsauren Kalk angegeben, und dieser hat, um die Entscheidung zu liefern, dass sich kein kohlensaures Alkali darin vorfindet, den Vorzug vor dem salz- oder salpetersaurnn Baryt, dass sich der gebildete phosphorsaure Kalk nicht in kohlensauren umsetzen kann, wie dies bei dem phosphorsauren Baryt der Fall ist.

Es hat aber der salzsaure Kalk einen Uebelstand für die Analyse, und zwar denselben, weshalb schon Fr. Simon dem salzsauren den salpetersauren Baryt substituirte. S. dessen Beitr. Heft 2. Wenn man nämlich nicht viel Serum- oder Blut-Rückstand zur Analyse hat, so ist es gut, aus einer und derselben Asche alle löslichen Salze zu bestimmen, was nur dann möglich ist, wenn man, um die Säuren der Neutral-Salze an Basen zu binden, wie Kalk oder Baryt, die salzsauren Verbindungen derselben vermeidet, weil sie die Bestimmung des Chlor-Alkali verhindern.

Aus diesem Grunde schlage ich vor, sich statt des neutralen salzsauren Kalks des salpetersauren Kalks zu bedienen. In der Lösung desselben bewirken kohlensaure und phosphorsaure Alkalien dieselben Niederschläge von kohlensaurem und phosphorsaurem Kalk, wie in der des salzsauren Kalks. Hat man sie abfiltrirt, so setzt man zu dem Filtrate Salpetersäure und salpetersauren Baryt, um aus dem schwefelsauren Baryt das schwefelsaure Alkali zu berechnen, und endlich bestimmt man in dem abermals erhaltenen Filtrate das Chlor durch salpetersaures Silber.

Wenn der Niederschlag, den man in der Lösung des salpetersauren Kalks durch die Blut- oder Blutkuchen-Salze erhielt und vollkommen auf einem Filtrum aussüsste, auf Zuguss von Salpetersäure nicht braust, so bestand er nur aus phosphorsaurem Kalk. Schlägt man ihn aus dieser salpetersauren Lösung durch Ammoniak nieder, so bleibt etwas davon durch das salpetersaure Ammoniak und das Wasser gelöst und zwar richtet sich dies ganz nach der Menge beider Lösungsmittel. Es ist daher gut, um keine Verluste zu erleiden, zur Lösung des phosphor- und kohlensauren Kalks nur gerade so viel Säure zu nehmen, als unumgänglich nöthig ist, und dies ist, wo die Quantitäten gering sind, 1 bis 3 Tropfen verdünnter Salpetersäure.

Da Enderlin aus der grossen Verwandtschaft des dreibasisch phosphorsauren Natron zur Kohlensäure den Gehalt des kohlensauren Alkali's in den Aschen-Analysen der älteren Autoren herleitete, so konnte dies nur für das Blut selber gelten. Denn das Serum hat Enderlin nicht in den Kreis seiner Untersuchung gezogen.

Um mich zu vergewissern, ob jener Umstand wohl sehr hoch anzuschlagen sei, stellte ich folgende Versuche an.

Ich verbrannte bei langsamem Feuer 650 Gr. Blutkuchen-Rückstand. Das Blut war von einem an Pleuresie und Tuberculose Leidenden. Als die Asche anfing rostbraun zu werden, theilte ich sie in 3 gleiche Theile und glühte jeden für sich noch so lange, bis er hochroth geworden war.

Den ersten Theil that ich auf ein Filtrum und liess die durch kochendes Wasser gelösten Salze direkt in eine heisse Lösung des salzsauren Kalks fliessen. Der darin erzeugte Niederschlag wurde abfiltrirt, ausgesüsst und mittelst Salpetersäure geprüft. Er brauste nicht und bestand nur aus phosphorsaurem Kalk.

Aus dem zweiten und dritten Theil der Asche zog ich die Salze mit kalter aq. destill. aus und liess ihre Lösung in Reagens-Gläsern offen 6 Stunden stehen. Zu der einen Portion setzte ich salzsauren Kalk. Der erhaltene Niederschlag bestand nur aus phosphorsaurem Kalk.

Die dritte Portion dampfte ich jetzt langsam ein, glühte die Salze und löste sie mittelst heissen Wassers. Sie enthielten aber auch nur phosphorsauren Kalk.

Da man voraussetzen kann, dass die Chemiker die Salze, wenn sie sie eingedampft und geglüht hatten, mit kochendem Wasser lösten, so glaube ich nicht, dass in der Absorptions-Fähigkeit des $3\,NaO, P^2O5$ der grosse Gehalt der Blutasche an kohlensaurem Natron zu suchen ist, den manche Autoren gefunden haben, so z. B. H. Nasse 0,957 Gr. Daran ist vielleicht mehr ein zu schnelles Verbrennen des Blutes und die Analyse mittelst des essig- oder salzsauren Baryts Schuld. Ich habe zwar nicht untersucht, wie viel kohlensaures Alkali in der Asche war, die ich aus dem schnell verbrannten Blute erhielt: allein die ziemlich beträchtliche Entwickelung von Kohlensäure aus dem Kalk-Niederschlage deutete an, dass sich bei der Reduktion auf 1000 ein Gehalt an kohlensaurem Alkali von mindestens 0,5 ergeben haben würde.

Bei meinen früheren Analysen, die ich im Arch. f. Chem. u. Microsc. (1846, Heft 5) mitgetheilt habe, verbrannte ich den Serum- und Blutkuchen-Rückstand einer beliebigen Quantität Blut für sich. Ich analysirte die Salze stets mittelst salpetersauren Baryts und fand den Baryt-Niederschlag aus den Serum-Salzen stets sehr stark, den aus den Blutkuchen-Salzen stets sehr schwach auf Salpetersäure brausen.

Bei allen Serum-Analysen, die ich später nach der Methode von Enderlin und unter den nothwendigen Cautelen anstellte, fand ich in der Asche immer grosse Quantitäten kohlensauren Alkali's, ich mochte den Serum-Rückstand noch so langsam verbrannt haben. In der Regel war in dem unlöslichen Rückstande auch noch kohlensaurer Kalk. — Dagegen habe ich bei langsamer Verbrennung von Blutkuchen und Blut, in dem Serum und Blutkörperchen ganz innig gemischt waren, eine Asche erhalten, die von kohlensaurem Alkali frei war, so dass ich in dieser Beziehung Enderlin beipflichten kann.

Bei den früheren Analysen stellte ich die Salz-Befunde aus dem Serum und Blutkuchen zusammen und reducirte Alles auf 1000 Gr. Blut. Dass ich so immer sehr viel kohlensaures Alkali in den Blut-Salzen finden musste, ist klar. Ich hatte dabei aber auch gefunden, dass 1000 Gr. Blut immer etwas mehr schwefelsaures Alkali enthalten als 1000 Gr. Serum, und folgerte daraus, dass sich entweder in dem Inhalte der Blutkörperchen schwefelsaures Alkali befinde, oder dass sich aus dem Schwefel-Gehalte derselben und des Faserstoffs Schwefelsäure bilde, die sich mit dem Alkali des Serum verbinde. Dasselbe habe ich auch bei meinen späteren Analysen gefunden: jedoch ziehe ich die letztere Erklärung des Faktums der ersteren vor. Indem ich jetzt Serum und Blutkuchen oder Blut gleichmässig langsam verbrenne, finde ich den Gehalt der Blutsalze an schwefelsaurem Alkali nicht so überwiegend über den in den Serum-Salzen, was daher rührt, dass ich früher das Serum sehr rapide, den Blutkuchen, weil seine feste Substanz immer 4 Mal mehr betrug, langsamer verbrannte.

Wenn wir unter diesen Umständen sehen, dass wir durch die Art des Verbrennens die Constitution der Serum- und Blut-Salze quantitativ verändern können, so werden wir auf die Analysen selbst nicht mehr sehr viel Gewicht legen, namentlich nicht auf die des Blutes, weshalb ich auch nicht verlangt habe, dass man ihretwegen eine eigene Portion Blut auffangen soll. Wer es doch will, dem steht es ja frei.

Besässen wir ein Mittel, die Salze zu ermitteln, welche das Serum vor dem Verbrennen enthält, so würden wir aus dem Vergleich derselben mit denen der Asche ermessen können, wie viele und welche sich noch gebildet haben. Man hat den Gehalt des Albumin an Phosphor und Schwefel auf 0,3 Proc. angenommen; wenn wir noch hinzurechnen, dass das Serum auch phosphorhaltige Fette besitzt, die in 1000 Gr. höchstens 1,5 Gr. betragen, so können wir uns vorstellen, dass daraus nicht viel Säuren gebildet werden mögen. Denn vom Schwefel steht es fest, dass ein Theil desselben schon beim Eindampfen des Serum als Schwefelwasserstoffgas entweicht; und beim Verbrennen des Serum entweichen gewiss noch Schwefel und Phosphor in Verbindungen, die vor der Hand noch nicht fähig waren, sich mit Alkali zu verbinden.

Enthält nun Blut oder ein Blutkuchen sehr viel Serum und ist dieses sehr reich an kohlensaurem oder freiem Alkali, so kann es kommen, dass wir selbst bei langsamer Verbrennung doch kohlensaures Alkali und kohlensauren Kalk in der Asche finden. — Besitzt ein Serum schon viel phosphorsaures Alkali und viel Albumin und phosphorhaltige Fette, so kann man den Gehalt an kohlensaurem Alkali sehr gering finden, wie es in dem Falle vorkam, den Prof. Scherer in seinen chemischen und mikroskopischen Untersuchungen beschrieben hat.

Da man nicht füglich annehmen kann, dass das Blut-Serum in Bezug auf seine löslichen Salze hier in Berlin anders konstituirt ist als anderwärts, so hoffe ich, dass Enderlin, wenn er jetzt das Serum einer gesonderten Untersuchung unterwirft, einsehen wird, dass seine Annahme, das Albumin sei durch $3 NaO, P^2O^5$ gelöst, falsch ist und dass wir uns dasselbe nach wie vor als Natron-Albumin denken können.

Wo das Blut oder ein Blutkuchen nur wenig Serum oder sehr viel Blutkörperchen enthält, da wird nicht bloss alles Alkali des Serum und dessen, welches der flüssige Inhalt der Blutkörperchen besitzt, sondern auch der kohlensaure Kalk und die kohlensaure Magnesia mit Phosphorsäure verbunden.

Dafür will ich ein Beispiel anführen:

Ein sehr gesund und blühend aussehender Soldat hatte

beim Scheibenschiessen, das ihn der Prämie wegen bedeutend in Affektion versetzte, Congestionen zum Kopf mit Flimmern vor den Augen, also Amblyopia congestiva. Weil er davon befreit sein wollte, liess er sich zu Ader. Ich könnte das Blut dieses Soldaten daher wohl für gesund halten, weil bloss durch die Gemüths-Aufregung beim Scheibenschiessen die Congestionen zum Kopf bewirkt sein konnten.

1000 Gr. Blut enthielten 210,6 Gr. feste Substanz, also 784 Gr. Wasser. Sie wurden für sich verbrannt und lieferten an:

Chlor-Alkali	4,006 Gr.
phosphorsaurem Alkali . .	1,806 —
kohlensaurem Alkali . . .	fehlt
schwefelsaurem Alkali . .	0,231 —
Erdphosphaten	0,200 —
Kalk-Carbonat	fehlt
Eisen	0,840 —

1000 Gr. Serum, von anderen Portionen Blut gesammelt, enthielten 91,4 Gr. feste Substanz, also Wasser: 908,6 Gr. Sie lieferten an:

Chlor-Alkali	5,121 Gr.
phosphorsaurem Alkali . .	0,411 —
kohlensaurem Alkali . . .	0,884 —
schwefelsaurem Alkali . .	0,200 —
Erdphosphaten	0,250 —
Kalk-Carbonat	0,100 —

Dafür, dass es selbst Blutkuchen giebt, die in der Asche kohlensaures Alkali und zwar in beträchtlichen Mengen, enthalten, soll folgendes Beispiel sprechen:

1630 Gr. Blut von einem Typhus-Kranken schieden sich in 500 Gr. Serum und 1130 Gr. Blutkuchen. — Der Serum-Rückstand (42,6 Gr.) und der Blutkuchen-Rückstand (304,0 Gr.) wurden für sich verbrannt und untersucht.

Jene enthielten an:		Diese enthielten an:	
Chlor-Alkali . .	2,657 Gr.	Chlor-Alkali . .	3,679 Gr.
schwefels. Alkali	0,095 —	schwefels. Alkali	0,200 —
phosphors. Alkali	0,105 —	phosphors. Alkali	2,800 —
kohlens. Alkali .	0,843 —	kohlens. Alkali .	0,521 —

1000 Gr. Serum enthielten an:		1000 Gr. Blut enthielten an:	
Chlor-Alkali . .	5,314 Gr.	Chlor-Alkali . .	3,887 Gr.
schwefels. Alkali	0,180 —	schwefels. Alkali	0,180 —
phosphors. Alkali	0,210 —	phosphors. Alkali	1,800 —
kohlens. Alkali .	1,686 —	kohlens. Alkali .	0,833 —

Das Natron scheint mit dem Albumin nur sehr locker verbunden zu sein, weil es möglich ist, dasselbe aus dem Serum-Rückstande vollkommen auszuziehen. Mit dem Alkohol ist dies nicht der Fall, wie ich schon in der oben citirten Abhandlung dargethan habe.

Nun fand ich in Rudolph Wagner's Handwörterbuch der Physiologie im Nachtrage zu dem Artikel „Blut" von H. Nasse, dass Liebig durch Alkohol alle löslichen Salze aus dem Serum entfernt haben wollte. Dies forderte mich zu einem neuen Versuche auf. Da ich unter Alkohol vor der Hand absoluten Alkohol verstand, so machte ich den Versuch mit diesem noch einmal.

Ein Pfund flüssiges Serum koagulirte ich durch absoluten Alkohol. Nachdem sich das Albumin abgesetzt hatte, goss ich denselben ab, der jetzt gewiss sehr durch Wasser verdünnt war, und zog dasselbe noch mit 1½ Quart absoluten Alkohols nach und nach aus. — Jetzt theilte ich das Albumin in drei Theile.

Den einen verbrannte ich sofort. Ich fand in der Asche noch etwas Chlor-Alkali (0,2 Gr. Chlor-Silber) und Neutral-Salze, die alkalisch reagirten (2,21 Gr. Baryt-Salze). Es war also von letzterem wieder weit mehr darin als von ersterem, was allerdings davon herrühren kann, dass der absolute Alkohol von ihnen nur sehr geringe Quantitäten zu lösen im Stande ist.

Den zweiten Theil des Albumin zog ich jetzt mit ziemlich wässrigem Alkohol aus. Als ich ihn darauf verbrannte, erhielt ich daraus 0,05 Gr. Chlor-Silber und 1,80 Gr. Baryt-Salze. Man sieht, dass die Neutral-Salze auch hier sehr hartnäckig beim Albumin blieben.

Den dritten Theil des Albumin zog ich mit sehr viel aq.

destill. aus. Als das vom Filtrum laufende Wasser anfing faul zu riechen, verbrannte ich das Albumin nebst Filtrum. In der Asche kein Chlor-Alkali mehr: aber mit salpetersaurem Baryt erhielt ich aus den alkalisch reagirenden Salzen noch 0,6 Gr. Baryt-Salze.

Es ist wohl möglich, dass ich durch fortgesetztes Ausziehen des Albumin mittelst des wässrigen Alkohols oder des destillirten Wassers alles Alkali ausziehen konnte: allein man muss sich doch sehr wundern, dass dasselbe nicht in demselben Maasse daraus entfernt wird wie das Chlor-Alkali.

Auch finde ich, dass H. Nasse in seinem Aufsatze über die Lymphe in Simon's Beitr. Heft 4 S. 453 die Bemerkung schon früher gemacht hat, dass in dem Rückstande vom Spiritus-Auszuge der Lymphe nur sehr wenig Chlor-Alkali, dagegen sehr viel kohlensaures enthalten war, wobei er sich stillschweigend gegen obige Angabe Liebig's erhebt.

Wenn es möglich wäre, aus Serum durch Alkohol alle Salze und alles freie Alkali zu entfernen, und sich evident beweisen liesse, dass sich dabei weder Phosphor- noch Schwefelsäure bildet, so würde die Analyse der in dem Auszuge befindlichen Salze ergeben, wie viel phosphor- und schwefelsaures Alkali 1000 Gr. Serum und Blut enthalten.

Wollte man beweisen, dass jener von mir gemachte Einwurf nicht existirt, so müsste man mit einer alkoholischen Lösung des natr. caust. gepulverten Faserstoff mehreremale ausziehen.

Dies habe ich gethan und in dem nur sehr wenig organische Substanz enthaltenden Auszuge nach dem Verbrennen sowohl phosphorsaures und schwefelsaures Alkali nachweisen können. Es ist somit auf keine Weise zu ermitteln, was und wie viel Neutral-Salze das Serum enthält: durch viele Umstände ist es aber nur zu wahrscheinlich, dass der grösste Theil des Alkali als solches mit dem Albumin chemisch zu Albumin-Natron verbunden ist.

d. Neue Berechnungs-Methode des Serum und der Blutkörperchen.

Nach Vorausschickung dieser Untersuchungen über die löslichen und unlöslichen anorganischen Bestandtheile des Serum und des Blutes will ich den Gedanken weiter ausführen, welchen ich schon in meiner Abhandlung über die löslichen Salze des Blutes im Arch. f. Chem. u. Microsc. Heft 5, S. 396 vorläufig geäussert hatte. — Nimmt man nämlich an, alles Chlor-Alkali, welches ein Blutkuchen oder 1000 Gr. Blut beim Verbrennen in der Asche liefern, rühre vom Serum her, so kann man, falls man den Gehalt des letzteren an Chlor-Alkali kennt, den Gehalt des Blutkuchens oder von 1000 Gr. Blut an Serum und somit an Eiweiss berechnen. Ist daher jene Voraussetzung richtig, so muss man den Serum-Gehalt von 1000 Gr. Blut absolut genau finden: denn die Bestimmung des Chlor-Silbers, und somit das Chlor-Alkali, kann mit einer Genauigkeit vollzogen werden, wie die keines anderen Blut-Salzes, natürlich bei gleichartiger Verbrennungs-Methode.

Vor Allem kommt es darauf an, diesen Beweis zu führen, dass alles Chlor-Alkali in einem Blutkuchen dem mechanisch eingeschlossenen Serum zugehört. Auf direktem Wege ist dies allerdings unmöglich, weil man keine Formgebilde des Blutkuchens so vom Serum befreien kann, dass seine Asche kein Chlor-Alkali enthielte.

Von den gefärbten Bläschen hat schon Berzelius behauptet, dass sie kein Chlor-Alkali besitzen, und wenn man die geringe Menge desselben in einem Blutkuchen betrachtet, der das Serum gut ausgeschieden hat, so wird man ihm darin wohl beipflichten. Enthielten die gefärbten Blutbläschen neben dem Hämatin noch Plasma, so müsste der Faserstoff gerinnen, wenn man den Cruor mit vielem Wasser verdünnt, was bekanntlich nicht geschieht. Ob sie Serum enthalten, kann man zwar weder beweisen noch widerlegen: aber ich glaube, die Thatsache, dass sie Hämatin enthalten, ist hinreichend, um auf exklusivem Wege den Albumin-Gehalt zweifelhaft zu machen. Denn ersteres möchte wohl hinreichen, sie zu füllen, und wenn wir in den farblosen Zellen des Blutes nur Albumin und kein Hämatin finden, so sehe ich nicht ein, weshalb jene ausser dem letzteren noch ersteres enthalten sollten. — Entweder das Eine oder das Andere, heisst es hier!

Das Hämatin in den gefärbten Bläschen ist eine dickliche Flüssigkeit, die ebenso koncentrirt zu sein scheint, wie das Plasma. Man könnte behaupten, dass es Chlor-Alkali behufs seiner Lösung enthalte: allein diese wird wahrscheinlicher durch Natron oder phosphorsaures Natron bewirkt, wie die Analysen des Blutkuchens ergeben. Denn die Neutral-Salze von 1000 Gr. Blut betragen mehr, als es der Fall sein könnte, wenn sie bloss dem Serum angehörten.

Dass die farblosen Formgebilde des Blutes kein Chlor-Alkali enthalten, davon habe ich mich auf direktem Wege zu überzeugen gesucht. Ich habe Blut, in welchem sie in sehr grosser Menge enthalten waren, in eine Solution von Magnes. sulph. fliessen lassen, die kein Chlor-Alkali enthielt. Indem ich die serofibrinöse Flüssigkeit durch ein feines doppeltes Filtrum abseihte, behielt ich circa 20 Gr. getrockneter farbloser Zellen und Elementarkörperchen nebst etwas Plasma darauf. Als ich diese verbrannte und ihre Asche untersuchte, fand ich darin so geringe Mengen Chlor-Alkali, dass ich dieselbe als vom mechanisch beigemengten Serum herrührend betrachten konnte.

Gesetzt aber auch den Fall, sie enthielten in ihrem albuminösen Inhalte Chlor-Alkali, so würden wir, da derselbe die Concentration haben wird, wie das Serum, immer doch erfahren, wie viel Albumin und Serum 1000 Gr. Blut sowohl in freiem Zustande enthalten, wie auch gebunden in den Zellen und Elementarbläschen. Unsere Kenntniss von dem Albumin-Gehalt des Blutes wird somit absolut wahr, während sie bei der Andral-Gavarret'schen Berechnungs-Methode nur relativ richtig ist.

Wir werden fernerhin gewiss bei jeder Blut-Analyse den Salz-Gehalt des Serum wie des Blutes angeben, und daher ist es eine leichte Mühe, den Serum-Gehalt auch noch nach dieser Methode zu berechnen. Da die Menge des Serum-Rückstandes dabei weit geringer ausfällt als nach der Andral-Gavarret'schen Berechnungs-Methode und sich dem annähert, den ich bei der oben S. 14 angegebenen und ausgeführten Reduktion der danach gewonnenen Resultate erhalten hatte, so geht, weil die Prämisse der letzteren im Allgemeinen unbestreitbar richtig ist, daraus mit Evidenz hervor, dass die Berechnung des Serum-Gehalts in 1000 Gr. Blut durch das Chlor-Alkali ihn der Wahrheit am nächsten bringt.

Ich weiss zwar, dass jede Neuerung ihr Unbequemes hat, und dass man nicht gern einen schlechten aber alten und bekannten Weg verlässt, um einen neuen, noch unbetretenen aber guten zu versuchen: allein indem ich ihn hiermit absichtlich der Oeffentlichkeit übergebe, wünsche ich, dass er ein Gegenstand zur Discussion werden möge.

Ich habe schon bei der oben citirten Gelegenheit ein Beispiel für die Art der Berechnung mitgetheilt: dort enthielten 225,2 Gr. Blut-Rückstand nach Andral und Gavarret:

2,01 Gr. Faserstoff
88,40 — Serum-Rückstand
133,79 — Blutkörperchen.

Die 1000 Gr. Blut bestanden aus:

6,03 Gr. feuchtem Faserstoff
858,20 — Serum
133,79 — Blutkörperchen.

Da 1000 Gr. Blut 3,8125 Gr. und 1000 Gr. Serum mit 103,1 Gr. feste Substanz 5,4290 Gr. Chlor-Alkali enthielten, so ergab die Berechnung mit diesen Momenten, dass die 225,2 Gr. Blut-Rückstand bestanden aus

2,01 Gr. Faserstoff
72,40 — Serum-Rückstand
150,79 — Blutkörperchen.

Von letzteren enthielten sie also 17 Gr. mehr als nach der Berechnung von Andral und Gavarret, und umgekehrt vom Serum-Rückstande ebenso viel weniger. Die 1000 Gr. Blut bestanden aus

6,21 Gr. Faserstoff
702,00 — Serum
291,79 — Blutkörperchen.

Diese 291,79 Gr. Blutkörperchen enthielten 150,79 Gr. feste Substanz, also 141 Gr. Wasser. 1000 Gr. feuchte Blutkörperchen also circa 480 Gr. Wasser und 520 Gr. feste Substanz.

Ich habe nun noch öfter berechnet, wie viel Wasser und feste Substanz die unter jener Voraussetzung erhaltenen feuchten Blutkörperchen in 1000 Gr. enthalten: hier finden Schwankungen statt, die sich gewiss durch die verschiedene Constitution der Formgebilde des Blutes und namentlich die grössere oder geringere Concentration ihres flüssigen Inhalts genügend erklären lassen.

Oben habe ich die Analyse der Serum- und Blut-Salze eines Typhus-Kranken angeführt. — Die zuerst ausgeflossenen 1630 Gr. Blut hatten sich in 500 Gr. Serum und 1130 Gr. Blutkuchen geschieden. Jene enthielten 42,6 Gr. feste Substanz, also 1000 Gr. 85,2 Gr.; letztere lieferten 304,0 Gr. 1000 Gr. Blut enthielten somit 214 Gr. feste Substanz und 786 Gr. Wasser. — Da 1000 Gr. 3,505 Gr. trocknen Faserstoff enthielten, so bestanden jene 214,0 Gr. feste Substanz nach Andral und Gavarret aus:

3,505 Gr. Faserstoff
72,400 — Serum-Rückstand
138,090 — Blutkörperchen.

1000 Gr. Serum dieses Blutes enthielten 5,314 Gr. und 1000 Gr. Blut 3,887 Gr. Chlor-Alkali. Hiermit berechnet bestehen die 1000 Gr. Blut aus:

10,600 Gr.	Faserstoff	mit	3,505 Gr.	feste	Substanz
732,000 —	Serum	—	62,300 —	—	—
258,400 —	Blutkörp.	—	148,195 —	—	—

Hiernach enthielten 1000 Gr. Blutbläschen circa 570 Gr. feste Substanz und 430 Gr. Wasser.

Hier enthielten 1000 Gr. Blut 10 Gr. Blutkörperchen mehr, als ich bei der Berechnung nach Andral und Gavarret gefunden hatte.

Das oben S. 68 angeführte Blut des Soldaten, der sich des Scheibenschiessens wegen zu Ader liess, enthielt in 1000 Gr. im Durchschnitt 210,6 Gr. feste Substanz, also 789,4 Gr. Wasser. In 1000 Gr. Serum 91,4 Gr. feste Substanz und 908,6 Gr. Wasser.

Bei der Berechnung nach Andral und Gavarret bestanden die 210,6 Gr. feste Substanz aus:

2,00 Gr. Faserstoff
79,00 — Serum-Rückstand
129,00 — Blutkörperchen.

Da 1000 Gr. Serum 5,121 Gr. und 1000 Gr. Blut 4,006 Gr. Chlor-Alkali enthalten, so ergiebt die Berechnung, dass die 1000 Gr. Blut bestehen aus:

6,00 Gr.	Faserstoff mit	2,000 Gr.	feste Substanz			
788,00 —	Serum	— 72,023 —	—	—		
206,00 —	Blutkörp.	— 136,577 —	—	—		

Hiernach enthalten 1000 Gr. Blutkörperchen an fester Substanz 660 und 340 Gr. Wasser; und bei der letzteren Art der Berechnung erhalten wir circa 7,5 Gr. Blutkörperchen mehr als bei der nach Andral und Gavarret.

Der verschiedene Wassergehalt der Blutkörperchen, den wir in diesen 3 Fällen gefunden haben und bei den beiden Blut-Analysen der beiden gesunden Soldaten, die ich bald mittheilen werde, wieder finden werden, kann noch, falls obige Prämisse ist, auf folgenden Gründen beruhen.

Wie die Schwere der gefärbten Bläschen im Verhältniss zu den farblosen Zellen und den Elementarbläschen beweist, so enthalten sie bei weitem mehr feste Substanz als diese. Je mehr von ihnen daher in 1000 Gr. Blut vorhanden sind und je weniger von den farblosen Blut-Formgebilden, um so mehr feste Substanz müssen 1000 Gr. Blutkörperchen enthalten, und umgekehrt. Also auch durch diese vorgeschlagene Berechnung erhalten wir ein Moment, um die grössere oder geringere Menge der gefärbten Bläschen in 1000 Gr. Blut zu beurtheilen.

---

e. Ueber die quantitative Bestimmung der drei einzelnen Blut-Formgebilde im Besonderen.

Indem wir, wie ich eben gezeigt habe, mit Hülfe des Chlor-Alkali in 1000 Gr. Serum und 1000 Gr. Blut den Eiweiss-Gehalt in diesem ganz genau berechnen können, und somit auch indirekt den an Blut-Formgebilden, so übrigt noch, auch die einzelnen Arten dieser selbst quantitativ genau zu sondern. Oben habe ich schon ihrer Schätzung mittelst des Microscops und der Cruor-Menge gedacht, die sich in 48 Stunden aus der serofibrinösen Flüssigkeit niederschlägt: allein diese Schätzung, so nothwendig sie vor der Hand ist, ist und bleibt doch nur ein Nothbehelf. Eine exakte Blut-Analyse fordert sie genau.

Wie viel ich darüber nachgedacht und experimentirt habe,

die gefärbten Bläschen von den farblosen zu scheiden und quantitativ zu bestimmen, kann ich nicht beschreiben. Ein Verfahren, welches mir zu Zeiten noch das beste Resultat zu geben verspricht, ist folgendes.

Man lässt Blut in eine gewisse Quantität einer Solution von Magnes. sulph. oder Cyaneisenkalium fliessen, wodurch es flüssig erhalten wird. Ich will annehmen, es seien 1500 Gr. Blut in 2000 Gr. Wasser und 60 Gr. Cyaneisenkalium geflossen. Man lässt den Cruor sich bei einer Temperatur von $+12^{0}$ R. absetzen und giesst die serofibrinöse Flüssigkeit auf ein gewogenes doppeltes Filtrum von schwedischem Filtrirpapier und lässt das Plasma hindurch fliessen.

Den Cruor vermischt man nun abermals mit einer Solution von 2000 Gr. Wasser und 50—60 Gr. Cyaneisenkalium und lässt ihn sich in 12 Stunden absetzen, worauf man ihn wieder filtrirt. — Dies kann man noch einmal wiederholen.

So bleiben nun 1) fast alle farblose Blutkörperchen auf dem Filtrum: man trocknet es und wiegt es. Das Gewicht des Filtrum abgezogen, muss dies Gewicht der farblosen Blutkörperchen nebst etwas Albumin, Faserstoff, Fett und Salz ergeben. Vom Fett kann man das Filtrum durch Aether befreien, von dem Cyaneisenkalium durch kochendes Wasser und indem man jetzt das Filtrum wieder getrocknet wiegt, erfährt man, wie viel farblose Blutkörperchen darauf sind. Denn die Menge des Albumin und Fibrin wird nur sehr gering sein. Wollte man auch sie noch entfernen, so könnte man das Filtrum, bevor es zum ersten Male getrocknet wird, noch mit einer schwachen Solution von Cyaneisenkalium ausziehen.

2) Um zu wissen, wie viel gefärbte Bläschen die 1500 Gr. Blut enthalten, trocknet man den Cruor nebst dem ihm noch anhängenden Plasma und Cyaneisenkalium. Jenes wird nur noch in so geringer Menge darin vorhanden sein, dass es nicht ins Gewicht fällt und letzteres kann man aus dem gewogenen getrockneten Cruor durch kochendes Wasser ausziehen.

Bei Blut, dessen gefärbte Bläschen ein starkes Vermögen haben, sich zu vereinigen und schnell zu senken, wäre es möglich, dieses Verfahren auszuführen; jedoch glaube ich, dass dasselbe nicht viel mehr leisten wird, als die übrigen Schätzungs-Methoden der Blutkörperchen-Mengen.

Dazu kann z. B. noch der Eisen- und Hämatin-Gehalt von 1000 Gr. Blut dienen. Wenn wir wissen, wie viel Eisen 1000 Gr. normalen Blutes mit so und so viel fester Substanz enthalten, so wird ein grösserer oder geringerer Eisengehalt normalen Blutes einen grösseren oder geringeren Gehalt an gefärbten Bläschen anzeigen. — Die direkte Bestimmung des Eisens ist zwar sehr leicht: allein wenn die Differenzen in verschiedenen Blut-Sorten nicht mindestens 0,05 bis 0,20 betragen, ist davon keine auch nur approximative Schätzung der Blutbläschen-Menge zu erwarten.

Wüssten wir, wie viel Eisen in 1000 Gr. trockner gefärbter Bläschen enthalten ist, was bekanntlich noch nicht der Fall ist, so könnte man aus dem Eisen-Gehalt des Blutes die Menge jener ebenso berechnen, wie die des Albumin aus dem Chlor-Alkali.

H. Nasse berechnet zwar für 100 Theile Blutkörperchen 0,71 Theile Eisenoxyd: allein unter diesen Blutkörperchen sind nicht bloss die gefärbten Bläschen, sondern auch die farblosen Zellen und Elementarkörperchen mit eingerechnet. Ausserdem hat H. Nasse die Menge der Blutkörperchen, wie es scheint, auch nach der Methode von Andral und Gavarret berechnet und wenn er in 1000 Gr. Blut 116,529 Gr. Blutkörperchen und 0,823 Gr. Eisenoxyd fand, so ist die erste Zahl, wie ich eben gezeigt zu haben glaube, zu niedrig. (S. Fr. Simon's Beitr., Heft 2, S. 183 und S. 187.)

Ganz das Nämliche lässt sich vom Hämatin sagen, nur sind wir noch mit ihm schlimmer daran als beim Eisen. Abgesehen davon, dass die Art und Weise seiner Isolirung nach Fr. Simon's Methode höchst mühsam und zeitraubend ist, so gelingt es auch gar nicht, Blut vollkommen vom Hämatin zu befreien. Daher werde ich es erst gar nicht versuchen, dasselbe in den Analysen quantitativ zu bestimmen.

f. Ueber elementaranalytische Untersuchungen.

Wiewohl ich nicht der Hoffnung lebe, dass auf dem Wege der Elementar-Analyse quantitative Differenzen der flüssigen und festen Blutbestandtheile ermittelt werden können, so will ich es doch nicht unterlassen, zur besseren Anstellung derselben einige Winke zu geben.

Weil man nur sichere Resultate erlangen kann, wenn man das ganze Blut oder seine einzelnen Bestandtheile vor der Fäulniss geschützt und die letzteren vollkommen isolirt hat, so hat man hierauf vornehmlich sein Augenmerk zu richten.

Will man das ganze Blut einer Elementar-Analyse unterwerfen, wie es Scharlau bekanntlich schon versucht hat (S. Arch. für physiol. Heilk., 1843, Heft 4), so möchte es am besten sein, direkt eine Portion in absoluten Alkohol fliessen zu lassen und durch Erneuerung desselben dem koagulirten Blute alles Wasser zu entziehen, worauf man es pulvert und für die Elementar-Analyse zurichtet.

Um das Albumin so wenig wie möglich in Zersetzung übergehen zu lassen, fängt man Blut in einer Flasche auf, die mittelst eines eingeriebenen Glasstöpsels geschlossen werden kann und sichert das Blut noch ausserdem vor Zutritt der Luft. Nun lässt man das Serum sich abscheiden und giesst es dann in absoluten Alkohol und verfährt damit wie mit dem Blute.

Um den Faserstoff rein zu erhalten, fängt man Blut in einer Salzlösung auf und gewinnt den Faserstoff, wie ich dies schon oben auseinander gesetzt habe, indem man die serofibrinöse Flüssigkeit filtrirt und dann mit Wasser verdünnt.

Nicht wichtig genug wäre es, das Hämatin zu isoliren und einer Elementar-Analyse zu unterwerfen. Es könnte dazu ein Theil des Blutes dienen, welches man in Alkohol aufgefangen hatte.

An die Membranen der gefärbten Bläschen, an die farblosen Blut-Zellen und die Elementarkörperchen wird man sich wohl elementaranalytisch nicht heranwagen wollen, wenn man sie nicht vollkommen isoliren kann. Letztere könnte man so für sich darstellen, dass man eine grössere Menge serofibrinöser Flüssigkeit an einem kalten Orte hinstellt, so dass sich die Zellen ablagern. Hierauf zieht man das ihnen anhaftende Albumin und Fibrin noch mittelst der verdünnten Salzlösung, mit der man das Blut flüssig erhalten hatte, aus und behandelt sie dann mit Alkohol u. s. w.

Bei diesen Elementar-Analysen des ganzen Blutes wie der einzelnen Protein-Verbindungen wäre es gut, auch den Schwefel und Phosphor in den Kreis der Betrachtung zu ziehen. Wahrscheinlich aber bestehen die Alterationen des Blutes im Anfange der Krankheit weniger in fehlerhaft quantitativen Verhältnissen der Atome in den Protein-Körpern, als in abnormer Lagerung derselben, und diese zu entdecken, ist ein Ding der Unmöglichkeit. — Selbst die quantitativen Atom-Differenzen möchten mit Hülfe der Elementar-Analyse schwer zu bestimmen sein, da es hier auf Zahlen ankommen mag, deren Fixation nicht innerhalb der Grenzen der Wahrscheinlichkeit liegt. Nur der Organismus, in specie das Nervensystem, ist für diese Differenzen das Reagirende: sie machen sich zwar durch gewisse Erscheinungen bemerkbar, die wir wahrnehmen können und wir müssen uns vor der Hand begnügen, diese anzumerken: allein ohne ihr Wesen und den Grund ihres Zustandekommens zu kennen, besitzen wir doch nur das halbe Verständniss.

Weil nicht selten die Anwesenheit gewisser Stoffe im Blute, wo nicht Krankheits-Processe, so doch Symptome veranlassen kann, so müssen wir in den derartigen Fällen die Blut-Analyse auch auf die Ermittelung derselben ausdehnen. So z. B. des Harnstoffs bei Morb. Bright., des Zuckers bei Diabet. mllit., mancher Metalle, die eine Verbindung mit den Protein-Verbindungen eingehen, z. B. des Silbers, Quecksilbers, Bleis, Arseniks, Jods u. s. w.

Wie dies geschieht, lehren die Lehrbücher der Chemie.

---

g. Methode der Blut-Analyse bei kleinen Aderlässen.

Endlich komme ich zu der Methode, die man anzuwenden hat, wenn man ein wissenschaftliches Aderlass macht,

d. h. ein solches, wo man dem Kranken nur so viel Blut entzieht, als zur Untersuchung desselben nothdürftig erforderlich ist.

Dies möchten circa 6 Unzen sein.

Die ersten 3 Unzen, die ausfliessen, fängt man auf und stellt sie zum Gerinnen hin. Man analysirt sie, wie bei der gewöhnlichen Methode: aber weil es darauf ankommt, so viel Serum als möglich für die Untersuchung mit Aether zu erhalten, damit man ein sicheres Resultat bekommt, so thut man am besten, das von dem Blutkuchen abgegossene, von Blutkörperchen freie Serum zu wiegen und vorläufig in ein Glas zu giessen, zu dem später der Aether kommt.

Den Blutkuchen wiegt und trocknet man ein.

Die folgenden 2 Unzen Blut lässt man ebenfalls gerinnen. Das Serum wiegt man; einen Theil davon thut man (gewogen) in das Glas zu dem vorigen Serum; den anderen hebt man auf für die mikroskopische und chemische Prüfung mittelst Wasser und Kochhitze.

Den Blutkuchen wiegt man ebenfalls und gewinnt daraus das Fibrin. Aus der Total-Quantität des Serum und Blutkuchens reducirt man das Fibrin auf 1000 Gr.

Das unter Aether befindliche Serum prüft man auf seine Veränderungen, die es durch jenes Agens erleidet, und bestimmt das Fett, das er auszieht. Dann trocknet man es ein und berechnet aus seinem festen Rückstande mit sammt dem Fette die feste Substanz für 1000 Gr. Serum und für die Quantität Serum, welche von den ersten 3 Unzen ausgeschieden worden war.

Hieraus und aus der festen Substanz des Blutkuchens erhält man dieselbe für 1000 Gr. Blut.

Aus beidem gewinnt man die Salze u. s. w., wie oben angeführt worden ist.

Die 6te Unze Blut des Aderlasses lässt man in die Lösung des Bittersalzes fliessen, um daran das so wichtige Moment der Blutbläschen-Senkung studiren und die mikroskopische Untersuchung der Blut-Formgebilde vornehmen zu können.

Will man noch das Blut einer Elementar-Analyse unterwerfen, so wird eine halbe Unze Blutverlust mehr weder einem erwachsenen Gesunden noch einem Kranken schaden.

Hat man noch weniger Blut, z. B. nur 2—3 Unzen, so kann man auch auf folgende Weise die drei einzelnen Bestandtheile berechnen.

Man wiegt das Blut und lässt es gerinnen: dann wiegt man das Serum, untersucht es mit Aether, bestimmt seine Fette und trocknet es dann ein.

Den Blutkuchen wiegt man ebenfalls und theilt ihn der Länge nach wo möglich in zwei gleiche Theile. Den einen wiegt und trocknet man und reducirt seine feste Substanz auf die des ganzen Blutkuchens. — Aus ihr und aus der festen Substanz des Serum reducirt man die Summe auf 1000 Gr. Blut.

Aus der anderen Hälfte des gewogenen Blutkuchens gewinnt man den Faserstoff, dessen Quantität man auf die des ganzen Blutkuchens und dann für 1000 Gr. Blut berechnet.

Wenn man den Blutkuchen nicht der Länge nach durchschneidet, sondern der Queere nach, so erhält man vollkommen falsche Resultate. Denn ich habe gezeigt (Hufel. Journ. 1843, August-Heft und zur Analys. u. Synthes. der pseudopl. Proc. S. 218 und Vereinszeit. für Preussen No. 52, 1845), dass sich in der oberen Hälfte desselben weit mehr Serum, Fibrin und farblose Blutzellen, in der unteren dagegen weit mehr gefärbte Bläschen befinden, so dass erstere weit weniger feste Substanz bei der Reduktion auf 1000 Gr. Blutkuchen liefert, als die untere.

Fr. Simon hat (II Bd. S. 151) eine Untersuchung des geronnenen Blutes nach der Andral-Gavarret'schen Methode mitgetheilt, die diesen Fehler enthält. Er schnitt nämlich von dem 1228 Gran schweren Blutkuchen ein Stück ab und trocknete es ein. Indem er nun alle feste Substanz auf 1000 Gr. Blut reducirte, fand er 8,5 Gr. mehr als bei der Analyse nach seiner Methode, wo er das geschlagene Blut eintrocknete und auf 1000 Gr. reducirte. — Er nimmt nun an, aus dem Stücke eingetrockneten Blutkuchens seien die 8,5 Gr. Wasser nicht entfernt gewesen: dies ist unnöthig; sondern Fr. Simon schnitt von der unteren Hälfte des Blutkuches ein Stück ab, das offenbar die ganze Rechnung falsch machen musste.

Um das Vermögen der gefärbten Bläschen zur Rollenbildung beurtheilen zu können, kann man einige Tropfen Serum untersuchen, worin sie suspendirt sind, was man auch noch aus der etwaigen Faserhaut oder dem rothen Bodensatze beurtheilen kann, wie ich später zeigen werde. Gleichzeitig benutzt man sie zur mikroskopischen Analyse überhaupt. Man merkt sich die Zahl jener Tropfen, deren bekanntlich jeder circa 1 Gr. wiegt und fügt sie zur Gesammt-Menge des Serum hinzu.

Will man auch noch die Eigenschaften des Faserstoffs untersuchen, so theilt man den feuchten Faserstoff in 2 Theile; den einen trocknet man und reducirt sein Gewicht auf die ganze Summe, den andern thut man in die Salpeter-Solution.

Um die Fette des ganzen Blutes zu untersuchen, kann man den eingetrockneten Blutkuchen pulvern und mit Aether ausziehen; will man auch noch das Hämatin bestimmen, so kann man einen Theil davon dazu nehmen. Um die Salze zu bestimmen, verbrennt man den übrigen gewogenen Theil: alle erhaltenen Resultate reducirt man erst auf die Gesammt-Menge des Blutkuchens, dann auf die des ganzen Blutes und endlich auf 1000 Gr. desselben.

VI. Ueber das Blut gesunder junger Männer.

1. Ein starker, kräftiger Soldat, der vor zwei Jahren an einer Tertiana gelitten hatte, jetzt aber vollkommen gesund war, fiel am 25. Juni Abends von einem etwa 6 Fuss hohen Gerüste auf den Kopf und blieb besinnungslos liegen. Nach 10 Minuten kam er wieder zu sich und wurde sofort ins Lazareth gebracht, wo er ½ Stunde nach dem Falle ankam. Er hatte sich schon vollkommen erholt und war ganz bei Besinnung. Puls, Pupille u. s. w. normal. Es floss nur noch Blut aus dem linken Ohre, in dem sich allerlei subjektive Geräusche bemerkbar machten.

Wiewohl örtliche Verletzungen, wenn sie einigermaassen bedeutend sind, eine quantitative und qualitative Alteration des Blutes nach sich ziehen, so findet dies doch nach einer halben Stunde noch nicht statt. Daher glaube ich, wird man mir Recht geben, wenn ich das Blut dieses Soldaten für gesund halte.

Die nach 3 Minuten langer Compression des Arms zuerst ausfliessenden 1389 Gr. Blut waren normal roth und gerannen in 5 Minuten. — Keine Faserhaut; kein rother Bodensatz. — Sie schieden sich in 484 Gr. Serum mit 44,5 Gr. feste Substanz und 905 Gr. Blutkuchen mit 275 Gr. — Plac. : Ser. daher = 1,87 : 1.

In 1000 Gr. Serum 92,0 Gr. feste Substanz und 908,0 Gr. Wasser.

In 1000 Gr. Blut 230,7 Gr. feste Substanz und 769,3 Gr. Wasser.

Die folgenden 2100 Gr. Blut enthielten 2,63 Gr. trocknen Faserstoff; in 1000 Gr. also 1,254 Gr.

Nach Andral und Gavarret enthielten jene 230,7 Gr. feste Substanz an:

Faserstoff	1,254	Gr.
Serum-Rückstand . . .	79,154	—
Blutkörperchen	151,546	—

Um die Salze und anorganischen Theile des Serum und Blutes zu bestimmen, verbrannte und analysirte ich obigen Serum- und Blutkuchen-Rückstand für sich.

Die 484,0 Gr. Serum enthielten an:

Chlor-Alkali	2,715	Gr.
phosphors. Alkali	0,456	—
kohlens. —	0,341	—
schwefels. —	0,120	—
phosphors. Magn. u. Kalk .	0,115	—
kohlens. Kalk	0,140	—

Gyps fehlte.

Die 905 Gr. Blutkuchen enthielten an:

Chlor-Alkali	2,902	Gr.
phosphors. Alkali	2,680	—
kohlens. —	Nichts	

Denn der in Salzen durch salpetersauren Kalk erzeugte Niederschlag brauste, abfiltrirt und ausgesüsst, auf Zusatz von Salzsäure gar nicht. Die geringe Trübung, welche durch oxalsaures Ammoniak in der vom phosphorsauren Kalk abfiltrirten Salmiakflüssigkeit hervorgebracht wurde, kann mit Recht auf den noch gelösten phosphorsauren Kalk geschoben werden. — Offenbar war alles Natron des noch im Blutkuchen in grosser Menge enthaltenen Serum durch den Phosphor der Blut-Formgebilde, der sich in Phosphorsäure umwandelte, gebunden worden.

schwefelsaures Alkali . .	0,246 Gr.
Eisen	1,208 —
phosphors. Kalk u. Magnes.	0,220 —
kohlens. Kalk	Nichts.

Auch der kohlensaure Kalk des Serum ist durch Phosphorsäure zerlegt worden, so dass er als phosphorsaurer Kalk erscheint.

Hiernach würden 1000 Gr. Blut an anorganischen Bestandtheilen enthalten haben:

Chlor-Alkali	4,043 Gr.
phosphors. Alkali	2,226 —
kohlens. —	0,261 —
schwefels. —	0,263 —
Eisen	0,868 —
Erd-Phosphat	0,244 —

Es ist mir sehr warscheinlich, dass, wenn ich Blut von diesem Soldaten verbrannt hätte, in dem das Serum nebst den Formgebilden ganz innig gemischt war, die Asche keine Kohlensäure enthalten haben würde. Sowohl das Natron wie der Kalk und die Magnesia würden sich mit Phosphor verbunden haben. Ob ersteres als $3\,NaO, P^2O5$ erschien, ist fraglich.

Das Serum war alkalisch, gelb und klar. Mit aq. destill. verdünnt und gekocht blieb es klar. Mit aq. fontan. 60 Mal verdünnt, wurde es weisslich trübe und gerann beim Kochen in Flocken. Mit beiden Wasser-Sorten verdünnt schlug sich aus dem Serum in 24 Stunden ein schwaches Sediment von Albumin-Molekülen nieder. — Eine grosse Menge Serum, circa 2000 Gr., schüttelte ich mit Aether. Es blieb klar und setzte nur wenig durch Aether koagulirbare Protein-Verbindung ab. Dabei färbte sich der Aether durch Fett intensiv gelb. — Ich zog das Serum drei Mal mit Aether aus, dann trocknete ich es und zog es fein gepulvert noch drei Mal mit kochendem Aether aus.

1000 Gr. Serum lieferten so an Fetten 6,510 Gr. Sie waren sämmtlich in der hinreichenden Menge kochenden absoluten Alkohols löslich. Beim Erkalten desselben krystallisirten aus ihm heraus 1,90 Gr. Serolin, worunter etwas Cholesterin. — Von den übrigen gelbgefärbten Fetten waren 3,360 Gr. in Alkohol von 0,833 löslich. Die übrigen hierin nicht, wohl aber in kaltem absoluten Alkohol löslichen 1,250 Gr. Fette waren sehr dunkelgelb. In ihnen wies das Mikroskop den grösseren Theil des Cholesterins nach.

Wenn wir nun die Salze für 1000 Gr. Serum berechnen und sowohl sie wie die Fette von dem festen Rückstande abziehen, so ergiebt sich, dass die 92,0 Gr. feste Substanz bestanden aus:

Chlor-Alkali	5,600 Gr.
phosphors. Alkali	0,942 —
kohlens. —	0,704 —
schwefels. —	0,248 —
Erdphosphaten	0,238 —
kohlens. Kalk	0,197 —
Fetten	6,510 —
Albumin, extr. Mat., Farbst.	77,442 —

Nehmen wir nun an, alles Chlor-Alkali des Blutes komme dem Serum zu, so ergiebt die Berechnung, dass die 230,8 Gr. fester Blut-Rückstand bestehen aus:

1,254 Gr. Faserstoff
66,424 — Serum-Rückstand
163,022 — Blutkörperchen.

Und die 1000 Gr. Blut bestanden aus:

3,000 Gr. Faserstoff mit 1,254 Gr. fester Substanz und 2,746 Gr. Wasser;

722,000 Gr. Serum mit 66,424 Gr. fester Substanz und 655,576 Gr. Wasser;

275,000 Gr. Blutkörperchen mit 163,022 Gr. fester Substanz und 111,978 Gr. Wasser.

Wenn daher 275,0 Gr. Blutkörperchen 111,978 Gr. Wasser enthalten, so enthalten 1000 Gr. 407 Gr. Wasser und 593 Gr. feste Substanz.

Es würde sich nun, falls es nöthig wäre, sehr leicht berechnen lassen, wie viel organische Bestandtheile in den 66,424 Gr. Serum- und 163,022 Gr. Blutkörperchen-Rückstand enthalten sind, indem man die anorganischen Stoffe und die Fette davon abzieht. — Letztere habe ich für das Blut nicht bestimmt; da sie in 1000 Gr. Serum 6,510 Gr. betragen und 1000 Gr. Blut nach der letzteren Rechnung 712 Gr. Serum enthalten, so müssen diese schon allein circa 4 Gr. Fette besitzen. Wenn man nun noch bedenkt, dass der Faserstoff und die farblosen Blutzellen Fett enthalten, so kann man recht gut annehmen, 1000 Gr. Blut besitzen gerade so viel Fett wie 1000 Gr. Serum.

In Bezug auf die Quantität derselben, welche dies und das Blut-Serum des zweiten Soldaten lieferte, habe ich noch Einiges zu bemerken. Bei H. Nasse (Rud. Wagner's Handwörterbuch, I Bd. S. 164) finde ich, dass derselbe mit Simon in 1000 Theilen normalen Blutes 2,0 bis 2,5 Gr. Fett annimmt. Hier fügt Nasse hinzu, im Serum sei davon ungefähr die Hälfte aufgelöst. Soll das heissen „in 1000 Gr. Serum" oder „in dem Serum des Blutes?" Bei seiner quantitativen Analyse des normalen Blutes giebt er nur 1,970 Gr. Fett an. Rodier und Becquerel haben in 1000 Theilen normalen Serums nur 2,0 Gr. Fette gefunden.

Entweder nun war das Serum meiner beiden Soldaten sehr fettreich oder die Methode, die ich anwendete, um es aus ihm auszuziehen, ist besser. Letzteres erscheint mir so, weil gewiss aus dem getrockneten und gepulverten Serum-Rückstande das Fett nicht so gut ausgezogen werden kann, wie aus dem flüssigen Serum. Simon behauptet zwar (S. oben S. 49), dass er aus dem gepulverten Serum mehr Fette erhalten habe als aus dem flüssigen; allein er hat nicht angegeben, wie oft er dieses mit Aether ausgezogen hat. Nimmt man, um 2000 Gr. Serum vom Fett zu befreien, circa 3000 Gr. Aether, wie ich, so wird man bei einem vergleichenden Versuche ermitteln können, welches die sicherste Methode ist, die Fette aus dem Serum auszuziehen. Denis fand in 1000 Gr. Serum: 2,0 fetts. Salze, 1,167 Serolin und 5,833 Cerebrin nebst Cholesterin; zusammen 10,0 Gr. Fett!! Dies ist offenbar zu viel! Da Blut, wenn man es in Aether fliessen lässt, sofort koagulirt, so kann man es, wie das Serum, nicht vom Fett befreien; der getrocknete und gepulverte Blut-Rückstand scheint mir selbst durch kochenden Aether nicht vollkommen seines Fettes beraubt werden zu können. Darum habe ich es auch gar nicht versucht und begnüge mich nur anzugeben, wie viel Fett in 1000 Gr. Serum war. Ein vergleichender Versuch, wie viel Fett aus flüssigem, und wie viel aus getrocknetem und gepulvertem Serum ausgezogen werden kann, würde über die Richtigkeit meiner Annahme entscheiden.

Ich kehre jetzt zu dem Blute dieses Soldaten zurück.

Der Cruor senkte sich in der Solut. magnes. sulph. in 12 Stunden nur 1″ 3‴. (Weil die Nacht bald auf das Aderlass folgte, konnte ich die Senkung des Cruor nicht eher notiren). In 24 Stunden hatte er sich 1″ 10‴, in 36 Stunden 2″ 8‴ und in 48 Stunden 3″ 3‴ gesenkt. Vielleicht hatte er sich bei der grossen Menge der gefärbten Bläschen so weit gesenkt, als es nur möglich war. Denn diese besassen, gleich nach der V. S. untersucht, zwar das Vermögen zur Rollenbildung; allein 16 Stunden darauf war es erloschen. — Sie waren sämmtlich bikonkav. — In der Solut. magnes. sulph. lagen sie alle einzeln. — Die Elementarkörperchen nicht sehr zahlreich, in den verschiedensten Entwickelungsstufen vorhanden; die grösseren kuglig, schwach kontourirt und gelblich gefärbt. — Die farblosen Zellen in der serofibrinösen Flüssigkeit ebenfalls nicht sehr zahlreich, so dass sie über dem Cruor keine eiter-ähnliche Schicht bildeten. — Möglich, dass ein sehr grosser Theil der farblosen Blut-Formgebilde sich im Cruor befand. — In Bezug auf das Aussehen der farblosen Zellen, ihren Gehalt an Molekülen und Kernen nichts Abnormes.

Dass sich der Faserstoff dieses Blutes in Salpeterwasser löste, versteht sich von selbst.

2. Füsilier St., von sehr gesundem Aussehen, schwarzen Haaren und mit vielen Sommersprossen behaftet, simulirte Congestionen zum Kopf, um sich im Lazarethe zu ruhen. Am 15. Juni Abends wurde er daselbst aufgenommen und erhielt bis zum 16ten Abends wenig vegetabilische Kost. Ich machte ihm eine V. S. Das Blut floss anfangs gut, später schlecht und sah sehr dunkel aus. — Gerinnung in 5 Minuten. — Keine Faserhaut; kein rother Bodensatz.

Die zuerst ausfliessenden 1535 Gr. Blut schieden sich in 568 Gr. Serum und 967 Gr. Blutkuchen. Jene lieferten 56,0 Gr. feste Substanz (also 1000 Gr. Serum 98,6 Gr.); diese enthielten 287,5 Gr. feste Substanz; 1000 Gr. Blut also 223,7 Gr. feste Substanz und 776,7 Gr. Wasser. — Plac. : Ser. = 1,702 : 1.

1000 Gr. des folgenden Blutes enthielten 1,30 Gr. trocknen Faserstoff.

Nach Andral und Gavarret bestanden die 223,7 Gr. Blutrückstand aus: 1,300 Gr. Faserstoff

84,400 — Serum-Rücksand

138,000 — Blutkörperchen.

Ich verbrannte den Serum- und Blutkuchen-Rückstand jener 1535 Gr. Blut zusammen: da er aber noch aus ziemlich groben Stücken bestand, so war vorauszusetzen, dass die Asche auch noch kohlensaures Alkali und kohlensauren Kalk liefern werde. — Bei der Reduktion auf 1000 Gr. Blut fand ich in der Asche an:

Chlor-Alkali	4,040 Gr.
schwefels. Alkali	0,235 —
phosphors. —	1,789 —
kohlens. —	0,050 —
Erdphosphat	0,200 —
kohlens. Kalk	0,100 —
Eisen	0,860 —

Dass in den löslichen Salzen wirklich kohlensaures Alkali enthalten war, bezeugte das allerdings nur schwache Brausen des Kalk-Niederschlages auf Zuguss von Salpetersäure. — Wäre Serum und Blutkuchen ganz innig gemischt gewesen, so würde diese Asche auch gewiss keine kohlensaure Verbindung enthalten haben.

Um die anorganischen Bestandtheile des Serum zu ermitteln, verbrannte ich die Portion Serum, aus der ich durch Aether die Fette entfernt hatte.

1000 Gr. Serum lieferten an:

Chlor-Alkali	5,420 Gr.
schwefelsaurem Alkali . .	0,200 —
phosphorsaurem Alkali . .	0,540 —
kohlensaurem Alkali . . .	0,892 —
Erdphosphaten	0,189 —
kohlensaurem Kalk . . .	0,128 —

Gyps fehlte.

Das Blut-Serum war dunkelgelb, klar, alkalisch. — Mit aq. destill. verdünnt, blieb es klar in der Kälte wie in der Hitze. Mit aq. fontan. 50 Mal verdünnt, koagulirte es in der Kochhitze in Flocken. — Mit beiden Sorten Wasser verdünnt, liess es nach 24 Stunden eine ziemliche Menge von Albumin-Molekülen zu Boden fallen.

Mit Aether behandelt wurde es nicht trübe und derselbe koagulirte nur sehr wenig Albumin. — Er färbte sich intensiv gelb und lieferte ein ebenso gefärbtes Fett.

1000 Gr. Serum enthielten 5,500 Gr. Fette. Sie waren sämmtlich in kochendem absoluten Alkohol löslich. Beim Erkalten desselben krystallisirten heraus: 1,80 Gr. Serolin nebst etwas Cholesterin; in Alkohol von 0,833 waren löslich 2,700 Gr. und in kaltem absoluten Alkohol 1,00 Gr.

Zieht man diese 5,5 Gr. Fette und 7,349 Gr. anorganische Bestandtheile von den 98,6 Gr. Serum-Rückstand ab, so bleiben für das Albumin, das Plasmaphaein und die sonstigen extraktiven Materien: 85,781 Gr.

Was die Blutkörperchen anbelangt, so verhielten sie sich wie in dem Blute des sub 1 aufgeführten Soldaten. Der Cruor senkte sich in der Solut. Magnes. sulph. in 16 Stunden 1″ 1‴; in 24 Stunden 2″ 3‴; in 48 Stunden 3‴.

Berechnen wir mit dem Chlor-Alkali des Blutes und Serum den Serum-Gehalt in 1000 Gr. Blut, so finden wir die 223,7 Gr. Blut-Rückstand zusammengesetzt aus:

1,300	Gr.	Faserstoff
73,457	—	Serum-Rückstand
148,943	—	Blutkörperchen.

Und die 1000 Gr. Blut bestehen aus:

4,000	Gr.	Faserstoff	mit	1,300	Gr.	fester	Substanz
745,000	—	Serum	—	73,457	—	—	—
251,000	—	Blutkörp.	—	148,943	—	=	—

Hiernach würden 1000 Gr. Blutkörperchen 593 Gr. feste Substanz und 407 Gr. Wasser enthalten.

Schlussfolgerungen aus diesen beiden Analysen nebst Betrachtungen über das Blut Gesunder.

Die feste Substanz in 1000 Gr. Blut beträgt im Durchschnitt 227,2 Gr. Le Canu hatte 210,0 Gr. angegeben, Fr. Simon 208,1 Gr., Rodier und Becquerel 221,0 Gr. und H. Nasse nur 201,598 Gr. Als ich mir zu Ader liess, enthielten die etwa nach 3 Minuten langer Compression des Arms zuerst ausfliessenden 240 Gr. Blut bei der Reduktion auf 1000 Gr. 230,0 Gr. feste Substanz; sie musste, wie sich von selbst versteht, weit höher sein, als wenn ich die zuerst ausfliessenden 1440 Gr Blut aufgefangen hätte.

Nur wenn uns mindestens eine Reihe von 20 Analysen zu Gebote steht, die an dem Blute von gesunden Männern zwischen 20 und 30 Jahren angestellt wurden, wo die 3 ersten Unzen zu gleicher Tageszeit, nach dem Genusse derselben Quantität Flüssigkeit und nach gleichmässiger Compression des Arms aufgefangen wurden, können wir uns erst einen Schluss auf das Mittel seiner festen Substanz in 1000 Gr. erlauben.

Weil das Blut bei Plethora und Congestiv-Zuständen in quantitativer Beziehung im Ganzen und Grossen so ziemlich mit dem der gesunden Individuen übereinkommt, so will ich einige Analysen desselben hier folgen lassen.

No.	Feste Subst. in 1000 Gr. Blut.	Feste Subst. in 1000 Gr. Serum	Blutkörperchen.	Serum-Rückstand.	Faserstoff.
1.	223,0	98,4	137,200	84,400	1,400
2.	222,4	101,5	133,298	87,700	1,402
3.	216,3	98,8	129,036	85,500	1,764
4.	223,0	108,2	127,600	93,900	1,500
5.	225,2	103,1	138,070	84,120	2,010
6.	224,5	94,6	142,300	80,600	1,680

Diese 6 Fälle, bei welchen die zuerst ausfliessenden 3 Unzen Blut zur quantitativen Analyse verwendet wurden, sind wohl hinreichend, um zu zeigen, dass sich die feste Substanz in 1000 Gr. Blut und Serum bei Plethora ebenso verhalten kann wie bei Gesunden, wenn einestheils das Mittel, welches ich für dieselbe aus jene beiden Fällen gezogen habe, richtig ist, was Mancher nicht zugeben wird, weil es auf einer zu geringen Basis aufgestellt ist, und wenn wir wüssten, ob das Blut der 6 Plethoriker 8 Tage vor den Congestiv-Zuständen ebenso quantitativ zusammengesetzt war.

Ich kann aber auch beweisen, dass das Blut bei Pneumonie, wenn am ersten Tage der Krankheit zu Ader gelassen wird, ebenfalls ziemlich ebenso zusammengesetzt ist, selbst den Faserstoff nicht ausgenommen, wofür ich die thatsächlichen Belege beibringen werde. Daraus folgt dann aber wohl unzweifelhaft, dass die primitive Alteration des Blutes in Krankheiten, falls sie besteht, nicht in grob quantitativen Verhältnissen gesucht werden kann. Denn diese sind noch nicht da.

Was von der festen Substanz in 1000 Gr. Blut, das gilt auch von der in 1000 Gr. Serum.

Als das Mittel für den Faserstoff im gesunden Blute von Männern zwischen 20 und 30 Jahren habe ich schon oben die Ziffer 1,689 Gr. angenommen. Weil ich meine späteren Untersuchungen über die quantitativen Veränderungen des Blutes in akuten Krankheits-Processen meist nur an dem Blute von Soldaten zwischen 20 und 25 Jahren durchführen werde, so werde ich häufig auf diese Ziffer zurückzuweisen genöthigt sein.

Wenn Andral und Gavarret bei den allgemein pathologischen Abstraktionen aus ihren zahlreichen Blut-Analysen von kranken Männern und Frauen stets die Ziffer 3,0 für den normalen Faserstoff-Gehalt zu Grunde legen, und jedes Blut, welches weniger Faserstoff besitzt, bloss deshalb für abnorm halten, so haben sie sehr Unrecht gethan. Bei den so verschieden gealterten Kranken, denen sie zu Ader liessen, konnte der Faserstoff-Gehalt in 1000 Gr. Blut im gesunden Zustande nicht immer 3,0 Gr. gewesen sein und darum haben die Schlussfolgerungen aus ihren Untersuchungen auch keinen rechten Werth.

H. Nasse, dem wahrscheinlich auch wirklich gesundes Blut zu Gebote gestanden hat, giebt den Faserstoff-Gehalt mit 2,233 an, also ungefähr wie Simon und Rodier und Becquerel. Ich weiss aber nicht, was für gesunden Individuen H. Nasse das Blut entzogen hat: jedoch ist damit so viel erwiesen, dass die Ziffer 3,0 von Andral und Gavarret unbedingt nicht richtig ist.

Am sichersten würden wir allerdings gehen, wenn wir von jedem Menschen, dem wir in einer Krankheit zu Ader lassen, wüssten, wie viel Faserstoff er in 1000 Gr. Blut zur Zeit der Gesundheit hatte. Auch hier finden aber gewiss Differenzen statt, die sich nach der Lebensweise u. s. w. richten. Aehnliches müssen wir in Bezug auf die Leichtigkeit oder Schwierigkeit vermuthen, mit der sich der Faserstoff-Gehalt zu Anfange gewisser Krankheits-Processe vermehrt. Denn bei manchen Lungenentzündungs-Kranken finden wir die Menge des Faserstoffs 24 Stunden nach dem Ausbruch der Stase noch normal, bei anderen schon bis 3, ja 4 gestiegen. Möglich zwar, dass die Intensität der Ursache und der örtlichen und allgemeinen Vorgänge hieran Schuld ist: allein auch bei Thieren finden wir Aehnliches. Die Faserstoff-Menge in dem Blute von Pferden nimmt auf äussere Verletzungen sehr schnell bedeutend zu, während es bei Hunden weniger der Fall ist.

In Bezug auf das Serum des gesunden Blutes haben die Untersuchungen ergeben, dass dasselbe hier in Berlin mit Brunnenwasser verdünnt bei der Kochhitze in Flocken koagulirt und dass es durch Aether nicht getrübt wird, der in ihm nur sehr wenig von der koagulablen Eiweiss-Art vorfindet. Wenn das Serum von Kranken mit Brunnenwasser verdünnt beim Kochen also nicht gerinnt, so ist dies als Ausnahme zu betrachten. — Worauf dieses Phänomen beruht, kann nur dann eingesehen werden, wenn wir mehrere genaue Salz-Analysen vom Serum besitzen, welches dasselbe zeigt und welches es nicht zeigt.

Was den Eisen-Gehalt von 1000 Gr. Blut betrifft, so hat H. Nasse denselben auf 0,834 angegeben; bei Rodier und Becquerel finden wir dagegen nur 0,565 und zwar ist diese sehr bedeutende Differenz um so auffallender, weil jene in 1000 Gr. Blut 141,1 Gr. und H. Nasse nur 116,529 Gr. Blutkörperchen gefunden hatten. Wenn ich aus meinen beiden Analysen das Mittel ziehe, so ist der Eisengehalt in 1000 Gr. Blut bei 144,5 Gr. Blutkörperchen (nach Andral und Gavarret) = 0,864 Gr. Dieser Befund stimmt mit H. Nasse's sehr gut überein und es geht daraus hervor, dass der Chemiker Becquerel entweder nicht genau analysirt hat oder dass die Franzosen ein eisen-ärmeres Blut haben, als die Deutschen, was man nicht glauben darf.

H. Nasse giebt als den Gehalt an löslichen Salzen in 1000 Gr. Blut 6,672 an, und zwar bestehen diese aus:

0,823	Gr.	phosphorsaurem	Alkali
0,202	—	schwefelsaurem	—
0,957	—	kohlensaurem	—
4,690	—	Chlor-Natrium.	

Rodier und Becquerel geben an Neutral-Salzen nur 2,5 und an Chlor-Alkali 3,1, zusammen 5,6 Gr. an. Die Angabe für das Chlor-Natrium ist offenbar zu gering und sie geben selber an, dass sie die Asche zu stark geglüht haben, wobei Chlor-Natrium sich verflüchtigt.

Ich habe im Durchschnitt an löslichen Salzen in 1000 Gr. Blut gefunden:

Chlor-Alkali	4,0415	Gr.
phosphorsaurem Alkali . .	2,0075	—
kohlensaurem Alkali . .	0,1330	—
schwefelsaurem Alkali . .	0,2490	—

Die Summe beträgt: 6,4310; sie nähert sich also der von H. Nasse gefundenen. Dass ich kohlensaures Alkali in der Asche nicht erhalten haben würde, wenn ich das eingetrocknete Blut für sich verbrannt hätte, habe ich schon erwähnt. — Im Uebrigen stimmen meine Angaben mit denen von H. Nasse so ziemlich überein.

Was den Gehalt an Erdphosphaten und kohlensaurem Kalk in 1000 Gr. Blut anbetrifft, so haben Rodier und Becquerel als Erdphosphate 0,334, H. Nasse 0,384 angegeben. Indem ich Serum und Blutkuchen für sich oder mechanisch gemischt verbrannte, musste ich bei der Berechnung der Erden für 1000 Gr. Blut auch noch kohlensauren Kalk angeben; hätte ich das ganze Blut verbrannt, so würde auch ich nur phosphorsauren Kalk gefunden haben. Er betrug circa 0,30 Gr.

H. Nasse erwähnt auch, dass er in dem unlöslichen Theil der Blutasche stets Gyps gefunden habe; Enderlin erwähnt, dass er denselben nicht immer gefunden habe. Ich habe auch zuweilen Spuren desselben erhalten, wenn ich den Blutkuchen oder Blut für sich verbrannt hatte. Da man aber noch gar nicht weiss, ob er als solcher im Blute oder Serum existirt oder sich erst bei der Verbrennung bildet, was nicht immer der Fall zu sein braucht, so sind wir nicht im Stande, irgend welche Schlüsse aus seiner An- oder Abwesenheit auf eine Alteration des Blutes zu ziehen.

Enderlin hat in 100 Theilen Asche normalen Blutes gefunden:

Dreibasisch phosphors. Natron	22,100
Chlor-Natrium	54,769
Chlor-Kalium	4,416
Schwefelsaures Natron . . .	2,461
phosphorsauren Kalk . . .	3,636
phosphorsaure Bittererde . .	0,769
Eisenoxyd mit etwas phosphorsaurem Eisenoxyd . . .	10,770

Reducire ich das Mittel aus meinen beiden Aschen-Analysen auf 100, so bestanden diese aus:

Chlor-Natrium	53,211
phosphors. u. kohlens. Alkali .	28,200
schwefelsaurem Alkali . . .	3,300
Erdphosphat u. Kalkphosphat .	3,950
Eisenoxyd	10,376

Im Ganzen stimmen beide Analysen ziemlich überein; die geringen Differenzen würden sich ausgleichen, wenn ich das Mittel aus mehr Analysen hätte ziehen können.

In 1000 Gr. Serum fand ich im Durchschnitt an:

Chlor-Alkali	5,510
phosphorsaurem Alkali . . .	0,741
kohlensaurem — . . .	0,798
schwefelsaurem — . . .	0,224
phosphorsaurem Kalk	0,213
kohlensaurem —	0,162
Summa	7,648

Ich will noch, wiewohl es überflüssig ist, die Analysen der Asche aus gesundem Blut-Serum einiger andern Autoren anführen.

H. Nasse fand in dem Serum eines gesunden Individuums:

Chlor-Alkali	4,6
kohlensaures Natron	1,4
phosphorsaures —	0,9
schwefelsaures —	0,2
phosphor. u. kohlens. Kalk . . .	0,7
	7,8

Richardson fand:

Chlor-Salze	5,341
kohlens., schwefels. u. phosphors.	2,110
	7,451

Berzelius, Marcet und Le Canu fanden in 1000 Theilen Blutwasser circa 5,5 Chlor-Salze; an Neutral-Salzen giebt Le Canu 2,05 Gr. an.

Le Canu will in 1000 Theilen Serum 0,91 und 0,87 Erdphosphate und Kalk-Carbonat gefunden haben.

Der besseren Uebersicht wegen will ich das Mittel aus den beiden Blut-Analysen noch besonders hinstellen.

1000 Gr. Blut enthielten an fester Substanz 227,227 Gr.

Diese bestehen aus	Blutkörperchen . . .	144,173 —
	Serum-Rückstand . .	81,777 —
	Faserstoff	1,277 —

Mit dem Chlor-Alkali berechnet bestehen die 227,227 Gr. feste Substanz aus:

135,952	Gr.	Blutkörperchen.
79,948	—	Serum-Rückstand
1,277	—	Faserstoff

1000 Gr. Serum besitzen im Durchschnitt 95,300 Gr. feste Substanz.

Davon sind:

in kaltem absoluten Alkohol nicht löslich	1,850	Gr.
in Alkohol von 0,833 löslich	3,030	—
in kaltem absol. Alkohol löslich	1,120	—
Chlor-Alkali	5,510	—
phosphorsaures Alkali . . .	0,741	—
kohlensaures — . .	0,788	—
schwefelsaures — . .	0,224	—
phosphors. Kalk u Magnes.	0,213	—
kohlens. — - — .	0,162	—
Albumin, Plasmaphaein und extrakt. Mater.	81,647	—

1000 Gr. Blut enthalten an:

Chlor-Alkali	4,0415	—
phosphors. Alkali . . .	2,0075	—
kohlens. —	0,1330	—
schwefels. — . . .	0,2490	—
Eisenoxyd	0,8640	—
Erden	0,3000	—
Nehmen wir an, in 1000 Gr. Blut seien an Fetten	5,0000	—
so bleiben für die Protein-Verbindungen, Farbstoffe und extraktive Materien	214,6050	—

Noch muss ich einige Worte über die Serum-Fette sagen. — Ich konnte ihre Trennung in der Analyse leider nicht weiter führen, als dass ich angab, wie viel davon in kaltem absolutem Alkohol unlöslich, wie viel davon in Alkohol von 0,833 löslich und wie viel hierin nicht, wohl aber in absolutem Alkohol löslich war. Die in kaltem absoluten Alkohol nicht löslichen Fette sind krystallinisch, farblos. Sie sind Serolin nebst etwas Cholesterin. Die in Alkohol von 0,833 löslichen Fette bilden beim Verdunsten des Alkohols Tröpfchen; sie sind schwach gelb gefärbt; sehr dunkelgelb sind die in kaltem absoluten Alkohol löslichen Fette, worin sich noch Cholesterin, aber sonst kein krystallinisches Fett befindet.

Die gelbe Farbe dieser Fette rührt nicht, wie ich dies früher vermuthet hatte (Arch. für Chem. u. Mikroskopie, 1846, Heft 4), von dem Farbstoff des Serum her: denn ich konnte aus ihnen durch destillirtes Wasser kein Plasmaphaein ausziehen.

Die gelb gefärbten Fette, die durch das Sonnenlicht gebleicht werden, sind wahrscheinlich diejenigen, welche Stickstoff und Phosphor enthalten. Denn ich konnte, im Gegensatz zu Lecanu, und in Uebereinstimmung mit Denis (S. Fr. Simon's mediz. Chemie, Bd. II, S. 98) in dem aus dem Serum erhaltenen Fettgemenge beim Verbrennen sowohl Ammoniak, als auch in der Asche Phosphorsäure nachweisen, wie ich sogleich näher belegen werde.

Verbrannte ich nämlich die Fette für sich, so erhielt ich eine Kohle, die mit destillirtem Wasser eine sauer reagirende Lösung gab. Phosphorsäure konnte darin durch schwefelsaure Magnesia und liq. ammon. caustici unzweifelhaft durch die sich bildenden Tripelphosphate nachgewiesen werden. Ich habe mich hiervon nicht bloss an den Serum-Fetten dieser gesunden Soldaten, sondern auch an denen von Kranken überzeugt.

Von einigen verbrante ich die Fette mit Kali nitric. und natr. carbonicum. In der Asche waren phosphorsaure Verbindungen in grosser Menge vorhanden. — Ob dort, wo ich die Fette für sich verbrannte, die saure Reaktion der Kohle von freier Phosphorsäure, oder einem sauer reagirenden phosphorsauren Salze herrührte, weiss ich nicht und muss der ferneren Untersuchung vorbehalten bleiben. Ebenso, ob darin auch phosphorsaure Erden enthalten sind.

Dass das Serum phosphor- und ammoniakhaltige Fette besitzen müsse, konnte eigentlich schon a priori gefolgert werden: denn sie müssen doch durch den Chylus in dasselbe gelangen. Mit der erwiesenen Existenz derselben fällt aber auch der Schluss fort, den Virchow aus ihrer Abwesenheit im Serum und Anwesenheit im Faserstoff gezogen hatte.

Im ganzen Blute hat man dieselben Fette gefunden und zwar geben Rodier und Becquerel für ihr angeblich gesundes Blut an:

0,020 Seroline
0,588 Cerebrine
0,088 Cholesterine
1,004 Seife.

Wie die Analyse meiner Serum-Fette ergiebt, so müssen 1000 Gr. Blut weit mehr derselben enthalten, als der Chemiker Becquerel gefunden hat. — Wenn es möglich wäre, aus getrocknetem und gepulvertem Blute und Blutkuchen durch Aether alle Fette zu extrahiren, so würde ein interessanter Versuch der sein, zu ermitteln, was für Fette die Blutkörperchen und wie viel sie enthalten. Bei der Methode, die ich oben (S. 80) dazu angegeben habe, nämlich das Serum und den Blutkuchen, in welche eine bestimmte Portion Blut zerfiel, müsste man diese Frage beantworten können. Mir ist es sehr wahrscheinlich, dass namentlich die farblosen Blutkörperchen eine bedeutende Menge Fett, und zwar phosphorhaltiges enthalten. — Wenn man eine grössere Quantität derselben einmal gewonnen haben sollte, so kann man sie und die gefärbten Bläschen darauf untersuchen. Ich werde diese Lücke in den Analysen, die namentlich bei der Erklärung des Processes der Ernährung und Sekretion fühlbar ist, später zu ergänzen suchen. Allerdings gehören dazu grössere Portionen normalen Blutes, deren man nur selten habhaft werden kann.

Was die anorganischen Bestandtheile des Faserstoffs und seiner Fette anbelangt, so besitzen wir nur sehr wenige und noch nicht vollkommen bestätigte Analysen normalen Fibrins.

Chevreuil fand in dem arteriellen Fibrin 4—4,5, H. Nasse 4,9, Simon 2—4 Pct. Virchow fand (Zeitschr. für rat. Medizin, 1846, S. 268) bei zwei Analysen gewöhnlichen (?) Faserstoffs 2,50 und 2,76 Pct. und derselbe neigt sich im Gegensatze zu Berzelius mit Lehmann der Ansicht zu, dass diese Fette nicht mechanisch, sondern chemisch mit demselben verbunden seien. Virchow fand, dass jene Fette verbrannt eine saure Kohle lieferten, dass sie beim Verbrennen ammoniakalische Dämpfe entwickelten und Phosphor enthielten. Weder Serolin noch Cholesterin soll darin gewesen sein; sie sind vielmehr eine Zusammensetzung von doppelt fettsauren Salzen, welche 8,10 Pct. Kalk und 91,90 Fettsäuren enthalten. Sie gleichen durch ihren Gehalt an Stickstoff und Phosphor, durch ihr Aufquellen im Wasser, ihr Verhalten gegen Kali und ihre Verbindung mit Kalk, der von Fremy im Gehirn entdeckten Cerebrin- und Oleinphosphorsäure.

Sobald ich Gelegenheit haben werde, wieder gesundes Blut zu untersuchen, und auf die angegebene Weise aus serofibrinöser Flüssigkeit hinlängliche Quantitäten Faserstoff zu erhalten, werde ich auch die Faserstoff-Fette untersuchen. Vor allem muss man sich bemühen, diesen Stoff von den farblosen Blutzellen und deren Fetten frei zu erhalten, die vielleicht beim gewöhnlichen Gewinnen des Fibrin an diesem haften bleiben, wenn jene zerstört werden: dann erst kann untersucht werden, was es für Fette sind, die der reine Faserstoff enthält. Möglich, dass das Resultat anders ausfällt.

Einen Schluss aus dem Phosphorgehalt der Fibrinfette zu ziehen, halte ich um so weniger für Recht, als auch das Serum phosphorhaltige Fette genug enthält (Denis).

Die anorganischen Bestandtheile des normalen Fibrin werden in Bezug auf die Quantität verschieden angegeben. Berzelius fand in der Asche 0,66, Mulder 0,70, Lehmann 0,82, v. Bibra 1,04—1,2, Simon 1,5—2,0 Proc. Virchow (a. a. O. S. 271) fand in vier Analysen 0,63, 0,67, 0,69 und 0,78 Proc. — Kochsalz, schwefel- und phosphorsaure Salze können nur dann darin sein, wenn der Faserstoff nicht vollkommen vom Serum befreit ist.

Die Salze des Fibrin sind nun phosphorsaurer Kalk und phosphorsaure Magnesia: wie viel von jedem, ist noch nicht bekannt. — Den kohlensauren Kalk, den Virchow noch anführt, stelle ich in Frage.

Der von Mulder beschriebenen Protein-Oxyde, welche sich im Serum und in der Faserhaut befinden sollen und von Ludwig neuerdings einer Untersuchung unterworfen sind, habe ich weiter gar nicht gedacht. Denn die Behauptung, dass die Faserhaut aus Proteinbioxyd und Proteintrioxyd bestehe, halte ich für vollkommen falsch, da das, was Mulder und Baumhauer dafür ansehen, Produkte des Verfahrens sind, um sie darzustellen; und sollte auch im Serum die eigenthümliche Protein-Verbindung, welche durch Aether koagulirt wird, eine bestimmt chemische Art Albumin sein, so möchte der Beweis sehr schwer fallen, nachzuweisen, dass sie Proteintritoxyd sei, weil eben das Mulder'sche Protein selbst sehr wankend geworden ist, und die Ermittelung, ob dasselbe einige Atome Sauerstoff mehr und einige Atome Kohlenstoff weniger enthalte, nicht in den Grenzen der Glaubwürdigkeit sich hält. Selbst die Art und Weise, das Proteintritoxyd des Serum darzustellen, ist von der Art, dass das Albumin chemische Veränderungen erleiden kann; ich fordere die Chemiker auf, die Materie zu untersuchen, die im Serum durch Aether koagulirt wird.

Die neuesten Einwürfe von Mulder gegen die Untersuchungen von Laskowski (Annal. der Chem. LVIII, S. 129) sind nicht im Stande, das Protein zu retten, welches durch ein, das Albumin, Fibrin und Kasein chemisch bedeutend alterirendes Verfahren dargestellt wird.

Mir ist es unerklärlich, wie die Chemiker glauben können, dass die Stoffe, welche sie durch mannigfache Operationen aus albuminösen Flüssigkeiten oder dem koagulirten Faserstoff erhalten, vorher darin existiren und dass jene Verbindung von Kohlenstoff, Sauerstoff, Stickstoff und Wasserstoff, die Mulder Protein genannt hat, das Radikal des Albumin, Fibrin und Kasein sei, das sich nur mit einigen Atomen Schwefel, Phosphor, Kalk, Magnesie, Natron zu verbinden brauche, um jene zu bilden.

Berzelius, dessen Stimme in dem allgemeinen Getümmel nur zu sehr überhört worden ist, hatte sehr Recht, wenn er sagte, dass die Formel des Protein zu weiter nichts dienen könne, als die Zusammensetzung des Albumin, Fibrin u. s. w. unserem Verstande klarer zu machen.

Liebig fand in dem Proteinbioxyd, welches Mulder für die Albuminose Bouchardat's hält, sowohl Schwefel wie phosphorsauren Kalk; dies darf das Proteinbioxyd nicht enthalten. Sodann bemerkte er, dass der Sauerstoffgehalt der Luft Antheil an der Auflösung des Faserstoffs in verdünnter Salzsäure habe, womit eine chemische Alteration desselben verbunden sein muss. (S. Annal d. Chem. u. Pharmac. LVII, S. 120—131.)

C. Ludwig ist der Ansicht (Ibid. LVI, S. 95—105), dass die sogenannten Extraktiv-Stoffe des Blutes das Proteinbioxyd von Mulder seien. Indem Ludwig das geschlagene und koagulirte Blut aufkocht, auspresst, das Durchgelaufene mit Salzsäure bis zur Neutralisation versetzt, dann abermals aufkocht und filtrirt, glaube ich, dass seine Meinung, dies Verfahren verhindere die Bildung von Oxydations-Produkten des Albumin und Globulin, nicht begründet ist. Denn ich habe gezeigt, (Arch. für Chem. u. Microsc. Heft III) dass ein blosses Aufkochen des verdünnten Serum die Constitution des Albumin wesentlich verändert.

Mag auch der Körper, den Ludwig erhielt, eine bestimmte Zusammensetzung gezeigt haben, so geht aus Allem hervor, dass er aus irgend einem Blutbestandtheile entstanden diese durch das Kochen u. s. w. erhalten hatte.

Da die Extractiv-Stoffe des Blutes doch wohl im Serum sich befinden, weshalb hat denn Ludwig nicht dieses untersucht, in dem sich nach Mulder übrigens kein Proteinbioxyd vorfinden soll? Bei einem derartigen vergleichenden Versuche wird man sicher finden, dass das Blut ganz andere Stoffe liefert als das Serum.

Die organische Flüssigkeit, welche die farblosen Zellen und die Elementarkörperchen füllt, ist von den Chemikern noch nicht untersucht: ich habe schon früher (Arch. für physiolog. Heilk., Heft III 1846) den Gedanken ausgesprochen, ob nicht er und die Hüllen jener Körperchen an der Bildung der Mulder'schen sogenannten Protein-Oxyde wesentlich betheiligt sein sollten.

Mir ist es unbegreiflich, wie Mulder auf die Ehre, der Entdecker jener Zersetzungs-Produkte des Albumin, Fibrin u. s. w. zu sein, noch jetzt so viel geben kann, dass er C. Ludwig (Holländ. Beitr. Heft I, S. 21) vorwerfen kann, derselbe maasse sich die Entdeckung derselben an, zumal da derselbe seiner sehr wohl gedenkt, und nur eine angeblich bessere Methode, sie darzustellen, sich zu liefern bemühte.

Wenn die Chemiker nicht im Stande sind, die einzelnen Materien des Blutes und Serum ganz anders darzustellen, als sie es in den eben genannten Fällen gethan haben, so werden sie es den Physiologen und Pathologen nicht verdenken, wenn dieselben ihren Angaben keine Achtung schenken oder dagegen protestiren. Denn die Medizin wünscht nicht, in die alten Zeiten der Chemiatrie zu versinken, was leider durch die Protein-Theorie und die Oxyproteine nur zu leicht geschehen musste. Denn es giebt sanguinische Köpfe genug, die unkritisch, aber stets bereit zum Construiren aus einer einzigen Prämisse ganze Gebäude aufführen.

Ich habe schon früher erwähnt, ob nicht das Blut-Serum in Bezug auf seine löslichen und unlöslichen Bestandtheile hier in Berlin von dem in anderen Orten abweicht. Denn es wäre sehr leicht möglich, dass verschiedenes Trinkwasser eine andere Constitution desselben bedingt. Das Wasser in Berlin ist sehr reich an kohlensaurem Kalk; wenn dadurch auch nicht die löslichen Salze verändert werden, so doch vielleicht die unlöslichen, und es schreibt sich daher vielleicht der Gehalt an kohlensaurem Kalke her, den ich in dem Serum der Gesunden und vieler Kranken gefunden habe.

Sollten auch die löslichen Salze anderwärts anders konstituirt sein, so wäre damit erwiesen, dass dies in Betracht der Lösung des Albumin gleichgültig ist: auch lehren dies schon die Salz-Analysen anormalen Serums.

Die gefärbten Bläschen des normalen Blutes zeigen nun zwar einige Zeit nach der V. S. noch das Vermögen Rollen zu bilden, allein es ist vor Ablauf von 24 Stunden erloschen. — In der Solut. magnes. sulph. senkt sich der Cruor in 48 Stunden in einem 8″ hohen Reagens-Glase nur 3″.

Die Zahl der farblosen Zellen und Elementarkörperchen ist im Vergleich zu den gefärbten Bläschen etwa auf 1 Dritttheil anzuschlagen, dem Gewichte nach höchstens $\frac{1}{10}$ des Gewichtes der ganzen Summe für die Blutkörperchen.

Das gesunde Blut gerinnt nach den gewöhnlichen Angaben in Zeit von 3—10 Minuten; ich glaube aber, dass sich, wenn man die Methode befolgt, welche ich zur Bestimmung des Anfangspunktes der Gerinnung angegeben habe, nicht so grosse Differenzen finden werden. Bei jenen beiden Soldaten legte sich der Faserstoff, nachdem das Glas in 2 Minuten gefüllt war, in circa 3 Minuten um das Schwefelholz, mit dem ich das Blut rührte: die vollkommene Ausscheidung desselben war in circa $1\frac{1}{2}$ Minuten beendet, so dass als die Gerinnungszeit des normalen Blutes 5 Minuten angegeben werden können. Sollte sie durch das Rühren des Blutes etwas eher eingetreten sein, so könnte dies höchstens $\frac{1}{2}$ Minute betragen haben.

Das normale Blut bildet weder eine Faserhaut auf dem Blutkuchen, wiewohl, wie ich früher gezeigt habe, der grössere Theil des Faserstoffs sich in den oberen Schichten desselben befindet, noch bildet es einen rothen Bodensatz, über dessen Entstehung ich in Rust's Magazin, Band 66, Heft 1 meine Untersuchungen mitgetheilt habe. Ich werde später in einem folgenden Abschnitte noch einmal darauf zurückkommen.

Der Blutkuchen hat eine cylindrische Gestalt und oben keine rothe Schicht. Sein Verhältniss zum Serum ist im Durchschnitt hier = 1,786 : 1; d. h. 1000 Theile Blut scheiden sich in 642 Gr. Blutkuchen und 358 Gr. Serum. — Als ich mir zu Ader liess, schieden sich 837 Gr. Blut in 480 Gr. Blutkuchen und 357 Gr. Serum: Plac. : Ser. also = 1,34 : 1. Diese Kleinheit des Blutkuchens war mehr die Folge sehr vollkommener Ausscheidung des Serum; denn in 1000 Gr. Cruor 317 Gr. feste Substanz. — Ich habe schon früher (Vereins-Zeitung für Preussen, No. 52, 1845) gezeigt, dass kleinere Quantitäten Blut das Serum immer besser ausscheiden als grössere: gewiss ist dies auch hier der Fall gewesen. Bei den beiden Soldaten wurden immer circa 1500 Gr. der Gerinnung überlassen. Es blieb die eine Hälfte Serum noch im Blutkuchen mechanisch eingeschlossen, weil wir den absoluten Gehalt desselben in 1000 Gr. Blut = 733 Gr. gefunden haben.

In den S. 15 und 16 angeführten beiden Fällen anscheinend normalen Blutes verhielt sich Plac. : Ser. = 1,39 : 1 und = 1,72 : 1. In dem S. 68 angeführten Falle schieden sich 1512 Gr. Blut in 801 Gr. Blutkuchen und 711 Gr. Serum; Plac. : Ser. also = 1,12 : 1. In 1000 Gr. Cruor 318 Gr. feste Substanz. Dies Blut war aber durchaus nicht normal, denn auf dem Blutkuchen dieser schlecht fliessenden 1512 Gr. Blut war zwar keine Faserhaut, aber im Serum starker rother Bodensatz; auf dem Blutkuchen der folgenden 1419 Gr. Blut Faserhaut und in dem Serum ebenfalls rother Bodensatz. Hier Plac. : Ser. = 1,11 : 1. Dies Blut floss zwar nur in feinem Strahl, aber im Bogen und blieb 7 Minuten flüssig.

Wenn wir auch keine positive Kenntniss von dem Zustandekommen der besprochenen Phänomene haben, wie der Gerinnung des Faserstoffs und der Rollenbildung der Blutkörperchen, wenn wir auch über die Entstehung und Bedeutung des Faserstoffs und der Blutformgebilde nur Vermuthungen aufstellen können und nun vollends gar die Differenzen, welche das Blut in allen den erwähnten Beziehungen in Krankheiten zeigt, uns in ihrer Ergründung fast unübersteigliche Hindernisse in den Weg legen: so wird eine Analyse des

Blutes in der von mir angedeuteten Weise doch Momente genug liefern, die uns von der abnormen Beschaffenheit desselben eine hinreichende empirische Kenntniss verschaffen. Und wenn wir nur erst diese haben, dann folgt die rationelle, theoretische Betrachtung derselben von selbst, die sich an die Thatsachen haltend und an der Hand allgemein gültiger und leitender Prinzipien sicherer führt, als jede theoretische auf einer Basis unreiner oder falsch verstandener Thatsachen fussende.

Was wir nun so gesundes Blut zu nennen pflegen, ist ein höchst relativer Ausdruck: denn die Breiten der Gesundheit haben weite Grenzen: die quantitativen Analysen und einige physikalische Phänomene, die es darbietet, werden weniger im Stande sein, uns darüber aufzuklären, falls sie statt haben.

Um die Alterationen des Blutes im Beginne von Krankheiten gehörig ermessen zu können, wäre es nothwendig, die Constitution des Blutes von Gesunden nach ihrem Habitus, Temperamenten u. s. w. zu kennen. Allerdings kann man noch immer behaupten, dass die Differenzen, die wir etwa finden, das Resultat gewisser Organ-Störungen seien, die sich die verschiedenen Individuen durch allerlei Ursachen zuzogen, wodurch ein bestimmter Habitus, ein bestimmtes Temperament und eine Disposition zu gewissen Krankheits-Processen gegeben werden. Allein selbst unter dieser Bedingung, die man nicht nöthig hat, zuzugeben, müsste eine Einsicht in die tiefsten Geheimnisse der normalen Blut-Constitution uns sehr wichtige Aufschlüsse über die Anlage zu spezifischen Krankheits-Processen liefern. Vielleicht bestehen sie mehr in qualitativen Differenzen der flüssigen und geformten Protein-Verbindungen, in der grösseren oder geringeren Menge gewisser Fette des Serum, des Faserstoffs und der Blutzellen; in qualitativ differirenden Thätigkeiten der verschiedenen Blutzellen u. s. w. Barruel hat bekanntlich durch Schwefelsäure in dem Blute verschiedener gesunder Individuen verschieden riechende Stoffe verflüchtigen können; der Geruch des Faserstoffs verschiedener Menschen und Thiere ist ungemein frappant; so ist z. B. der Faserstoff der Hunde sogleich heraus zu finden: denn er riecht ähnlich wie die Hunde selber.

Ich habe schon früher (Arch. für Chem. u. Microsc. Heft 3, 1846) darauf aufmerksam gemacht, dass in den Fällen, wo Kranke sofort bei Pneumonie oder Pleuritis biliose Symptome hatten, dieselben mit Sommersprossen im Gesicht übersäet waren. Bei Ikterischen selbst habe ich dies nicht gesehen. Unter jenen Kranken befanden sich sowohl Blonde wie Brünette und auch letztere waren beides. — Offenbar muss jene Erscheinung auf einer gewissen Alteration des Blutes beruhen.

Wenn es möglich wäre, den Farbstoff des Plasma vollkommen zu isoliren und quantitativ und qualitativ zu untersuchen, so würden wir in seinen Differenzen vielleicht ein Moment für gewisse abdominelle und Geistes-Krankheiten finden; dasselbe gilt vom Hämatin, dessen Alterationen wahrscheinlich am häufigsten Icterus, Manie, cholerisches Temperament u. s. w. bedingen.

Das Blut derjenigen noch gesund zu nennenden Individuen, die angeerbte Disposition zu spezifischen Krankheits-Processen zeigen, wie z. B. zur tuberculosen, zur carcinomatösen Dyscrasie, Meläna, Hämatemesis, Hämophilie u. s. w. kann anscheinend normal aussehen, aber es muss doch qualitative Differenzen in sich beherbergen, die langsam weiter schreitend und sich weiter verbreitend endlich die ausgebildete Dyscrasie mit ihren Produkten im Blute und ihren Ablagerungen erblicken lassen.

In letzter Instanz müssen diese Differenzen chemische sein. Dasselbe gilt von denjenigen Krankheits-Processen, die durch Contagien entstehen, aber sehr langsam das Blut metamorphosiren; so z. B. das syphilitische, das Hundswuth-, das Rotz-Contagium.

Sollen nun Blut-Analysen etwas nützen und dauernden Werth haben, so muss ihnen eine so viel als möglich genaue, umfassende und vollständige Krankengeschichte beigefügt sein, mit Angabe der Diät, des Regimen und der Arzenei. Ich setze voraus, dass man weiss, was zu einer guten Krankengeschichte gehört; mag der Kranke genesen oder sterben, in jedem Falle werden die Blutuntersuchungen von grossem Werthe sein.

Ferner gehört dazu, dass man alle irgend erheblichen Umstände anführt, welche die quantitative und qualitative Blut-Mischung verändern konnten. Hier kommt in Betracht die Tageszeit, ob der Kranke gegessen und getrunken hat und wie viel, wie die Circulation beschaffen ist, wie die Venen; wie lange die Aderlassbinde lag, wie das Blut floss und welche Reactions-Erscheinungen der Kranke während der V. S. darbot. — Vor Allem ist der Zustand der Haut und die Temperatur der Kranken nicht zu vergessen!

Es muss ferner die Beschaffenheit der Gläser angegeben werden, in die das Blut floss, die Temperatur der Luft, nach wie langer Zeit post V. S. die Analyse des Bluts gemacht wurde u. s. w.

Schlussbemerkung.

Wenn wir nun unsere quantitativen Analysen von 1000 Gr. Blut und Serum auch noch so genau machen, so gestatten uns dieselben bloss eine Einsicht in diese selber und ich kann nicht dem beistimmen, was H. Nasse in Rud. Wagner's Handwörterbuch I Bd. S. 82 sagt, dass nämlich der, welcher sich die leichte Mühe nimmt, in einem kleinen Glase, das 500 bis 1000 Gr. hält, das geschlagene Blut zu wiegen, erfährt, ob der Kranke viel oder wenig Blut im Körper habe, ob seine Constitution kräftig oder schwach sei, ob eine Wiederholung des Aderlasses mit Gefahr verbunden sei oder nicht.

Abgesehen davon, dass wir, wie ich gezeigt zu haben glaube, ein absolutes Urtheil über die quantitative Mischung des in den Venen des grossen Kreislaufes circulirenden Blutes nicht zu fällen im Stande sind, wenn man es eintrocknet, so darf man aus dem spezifischen Gewichte des geschlagenen Blutes noch weit weniger einen Schluss auf die Menge der festen Substanz sich erlauben, welche jenes enthält. Denn wie bekannt, bleibt an dem Faserstoff bald mehr bald weniger Serum nebst Blutkörperchen haften und wenn nun bei der ersten V. S. das Blut in 1000 Gr. nur 6 Gr. feuchten Faserstoff enthielt und bei der vierten 30 Gr., so ist evident, dass das letztere schon deshalb dünnflüssiger und spezifisch leichter erscheinen muss, wenn nicht ebenso viel Serum wie Blutkörperchen und Faserstoff entfernt wird, wodurch eine Ausgleichung des spezifischen Gewichts zu Stande kommt.

Deshalb habe ich früher das spezifische Gewicht des Blutes stets so gemessen, dass ich letzteres direkt aus der Vene oder Arterie in ein Glas fliessen liess, dessen Gehalt an destillirtem Wasser ich genau kannte. Allein selbst hierbei fanden Schwankungen in dem Verhältniss des spezifischen Gewichts zur festen Substanz in 1000 Gr. Blut statt, die mich später bestimmten, dasselbe ganz fortzulassen. Aus den derartigen Angaben von Rodier und Becquerel und Popp könnte ich die Beweise für meine obige Behauptung anführen, die mein Verfahren als gerechtfertigt erscheinen lassen und ich habe daher auch bei der Analyse des Blutes selbst gar nicht weiter der Verpflichtung gedacht, das spezifische Gewicht des Blutes und Serum zu nehmen. Denn es ist vollkommen ausreichend, die feste Substanz beider Flüssigkeiten zu kennen.

Rodier und Becquerel haben sich bei ihren neuesten Untersuchungen die Mühe gegeben, die Gründe aufzufinden, weshalb das spezifische Gewicht des Serum nicht mit der festen Substanz desselben immer übereinstimmt; wenn dies jedoch bei dem so einfach konstituirten Blutwasser nicht in exakter Weise ermittelt werden kann, so ist es bei dem so variabel gemischten Blute noch weniger der Fall. — Nun gar, wie es Polli thut, mit Hülfe eines Baumé'schen Aräometers das spezifische Gewicht des geschlagenen Blutes zu bestimmen und daraus Schlüsse zu ziehen, halte ich für ganz werthlos und verkehrt. Denn es können damit doch nur Differenzen ermittelt werden, die das blosse Auge schon nachweist.

Zweitens ist es aber eine zu sanguinische und nicht hinlänglich überlegte Hoffnung, wenn man glaubt, aus dem spezifischen Gewichte oder der festen Substanz des Blutes erfahren zu wollen, ob ein gesunder oder kranker Mensch viel oder wenig Blut hat. Hätten alle Menschen gleich viel Blut, so würde aus der grösseren oder geringeren Menge der festen Substanz, der Blutkörperchen, des Serum und Fibrin allerdings folgen, dass jener in seinen 30 Pfund Blut davon mehr, dieser weniger hat u. s. w. Allein daraus, dass 1000 Gr. Blut wenig feste Substanz enthalten, zu folgern, dass ein Individuum auch wenig Blut habe, das geht nicht an. Es giebt Leute, bei denen man gerade das Umgekehrte folgern darf. So z. B. haben die Schwangeren gewiss viel Blut, vielleicht auch sogar mehr, als in der Zeit, wo sie nicht schwanger sind, und wenn die feste Substanz in 1000 Gr., namentlich die gefärbten Bläschen vermindert sind, so können dieselben doch in der grösseren Menge Blut vollkommen der normalen Quantität entsprechen. So manche Schwangere leidet an kongestiven Zuständen, die, wie das gut ertragene Aderlass beweist, auf allgemeiner Plethora beruhten.

Wir würden also, falls die Total-Quantität Blut einer Schwangeren sich gleich geblieben ist durch die Untersuchung von 1000 Gr. nur erfahren, dass die gefärbten Bläschen abgenommen haben: denn die farblosen Zellen, der Faserstoff, die Fette, das Eiweiss sind sogar in der Regel vermehrt.

Andere gesunde Individuen, welche in 1000 Gr. Blut sehr viele feste Substanz haben, brauchen deshalb noch nicht sehr viel Blut zu besitzen. Sie können, wie die feinen, dünnen und wenigen Hautvenen bezeugen, sogar weit weniger Blut besitzen, und oft mag durch die grössere Menge fester Substanz in diesem Blute die der Total-Quantität noch nicht so viel betragen, wie die des Blutes eines Anderen.

Die mageren Leute, mit zahlreichen starken Venen, z. B. die Hämorrhoidarier, scheinen sehr viel Blut zu besitzen, weshalb dasselbe und durch qualitative Differenzen so häufig im venösen Gefässsystem zu Stagnationen Anlass giebt, so zu sagen Depots und Reservoire bildet. Bei diesen Individuen wäre es am ehesten möglich, Blutentziehungen aus den Arm-Venen zu machen, ohne eine Aderlassbinde anzulegen: sie brauchen nur den Arm einige Zeit herabhängen zu lassen, damit sich dieselben sehr stark füllen.

Berücksichtigen wir ferner noch, das das venöse Blut nicht nur des grossen Kreislaufs, sondern auch, und zwar in noch höherem Grade das des kleineren (Pfortader-, Lebervenen-Blut) in quantitativer Beziehung sehr verschieden gemischt ist, so geht daraus noch mehr hervor, dass uns die Kenntniss der Zusammensetzung von 1000 Gr. Blut aus der Ven. mediana nur eine sehr nothdürftige Einsicht sowohl in die Mischung des ganzen Körperblutes als auch in die Menge desselben gestattet.

Zwar hat Valentin durch ziemlich ingeniöse Versuche zu ermitteln versucht, wie viel Blut ein Thier besitzt: aber theils sind dieselben doch noch lange nicht von der Exaktheit, dass sie ein unfehlbares Urtheil zulassen, und für die Blut-Analyse bei Menschen nicht zu gebrauchen, die sich nicht dazu bequemen werden, einige Unzen Venenblut herzugeben, um sich eine gewisse Portion Wasser in die Gefässe einspritzen zu lassen. Auch muss Valentin, wenn er seine Versuche weiter fortsetzen und zur Vollkommenheit bringen will, nicht Blut aus den Venen, sondern aus den Arterien entnehmen, weil dort durch den Ausfluss eine weit bedeutendere und oft höchst ungleiche Wasser-Resorption statt hat als hier. Ob es nöthig sei, das Wasser in die Venen oder Arterien selbst einzuspritzen, bezweifle ich auch noch: mir scheint es, wenn man weiss, in wie langer Zeit eine gewisse Portion Wasser aus dem Magen resorbirt wird, weit besser, ein Thier, nachdem man ihm 2—3 Unzen Blut aus einer Arterie entzogen hat, Wasser saufen zu lassen, dessen Quantität man sich anmerkt. — Ebenso könnte man es bei Menschen machen, wenn nicht der Umstand dieser ganzen Versuchsweise entgegenstände, dass vom Blute sehr schleunig alles überflüssige Wasser durch Haut und Nieren entfernt wird,

Waicz hat im Arch. für Chem. u. Microsc. (Heft 4, 1846) eine neue Methode vorläufig angedeutet, den Blutgehalt eines Thieres zu bestimmen, die zwar an und für sich ziemlich richtige Resultate zu geben verspricht, aber für die eigentlich lehrreichen Fälle nicht anwendbar ist. Waicz will nämlich einem Thiere eine gewisse Portion Blut entziehen, dessen Eisengehalt bestimmen und darauf das Thier verbrennen. Aus der Quantität Eisen in der übrig bleibenden Asche soll die Blutmenge des ganzen Thieres erschlossen werden. Es ist klar, dass diese höchst mühsame und kostspielige Methode nur bei kleineren Thieren zulässig ist und nur da, wo man eine einzige Blutentziehung macht. Bei grösseren Thieren und bei Menschen ist sie nicht anwendbar.

Vielleicht wäre es aber möglich, dass Waicz bei diesen Versuchen ermitteln könnte, in welchem Verhältniss das Gewicht eines Thieres zu dem des Blutes steht und wäre das Resultat dieser Untersuchungen auch für Menschen zulässig, so könnte man aus dem jedesmaligen Gewichte eines gesunden oder kranken Menschen schliessen, wie viel Blut er hat. Jedoch bezweifle ich die Möglichkeit, ein solches Gesetz aufzustellen. Aus Valentin's Versuchen, der dies, wenn ich nicht irre, auch wollte, geht mindestens hervor, dass eine grosse Reihe von Umständen die Richtigkeit jener Schlussfolgerung sehr trüben könne, worauf er neuerdings selbst aufmerksam gemacht hat.

Gerade dann, wenn wir irgend einem Kranken die erste Blutentziehung machen, wäre es für die wissenschaftliche Begründung der Humoral-Pathologie am allerwichtigsten, zu wissen, ob die Total-Quantität seines Blutes vermehrt, normal oder gar vermindert war. Denn wenn das erstere statt hat, wie es mit grosser Wahrscheinlichkeit aus manchen Umständen für viele Kranke geschlossen werden kann, so wäre in der absoluten Plethora ein Moment mehr für das Zustandekommen von Stasen in Organen gewonnen, die durch die grosse Zahl und Nachgiebigkeit ihrer Blutgefässe so häufig der Ort von Entzündungen werden, z. B. die Lungen bei jugendlichen, blühenden, vollblütigen Leuten.

Aus einer genauen quantitativen Analyse der Blutkörperchen würde dann hervorgehen, durch die absolute Vermehrung und qualitative Differenz welcher von den dreien die Stase eigentlich eingeleitet sein könnte.

Ist ein Krankheits-Process im Gange, der mit Fieber, Exsudationen, Extravasirungen, Blutungen, kopiösen Schweiss-, Stuhl- und Harnentleerungen verbunden ist, mit kopiösem Erbrechen und mit starker Schleim- und Eiterabsonderung verläuft und wo durch Nahrung-Entziehung die Zufuhr aufhört, da können wir mit Evidenz und grosser Sicherheit behaupten, dass die Blutmasse mit jedem Tage der Krankheit abnimmt. Bleibt sich die quantitative Blutmischung gleich, so können wir trotzdem folgern, dass im Körper von den einzelnen Blutbestandtheilen weniger vorhanden ist: findet eine Verminderung der festen Substanz im Allgemeinen statt, so schliessen wir, dass der Kranke, wo nicht weniger Blut, so doch weniger feste Substanz darin hat, und es lässt sich nachweisen, welcher Blutbestandtheil eigentlich abgenommen hat.

Wenn manche Blutbestandtheile auf den ersten Blick zugenommen haben, so muss man sich fragen, ob dies durch positive Vermehrung geschehen ist. Z. B. Wir finden in dem

Blute eines an Pneumonie Leidenden, der circa 30 Pfund Blut hatte, bei der ersten V. S. in 1000 Gr. Blut 2 Gr. trocknen Faserstoff; nach 10 Tagen bei der vierten V. S. 10 Gr. Es waren bei den drei ersten V. S. 4 Pfund Blut entleert worden, also sehr viel Blutkörperchen, Eiweiss und Faserstoff. Es waren ausserdem durch die oben angegebenen Vorgänge 11 Pfund Blutbestandtheile konsumirt worden: nun ist die Frage, enthalten die noch im Körper übrig gebliebenen 15 Pfund Blut mehr Faserstoff als jene 30 Pfund, ist also mehr Fibrin erzeugt worden oder enthalten sie in 1000 Gr. bloss deshalb mehr, weil das im Anfange der Krankheit in den 30 Pfund Blut vorhandene Fibrin zum grössten Theil darin blieb und nur Albumin, Blutkörperchen und Wasser daraus verloren ging?

Angenommen z. B. die 30 Pfund Blut enthielten (1000 Gr. 2 Gr. Faserstoff) 460,8 Gr. Faserstoff und sowohl durch Exsudation wie die drei Blutentziehungen wurden 100 Gr. entfernt, so enthalten die übrig bleibenden 15 Pfund Blut, falls kein Faserstoff hinzukam, 360 Gr. Fibrin. In 1000 Gr. müssen dann circa 3,1 Gr. trockner Faserstoff sein. Es muss also weit mehr noch erzeugt sein, damit 1000 Gr. Blut nur 10 Gr. enthalten.

Und so verhält es sich mit den übrigen Bestandtheilen, namentlich den farblosen Zellen.

Wo sich Blutbestandtheile bei späteren V. S. vermindert zeigen, da können wir, weil sich die Gesammt-Summe des Blutes gewiss nicht vermehrt, sicher annehmen, dass sie positiv sowohl in 1000 Gr. wie hier vermindert sind, so z. B. die gefärbten Bläschen, die wir mit der Dauer in jedem Kranken abnehmen sehen. Auch da, wo sie, wie z. B. im Typhus, angeblich in 1000 Gr. Blut vermehrt sind, müssen sie in der verminderten Gesammtmenge des Blutes auch vermindert sein: denn wenn diese es auch durch einseitige Abgabe seröser Blutbestandtheile wurde, so nehmen die Blutkörperchen doch nicht so zu, als es sein müsste, wenn die ursprünglichen 30 Pfund Blut auf 15 reducirt sind.

Dies wird jedoch Alles später bei den Betrachtungen über die sekundäre Blutkrase bei den speciellen Krankheits-Processen seine Besprechung finden müssen: im Allgemeinen lässt sich vor der Hand darüber wenig sagen.

Wenn wir an kranken Menschen Arteriotomieen machen könnten, würden wir wahrscheinlich noch manches Moment durch die Blutuntersuchung gewinnen, das uns über den örtlichen pathologischen Process und über das Verhalten der Respiration Aufschluss gäbe. Hierüber sind wir noch fast vollkommen im Unklaren; nur einige zerstreute Thatsachen lassen vermuthen, dass sowohl in dem von den in Stase befindlichen Theilen zurückkehrenden Venenblute, wie in dem, welches die Lungen passirt hat, merkwürdige Differenzen statt haben müssen.

Hat z. B. ein Kranker eine Pneumonie, Pleuritis, ein Erysipel. faciei, eine Meningitis u. s. w., wie belehrend wäre es, wenn wir das Blut der Ven. pulmon., der Ven. jugul. u. s. w. mit dem der Ven. mediana und irgend einer Arterie vergleichen könnten. Die Abzüge, welche das Blut in dem Heerde der Entzündung erleidet, die qualitativen Differenzen, welche es zeigt, die pathologischen Beimischungen, die Form-Veränderungen der Blutkörperchen u. s. w. müssten sie nicht auch für die quantitativen und qualitativen Anomalieen des ganzen Blutes bei der secundären und primären Krase höchst wichtige Aufschlüsse gewähren? Und ferner würde eine Untersuchung des arteriellen Blutes uns belehren, wie die so häufigen Respirations-Störungen auf die Oxydation des Hämatin einwirken, wodurch sich so manche Funktions-Anomalieen erklären lassen werden, die eine vorschnelle und die Arbeit scheuende Neuropathologie durch alienirte Synergieen, Sympathieen und alienirten Antagonismus der Nerven erklärt zu haben sich brüstet. Wir haben derselben, die fortwährend von Entzündungsreizen und anderen Reizen spricht, ohne dieselben, als ob man darüber nicht hinauskommen könnte, ausgenommen bei den Contagien und Miasmen, welche auf Vermehrung von Parasiten im thierischen Organismus beruhen sollen, nachzuweisen, in der Einleitung die kategorische Forderung gestellt, erst diese materiellen Veränderungen des Blutes einer Untersuchung zu unterwerfen, bevor sie es unternehmen durfte, auf dem Faulbette der Spekulation und an dem Bücher-bepackten Tische ihr angeblich rationelles System der Medizin zu entwerfen. Wir prophezeien derselben, dass sie Thatsachen finden wird, die sie mit Reue über ihr seitheriges Bestreben erfüllen müssen. — Wir verlangen ferner von ihren Vertretern, dass sie an Thieren mit Hülfe sachkundiger Pathologen und Chemiker die qualitativen und quantitativen Veränderungen studiren, die der Inhalt der Lymph- und Chylus-Gefässe in Krankheits-Processen zeigen wird; wir verlangen von ihnen, die Veränderungen des Milz-, Darmkanal-, Nieren- und Leber-Venenblutes einer exakten Untersuchung zu unterwerfen, wie auch die Anomalieen, welche das Blut der Gehirn- und übrigen Körper-Venen unter febrilen Erscheinungen und bei gestörter Ernährung und Absonderung zeigen muss.

Nur erst dann, wenn sich nach Jahre-langer Betheiligung an solchen Studien keine oder keine konstanten Resultate ergeben sollten, dann erst würden wir es Herrn Henle verzeihen, wenn er sich seinen neuropathologischen und Parasiten-Untersuchungen hingiebt, die aber keine Sopha-Untersuchungen sein dürfen, sondern auch an Thieren selbst ausgeführte.

Zweiter Abschnitt.

Kritischer Rückblick auf die bisherigen Versuche einer Krasenlehre.

Indem ich meinen positiven Untersuchungen über die primären Blut-Anomalieen einen kurzen, theils referirenden theils kritischen Rückblick auf die seit dem Jahre 1838 erschienenen Arbeiten zur Begründung der wissenschaftlichen Hämopathologie voranschicke, ist meine Absicht dabei eine doppelte. Einmal will ich dem Leser in chronologischer Reihenfolge die Entwickelung dieser jungen, nach Exaktheit strebenden Wissenschaft vor Augen führen, damit er sie mit einem Blicke übersehen kann, sodann aber will ich dabei auf das Mangelhafte, Irrthümliche und Fehlerhafte dieser Arbeiten aufmerksam machen.

Dies Letztere halte ich vor allen Dingen nöthig: denn Irrthümer und Fehler, die Folge mangelhafter und einseitiger Untersuchungen und vorgefasster Meinungen, voreilige Behauptungen, aber auch unbemerkte Thatsachen oder unterbliebene Schlussfolgerungen sind es, welche kritisch beseitigt oder zur Geltung gebracht werden müssen, wenn das wahre Verständniss von dem eigentlichen Wesen der Blut-Alterationen in Krankheiten zum Durchbruch kommen soll. So lange die Hämopathologie nicht gegen sich selber kritisch zu Felde zieht und unbarmherzig den Grund aller ihrer Unwahrheiten aufdeckt und alle Illusionen zerstört, so lange kann sie weder auf die Hegemonie in der allgemeinen Pathologie, die zur allgemeinen Heilwissenschaft werden will, Ansprüche erheben, noch der Polemik derjenigen, welche ihr feindlich gestimmt sind, einen Vorwurf der Unbegründetheit machen. Letztere ist aber in manchen Punkten ungemein leicht gewesen und es haben daran auch diejenigen, welche ihre eigenen Systeme der Pathologie zur Anerkennung zu bringen versuchten, nicht fehlen lassen; sie haben sie nicht bloss mit einschneidender Kritik gemustert, sondern auch theilweise lächerlich gemacht und wie eine res nullius ihrem Prinzipe vollkommen untergeordnet. Die Resultate der mühsamsten Untersuchungen konnten, weil die Blut-Alterationen weder pathogenetisch erwiesen, noch als ätiologische Momente für eine grosse Zahl krankhafter Phänomene und Processe dargethan wurden, in die Rumpelkammer des pathologischen Haushaltes geworfen werden, an denen bald dieser bald jener seinen Witz in der Erklärung von ihrem Zustandekommen auslassen konnte.

Trotzdem bemerken wir mit Freude, dass alle diese Bestrebungen nicht im Stande waren, die zuversichtliche Hoffnung auf eine baldige Realisation der von der Vernunft geforderten Humoral-Pathologie auch nur im mindesten zu vernichten, ja sie ist dadurch nur um so mehr gestärkt und gespannt worden. Denn je mehr von Unkraut das Feld gereinigt wird, um so zeitiger und üppiger muss die junge Saat emporkeimen. Wohlthuend ist es, zu sehen, wie der Frühling der Humoral-Pathologie aller Orten durchbricht, wie das dreidoppelte Eis selbst an den höchsten Felsenspitzen zu schmelzen beginnt, wo es in dem langen Winter den zuweilen durchbrechenden Strahlen der Sonne trotzte, und wie nur ein warmer befruchtender Regen zu kommen braucht, damit die grünen, unter der eisigen Decke unversehrten Saaten emporkeimen und die den winterlichen Stürmen trotzenden Knospen sich entfalten. Immer hat es eine Humoral-Pathologie gegeben und wenn sie auch mitunter ihrer revolutionären Gegnerin, der mit Gewalt hereinbrechenden Nerven-Pathologie, mit eilenden Schritten schüchtern wich, weil sie den der hippokratischen Prinzipien müden und nach Anarchie strebenden Aeskulaps-Söhnen unbequem geworden war: so erschien sie doch immer bald wieder in besserem Gewande, um nicht durch diktatorischen Gehorsam, sondern durch die Macht ihrer überzeugenden Wahrheit Alles zu ihren Füssen zu beugen.

Die schöne Anrede, welche Yorik der Freiheit zu Ehren hielt, als er im Begriff war, die seinige zu verlieren, findet auch auf das befreiende, humorale Prinzip in der Medizin ihre Anwendung: „Du dreifach holde und anmuthige Göttin, du, die du von Allen so öffentlich wie geheim verehrt wirst, du bist es, die lieblich mundet und stets lieblich munden wird, bis die Natur sich selbst umwandelt. Kein Wörterklecks kann deinen schneeigen Mantel beflecken, keine chemische Kraft dein Scepter in Eisen umwandeln."

Dagegen erschien noch jedes neuropathologische Prinzip als despotisch und die Forschungen eng und bestimmt begrenzend, so dass sie die veränderungssüchtigen Aerzte in die engsten Fesseln schmiedete, deren sie bald überdrüssig werden mussten, zumal jenes entweder keine oder höchst schädliche therapeutische Handhaben liefern konnte. Die namenloseste Sklaverei und unseliges Unglück waren bisher im Gefolge der dynamischen Theorieen, und sie sollten nach solchen Beispielen der Geschichte noch heut zu Tage im Stande sein, irgend Jemanden, der selbstständig denken und urtheilen kann, zu bestechen und für sich einzunehmen? Die Geschichte wird einst, wenn die Humoral-Pathologie nach den Tagen der Arbeit zu Gericht sitzen wird, diese Verirrungen der Jetztzeit noch strenger tadeln, als die Cullen's und Brown's, die, wenn man die objektiven Triebfedern dazu betrachtet, vollkommen unerklärlich erscheinen.

Nichts verräth weniger Gefühl und ein undankbareres Gemüth, nichts weniger Pietät gegen die Vorfahren und Pflichtgefühl für die Nachkommen, als wenn man sich in einer Zeit, wo Alles dahin drängt, die alten Ahnungen unserer medizinischen Coryphäen und Gründer der Pathologie wahr zu machen, bemüht, das Gegentheil davon zu thun. Sollten die vortrefflichen Männer, wie Boerhaave, Sydenham, van Swieten, de Haen, Sam. Gottlieb Vogel, sollten sie so ganz und gar auf verkehrten Wegen gewandelt, sollten sie so ganz und gar im Irrthum befangen gewesen sein, als sie die alten überlieferten hippokratischen Dogmen wieder zur Anerkennung bringen wollten? Man kann es kaum glauben, wenn man mit denselben offenen und unverfälschten Sinnen das tagtäglich sieht, was sie sahen!

Reaktionen haben in der Regel das Gute, dass sie die Sache und das Recht, gegen welches sie gerichtet sind, später zu um so grösserer Anerkennung bringen: preisen wir daher die Männer, welche in lobenswerther Pietät gegen unsere Vorfahren das humorale Prinzip durch Wort und That vertheidigten, seien wir aber streng gegen jene, welche ihre Widersacher sind. Denn von selbst giebt sich die Reaktion nicht auf: sie muss durch vereinte und bewusste Anstrengung gebrochen werden.

Schon oben (S. 2) hatte ich erwähnt, und Alle, die H. Nasse's Werk über das Blut (1836) kennen, deren es leider nicht Viele zu geben scheint, haben sich wohl davon überzeugt, dass es in Deutschland nichts weiter bedurfte, als irgend eines einzigen talentvollen, arbeitslustigen und für das humorale Prinzip eingenommenen Klinikers, um die Alterationen, welche das Blut in Krankheiten zeigt, nicht bloss in quantitativer, sondern auch in qualitativer Hinsicht zu ermitteln, so weit letztere überhaupt zu ermitteln sind. Selbst wenn weiter nichts gethan wurde, als bemerkt, wie sich das Blut beim Ausfliessen aus der Ader und beim Gerinnen verhielt, wie das Verhältniss von Plac.: Serum war, ob die Blutkörperchen das Vermögen zur Gruppenbildung hatten oder nicht und ob sich ein rother Bodensatz gebildet hatte, und wenn dabei die feste Substanz von 1000 Gr. Blut und Serum und der Faserstoff desselben angegeben wurde, so hätte in Zeit von 2 Jahren eine Hämopathologie entstehen können, welche die Untersuchungen von Andral und Gavarret ganz überflüssig machte. Denn in H. Nasse's Werke, welches der Grundstein aller hämopathologischen Untersuchungen sein wird, findet sich für die meisten akuten und chronischen Krankheits-Processe ein so reichhaltiges Material vor, dass nichts weiter, als eine klinische Benutzung und Weiterförderung desselben dazu gehörte, um es vollständig zu machen.

Nicht also unsere Physiologen waren daran Schuld, dass Deutschland von den Franzosen überflügelt wurde, sondern die nie auf der Höhe der Wissenschaft befindlichen Kliniker und Aerzte. Und selbst jetzt noch findet dasselbe Verhältniss statt. Wenn es auf die heutigen Inhaber medizinischer Kliniken in Deutschland ankäme, so würde man nicht einmal erfahren haben, ob die von Andral und Gavarret ermittelten Resultate richtig seien oder nicht. Was Simon, Scherer und Heller in dieser Beziehung geleistet haben, war nicht auf Antrieb der Kliniker, sondern im eigenen

Interesse geschehen; dasselbe ist mit meinen und Popp's Untersuchungen der Fall, die ganz individuell und isolirt dastehen.

Betrachten wir die übrigen Leistungen der deutschen Kliniker in Bezug darauf, zur Begründung des humoralen Prinzipes Materialien zu liefern, so konnte die Schönleinsche, wenn Fr. Simon länger lebte, Einiges leisten: alle übrigen aber sind sowohl in Erforschung der humoralen Alterationen mehr oder weniger theilnahmlos geblieben, als auch haben sie nicht einmal in therapeutischer Beziehung irgend etwas Nutzbringendes geleistet, mit Ausnahme der Poliklinik in Berlin, welcher Prof. Romberg vorsteht, wo eine essentielle Behandlung mit Consequenz häufig durchgeführt und von den glänzendsten Resultaten gekrönt wird.

Ich weiss nicht, ob Jemand diesen Urtheilen Thatsachen entgegensetzen kann, die sie als unwahr beweisen. Mir sind keine bekannt: denn die deutschen medizinischen Kliniker haben zum wenigsten nichts veröffentlicht, was zur Weiterförderung unserer Kenntniss der humoralen Vorgänge in Krankheiten beitragen könnte. Und nur das geschriebene, nicht das gesprochene Wort, hat bleibende Kraft.

Die pathologisch-anatomischen Untersuchungen an den Wiener und Prager Kliniken sind theils noch zu oberflächlich, theils haben sie die Alterationen des Blutes, wie sie im Kranken selbst sich entwickeln, nur wenig zu beachten verstanden, als dass daraus für sie ein gegenseitiger Nutzen hätte entspringen können.

Möchte, so wünschen wir im Interesse der grossen Sache, die wir und die Meisten mit uns vertheidigen, in den deutschen Kliniken der Geist der konsequenten Forschung eine Stätte finden: möchten sie eine Wiedergeburt erleben, die sie aus dem langen Winterschlafe mit jugendlich frischer Kraft, die da schafft und strebt, erfüllt.

I. Piorry's System der Hämopathologie.

Piorry war vielleicht wieder der Erste, der es unternahm, ein System der Hämopathologie in einer Weise zusammen zu stellen, wie es die französische Physiologie des Blutes und eine oberflächlich klinische und pathologisch-anatomische Untersuchung desselben erlaubte. Sein Werk haben wir gewiss als dasjenige zu betrachten, welches zu den positiven Untersuchungen von Andral und Gavarret die erste Anregung gab, und darum ist es einer kurzen Besprechung wohl werth.

Seine Kenntniss der eigentlichen Blut-Anomalien ist im Grunde ebenso dürftig wie irrthümlich und eigentlich liefert Piorry mehr eine allgemeine Pathologie, Therapie und pathologische Anatomie, die von den Blut-Alterationen ausgeht. Wie die Blut-Alterationen zu Stande kommen, wird nur selten zu ermitteln versucht. Indem aber Piorry die Blut-Alteration voranstellt und aus ihr die funktionellen Störungen und pathologisch-anatomischen Läsionen herleitet, hat er einen Weg betreten, der ganz im Widerspruch mit dem in Frankreich üblichen Solidarismus stand. Denn nur auf diese Weise kann das Essentielle verschieden lokalisirter, aber auf gleicher oder ähnlicher Blutmischung beruhender Krankheits-Processe zur Handhabe für eine essentielle Behandlung werden. Beruht Arachnitis, Pneumonie, Bronchitis, Pleuritis, Rheumatismus und Erysipel auf derselben Blutkrase, so müssen sie auch einer und derselben Behandlung weichen u. s. w.

1. Das erste Kapitel handelt von der Plethora, Polyämie oder Hyperämie. Die Quantität oder der Umfang des in dem Herzen und den Gefässen enthaltenen Blutes soll grösser sein, als zur Erhaltung der Gesundheit erfordert wird. Das aus der Ader geflossene Blut ist reich an fester Substanz und dick, der Blutkuchen im Verhältniss zum Blutwasser beträchtlich; das Blut koagulirt schnell, bildet aber bei der einfachen Plethora keine Speckhaut. Ich übergehe Piorry's Organographie der Plethora am Lebenden, ihren Verlauf und ihre Wirkungen, ihre Ursachen, die pathologische Physiologie,

Diagnose, Prognose und Kur derselben wie auch die Organographie der Todten, weil sie nur Bekanntes enthalten, letztere aber zur eigentlichen Plethora nicht gehört, weil kein Kranker an seiner Plethora, sondern an den Folgen der durch sie veranlassten Congestiv-Zustände und Hämorrhagieen stirbt.

Dass sich bei gleicher Quantität Blut in einem Menschen doch Plethora ausbilden könne, indem nämlich die Menge der festen Substanz in 1000 Gr. zunimmt, dass das Blut in der Plethora auch sicher qualitative Differenzen zeige, daran denkt Piorry, der keine Blut-Analyse gemacht hat, nicht.

2. In dem Kapitel über Anämie wird erwähnt, dass schon zu Lieutaud's Zeiten dieser Name aufkam und von Anzin im Jahre XI wieder aufgefrischt wurde. Andral und Gendrin schenkten derselben von Neuem ihre Aufmerksamkeit. — In der eigentlichen Anämie ist das Blut wenig roth, meist rosenroth, ziemlich stark durchsichtig, in manchen Fällen dem reinen Serum ähnlich. Es koagulirt langsam; der Blutkuchen ist klein und stark rosenroth; bei der nicht seltenen Complikation mit Hämitis bedeckt er sich mit einer Faserhaut. Die Menge des Serum ist sehr beträchtlich; es ist sehr durchsichtig, schwach gefärbt und wasserreicher.

In den Leichen wenig Blut: die Coagula klein. In den Hirngefässen ist noch das meiste Blut. — Das Uebrige als bekannt übergehend wende ich mich

3. zur Hämitis. Zuerst zieht Piorry die Speckhaut in Betracht. Jedes Blut, das sich mit einer mehr oder minder dicken Speckhaut überzieht, ist entzündlich und die Krankheit, welche in diesem eigenthümlichen Zustande des Blutes besteht, heisst Hämitis. Hier bemerkt nun Piorry, dass er die Hämitis unabhängig von der örtlichen Affektion betrachte, die ihre Wirkung ist. Sie wird, primär oder secundär, bei einer Menge von Affektionen eine wichtige Complikation. Diese Idee drückt Piorry durch den Namen Hämoarthritis, Hämopneumonie u. s. w. aus.

Die eigentliche Betrachtung ist nun immer auf die Entstehung der Faserhaut gerichtet: ich will die Leser mit den irrthümlichen Angaben Piorry's nicht langweilen; sehr richtig bemerkte er aber schon, nach dem Vorgange von Hunter und Bauer, dass sie farblose Blutkörperchen einschliesst, und dass Pseudomembranen des Pharynx, Larynx u. s. w. von ihr auf den ersten Blick nicht zu unterscheiden seien.

Das Blut der Gestorbenen zeichnet sich durch die grosse Menge faserstoffiger Blutkumpen aus, besonders im Herzen.

Vor der Hämitis sollen die Symptome der Polyämie vorhergehen; sie kann den örtlichen Affektionen vorangehen oder ihnen folgen. Ihr Ausbruch wird im ersteren Fall durch einen Frost und Fieber bezeichnet. Für beide Entstehungs-Arten werden Beispiele angeführt. Verläuft sie in 24 Stunden, so ist es febr. ephemera inflammat.; meist aber entstehen Pneumonieen, Pleuritis, Rheumatismus u. s. w.

Ich halte es für überflüssig, Piorry's Untersuchung, ob sich das Blut entzünden könne, zu folgen. Wir sind gewohnt, mit diesem Worte einen Process in den Capillargefässen zu bezeichnen, der durch den Complex mannigfacher Zustände, Veränderungen u. s. w. gebildet wird. — Piorry befindet sich hier in der bedauerlichsten Sophistik: will er mit der Entzündnng des Blutes sagen, dasselbe könne in einen chemischen und formellen Process hineingezogen werden, dessen Produkte die Stase in den Capillaren und das Material für die Exsudationen liefern, so ist es, wie wir später sehen werden, richtig.

Dass die Hämitis örtlichen Entzündungen oft vorhergehe und ihnen folge, wird später noch einer speziellen Untersuchung unterworfen.

4. In dem Kapitel über Pyämie oder den Veränderungen des Blutes durch Eiter kommen nun ebenfalls, wie dies von den Arbeiten aus dem Jahre 1837—38 zu erwarten, viele Irrthümer vor, aber auch manche gute Bemerkungen. Nicht uninteressant sind die Untersuchungen Piorry's über die Eigenthümlichkeit der Speckhaut, die hier vorkommt. In derselben fanden sich nämlich (bei Pleuropneumonie, Pyämie nach Berstung einer Kyste in der Leber, traumatischer Phlebitis nach Aderlass, durch Aufsaugung von Eiter aus einem Abscess) stecknadelknopf- bis hirsekorn-grosse Klümpchen eingelagert, kleine grauliche Granulationen; sie wurden Donné zur mikroskopischen Untersuchung überschickt, der sie aber gar nicht hinlänglich untersuchte.

Sie bestehen, wie ich nun gesehen habe, bloss aus farblosen Blutkörperchen und Elementarkörperchen, die sich entweder schon in dem kreisenden Blute der Venen oder beim Ausfliessen und in dem im Glase aufgefangenen Blute so gelagert hatten.

Dass Piorry die Blutkrase bei Pneumonie als pyämische bezeichnet, kann ich ihm nur zum Lobe anrechnen: denn der Begriff der Pyämie hat keine festen Grenzen, wenn man nicht die setzen will, dass es aus dem Blute schnell, leicht und massenhaft zu Eiterabsonderungen an verschiedenen Orten kommen soll. — Piorry erörtert nun nach dem damaligen Standpunkte der Wissenschaft die Physiologie der Pyämie: dass das Blut nie wirklich Eiter enthält, wenn er nicht direkt hineinkam, sondern dass nur die formellen und flüssigen Bestandtheile, aus denen wir den Eiter konstituirt finden, in ihm sind, das konnte Piorry nicht wissen.

Ich übergehe daher auch seine weiteren Untersuchungen über die Pyämie, die sich namentlich mit der Frage von der Eiter-Resorption beschäftigen, wobei sich Piorry nur meist auf Dance, Blandin, Cruveilhier, Magendie, Gaspard, Seguin u. A. bezieht, deren Arbeiten bekannt genug sind. — Ebenso übergehe ich das Kapitel über Diarrhoea pyaemica als auf gleichen Untersuchungen basirend.

5. Ein sehr wichtiges Kapitel für die Blutpathologie ist das über Anämatose, d. h. die mangelhafte Oxydation des Blutes. Sie kann entstehen durch Entziehung der respirablen Luft, durch mechanische Hindernisse in den Luftwegen, durch mechanische Hindernisse ausserhalb der Lunge, durch Krankheiten der Lunge selbst, in Folge von Cirkulations-Störungen und durch mangelhafte Thätigkeit der Inspirations-Muskeln.

Häufig ist sie auch primitiv. Sie ist die Hauptursache des später erfolgenden Todes. — Piorry unterscheidet mit Recht eine allgemeine, eine partielle und vollständige Anämatose.

Das Venenblut ist schwärzer; im Contakt mit der atmosphärischen Luft wird es sogleich roth; es gerinnt schnell. Ueber die Farbe des Blutes der Arterien hat Piorry keine Kenntniss: dies war aber der wichtigste Theil der Untersuchung.

In den Leichen ist das Blut schwarz und nur zuweilen koagulirt; in den grossen Venen des Abdomen viel Blut u. s. w. Das Uebrige ist bekannt. Eben dasselbe gilt von der Anämatose durch Bronchial-Schaum und Bronchial-Flüssigkeit und der Anaematosis abdominalis.

6. Das Kapitel über Toxicämie enthält mehr bekanntes Raisonnement als Thatsachen; ebenso ist es mit dem über Toxicamie und Anämatose, z. B. durch Kohlendampf.

7. In dem Kapitel über Typhämie wird auch nur versucht, auf spekulativem Wege die Möglichkeit der Erkrankung des Blutes durch Miasmen, putride Stoffe u. s. w. plausibel zu machen. Die Beschreibung des Blutes ist wieder sehr mangelhaft: es ist verschieden roth, vom Schwarzen bis zum Rosenrothen. Es gerinnt langsam. Der Blutkuchen im Anfange der Krankheit noch ziemlich gross. Später wird er klein. Er ist stets sehr weich. Bouillaud fand das Blut nicht selten ganz ungeronnen, mit glänzenden Flecken bedeckt und einer faulenden Substanz gleich.

Zuweilen hat der Blutkuchen aber auch eine dünne Speckhaut; stand das Blut einige Zeit, so findet man einen rothen Bodensatz.

8. Die Abhandlung über Cholämie enthält in Bezug auf das Blut das Allbekannte; dasselbe gilt von den pathogenetischen Ursachen dieser Blutbeschaffenheit. Dass es eine Cholämie geben könne, die idiopathisch entsteht, daran denkt Piorry zwar, jedoch meint er, dass dies sehr selten der Fall sein müsse.

9. Ueber die Blut-Veränderung bei Damitis variolosa ist auch nicht das mindeste positive Material beigebracht.

II. Andral's Versuch einer pathologischen Hämatologie.

Dies Werk von Piorry über Hämopathologie, in welchem die in so wenig exakter Weise erforschten Blut-Alterationen in Krankheiten das Material liefern, eine physiologische Pathologie aufzustellen, war gewiss für Andral und Gavarret der Sporn, eine exaktere Untersuchung des Blutes in Krankheiten selbst zu unternehmen, um durch das gewonnene Material mehr und Besseres zu leisten als Piorry.

Nachdem sie sich über die quantitative Zusammensetzung des normalen Blutes durch die Arbeiten Lecanu's und über die beste Methode, das Blut zu analysiren, durch Dumas zu ihrer Arbeit informirt hatten, gingen sie ans Werk und es konnte nicht fehlen, dass sie in kurzer Zeit bei der Art und Weise, wie sie arbeiteten und bei der grossen Zahl von Kranken, die ihnen zu Gebote standen, ein bedeutendes Material für Blutpathologie herbeischaffen konnten. Andral hat auf Grund desselben seinen Versuch einer pathologischen Hämopathologie, deutsch von Herzog (1844) gebaut, der allerdings ein höchst magerer ist und für die prinzipielle Begründung derselben nichts thut. Er konnte dies, wie wir später sehen werden, auch in der That nicht, weil Andral es nicht verstand, die Blut-Alteration, die er bei Plethora und Anämie fand, dafür auszubeuten.

Ueber die Ungenauigkeit der Methode, welche Andral und Gavarret bei ihren Analysen anwendeten, habe ich theils oben gesprochen, theils habe ich sie auch in meiner Abhandlung über die löslichen Blut- und Serum-Salze (Arch. für Chem. u. Microsc. 1846, Heft 5) durch Berechnung des Serum-Gehaltes mittelst der Salz-Mengen des Serum und Blutes dargethan. Die relativ richtigen Resultate würden im Allgemeinen wohl einen Schluss in die Blutmischung kranker Individuen zulassen, wenn Andral und Gavarret nicht den sehr grossen Fehler begangen hätten, das von Lecanu für die Blutmischung gesunder Individuen angegebene Mittel ihren Untersuchungen über die Blut-Alterationen zu Grunde zu legen. Hätten sie für Männer und Frauen und zwar nach den verschiedenen Altersklassen das physiologische Mittel der Blutmischung aus einer sehr grossen Zahl von Analysen vorher herausgebracht, so würden sie zu ganz anderen Resultaten gekommen sein.

Es ist ferner an diesen, wie es scheint, mit fieberhafter Eile betriebenen, zusammengestellten und veröffentlichten Untersuchungen, die in dem konkurrenzreichen Paris allerdings an ihrer Stelle war, zu tadeln, dass nur in den wenigsten Fällen das Datum der Krankheit und des Aderlasses, die Behandlung, das Regimen, einige auf die Blutmischung Einfluss übenden Lokalisationen und Vorgänge und das Quantum Blut, welches bei den ersten Aderlässen entzogen war, angemerkt ist.

Für mich haben nur diejenigen ihrer Blut-Analysen einen Werth, bei welchen der Tag der Krankheit bemerkt ist; die übrigen können entweder nichts lehren oder dienen nur zur Bestätigung der übrigen. Um dies zu beweisen, werde ich nur nöthig haben, meine Untersuchungen über die primäre Blut-Anomalie hinzustellen.

Bei fast keinem einzigen Krankheits-Processe haben Andral und Gavarret Blut-Analysen im Entstehen desselben gemacht, sondern erst nachdem derselbe längere Zeit gedauert hatte: sie beweisen daher nichts für das Prinzip der Humoral-Pathologie, welches die örtlichen Krankheits-Processe durch die Blut-Anomalie zu Stande kommen lässt. Ihre Behauptung, dass in Folge des örtlichen Krankheits-Processes die abnorme Blutmischung bei den verschiedenen Krankheits-Zuständen entstehe, war somit gar nicht begründet und nur dem in Frankreich herrschenden Solidarismus zu Liebe ausgesprochen. Denn dadurch verschaffte Andral, der durch seine früheren Arbeiten nur zu sehr bewiesen hatte, dass er im Grunde ein Humoral-Pathologe war, den Resultaten seiner Blut-Untersuchungen um so leichter Eingang und Anerkennung bei denjenigen, die sie sonst aus Prinzip verachtet und gehasst haben würden. Und wir wissen, bis zu welchen Extremen gerade in Paris das um gewisse Prinzipien sich gruppirende Coterieen- und Parteiwesen ist. Zudem ist Andral auch weder Chemiker noch allgemeiner Patholog in der Art, dass er auf spekulativem Wege das humorale Prinzip hätte begründen können, und die Physiologie des Blutes lag und liegt auch in Frankreich noch zu sehr im Argen, dass er selbst aus den Ergebnissen seiner Untersuchungen über die sekundäre Blutkrase hätte gewinnreiche Consequenzen ziehen können, die evident darthun, wie nothwendig und nützlich das Studium des Blutes in Krankheiten sei.

Andral kennt zwar die mikroskopischen Bestandtheile des Blutes ziemlich gut: allein seine Deutung derselben ist meist sehr falsch. Ich habe auf das Meiste davon schon bei anderen Gelegenheiten aufmerksam gemacht, muss jedoch, da es sich um eine Kritik seiner pathologischen Hämatologie handelt, einiges davon hier express noch einmal wiederholen.

Von den kleinen Elementarkörperchen des Blutes, welche in den verschiedensten Formen und Grössen vorkommen und zwar in so schönen, schwach kontourirten Kugelformen, dass man auf den ersten Blick überzeugt sein muss, sie gehen allmählich in die gefärbten bikonkaven Bläschen über, glaubt Andral, dass sie durch Ausdehnung zu Fasern den Faserstoff bilden, eine so falsche und verkehrte Auffassung, dass man sich wundern muss, wie sie je hat entstehen können. (S. Arch. für physiol. Heilk. 1846, Heft 3 und Rust's Magazin Bd. 66, Heft 2.)

Sodann glaubt Andral, dass die gesternten gefärbten Blutkörperchen, von denen man in manchem Blute und in dem von Leichen eine sehr grosse Menge sieht, dadurch entstanden sind, dass ihnen Elementarkörperchen ankleben.

Die farblosen Blutkörperchen kennt Andral zwar, er getraut sich aber doch, sie von Eiterkörperchen im Blute zu unterscheiden, ähnlich wie Wunderlich in seiner physiologischen Pathologie des Blutes.

Nur noch auf die Bildung der Faserhaut nimmt Andral Rücksicht: dass das Blut noch andere Phänomene darbieten könne, durch die wir in seine anormale Constitution einen Blick thun können, davon weiss er nicht viel.

In seiner Ausführung der Blut-Anomalieen in Krankheiten befolgte Andral theils ein symptomatisches Prinzip, theils schloss er aus der gleichen quantitativen Mischung des Blutes bei verschiedenen Krankheiten, dass diese zu einer grossen Familie gehören, worin er allerdings den natürlichsten und richtigsten Weg einschlug.

1. Vom Blute in der Plethora *). Das Fibrin hält sich

*) Es ist jedenfalls weit rationeller, so zu verfahren, wie Andral, z. B. vom Blute bei Plethora, bei Anämie u. s. w. zu sprechen; denn damit wird gleich angedeutet, dass dasselbe nicht bloss quantitativ, sondern auch qualitativ alienirt ist; spricht man wie Piorry von Plenitudo, ubertas sanguinis oder Hyperaemie oder gar von Polyanaemie, so werden damit nur Zustände des Organismus und allgemeine Vermehrung oder Verminderung des Blutes in demselben bezeichnet. — Ebenso

innerhalb des normalen Mittels; ebenso die organischen Bestandtheile des Serum. Nur die Blutkörperchen sind vermehrt, und zwar von 127 bis 141. — Das Blut ist stark gefärbt; das Blutkoagulum gross, viel Serum enthaltend; letzteres mehr oder weniger gefärbt. Eine Faserhaut kommt nicht vor; nur wenn das Blut der Vene sehr schnell entströmte, kommt ein sehr dünnes Faserhäutchen vor. — Zur Bildung von Entzündungen soll es nicht geneigt sein.

2. Vom Blute in der Anämie. In der spontanen Anämie sind die Blutkügelchen allein vermindert; das Fibrin, 3,0 und 3,3 soll normal sein: ebenso der Serum-Rückstand. Offenbar ist aber das Fibrin, wenn wir sein Mittel zu 1,7 oder 2,5 annehmen, vermehrt. — In der Anämie nach Blutverlust sind alle 3 Blutbestandtheile vermindert. — Ersteres findet auch in der Schwangerschaft und der Blei-Cachezie statt. — In dem Blute chlorotischer Mädchen glaubte Andral auch die Form der Blutkörperchen verändert zu sehen: sie sollen wie gebrochen und stückweise unter dem Mikroskop zerstreut gewesen sein. Dies als ein Beispiel der mikroskopischen Befähigung Andral's; wenn er nicht gefranzte Blutkörperchen oder zu Gruppen vereinigte für jene normal geformten gehalten hat, so weiss ich mir seine Beobachtung nicht zu erklären.

Der Blutkuchen ist zwar klein, aber sehr dicht; er schwimmt in einer vollkommen farblosen (?) Serosität; auf seiner Oberfläche nicht selten eine Speckhaut.

3. Von dem Blute in den Pyrexieen. Die Blut-Analysen sollen den Unterschied zwischen Pyrexieen und Phlegmasieen darthun. Bei ersterer Krankheits-Gattung ist das Fieber das konstanteste; es lässt weder im Blute noch in den festen Theilen eine beständige Alteration entstehen. Wo die Pyrexieen von den entzündlichen Complikationen frei sind, soll sich die Fibrine nicht vermehren; weder die Pusteln bei Variola noch die Plaques im Darmkanal beim typhösen Fieber vermögen es; ja in manchen Formen vermindert sie sich. Das

---

gut, wie ein Mensch an zu viel normalem Blute leiden könnte, könnte er auch an zu wenig normalem Blute leiden, was eigentlich die Worte Hyperaemie und Anaemie bei Piorry besagen.

Volumen des Blutkuchen ist dann gross, er ist weich und enthält viel Serum. Wo Andral bei typhösen Kranken die Blutkörperchen über das Normal vermehrt gefunden hat, da waren es plethorische, junge Individuen. Es ist dies gar nicht eine Eigenthümlichkeit der typhösen Fieber; denn Andral beobachtete dieselben bei vollkommen chlorotischen Mädchen.

Eine Speckhaut soll weder auf dem Blute bei entzündlichem Fieber, noch bei Typhus, Masern, Scharlach, noch bei Pocken vorkommen. Wenn sie hier wirklich erschien, so war sie weich, gallertartig; wo sie einige Dicke zu haben scheint, kann man sie sofort in ein dünnes Häutchen verwandeln, wenn man das Serum aus ihr auspresst.

Als Erforderniss für die Bildung der Speckhaut stellt Andral noch ein gewisses Uebermaass der Fibrine zu den Blutkörperchen dar! — In den Pyrexieen sollen die Ursachen derselben die Fibrine zu zerstören, in den Phlegmasieen dagegen neu zu erzeugen streben. Es findet dort eine Vergiftung des Blutes statt, die bald energischer, bald schwächer von Statten geht.

Wo bei den adynamischen Formen der Pyrexieen Blutungen vorkommen, sind sie eine Folge der Fibrin-Verminderung. Denn Andral glaubt, dass die Fibrin-Abnahme im Blute bei Hämorrhagie nicht Folge, sondern Ursache derselben sei. — Im Typhus soll in der Milz Blut zurückgehalten werden und theils gerinnen, wodurch die Geschwulst derselben entsteht.

Wiewohl es nicht nöthig ist, in Deutschland gegen die bei den Franzosen so beliebte Krankheits-Klasse der Pyrexieen eine spezielle polemische Discussion zu provociren, weil wir nicht glauben, dass das Fieber bei denselben die Hauptsache sei und die Lokalisation Nebensache, Folge des Fiebers, so muss ich doch einige Worte dagegen sagen.

Bei keiner einzigen der Krankheiten, die Andral zu den Pyrexieen rechnet, möchten wir eine Blut-Alteration vermissen, welche, falls noch keine Lokalisation entdeckt werden sollte, das Fieber hervorgerufen hat. In der Regel ist aber auch sofort eine Lokalisation da, die sich allerdings innerhalb der Grenzen der Congestion vorläufig hält. Die Blut-Alteration ist nun aber von der Art, dass es entweder nicht zur

Entwickelung oder Anhäufung von vielem Fibrin im Blute kommt, so dass die etwaigen Exsudate nicht sehr plastisch erscheinen. Weshalb jenes geschieht, ist die wichtigste Frage. Sie kann nur dann erforscht werden, wenn uns eine grössere Zahl gut beobachteter Fälle zu Gebote steht und wenn wir wissen, wie viel Faserstoff die Kranken jedesmal vor dem Ausbruch ihrer Krankheit im Blute hatten.

Was die entzündlichen Complikationen anbetrifft, die sich zu den Pyrexieen hinzu gesellen und dann die Fibrin-Menge im Blute vermehren sollen, so wissen wir nicht, ob letztere nicht vor der Entzündung gestiegen war und nebst stärkerer qualitativer Alteration diese veranlasste. Sodann ist die Frage, ob nicht das gewöhnliche Blut, wie es bei den Pyrexieen sein soll, in manchen Organen eine Stase bewirken kann, die durch lokale Gründe, z. B. die Anordnung der Capillar-Gefässe u. s. w. zur exsudativen werden kann. Wenn sich jetzt die Fibrin-Menge im Blute vermehrt, so braucht hieran nicht die Stase und Exsudation als solche, sondern es kann die Störung der Funktion des Organes die Ursache der Fibrin-Vermehrung sein; so z. B. bei Stase in den Nieren.

Wenn Andral nicht für den Faserstoff 3,0 Gr. als Normal angenommen hätte, so würde er in den Pyrexieen nicht selten eine beträchtliche Fibrin-Vermehrung gefunden haben. So z. B. finden wir im typhösen Blute, welches er untersucht hat, den Faserstoff 9 Mal von 3,0 u. s. w. bis 5,4 erhöht; in der Febr. contin. 15 Mal bis 5,4; bei den Variolen 8 Mal bis 4,4 u. s. w. Hatten jene Individuen 1,7 Gr. Fibrin in 1000 Gr. Blut, so war es um das Doppelte und Dreifache vermehrt.

Hätten Andral und Gavarret ihren Analysen vollständige Krankengeschichten beigefügt, so würde man eine Einsicht bekommen, ob jene Fibrin-Vermehrungen den genannten Krankheits-Processen im Allgemeinen eigen sind oder durch individuelle Ursachen bewirkt wurden.

Unter denjenigen Krankheits-Processen, die Andral zu den Pyrexieen rechnet, ist nur die febr. continua derjenige, wo eine deutliche Lokalisation fehlen kann; bei der Kritik der Simon'schen Krasenlehre werde ich nachweisen, wie sehr Andral Unrecht hat, wenn er das Fieber für die Hauptsache und jene für ein Accidens hält. — Denn wo sich keine andere Lokalisation zeigt, da hatte sie gewiss im Magen und Darmkanal statt.

Beim Typhus, der Scarlatina und den Masern ist doch das Fieber die Nebensache, die Blut-Alteration und die Lokalisation die Hauptsache. Eine wahre Entzündung, d. h. exsudative Stase, hat hier allerdings nicht statt, allein deshalb dürfen wir sie noch nicht mit dem gastrischen Fieber und dem intermittirenden Fieber in eine Categorie zusammenwerfen. Denn wie sehr differiren alle diese Zustände sowohl in Bezug auf ihr ätiologisches Moment, den Verlauf, die Symptomatologie und die Kur!

Die Variolen und Varioliden dagegen muss man als Blut-Alterationen betrachten, die eine exsudative Stase in den Capillaren der äusseren Haut bewirken. Sie gehören weder zu den Pyrexieen, noch zu den eigentlichen Phlegmasieen; zu ersteren nicht, weil die Stase entzündlicher Natur ist, zu diesen nicht, weil das Exsudat ansteckende Kraft hat, was wir bei Pneumonieen u. s. w. nicht finden.

Was die Bemerkung Andral's über die Faserhaut in diesen Krankheits-Processen, die er zu den Pyrexieen rechnet, anbetrifft, so muss man allerdings zugeben, dass sie nicht so aussieht, wie auf dem Blutkuchen entzündlichen Blutes: allein dies rührt nur davon her, dass der Faserstoffgehalt im Blute dort nicht so gross ist, als er hier gewöhnlich zu sein pflegt. Hat das Blut bei Pneumonie im Anfange nicht viel Fibrin, so zeigt es eine ebenso schlechte Kruste. Dass dort aber eine Faserhaut auf dem Blute sehr oft vorkommt, das ist ein Beweis, dass die Blutkörperchen ganz dasselbe Vermögen zum gegenseitigen Rapprochement und zur schnelleren Senkung unter das Niveau der Blutflüssigkeit haben wie hier. (S. hierüber meine Citate in der Abhandlung über die erysipelatöse Krase (Prag. Vierteljahrschrift, 1846, Bd. 4) S. 50.)

4. Vom Blute in den Phlegmasien. Ich darf wohl Alles das, was Andral und Gavarret über die Veränderungen des Blutes in den Entzündungen herausgebracht haben, als bekannt voraussetzen; sie betrachten dieselben als Folge des örtlichen Processes; wie dieser selbst entsteht, wird nicht untersucht.

Die Hyperämieen mögen nun in serösen oder fibrösen Häuten, in der äusseren Haut oder in Schleimhäuten lokalisirt sein, so bleibt sich der Erfolg auf das Blut ganz gleich. — Bei ausgebildeter Entzündung schwankt die Faserstoff-Menge im Mittel zwischen 6 und 8.

Schon lange war es bekannt und durch die Untersuchungen von Tiedemann und Gmelin und H. Nasse (S. H. Nasse, das Blut u. s. w.) war es ganz festgestellt worden, dass das Blut hungernder Thiere an Faserstoff zunimmt. Andral hat darüber noch drei Versuche an Hunden angestellt, die ich mittheilen will, weil der Schluss, den derselbe aus der Sektion der Hunde gezogen hat, mir gar nicht exakt erscheinen kann.

Den ersten Hund liessen Andral und Gavarret vom 20. December 1841 bis zum 11. Januar 1842 hungern. An letzterem Tage starb er. Am 28. December und 4. Januar wurde ihm Blut entzogen. Das Fibrin war von 2,3 bis auf 3,9 und 4,5 gestiegen.

Dem zweiten Hunde wurde vom 21. December ab nur alle feste Nahrung entzogen; Wasser zum Trinken wurde ihm gewährt. Am 28. December, 4. und 8. Januar wurde ihm Blut entzogen. Das Fibrin hatte die Ziffer 2,9 und 4,0.

Dem dritten Hunde wurde vom 21. December an des Morgens etwas dünne Suppe gegeben. Er lebte bis zum 16. Januar. Am 28. December und 4. Januar wurde ihm Blut entzogen; das Fibrin war von 1,6 auf 1,8 gestiegen; am 12. Januar bis 3,3. — Bei den ersten beiden Hunden zeigte sich der Magen exulcerirt, bei dem letzteren bloss entzündet.

Die Vermehrung des Fibrin soll daher die Folge der Phlegmasie im Magen sein! Dieser Schluss ist jedenfalls falsch. Denn erstens haben Andral und Gavarret nicht bewiesen, dass zur Zeit der ersten oder zweiten Blutentziehung, die sie diesen drei Hunden machten, schon Entzündung im Magen statt hatte, wiewohl hier das Fibrin schon beträchtlich vermehrt war: und sodann ist ihre Behauptung, dass im Magen eine Phlegmasie statt gehabt hat, als die Hunde starben, sehr ungenau. Uebersetzen wir jenes den Deutschen ungeläufige Wort in Entzündung oder Stase, so fragen wir, was für eine Art derselben hatte im Magen Platz gegriffen? Eine echte, genuine Gastritis oder eine Stase eigenthümlicher Art?

Ich liess einen gesunden, starken, grossen Pudel vom

1. bis zum 3. December hungern; Wasser verschmähte er dabei. An dem ersteren Tage entzog ich ihm eine halbe Unze Blut. Es waren darin 1,76 Gr. trockner Faserstoff. An dem letzten Tage öffnete ich ihm die Arter. crural. und liess 1 Pfund Blut abfliessen, was in 2 Minuten vollbracht war. Der Hund verschied nach 1½ Stunden.

In 1000 Gr. Blut waren an fester Substanz 217,400 Gr.
In 1000 — Serum — - — — 82,800 —
Jene enthielten nach Andral u. Gavarret an

Faserstoff	2,610 —
Blutkörperchen	144,690 —
Serum-Rückstand . . .	70,100 —

Wenn nach Andral 1000 Gr. Blut gesunder französischer Hunde (das Mittel ist aus 16 Fällen) 2,1 Gr. Fibrin, 148,3 Gr. Blutkörperchen und 75,5 Gr. Serum-Rückstand enthalten, also im Ganzen 225,9 Gr. feste Substanz, so hatte das dreitägige Hungern und Dursten das Blut jenes Pudels in seiner relativen quantitativen Zusammensetzung nicht sehr turbirt. Der Faserstoff war gegen früher um etwa 1 Gr. vermehrt; die Blutkörperchen und der Serum-Rückstand hielten sich aber im Normal. — Wenn wir mit H. Nasse annehmen, dass das Blut deutscher Hunde im Durchschnitt 209,5 Gr. feste Substanz und darin 123,85 Gr. Blutkörperchen, 1,93 Gr. Faserstoff und circa 83,72 Gr. Serum-Rückstand enthält, so hatte das Blut des Pudels zwar weniger Albumin, aber 18 Gr. Blutkörperchen mehr.

Da der Hund gar nicht gesoffen hatte, aber Urin excernirte, athmete und transpirirte, so können wir wohl annehmen, dass sich die Total-Quantität seines Blutes in den drei Tagen vermindert hatte. Es hatte aber namentlich Wasser und albuminöse Stoffe verloren, aus welchen letzteren die der regressiven Metamorphose verfallenen Blutkörperchen ersetzt worden waren.

Wenn nicht Tiedemann und Gmelin nachgewiesen hätten, dass sich der Faserstoffgehalt der Lymphe hungernder Pferde vermehrt und zwar mehr, als bei gut gefütterten, so könnte man die Vermehrung des Fibrin bei diesem Hunde durch grössere Concentration des Blutes ganz ungezwungen erklären, wenn in den 3 Tagen gerade so viel von ihm bereitet als verbraucht wurde.

Der Leichenbefund bei diesem Hunde bewies, dass die Vermehrung des Fibrin nicht durch Entzündung des Magens oder Darmkanals erklärt werden konnte. Denn jener und dieser waren sehr zusammengeschrumpft, leer von Speiseresten, aber ganz normal. Die Schleimhaut des Magens, des Duodenum und Ileum war mit Galle überzogen; die des Jejunum mit grau-weisslichem Schleim; die des Dickdarm mit mit grünlich-grauem Schleim, der gallehaltig war. — Nirgend eine entzündliche Röthung. — Auch alle übrigen Organe waren von jedweder Stase frei: die Lungen waren ganz luftleer, fühlten sich teigig an und behielten einen Eindruck durch den Finger längere Zeit. Sie waren ganz kollabirt, enthielten nicht die Spur Blut und nicht einmal schaumigen Schleim. Sie konnten sehr gut bis zu einer enormen Grösse aufgeblasen werden und kollabirten dann wieder sofort. — Das Herz normal; in allen Höhlen schwarzes, theilweise geronnenes Blut. — In allen Gefässen, Ven. cav. super., ven. cav. infer., ven. portar., ven. iliac. ebenso; ich sammelte daraus ungefähr 4 Unzen Blut, aus welchem ich nur 2 Gr. trocknen Faserstoff erhielt. Weil ich glaubte, dass ein grosser Theil am Gerinnen durch grösseren Salzgehalt des Blutes verhindert worden sei, so vermischte ich den Cruor mit vielem Wasser, allein er gerann nicht.

Die Aorta leer, zusammengefallen; ebenso der duct. thoracicus.

Wo die Arter. crural. durchschnitten war, hatten sich in das Zellgewebe und die Muskeln circa 2 Unzen Blut ergossen, das geronnen war.

Die Leber dunkel braunroth, normal; die Gallenblase strotzend von grün-gelblicher, dicklicher Galle. — Die Nieren gesund. — Ueberall viel Fett.

Die Harnblase war ganz gefüllt; ich stach sie an einem Punkte an, wo die Saamenbläschen nicht lagen. Die Menge des Harns betrug 1800 Gr. Er war sauer, dunkel braungelb, nicht klar. Das Mikroskop wies darin sehr viele todte Saamenthierchen nach und Fetttröpfchen. Erstere waren wohl aus der Harnröhre des in der Brunstzeit befindlichen Hundes in die Harnblase gekommen. Er hatte nämlich häufig Erektionen und an der Mündung der Harnröhre befand sich meist gelblich-grünlicher Saame. — Die Fetttröpfchen waren wohl beim Ausfliessen des Harns aufgenommen worden.

Wiewohl es hier eigentlich nicht hergehört, so will ich es doch anführen. Der Harn dieses schwarzen Pudels enthielt sehr viel Gallenfarbstoff und Eisen. Da das Serum nicht die Spur davon besass, so folgt daraus mit Evidenz, dass innerhalb der Nieren eine Umwandlung des Hämatin in Biliphäin statt haben kann. Denn man wird heut zu Tage wohl nicht mehr annehmen wollen, dass die in den Magen und Darmkanal ergossene Galle auf verborgenen Wegen zu den Nieren gekommen sei.

Ob der Pudel oder die schwarzen Hunde überhaupt stets einen gallenfarbstoffhaltigen Harn excerniren, muss jetzt untersucht werden; vielleicht findet es nur während des Hungerns deshalb statt, weil die nicht genug gereizte Leber nachlässt, das Hämatin umzuwandeln. — Unter diesen Umständen erhalten aber die Nieren als vikariirendes Organ für Haut, Leber, Lunge eine ganz andere Bedeutung, als eine an Thatsachen arme Physiologie ihnen bisher zugestehen konnte und wollte, so dass sie nur zu dem Wasser des Blutes eine grössere Anziehungskraft haben sollten.

Vielleicht wird unter gewöhnlichen Umständen das Hämatin in den Nieren zu Uroerythrin umgewandelt, das sich bedeutend noch vom Biliphäin unterscheidet; geht dies nicht an, so erscheint dieses, das noch Eisen enthält, und ist auch dies unmöglich, so erscheint das Hämatin selbst im Harn, wie wir es bei vielen Hämaturieen sehen, wo der Harn zwar eiweisshaltig und fibrinhaltig ist, aber an Blut-Formgebilden wenig oder nichts enthält.

Aus welchem Grunde sich nun bei hungernden Thieren der Faserstoffgehalt der Lymphe und des Blutes vermehrt, das ist eine sehr wichtige Frage, die ich hier allerdings nicht lösen kann. Hindeuten will ich nur darauf, dass sich auf diese Weise bei akuten Kranken, die oft in 8—14 Tagen nichts oder nur wenig vegetabilische Nahrungsmittel geniessen, wie etwa der im dritten Experimente von Andral erwähnte Hund, die so häufige Faserstoff-Vermehrung im Blute mit erklären lässt. Weshalb solche Kranke aber nicht mit der Zeit auch eine Gastritis und Exulceration des Magens bekommen, wie jene Hunde, muss uns räthselhaft erscheinen.

Die Frage, weshalb sich in den letzten Tagen des Hungerns jene Lokalisationen ausbilden, ist zur Zeit noch gar nicht spruchreif: denn wir wissen nicht, wie sich das Blut bis zu dem Momente verändert, wo die Stase entsteht und dies ist von der allergrössten Wichtigkeit. Wir werden darin sicher eine weitere Thatsache für die Alteration des Blutes als ätiologisches Moment für die Stase erhalten. Denn wie sich dasselbe zu einer Zeit, wo noch keine Stase da ist, quantitativ alienirt zeigt, so können wir auch wohl annehmen, dass es qualitative Differenzen zeigen wird, die zunehmend endlich in dem zum locus minoris resistentiae gewordenen Magen und Darmkanal die Stase bewirken.

Als ein solches qualitatives Moment der Blut-Alteration kann ich das grössere Vermögen der gefärbten Blutbläschen, Rollen zu bilden und sich schneller und besser zu senken, anführen. Obgleich 1000 Gr. Blut des erwähnten Pudels 144 Gr. Blutkörperchen enthielten, so senkten sie sich doch in der Solut. magnes. sulphur. in 20 Stunden $2\frac{1}{2}''$, in 48 Stunden $3''$ und in 72 Stunden $4''$.

Das Blut eines anderen gesunden Hundes enthielt 126,5 Gr. Blutkörperchen, 72,5 Gr. Serum-Rückstand und 1 Gr. Faserstoff. Der Cruor senkte sich in 72 Stunden auch nur um $4''$. Er hätte sich tiefer senken müssen, weil er weniger Blutkörperchen enthielt als jener. Je mehr sich dies Vermögen der gefärbten Blutbläschen, Rollen zu bilden, verstärkt, um so leichter wird sowohl in dem gelassenen wie in dem in Stase befindlichen Blute eine Absonderung derselben (Itio in partes) von den farblosen Blutzellen, welche exsudiren. Jenes Vermögen zur Rollenbildung ist aber auch ausserdem ein Moment, wodurch die Stase und Erweiterung der Capillaren selbst theilweise vermittelt wird.

Will man nun diese wichtige Frage, wodurch die Stase im Darmkanal hungernder Thiere zu Stande kommt, in exakter Weise erörtern, so dürften dazu Pferde die geeignetsten Objekte sein, denen man tagtäglich 2—4 Unzen Blut entziehen kann, ohne dass ihnen dies etwas schadet. Haben sie 5, 6, 7 und mehr Tage gehungert, so muss man sie tödten und den Magen nebst Darmkanal, die Galle u. s. w. genau untersuchen. Denn entweder wird die Entzündung als Folge einer Blutanomalie angesehen werden müssen oder sie kommt zu Stande durch eine Zersetzung der von der Magendrüsenschicht secernirten Flüssigkeiten und der in den Magen ergossenen, gewiss von Hause aus schon anomal konstituirten Galle, oder endlich durch alienirten Nerven-Einfluss. Welches von diesen drei Momenten das aktive bei der Stase sei, und welches das passive und sekundäre, das ist zu erforschen; gewiss wirken alle drei so gleichmässig, dass die Stase als der Coeffekt derselben angesehen werden kann.

Die Mercurial-Stomatitis, bei der Andral und Gavarret das Fibrin bis 4,5, 5,0, 6,4, 6,6 vermehrt fanden, hätte sie darauf führen müssen, sich unumwunden für eine primäre Blut-Alteration auszusprechen, welche das örtliche Leiden bewirkt.

Denn will Jemand behaupten, die Stomatitis und Salivation sei durch direkte Einwirkung des Kalomel entstanden? Dem kann man die Fälle entgegenhalten, wo auf den Gebrauch von Sublimat-Pillen oder bei der grossen Schmierkur derselbe Zustand sich ausbildete! Das Quecksilber muss demnach eine spezifische Alteration des Blutes bewirken, mit dessen Bestandtheilen es sich verbindet, die dann eine besondere Beziehung zu den Speicheldrüsen gewinnen, so dass sie in ihnen Stase und in der Mundschleimhaut Ulceration bewirken. Ob nun die Fibrin-Vermehrung und sonstige Alteration des Blutes Folge dieser wenigen Ulcera ist oder nicht vielmehr der durch das Quecksilber im Blute eingeleiteten Alteration, die so lange besteht, als noch Quecksilber darin ist, ist sehr fraglich. — Uebrigens bildet sich nach etwas starkem Kalomel-Gebrauch auch stets ein kongestiv-entzündlicher Zustand im Magen, Darmkanal, Pancreas und der Leber aus, wodurch die Alteration des Blutes eher erklärt werden kann, als durch die Stomatitis, wenn man sie einmal nur aus örtlicher Hyperämie erklären will.

Um so interessanter wäre es nun, zu wissen, wie das Blut derjenigen sich verändert, die die grosse Schmierkur gebrauchen, oder wie es bei den Kindern in dem Moment beschaffen ist, wo nach Kalomel-Gebrauch später Noma ausbricht, falls jenes ätiologische Moment wirklich von Einfluss sein sollte. — —

Weil Andral bei einer bedeutenden Brandwunde die Menge des Fibrin beträchtlich steigen sah, ist er der Ansicht, dass die Blut-Alterationen bei Phlegmasie die Folge des örtlichen Processes seien. Dass eine so oberflächliche Behauptung, die gar nicht in die Analyse des Processes eingeht, nichts sagen kann, ist an sich klar. Denn die Untersuchung war vor allen Dingen darauf zu dirigiren: sind Ursachen nachweisbar, die eine Pleuritis, Pneumonie, Arachnitis, Peritonitis ebenso erzeugen, wie die Entzündung des Zellgewebes und der Haut entsteht durch einen brennenden oder glühenden Körper? Und falls diese Frage verneint werden muss, konnte in der Alteration des Blutes, welche jene Entzündungen bewirkte, nicht einfach der Grund liegen, dass die sekundäre Krase sich in so ganz eigenthümlicher Weise ausbildete?

Andral versichert (S. 82), dass er mehrmals Gelegenheit gehabt hat, zwei Aderlässe an einem und demselben Individuum anzustellen, den ersten kurz vor dem Ausbruch der Entzündung, den zweiten nur wenige Stunden nach dem Beginn derselben. In dem Blute der ersten soll die Fibrine unverändert, in dem zweiten bis zum Uebermaasse gesteigert gewesen sein. Diese so wichtige Thatsache, hätte sie Andral nicht durch exakte Darlegung der Krankengeschichte und der Blut-Analyse selbst erhärten müssen? Dass das erstere richtig ist, werden meine Untersuchungen über die primäre Blutkrase bei Entzündungen positiv darthun: die zweite Behauptung, dass das Fibrin einige Stunden nach dem Ausbruch derselben bis zum Uebermaass vermehrt sei, kann ich nicht bestätigen. Was soll das überhaupt heissen, „bis zum Uebermaass"? Hätte dasselbe nicht durch Zahlen bewiesen werden müssen? Diese Behauptung erregt in mir auch Zweifel, ob Andral die erstere auf Untersuchungen gestützt, ausgesprochen oder nicht vielmehr bloss abstrahirt hat.

Wenn Andral, bevor eine Entzündung auftrat, nie eine Alteration des Blutes gesehen haben will, so kann ich ihn eines Besseren belehren und seine Meinung, dass sowohl die Entzündung wie die Veränderung des Blutes von einer und derselben Ursache abhängen, dass beide nothwendig in demselben Augenblicke entstehen, bedarf einer spezielleren Begründung.

Die Untersuchungen des Blutes in der Schwangerschaft zeigen, dass dasselbe ähnlich konstituirt ist, wie in den Entzündungen; auch nach dem Absetzen wurde es bei Schaafen und Kühen sogleich reicher an Fibrin. Dieser Ueberschuss an Fibrin könnte die Ursache für gewisse entzündliche Affektionen sein, welchen Entbundene so häufig ausgesetzt sind.

Die Eiterkörperchen sollen im Blute nichts Analoges haben; sie bilden sich entweder aus dem Fibrin, das nicht zu einem Netzwerk wurde, sondern in dem Körner-Zustande im Serum verblieb. Die Elementarkörperchen des Blutes sah Andral einmal in der serofibrinösen Flüssigkeit in Kugeln gelagert und sagt, sie seien durch nichts von den Eiterkörperchen zu unterscheiden gewesen! Dasselbe haben auch berühmte deutsche Mikroskopiker behauptet, die die Anwesenheit der Elementarkörperchen im Blute und in Exsudaten nicht kennend, dieselben hier entstehen und entweder als freie, sich später mit einer Hülle umgebende Kerne oder durch Conglomeration und Verschmelzung derselben zu Eiterkörperchen werden liessen!! — (S. hierüber meine Abhandlung in Rust's Magaz. Bd. 66, Heft 3.)

Von dem in Wunden ausgeschwitzten Fibrin glaubt Andral, dass es die Vereinigung bewirke: die Eiterkörperchen hält er für jeder Organisation unfähige Körper, deren sich der Organismus auf jede nur mögliche Weise zu entledigen suche. In Bezug auf Eiter-Resorption scheint es ihm wahrscheinlich, dass die Eiterkörperchen stückweise resorbirt werden und sich im Blute wieder vereinigen und neue Eiterkörperchen bilden! Ich übergehe die Fälle, welche Andral anführt, wo er Eiterkörperchen im Blute fand: diese Frage ist jetzt nicht mehr der Discussion werth, nachdem man sich von der vollkommenen Identität der farblosen Blutzellen und Eiterkörperchen in Deutschland wenigstens überzeugt hat. In dieser Beziehung hätte Andral nur Mandl folgen sollen und er würde die Blut-Alteration bei Entzündungen besser begriffen haben.

In Bezug auf die Wirkungen des Aderlasses bei Entzündungen auf die Blutkrase muss ich einige Aeusserungen von Andral hervorheben. Mögen die Aderlässe im Anfang der Krankheit noch so stark und noch so schnell auf einander folgen, die Menge des Fibrin nimmt zu. Wenn das Blut also einmal geneigt (!) ist, ein Uebermaass an Fibrin zu erzeugen, so bedarf es einiger Zeit, bis diese Disposition erlischt. So lange der örtliche Process dauert, so lange ist auch die Fibrine vermehrt. So lange derselbe bloss in Congestion besteht, kann die V. S. dieselbe total heben; ist aber z. B. eine

Pneumonie vorgeschritten, so kann eine V. S. nur noch verhindern, dass sie sich bis auf 14 Tage ausdehne. — Die Vesicatore sollen deshalb nützen, weil sie Fibrin entleeren; Andral bemerkt aber auch sehr richtig, dass die durch das Empl. canthar. bewirkte Hautenzündung die Alteration des Blutes noch mehr steigern müsse.

5. Von dem Blute in den Hämorrhagieen. Offenbar hätte dieser Abschnitt auf den über Plethora folgen müssen, weil diese häufig seine Ursache ist und Anämie so oft darauf folgt. Verminderung der Fibrine soll das Hauptmoment sein, wodurch Hämorrhagieen zu Stande kommen; sie kann nun 1) entstehen durch Plethora, wo die Blutkügelchen sehr vermehrt, die Fibrine vermindert ist und 2) durch Verminderung des Fibrin bei normaler Menge der Blutkörperchen. So im Scorbut, der der Chlorose gleich sein soll. Als Scorbut führt Andral einen Fall an, wo alle Morgen Nasenbluten eintrat. Es war dies wahrscheinlich eine febr. intermitt. quotid., welche eine Blutmischung, wie sie bei morb. maculos. Werlhof. statt hat, theils zum Grunde, theils sie noch gesteigert hatte. In 1000 Gr. Blut 1,6 Gr. Fibrin. In einem Falle von Scarlatina, mit zahlreichen Petechien, der am zweiten Tage nach dem Ausbruch des Exanthems tödtlich endete, waren in 1000 Gr. Blut 2 Gr. Fibrin.

Das Blut bei Hämorrhagieen soll nie eine Speckhaut zeigen, falls sie nicht mit einem entzündlichen Zustande komplicirt ist. Wie kann aber hier, wo das Fibrin vermehrt ist, eine Hämorrhagie aufkommen, wenn die Hauptbedingung derselben Verminderung des Faserstoffs sein soll! Bei tuberkulöser Hämorrhagie findet man das Blut ziemlich faserstoffreich: es müssen also noch andere Momente häufig dafür vorhanden sein, als eine abnorme Blutmischung, die Andral ganz übersehen hat in seinem Eifer, diese als die Bedingung jener in jedem Falle zu erweisen.

Auf die Versuche von Magendie gestützt, dass Einspritzungen von Lösungen des natr. carbon. eine Dissolution des Blutes bei Thieren hervorrufe, ist Andral geneigt, auch die Blut-Dissolution bei manchen Hämorrhagieen daraus herzuleiten und er erzählt, dass er mit Gavarret das meiste freie Alkali in dem Blute des oben erwähnten Kranken fand, der an Scorbut litte (?).

Die Contagien und Miasmen sollen nun ähnlich auf das Fibrin wirken, wie die alkalischen Substanzen! — Alterationen des Nervensystems könnten dem Blute seine Gerinnbarkeit nehmen; Dupuy in Alfort wollte gefunden haben, dass nach Durchschneidung der n. vagi das Blut seine Gerinnbarkeit verliere, wogegen Dr. Mayer das Blut in den Gefässen koagulirt fand.

6. Vom Blute in den Hydropsieen. Manche entspringen aus einer gewissen Blut-Alteration. Weder Verminderung des Fibrin noch der Blutkörperchen, sondern Verminderung des Albumin im Serum soll sie ausmachen. So im Morb. Bright. In keinem Falle ist aber die Menge des Albumin in dem serösen Exsudat der des Serum gleich: Andral fand in jenem 48, 47, 41, 40, 30, 28, 19, 15, 14, 12, 11, 10, 8, 6, 4 Theile. In der Hydrocele-Flüssigkeit fand er 59, 55, 51, 49, 35 Theile.

7. Vom Blute in einigen sogenannten organischen Krankheiten. Bei Hypertrophie des Herzens betrug die Fibrin-Menge 2,6, 2,7, 3,0, 3,7, 4,0. Die Vermehrung derselben hatte namentlich unter entzündlichen Symptomen statt.

So lange bei Tuberkel und Scirrhus keine Entzündung, so lange ist die Fibirn-Menge des Blutes normal; hat sie statt, so nimmt sie zu. Die Blut-Alteration, welche jene bewirkt, ist also von der bei Entzündung ganz verschieden. Wenn nun Andral bei einem Mädchen, das an Arachn. tuberc. zu Grunde ging, 3,0, und bei einer zweiten V. S. 3,4 Fibrin fand und er dasselbe als sich im Mittel haltend betrachtet, so irrt er offenbar in Folge seiner falschen Supposition sehr.

Denn hier war offenbar das Fibrin um das Doppelte vermehrt. Wenn Andral und Gavarret bei 6 Kranken mit kruden Tuberkeln das Fibrin in 9 Aderlässen von 2,7 bis 3,5 schwanken sahen, so kann hier auch wohl eine Vermehrung statt gehabt haben. — Wo sich die Tuberkel in Erweichung fanden, war das Fibrin = 3,0 bis 5,0; wo sich schon Cavernen gebildet hatten, war das Fibrin bis 4,0 und 5,9 gestiegen. — Bei zwei Phthisikern, die sich schon in weit vorgeschrittenem Marasmus befanden, betrug die Fibrin-Menge 2,0 und 3,0.

Die Blutkörperchen sind in der Regel vermindert; je weiter die Phthise vorschreitet, um so mehr. — Die so häufig erscheinende Speckhaut erklärt Andral auch hier durch die Zunahme der Fibrine und Abnahme der Blutkörperchen.

In 4 Fällen von Magenkrebs war das Fibrin normal; einmal betrug es sogar nur 1,9; bei Leberkrebs 3,7 und 5,0; bei Krebs im Eierstock 4,5; bei Gebärmutterkrebs 5,6 und 1,8. Die Blutkörperchen waren stets vermindert. — Die Eiterkörperchen, welche Andral angeblich im Blute von Carcinoma-Kranken fand, hält er für einfache Produkte der Entzündung.

Ich hoffe, dass man bald eingesehen haben wird, auf einer wie dürftigen Stufe der Entwickelung Andral in seinem Versuche einer pathologischen Hämatologie die Humoral-Pathologie gelassen hat. Gerade die wichtigsten Erscheinungen, welche das Blut darbietet, seine qualitativen, physikalischen Differenzen, hat er bei Seite gelassen, die sich nicht so leicht ändern, wie die quantitativen, und namentlich den Process der Stase und der Exsudation unseren Blicken zugänglich werden lassen. — Was müsste geschehen, wenn man in Frankreich darüber hinauskommen wollte! Vor Allem liegt daselbst die Physiologie und Mikroskopie darnieder und die Analyse der Krankheits-Phänomene, die es nicht versteht, mit philosophischer Ruhe dieselben überall auf ihren letzten Grund zurückzuführen.

Wenn es möglich wäre, aus den leicht zu entdeckenden Lokalisationen überall die Krankheits-Vorgänge zu erklären, so wären die Franzosen darin sehr weit: allein glücklicherweise ist dem nicht so, sondern der Process muss in letzter Instanz erforscht werden, in dem sich die Hauptfragen radienartig koncentriren. Und darin sind die Franzosen sehr fern vom Ziele. — Sie wissen weder, was sie mit den quantitativen Blut-Alterationen anfangen sollen, noch haben sie eine Ahnung von der Rolle, die das Blut überhaupt in Krankheiten spielt. Ihre Pathologieen sind keine organischen Systeme, sondern zusammengewürfelte Kapitel, denen das geistige Band fehlt. Im Detail ist manches gut: die ganze Zusammenstellung ohne eigentlichen Werth!

III. Fr. Simon's Krasenlehre.

Wiewohl der Versuch der pathologischen Hämatologie von Andral in Deutschland erst 1844 übersetzt erschien, so habe ich ihn doch vor dem Versuche Fr. Simon's, eine systematische Krasenlehre aus der Blutbeschaffenheit selbst zu entwickeln, besprochen. Denn die ihm zu Grunde liegenden Analysen waren schon weit früher angestellt worden.

Wie Fr. Simon die Mängel und Schwächen der Andral-Gavarret'schen Blut-Analysen sehr gut erkannte und, durch das Studium deutscher Physiologieen über das Blut und seine Formgebilde aufgeklärt, darnach trachtete, die Blutuntersuchungen exakter zu machen, habe ich schon im Eingange des ersten Abschnitts erwähnt. Leider befand sich Simon in Bezug auf die Elementarkörperchen des Blutes, welche er in einem durch vieles Wasser verdünnten oder durch Cyaneisenkalium flüssig erhaltenen Blute fand und für Faserstoff-Moleküle hielt, in vollkommener Unkenntniss, und über die farblosen Blutzellen in einem bedauerlichen Irrthume, die er alle für kleiner hielt als die Eiterkörperchen, daher er diese von jenen zu unterscheiden sich getraute. Auch in Bezug auf die Theorie von der Entstehung der gefärbten Bläschen, des Hämatin und Fibrin huldigte er falschen Ansichten, die theils der Zeit angehörten, theils von ihm selber ausgingen. Schon unter diesen Umständen können wir wohl voraussetzen, dass die Krasenlehre, welche Simon lieferte, auf einem sehr mangelhaften und fehlerhaften Materiale aufgeführt worden sei und dass namentlich der theoretische Theil derselben durchweg falsch sein müsse.

Seine eigenen Blut-Analysen mussten sehr fehlerhaft ausfallen, weil er das Albumin nicht von den Elementarkörperchen, den Kernen der farblosen Zellen und deren albuminösen Inhalte zu trennen verstand.

Endlich war er nicht Arzt genug, um theils die von Andral und Gavarret gelieferten Analysen gehörig kritisiren zu können in Bezug auf ihre Brauchbarkeit für die Aufführung eines humoral-pathologischen Gebäudes, und in der

Schönlein'schen Klinik befand er sich unter dem Einflusse einer wissenschaftlichen Notabilität, die selber der Anleitung bedurft hätte. Hier war weder wahres Verständniss noch Einsicht in das zu finden, was der Pathologie und Therapie eigentlich Noth thut: von einem vagen Umhertappen in dieser terra incognita erwartete man Eroberungen für die Aufklärung derselben! Weil es an der, auf soliden physiologischen Kenntnissen basirenden Einsicht fehlte, fehlte es auch an Eifer, und Simon diente mehr dazu, den von Zürich mit übergesiedelten Ruhm Schönlein's eine Zeitlang zu schützen, als ihn auf die Dauer zu erhalten und zu vermehren. Man wäre sonst zu frühzeitig zu der traurigen und beschämenden Entdeckung gekommen, dass Preussen wiederum einen Mann nach Berlin berufen, den die Zeit überflügelt und den der wissenschaftliche Eifer verlassen hatte! —

Diese Erkenntniss ist jetzt allerdings zum Durchbruch gekommen, sie ist Niemandem mehr ein Geheimniss: und wenn Schönlein selber die Zahl seiner Zuhörer, welche er in den ersten Semestern in freudiger Zuversicht um sich versammelt sah, mit den wenigen, noch zum grössten Theil gezwungenen, vergleicht, die jetzt noch bei ihm hören, so wird er selber einsehen, dass Wunderlich Recht hat, der da sagte, er habe seine Mission erfüllt gehabt. Nie hat ein Mann die Gelegenheit, sich einen unsterblichen Namen und der Wissenschaft unendlichen Gewinn zu bereiten, so aus den Händen gegeben, wie Schönlein. Er hatte so vieles gut zu machen, so manche Scharte auszuwetzen! Kann er sich wundern, wenn man ihn jetzt wegen Pflicht-Vernachlässigung gegen die Wissenschaft anklagt? —

Es sind dies Wahrheiten, die Jeden mit bangen Gefühlen und Sorgen um die Zukunft der Medizin in Preussen erfüllen und die ich nur ungern öffentlich ausspreche: allein die Verpflichtungen, welche die Träger der Wissenschaft mit ihrem Amte übernommen haben, wiegen zu schwer und sind zu heilig; ihre geringste Verletzung muss einen klagenden Nothschrei zu denjenigen hervorrufen, die dem vorbeugen können. Dieser ist von mehr als einer Seite erschollen, aber er hat nichts geändert, ja es ist noch schlechter geworden; was Wunder, wenn diejenigen, die etwas lernen wollen, sich dahin wenden, wo ihnen die Gelegenheit dazu geboten wird?

Die Wahrheit kommt immer ans Tageslicht und fast unbewusst und unbemerkt macht sie sich allmählich geltend und zwar mit einer furchtbaren Gewalt. Denn vox populi vox dei! —

De Haen, welcher von Leyden nach Wien berufen wurde, ein Kliniker, wie ihn Deutschland noch nicht wieder geboren hat, hielt es nicht seiner unwürdig, seiner Kaiserin, für deren Gesundheit und Leben er wachte, alle Jahre einen Jahresbericht aus seiner Klinik zu Füssen zu legen; er hielt es nicht unter seiner Würde, physiologisch-pathologische Untersuchungen selber anzustellen vor seinen Zuhörern oder in seinem Cabinet, und die Resultate derselben und der klinischen und therapeutischen Beobachtungen selber zu veröffentlichen. Die Untersuchungen über das Blut, über die Temperatur des gesunden und kranken Menschen, über den Process der Eiterung, den Harn, die Wirkung der Elektrizität, selbst seine pathologisch-anatomischen Untersuchungen werden ihm eben so sehr ein bleibendes Andenken sichern, wie seine Verehrung des Hippocrates, des Sydenham und Boerhaave.

Sollte es sich in unseren Tagen, wo in der Presse der wichtigste Hebel des Fortschrittes für alle Zweige des menschlichen Wissens erkannt ist, weniger für einen Kliniker schicken, seine Wahrnehmungen und etwaigen Untersuchungen selber herauszugeben? Diejenigen, welche glaubten, dass derjenige etwas ganz Besonderes wissen müsse, der ein berühmter Mann geworden, ohne etwas geschrieben zu haben, hatten sich sehr getäuscht; es hiess hier umgekehrt: weil er eben nichts Besonderes wusste, darum schrieb er nichts. Und hätte er gewöhnliches, abgedroschenes Zeug geschrieben, so würde dies seine Carrière verdorben haben, die sich auf ganz andere Weise durchführen liess.

Es konnte für Schönlein in der That nichts Besseres geschehen, als der angeblich heimliche Abdruck seiner Vorlesungen in Würzburg, der in eine Zeit fiel, wo man in Deutschland vollkommen theorieenlos war; indem er sie, die so ingeniöse Einfälle enthielten, später noch desavouirte, so erklärte er damit, dass er eigentlich weit Besseres wisse. Und darauf und eben wegen des mystisch-romantischen Prinzipes erhielt er den Ruf nach Berlin, wo in Hufeland so eben und in Rust bald die medizinisch-chirurgischen Coryphäen zur Ruhe gingen.

Die Güterbock'schen klinischen Vorträge liessen in Schönlein einen Kliniker erkennen, wie es jeder Arzt sein kann, der zwanzig Jahre Kranke beobachtet und an ihnen einige therapeutische Versuche angestellt hat und der es versteht, in zweifelhaften Fällen mit einer kühnen Diagnose den Schülern, denen man so leicht imponiren kann, wenn sie noch nicht oft getäuscht sind, Respekt einzuflössen. Das unglückselige Hin- und Herschwanken in der symptomatischen Therapie fällt den Meisten nicht gleich auf: dies kann man erst dann übersehen, wenn man die Krankengeschichte gedruckt liest, und es musste auch sofort Allen in die Augen springen, die nur einigermaassen mit Kritik zu lesen pflegen.

Ich will hier nicht wiederholen, was schon von Anderen umständlicher motivirt ist: danken wir Güterbock, dass er uns die Mittel gab, den grossen unbekannten Meister zu entdecken.

Was soll man nun aber gar zu den pathogenetischen und therapeutischen Untersuchungen des Dr. Remak sagen, die 1845 erschienen und nur zum kleinsten Theil in der Schönlein-schen Klinik angestellt sind! Sie sind Schönlein dedicirt, der sich damit also selber ein Compliment gemacht hat. Die drei Steckenpferde desselben, die Tripelphosphate, die Bronchial-Gerinnsel und die Favus-Pilze sind es, die das halbe Buch füllen. Als ob eine Besprechung dieser Dinge, die Simon schon hinreichend beleuchtet hatte, der Wissenschaft so grossen Gewinn bringen sollte! — Die übrigen Untersuchungen des Dr. Remak über die Speckhaut, die farblosen Blutzellen, die Eiterbildung und die Entstehung der Blutkörperchen besprechen alte bekannte Thatsachen; und die Untersuchungen über die Lallemand'sche wie die über Rotz-Krankheit bei Menschen lehren nicht sehr viel. Namentlich erscheint der vierte Fall letzterer Krankheit (S. 191) höchst verdächtig in Bezug auf die Diagnose.

Wenn eine Klinik, wie die Schönlein'sche, wo ein Chemiker und ein Mikroskopiker gegenwärtig sind, nicht mehr und Besseres für die Wissenschaft zu leisten im Stande ist, so thäte man besser, das Publikum in keiner Weise mit Untersuchungen zu belästigen, die dem Renommée derselben offenbar noch mehr schaden müssen. Schönlein, der bis zum Jahre 1840 nichts veröffentlichte, hätte weit besser gethan, es Anderen zu untersagen, seinen Namen mit Untersuchungen in Gemeinschaft zu bringen, woran er keinen Theil hatte und überhaupt seit jener Zeit des Spruchs eingedenk sein: „Qui bene latuit, bene vixit."

Nach dieser durch die Erwähnung Fr. Simon's und der Schönlein'schen Klinik hervorgerufenen Betrachtung kehre ich zu der Besprechung seiner Krasenlehre zurück.

Fr. Simon konnte zur Charakteristik seiner verschiedenen Blutkrasen nur die Blut-Analysen benutzen, welche Andral und Gavarret oder er selber bei bereits sehr vorgeschrittenen Krankheits-Processen gemacht hatten; er konnte also für den wichtigsten, weil prinzipiellen, Theil der Hämopathologie, einen System-Versuch nicht einmal wagen. Indem er aber zur Vervollständigung der quantitativen Analysen noch einige qualitative Befunde und physikalische Phänomene des gerinnenden oder geronnenen Blutes hinzufügte, so betrat er zwar den richtigen Weg: allein theils gehörten dieselben der sekundären Krase an, theils stellte er, durch den Schönleinschen und der naturhistorischen Schule Einfluss irre geleitet, Behauptungen auf, die von jenen entweder erdacht oder bona fide von älteren Aerzten, z. B. Marcus, Autenrieth u. s. w. angenommen und nach üblicher Weise potenzirt worden waren. Ein Beispiel davon habe ich in meiner Abhandlung über die erysipelatöse Blutkrase als Probierstein der sogenannten Erysipelaceen in der Prager medizin. Vierteljahrsschrift (I Heft, XII Bd. 1846) mitgetheilt und die schönen Lügen der mystisch-romantischen Schule in eine böse, unangenehme Wahrheit aufgelöst. Ich könnte es noch an vielen anderen Krankheits-Processen; allein der eine wird als Instar omnium genügen! Aber solche Kritik muss beherzigt werden; denn sonst stiftet sie, die bis auf den äussersten Grund und bis in die verborgensten Schlupfwinkel herabsteigt, keinen Nutzen! Soll es nach solchen Beweisen beim Alten bleiben, Herr Fuchs z. B. als ein ausgezeichneter Pathologe und Kliniker noch fernerhin gelten, während seine schülerhafte Unselbständigkeit und Unwissenheit in den eigentlich wissensnöthigen Dingen dargethan ist, so müsste man wünschen, dem Publikum, dem man die Augen über seine angeblichen Coryphäen öffnen wollte, diesen Dienst nicht erwiesen zu haben. Denn selber hat man keinen Vortheil, sondern den grössten Schaden davon.

Indem Simon bei seinen Klassifikations-Bestrebungen, ähnlich wie Andral, Krankheits-Processe unter einen Hut bringt, die toto coelo von einander differiren, so demonstrirte er dadurch ad oculos, dass ein System der Hämopathologie, auf grob quantitativen oder in ihrem wesentlichen Grunde nicht durchschauten physikalischen Erscheinungen basirt, zu den grössten Inkonsequenzen und Widersprüchen führen muss. Diejenigen, denen die Ergebnisse der Blut-Analysen überhaupt unbequem und ein Dorn im Auge waren, fühlten auch sofort diese schwache Seite der Krasenlehre heraus, machten sie lächerlich und sprachen ihr jede Hoffnung auf Entwickelung ab. Als ob eine Erfahrungs-Wissenschaft bei ihrem ersten Entstehen so vollkommen sein könnte, dass sie jeden Angriff einer strengen Kritik aushielte? Denn einer jeden Wissenschaft, die sich aus den ersten Versuchen heraus zu arbeiten hat, werden Mängel und Irrthümer vorgeworfen werden können. Solche Mängel im Einzelnen beweisen nichts gegen das Prinzip selbst und das System im Ganzen; und derjenige, dem es ernstlich um die Wissenschaft zu thun ist, wird sich dadurch nicht zurückschrecken lassen. Er wird sich hüten, sich im Voraus von der Bewegung der Geister auszuschliessen und in dem Kampfe, in welchem er das Licht mit der Finsterniss befangen sieht, mit um so grösserem Eifer mitstreiten, auf dass das Wesen vom Schein, das Wahre vom Falschen abgeschieden werde.

Allerdings, Systeme, die a priori konstruirt werden, können, falls dies mit Consequenz geschieht, unantastbar sein, vorausgesetzt, dass man die Prämissen schont. Eine Kritik dieser vernichtet das ganze Gebäude ex fundamento. Als ein in dieser Weise ausgezeichnetes Werk ist die Pathologie des Herrn v. Ringseis zu loben, in Anbetracht der Prämissen mit Verachtung zu betrachten.

Systematisirungs-Versuche in Naturwissenschaften, wenn sie auch frühzeitig auf einem noch unvollkommenen Materiale geschehen, haben nie für die Wissenschaft schädliche Folgen, wenn nur immer das Bewusstsein wach bleibt, dass sie Versuche und keine abgeschlossenen, keiner Verbesserung und Aenderung fähigen Werke sind; denn sie zeigen anderen mit Kritik begabten Forschern, wo es fehlt, und bieten zugleich den Fingerzeig zur Abhülfe. Darum wollen wir auch den fleissigen und für seine grossen Aufopferungen unbelohnten Fr. Simon, dem so manche üble, unverdiente Nachrede in der Stille zu Theil geworden ist, nicht tadeln, sondern eine Gedächtnisstafel unserer Anerkennung setzen, wenn wir seine Blutkrasen kritisch prüfen.

1. Hyperinosis sanguinis. Sie ist zu bekannt, als dass ich nöthig hätte, sie zu charakterisiren. Gegen ihre Schilderung lässt sich nichts einwenden: denn sie umfasst alle wesentlichen Charaktere derselben, die man bis 1841 kannte. Was ich ihr nach meinen Untersuchungen noch hinzufügen kann, soll später geschehen, wie auch die Thatsachen, aus denen man beim ersten Aderlasse, wo der Faserstoffgehalt noch nicht vermehrt ist, schliessen kann, dass das Blut den hyperinotischen Charakter annehmen wird, und zwar sind dies Thatsachen, welche das Blut darbietet.

Da der von Simon vorgeschlagene Name für die in Rede stehende Blutkrase höchst einseitig gewählt ist, indem er nur das Verhältniss eines einzigen Blutbestandtheils repräsentirt, so lohnte es sich wohl der Mühe, einen umfassenderen auszumitteln. Er kann aber nur erst dann gefunden werden, wenn wir alle physikalischen und chemischen Momente jenes anomalen Blut-Processes erkannt haben; vielleicht kann ihn dann ein einfacher chemischer Ausdruck ersetzen.

Zur Hyperinosis sanguinis rechnet Fr. Simon: Metrophlebitis puerperalis mit zwei Analysen nach der eigenen Methode; Carditis mit 11 Analysen von Lecanu; Bronchitis mit zwei eigenen und 6 Analysen von Andral und Gavarret, denen drei über chronische Bronchitis von eben denselben beigefügt sind; Pneumonie mit 4 eigenen und den Analysen von A. und G.; Pleuritis mit den Analysen von A. und G., und den Angaben einiger anderen Autoren, Angina tonsill. mit den Analysen von A. und G., Hepatitis und Lienitis ohne quantitative Analysen, Peritonitis mit zwei eigenen und den Analysen von A. und G., Nephritis und Cystitis mit einer Analyse von A. und G., Rheumatismus acutus mit einer eigenen und Erysipelas mit Analysen von A. und G., Phthisis tuberculosa mit drei eigenen und den durchschnittlichen Angaben der Analysen von A. und G.

Diesen thatsächlichen Untersuchungen folgen nun Betrachtungen über die mögliche Ursache der veränderten Blutmischung in den Phlogosen.

Indem er sich zuerst dieses seines Unternehmens wegen, als eines voreiligen und unzeitigen, selber entschuldigt, macht er auf die Thatsache aufmerksam, dass stockendes Blut an Faserstoff ärmer und dunkler werde. In der Entzündung sehe man aber gerade das Gegentheil. Das an festen Bestandtheilen zwar ärmere, aber an Faserstoff reichere, also plastischere Blut, sei himmelweit von dem verschieden, in welchem Magendie durch Einspritzung von Wasser oder kohlensauren Alkalien die feste Substanz vermindert hatte, in Folge dessen in manchen Organen Erscheinungen entstanden, die denen bei Entzündung gleichen. Simon bezweifelt es, dass das Blut in dem entzündeten Organe eine andere Mischung habe, als das übrige Körperblut, wenn anders während der ganzen Dauer der Entzündung die Stockung des Blutes in den entzündeten Theilen angenommen werden darf. — Es sei zwar vor der Hand nicht zu entscheiden, ob das Blut schon vor der Entzündung anomal sei, allein dass es sich, welche Theile auch von der Entzündung befallen seien, ganz gleich umändere, sei eine bemerkenswerthe Thatsache. — Wo das Fieber sehr lebhaft sei, da sei auch die anomale Blutmischung bei Hyperinosis am stärksten ausgeprägt. — Spreche dies lebhaftere Fieber für eine erhöhte Energie des Blutlebens, so sei die Blutmetamorphose gesteigert; das Blut passire die Lungen öfter und es werden mehr Blutkörperchen verbraucht, wiewohl sie sich lebhafter entwickeln. Daraus resultire stärkere Erzeugung von Fibrin, das in den Capillaren nicht in der Menge, wie früher, verbraucht werde. Die Sekretionen durch den Harn müssen reichhaltiger werden. — Die beschleunigte Blutbewegung sei die Ursache der veränderten Blutmischung und der erhöhten Temperatur: auf jene influenciren auch noch die Nerven. — Der Aderlass müsse günstig auf das entzündete Organ, könne aber verschieden auf die Blutmischung wirken. Wird nämlich die peripherische Cirkulation stärker und hat das Blut noch Blutkörperchen genug, so müsse die Menge das Fibrin steigen.

Ich darf wohl einem jeden Leser zutrauen, dieses Exposé selbst kritisiren zu können; die Thatsache, dass stockendes Blut an Faserstoff einbüsse, weil er entweder theilweise exsudirt, theils umgeändert wird, hätte Simon davon abhalten sollen, den Gedanken zu äussern, dass das in Stase befindliche Blut dieselbe Mischung habe, wie das des übrigen Körpers. Gerade jenes muss in hohem Grade quantitativ und qualitativ alterirt sein und unsere Einsicht in die Entstehung der sekundären Blutkrase in Folge von Entzündung würde ungemein gewinnen, wenn wir in jedem Falle das Blut untersuchen könnten, welches von den entzündeten Theilen kommt. Wir würden darin gewiss die Materien finden, die das übrige Blut in einen anomalen chemischen Process hineinziehen und wir würden über die Abnahme der gefärbten Blutbläschen klarere Vorstellungen bekommen. Denn werden sie in den in Stase befindlichen Capillaren theilweise zerstört und aufgelöst, so muss das Plasma Hämatin oder irgend eine Metamorphosenstufe desselben zum Biliphäin enthalten. — Allerdings die Ursache der Fibrin-Vermehrung können wir dadurch nicht erkennen, höchstens in manchen Krankheits-Processen die Ursache der Faserstoff-Abnahme.

2. Hypinosis sanguinis. Mit dieser Blutkrase sieht es, wie Simon selbst gefühlt hat, sehr übel aus. Denn während bei der ausgebildeten Hyperinosis alle Charaktere derselben vorhanden sind, fehlen sie dort oft und das Blut sieht wie normales aus. — Simon meint, durch stärkeres Fieber oder auftauchende Entzündungen könne das hypinotische Blut durch das normale hindurchgehend hyperinotisch werden. Wenn es sich nachweisen lassen wird, dass die sogenannte hypinotische Krase in quantitativer Beziehung wenig oder gar nicht von der normalen abweicht, namentlich was den Faserstoff anbetrifft, so lässt es sich auch wohl im Allgemeinen nicht nachweisen, dass jene durch diese in die hyperinotische sich umbilde. Soll sich irgend wo bei hypinotischer Krase eine Entzündung ausbilden, so ist klar, dass dies nur durch qualitative Alteration derselben statt gehabt haben kann; diese, die neue Stase und andere Umstände sind dann die Ursache der Faserstoff-Vermehrung. Von diesem Umsetzen einer Krase in eine andere wird später bei der Kritik der Rokitansky-schen Krasenlehre noch mehr die Rede sein.

Den chemischen Charakter bei Hypinosis charakterisirt Fr. Simon so: Das Blut enthält entweder weniger Fibrin oder weniger im Verhältniss zu den Blutkörperchen: diese sind entweder zum Fibrin absolut oder relativ vermehrt. Der Gehalt des Blutes an festen Bestandtheilen ist häufig grösser als unter normalen Verhältnissen. — Der Blutkuchen ist gemeinhin gross, bisweilen klein, weich, diffluent, dunkel, fast schwarzroth; mitunter kommt es nicht zur Bildung eines Blutkuchens. Eine Speckhaut erscheint selten; sie ist dann dünn und weich, oder stellt einen gelatinösen, verschiedentlich gefärbten Niederschlag auf dem Blutkuchen dar. — Das Serum ist bisweilen tief gelb gefärbt von Gallenpigment oder roth von suspendirten Blutkörperchen. Das Blut reagirt stets alkalisch.

Am auffallendsten ist mir, dass bei dieser allerdings oberflächlichen Charakteristik nichts über die Senkungs- und Rollenbildungs-Fähigkeit der gefärbten Blutbläschen gesagt ist.

Zur Hypinosis gehören: Der Typhus abdominalis mit zwei eigenen Untersuchungen. Es wird bemerkt, dass das Blut selbst den Charakter der Spanämie annehmen könne. Darauf folgen die Analysen von Andral und Gavarret über das typhöse Fieber, von Lecanu, Chomel, Armstrong und Clanny; febris continua nach Andral und Gavarret, worunter gewiss ziemlich differente Krankheits-Zustände zusammengefasst sind. Weil Andral und Gavarret keine Krankengeschichten ihren Analysen beigaben, so können wir sie eigentlich gar nicht gebrauchen. Unter Prodromi febr. contin. sind 6 Blut-Analysen vom 7ten bis zum 15ten Tage mitgetheilt: ein merkwürdiges Stadium prodromorum! Unter den Fällen, die Andral und Gavarret als febr. contin. mit entzündlicher Complication aufführen (vom 9ten bis 20sten Tage), waren die Zustände theils febrile Hals- und Mandel-Entzündungen, Erysipel. faciei, Bronchitis, die gewiss im Anfange sich nicht deutlich markirt hatte, und Meningitis nach Schwangerschaft. An diesem Beispiele sieht man, dass selbst die so gern lokalisirenden Franzosen über dem Fieber die örtliche Krankheit übersehen, letztere als Complication mit jenem betrachtend.

Ferner kommen zur Hypinosis sanguinis die Variola und Varioliden, die Morbillen, Scarlatina, febr. intermitt., Haemorrhagia cerebr., meist mit Untersuchungen von Andral und Gavarret.

Abgesehen davon, dass wir nicht wissen, wie das Blut

in allen den genannten Krankheiten im Anfange derselben quantitativ zusammengesetzt war und welche differenten qualitativen Erscheinungen es zeigte, so habe ich schon bei Gelegenheit der Kritik von Andral's Pyrexieen gezeigt, dass der Faserstoff in dem Blute, welches den Kranken in späteren Stadien entzogen war, gar nicht vermindert ist; und sollte er einmal gering befunden worden sein, so wissen wir ja nicht, wie viel der Kranke in seinem gesunden Blute davon hatte. Somit und weil er nur ein negatives Moment der Blutmischung angiebt, passt der Name Hypinosis gar nicht. Vor der Hand bleibt uns weiter nichts übrig, als die Blutmischung jedes bis jetzt zur Hypinose gerechneten Krankheits-Processes zu ermitteln und uns zu hüten, sie wegen quantitativer Aehnlichkeit für gleich oder ähnlich zu halten. Die hierher gehörigen Krankheits-Processe sind so spezifischer Natur, dass der Gedanke gar nicht hätte aufkommen sollen, sie in einen Topf zu werfen; Variolen und Febr. intermittens, Scarlatina und febr. gastr., Typhus und Morbillen u. s. w. sind doch sowohl in Bezug auf ihre ätiologischen Momente und in Bezug auf Nosologie und Therapie so differente Processe, dass kein einigermaassen gescheidter und mit Kritik begabter Pathologe sie als auf ähnlicher Krase beruhend betrachtend kann. Wäre die Krase ähnlich, so sehe ich nicht ein, weshalb auf Einimpfung von Pockeneiter nicht sofort Scarlatina oder febr. intermittens folgt. Die kontagiösen Processe machen es am besten klar, dass nicht quantitative, sondern sehr feine qualitative Differenzen das Wesen der Blut-Anomalie ausmachen und den zureichenden Grund für die Stase enthalten.

Wo noch aus anderen Umständen geschlossen werden kann, dass eine Blutmischung mit der anderen Aehnlichkeit haben muss, z. B. die bei Typhus mit der bei febr. intermitt., febr. gastr., Icterus u. s. w., da möge man die qualitativen Momente erforschen, die diese Aehnlichkeit der Blutkrase darthun. In quantitativen besteht sie gewiss auch nicht.

Wissen wir doch noch nicht einmal, ob die typhöse Krase bei Typh. abdomin., Pneumotyphus, Pharyngotyphus u. s. w. identisch ist; ja es ist dies sogar noch zu bezweifeln, weil z. B. sich zu einem typh. abdom. später typhöse Stase in den Lungen hinzugesellen kann, was darthut, dass sich die dem ersteren ursprünglich zu Grunde liegende Krase so qualitativ gesteigert hatte, dass das Blut auch noch in den Lungen Stase bewirken konnte. — Wenn sich später, nachdem ein Wechselfieber sehr lange bestanden hat, Morb. maculos. Werlhofii ausbildet, so können wir hierbei das Blut ganz ebenso finden wie dort: es liegt aber auf der Hand, dass die Blutkrase qualitativ entweder eine andere oder weiter potenzirte geworden ist. Und so verhält es sich überall.

Wenn den echten Variolen das Typhöse und Putride eigentlich fremd ist, so kann doch die denselben zu Grunde liegende Krase durch verschiedene Umstände den typhösen Charakter annehmen, d. h. gewisse Blutbestandtheile, die bei der typhösen Krase durch ihre Alteration namentlich betheiligt sind, werden hier in ähnlicher Weise abnorm.

Ich übergehe die Betrachtungen, welche Simon über das Zustandekommen der Hypinose anstellt, weil sie aus den angeführten Gründen zu vage ausfallen mussten; ich will nur erwähnen, dass er nach Schönlein die Behauptung mittheilt, die Temperatur sei bei den Typhen nicht vermehrt, sondern sogar vermindert. Simon, glaube ich, hat es nie gesehen, und Schönlein hat gewiss auch nie weder mit einem guten noch mit einem schlechten Thermometer die Temperatur seiner Hospital-Kranken gemessen, sicher aber nicht die der Typhösen: und doch lässt er sich eine so unwahre Behauptung aufbürden, die er in seiner Gutmüthigkeit als baare Münze einsteckte und nach Hause trug, um sie in seiner medizinischen Chemie der Unsterblichkeit zu überliefern! Er hat sehr gut daran gethan: denn die Nachwelt kann daran die Verdienste des Herrn Schönlein abmessen! —

3. Spanaemia. Die Menge des Fibrin und der Blutkörperchen ist vermindert, die Menge des Serum-Rückstandes normal oder vermindert. — Die Menge des Wassers ist ansehnlich vermehrt. Die Quantität der Salze im Serum ist theils normal, theils vermindert. (?) — Das bald sehr dunkel, selbst violet, bald hell aussehende dünnflüssige Blut gerinnt zwar, gewöhnlich aber nur unvollkommen, bisweilen gar nicht. Der Blutkuchen ist klein, weich, diffluent, nicht mit einer wahren oder Pseudo-Crust. infl. bedeckt. — Das Serum ist hellgelb, zuweilen dunkelgelb bis röthlich. — Das spezifische Gewicht des Blutes ist bedeutend vermindert. In Bezug auf die vorletzte Behauptung wollte ich schon bei Hypinosis bemerken,

dass derselben eine schlechte Beobachtung zu Grunde liegen muss. Ist Blut sehr dissolut, sind die Blutkörperchen sehr dazu disponirt, auf geringe mechanische Ursachen ihr Hämatin an das Serum abzugeben, so kann sich dieses röthlich färben. Es ist dies aber ein bloss zufälliges Phänomen und man darf darauf nichts geben. Fängt man das Blut in Gläsern auf, die 2—4 Unzen halten, so wird man selbst in den putridesten Fiebern des Serum nicht röthlich finden.

A. Das Blut in der Anämie; *a.* in Folge mangelhafter Chylification; *b.* durch mit Feuchtigkeit geschwängerte Luft entstanden. Geddings führt an, dass in den sumpfigen Gegenden Carolina's die Leichen der an Hydrämie Gestorbenen im Herzen und in den grossen Gefässen kaum einige Blutgerinnsel enthalten, oder eine, der festen und flüssigen Materie fast gänzlich beraubte schmutzige, bald hellrothe, bald grünliche Flüssigkeit, welche wenig Blutkörperchen enthielt und weder durch Erhitzen, noch durch Salpetersäure zum Gerinnen gebracht werden konnte.

Offenbar haben wir es hier mit dem Ausgange einer Blutkrase zu thun; die Blut-Analysen konnten daher nur dann etwas lehren, wenn während der ganzen Dauer der Krankheit einige Blut-Entziehungen angestellt und genaue Sektionen gemacht wurden.

B. Das Blut bei Scrofulosis. Die Untersuchungen von Dubois darüber sind zu dürftig, als dass ich sie hier anführen könnte. Es müssen ganz neue, bessere angestellt werden, wenn wir die so verschieden nüancirte Blutkrase bei Scrofulosis und Rhachitis erkennen wollen.

C. Das Blut in der Chlorose. Simon hat selbst eine Analyse von chlorotischem Blute gemacht; es gehört aber der secundären Krase an. Nach dem Eisengebrauch wurde das Blut normal; das Fibrin war z. B. von 2,08 auf 1,20 herab-, die Menge des festen Rückstandes in 1000 Gr. Blut von 128 auf 193 heraufgegangen. Aehnliches fanden Andral und Gavarret und auch Herberger.

D. Scorbut; morb. maculos. Werlhof., Haemorrhaphilie; Haemorrhagieen, Haematurie.

Unter Hämorrhagieen versteht Simon hier Melaena und Haematemesis. Dass hier die Spanämie auch erst später eintritt, ist bekannt. — Bei dieser Gelegenheit macht es sich wieder recht bemerkbar, dass im Anfange der Krankheits-Processe die quantitativen Differenzen die Nebensache sind und dass ein System der Krasenlehre nothwendig von den qualitativen Anomalieen des dort entzogenen Blutes ausgehen muss.

Zur Spanämie rechnet Simon auch den Typhus petechialis und das gelbe Fieber. Indem er noch der Meinung ist, dass das Blut bei gewöhnlichem Typh. abdom. einen Ueberschuss an Blutkörperchen hat, folgert er aus den Angaben, dass das Blut bei typh. petech. und febr. flava Mangel an jenen und Ueberschuss an Wasser enthalte. Es soll sehr arm an Fibrin und fast schwarz sein. Bildet sich ein Blutkuchen, so ist er diffluent, sehr weich; das Serum ist oft gefärbt, tief gelb, bis braun oder röthlich. Es soll einen sehr verschiedenen Geruch besitzen, wahrscheinlich durch ein flüchtiges Ammoniaksalz.

Simon citirt die Beschreibung solches typhösen Blutes nach Denis Untersuchung. Das Leichenblut enthielt kein Fibrin, aber theils freies, theils an eine organische Säure gebundenes Ammoniak.

Dagegen muss ich einige Beobachtungen von de Haen über das Blut im putriden Typhus anführen, die ganz das Gegentheil von dem beweisen, als was Simon behauptet. In der Rat. medend., Tom. V, erzählt de Haen Folgendes: Am 5ten Tage ihrer Krankheit kam eine 22jährige Frau in das Spital. Petechien waren schon da. Das gelassene Blut bildete eine Faserhaut, die stärker war als der rothe Theil des Blutkuchens! Am 17ten Tage der Krankheit erschien weisser Friesel; das Blut zeigte bei zwei V. S. eine starke Faserhaut. — Am 29sten Tage der Krankheit erhob sich das Fieber wieder; bei zwei Aderlässen zeigte das Blut eine Faserhaut wie früher. Hier sagt nun de Haen: „Advertimus quoque, exanthemata putridae sanguinis solutioni proprie non deberi, quum post eorum exitum idem sanguinis, etiam iterato missus, densissimus fuerit."

Eine 39jährige Frau, die Jahrelang an Magenkrampf gelitten hatte und davon kachektisch geworden war, bekam eine Peripneumonie und wurde auch noch vom Petechial-Typhus angesteckt. Das gelassene Blut bildete eine leicht zu durchschneidende Faserhaut. Der rothe Theil des Blutkuchens war dissolut. Bei der zweiten V. S. wiederum eine Faserhaut; einen Tag darauf zeigte sich Miliaria.

Wenn auch das Erscheinen einer Faserhaut auf dem Blute nicht unbedingt für eine Vermehrung des Fibrin spricht, so ist sie doch unter den Umständen, wie sie de Haen beschreibt, sehr wahrscheinlich.

Dass Simon das Blut bei Typh. abdomin., petech. und febr. flav. zur Spanämie gesetzt hat, ist ein Missgriff, der nicht wieder gut zu machen ist; im Anfange der Krankheit ist es hier gewiss so substanzreich wie anderwärts und es kann, wie in jeder heftigen, lange dauernden und erschöpfenden akuten Krankheit, wasserreich werden: mit der Angabe, wie es jetzt beschaffen ist, ist aber weder der chemische noch der physikalische Charakter des Blutes definirt, wie er sich während der ganzen Krankheit verhielt.

Die Untersuchungen des Blutes bei gelbem Fieber, die Simon anführt, sprechen ganz und gar gegen den Ort, den er demselben angewiesen hat; nach Ancell ist es im Anfange der Krankheit sehr hellroth; später soll es an Salzen verlieren und dünn werden. — Nach Steven soll es dunkel sein, eigenthümlich riechen, ohne Haut koaguliren und einen rothen Bodensatz fallen lassen. Was dieser bedeutet, werden wir später sehen. Er ist kein Kennzeichen für Simon's Spanämie!

Noch muss ich des Ammoniaks gedenken, welches Simon nach Schönlein's und Denis Angaben im Typhus-Blute anführt. Wenn es wirklich solche Fälle geben sollte, wo das Blut kohlensaures Ammoniak oder ein anderes Ammonium-Salz enthält, so könnten dies doch nur solche sein, die den allgemeinen Charakter des Blutes im typhösen Process nicht repräsentiren. Es sind die allerübelsten Formen und auch hier gewiss wird man Ammoniak-Salze nur in den letzten Stadien der Krankheit finden. Wenn man bedenkt, dass es nicht so schwer ist, kohlensaures Ammoniak in dem eben gelassenen Blute nachzuweisen, wenn es darin ist, so muss man sich doch wundern, weshalb Simon nie die Typhus-Fälle, die in der Schönlein'schen Klinik so oft mit dem Tode endigen, benutzt hat, um die Ammoniak-Phantasmagorie als ein reales Ding nachzuweisen.

4. Heterochymeusis. Wenn das Blut einen Stoff enthält,

den es im normalen Zustande nicht besitzt, soll es zu dieser Klasse gehören. Zu solchen Stoffen rechnet Simon den Harnstoff, Zucker, Gallenfarbstoff, Fett, Eiter.

Blut mit Harnstoff: Uraemie, Morb. Brightii. Da gesundes Blut nach Simon geringe Spuren an Harnstoff enthalten soll, so fände also im Morb. Bright. nichts weiter statt, als eine Vermehrung desselben im Blute. Dass aber dies nicht im Beginn des Morb. Bright. der Fall ist, wird wohl Jeder einräumen. Die Blutmischung, welche den mannigfachen Nieren-Degenerationen zu Grunde liegt, wie auch der Cirrhose der Leber, ist noch zu ermitteln und zwar muss sie von dem Beginne der örtlichen Krankheit bis zu der Zeit, wo die Kranken in die ärztliche Behandlung zu kommen pflegen, vornehmlich studirt werden. Denn jetzt hat man es nur mit der sekundären Krase zu thun, die eben deshalb, weil die Nieren ein excernirendes Organ sind, bedeutende Abweichungen zeigen muss. Wie konnte daher Simon die grössere Menge von Harnstoff in dem Blute bei Morb. Bright. als bestimmendes Moment für die Einrangirung in das System betrachten, da sie nur Folge der Nierendegeneration ist! Hätte Simon daran gedacht, eine primäre und eine sekundäre Blut-Alteration zu unterscheiden, so würde er ein ganz anderes System aufgestellt haben. Wenn man die quantitativen Analysen von Christison, Andral und Gavarret und die von Simon mit anderen Angaben über das Verhalten des Blutes bei Morb. Bright. betrachtet, so zeigt das Blut je nach dem Stadium und der Intensität der Krankheit sehr verschiedene Differenzen; wie immer nehmen die Blutkörperchen mit der Zeit ab, während sich häufig der Faserstoff wie im hyperinotischen Blute vermehrt. Vor Allem sprechen manche Anzeichen dafür, dass namentlich die Unthätigkeit einiger verschiedener excernirender Organe, wie Leber, Haut, Nieren die eigentliche Blut-Alteration so verdeckt, dass man sie gar nicht rein zu sehen bekommt. Nur eine ganz genaue Analyse aller Phänomene am Lebenden und eines sehr genauen Sektions-Befundes kann hier darthun, wie man sich die verwickelten Blutzustände erklären muss. Werfen wir also dasselbe aus Heterochymeusis heraus, und studiren wir es nur als Blut bei Morb. Brightii und nachdem wir das gethan, wollen wir sehen, wohin es im System gehört.

Das Blut bei Cholera scheint auch unter Heterochymeusis gekommen zu sein, weil Simon keinen anderen Platz dafür wusste; nur weil man Harnstoff darin gefunden hat (?) wird es hier abgehandelt.

Die Melitaemia, Cholaemia, Piaraemia und Pyaemia trifft derselbe Tadel: der Zucker im Harn bei Diabetes hat zwar der Krankheit den Namen gegeben: allein das Wesen derselben ist damit nicht ausgedrückt. Der Zucker und der Gallenfarbstoff im Blute sind das Produkt gewisser abnormer Vorgänge in manchen Organen und Blutbestandtheilen; und nicht der Effekt, sondern die Ursache bestimmt das Wesen eines Processes. Ebenso verhält es sich mit der Piarämie.

Was von der Pyämie zu halten sei, habe ich theils erwähnt, theils werde ich darüber bald noch mehr zu sprechen haben.

Wenn die Alteration des Blutes bei Diabetes mellitus, bei Morb. Bright., Cholera und Cholämie bloss darin bestände, dass Zucker, Harnstoff und Gallenfarbstoff darin gefunden wird, so könnte man die Krase wohl Melitämie, Urämie und Cholämie nennen; auch dann könnte man sich dies gefallen lassen, wenn diese Beimengung zum Blute die hauptsächlichste uud wesentlichste Alteration desselben wäre: denn a potiori fit denominatio. Allein, wie schon gesagt, es sind jene Bestandtheile im Blute nur das Produkt der alienirten Thätigkeit von Organen, die durch die Ablagerungen aus dem primär alterirten Blute bewirkt war und auch durch die sekundäre Krase unterhalten wird. Jene Stoffe im Serum, wie z. B. der Harnstoff und Gallenfarbstoff können zwar, wenn sie in grosser Menge im Blute zurückgehalten werden, gewisse funktionelle Störungen hervorrufen, wie man z. B. im Morb. Bright. dadurch die Kopfschmerzen und Convulsionen und im Icterus die eigenthümliche Gemüths-Stimmung und die so höchst auffallende Verlangsamung des Pulses zu erklären gesucht hat, was beiläufig bemerkt, noch gar nicht so positiv erwiesen ist.

In dem leitenden Artikel, welchen Simon seinen „Beiträgen" voranschickte, hat er zum grössten Theil seine schon erwähnten pathologischen Ansichten über das Blut in der Kürze zusammengestellt: als eines Irrthums von seiner Seite muss ich nur noch des fibrinhaltigen Serum gedenken, von dem Simon schon hier und im 2ten Hefte, S. 287 spricht, weil ich durch die gläubige Annahme desselben zu sehr falschen Consequenzen geführt wurde. Simon hielt nämlich die kleinen Kernchen in solchem Serum für Fibrin, während sie doch meist nur Fett-Moleküle (Chyluskörnchen) und kleine Elementarkörperchen des Blutes sind. (S. meine Abhandlung über das Blut-Serum im Arch. für Chem. und Microsc., 1846, Heft 3, wo die Beweisführung gegen Simon enthalten ist.) Wenn derselbe das aus dem mit vielem Wasser verdünnten Serum zu Boden gefallene Sediment selbst in kaustischem Kali nicht vollkommen auflösen konnte, so waren daran eben die nicht verseifbaren Fett-Moleküle Schuld. Aus einer Analyse derselben muss sich noch ergeben, aus welcher Fett-Art sie bestehen. — Waren sie in dem Sediment durch Aether und kochenden Alkohol sämmtlich gelöst, so wurde das Zurückbleibende, Albumin-Moleküle nämlich, die sich erst durch das Verdünnen des Serum gebildet hatten, und die Elementarkörperchen, durch erwärmte Lösung des Kali caust. vollständig gelöst. Wenn nun Simon gar meint, diese angeblichen Fibrin-Moleküle repräsentiren den Bildungs-Akt, den man bei der Erzeugung und Neubildung organischer Zellen anzunehmen genöthigt sei, so muss man froh sein, dass bessere Untersuchungen die Fibrin- und Albumin-Moleküle im Serum, Chylus u. s. w. vollkommen in Abrede gestellt haben. Denn sie würden den Zellenbildungs-Process, wobei nie Moleküle, sondern gleich Bläschen entstehen, noch mehr korrumpirt haben, als er durch die Henle'sche Conglomeraten-Theorie leider schon geworden ist.

IV. Die Blutpathologie von C. H. Schultz v. Schultzenstein.

Ich habe wohl nicht nöthig, erst zu erwähnen, dass ich nur ein Nebengeschäft treibe, wenn ich Einiges aus C. H. Schultz Lehrbuch der allgemeinen Krankheits-Lehre über Blutpathologie mittheile. Es geschieht theils zur Warnung für diejenigen, die etwa von diesem im a priori'schen Construiren gewaltigen Meister gefesselt sein sollten, theils um denjenigen, die von vorn herein der Ansicht sind, dass die Arbeiten jenes Physiologen ihres Studiums nicht würdig seien, einen Beweis für ihre Ansicht zu liefern.

Durch seine physiologischen Untersuchungen über das Blut, deren wesentlicher Inhalt der ist, dass die gefärbten Blutbläschen aus den Lymphkörperchen entstehen, dass ihr Kern zu Hämatin und Plasma wird, dass sie in der Leber untergehen und dass der Faserstoff in dem cirkulirenden Blute nicht vorhanden ist, hat C. H. Schultz den Grund und Boden gewonnen für seine organische Auffassung des kranken Blutes. Nicht zu vergessen, dass die normalen Blutbläschen sich in einem gewissen Zustande der Selbsterregung befinden: denn dies ist die Hauptsache!

S. VII des zweiten Theils wird das Versprechen gegeben, dass die heissen und gerechten Wünsche der neueren dynamischen Humoral-Pathologie befriedigt werden sollen. Die Anstrengung dazu sei aber nicht gering gewesen: denn vor allen Dingen habe die moderne chemische Blut-Pathologie so kritisirt werden müssen, dass sie der organischen Einsicht nicht mehr im Wege steht; sodann konnte erst eine Darstellung der organischen Unterschiede des kranken Blutes auf Grund und Boden der Blut-Verjüngung versucht werden.

S. 472 beginnt nun die Polemik gegen Theorieen, welche Andral und Gavarret, Simon, H. Nasse u. s. w. gar nicht aus ihren Blut-Analysen gezogen haben, nämlich dass quantitative Differenzen der chemischen Blutstoffe die Ursache der Krankheiten seien. Denn Andral und Gavarret sind doch, wie wir gesehen haben, der Ansicht, dass die Differenzen in der Blutmischung Folge der Krankheit seien; und ich hatte sowohl in quantitativen wie qualitativen Anomalieen den Grund für die Entstehung der örtlichen Krankheits-Processe gesucht. — Also zuerst ist der Kampf, wie gewöhnlich, gegen Windmühlen oder eingebildete Riesen gerichtet!

Nun folgt die allerdings leichte Kritik der Simon'schen Blut-Krasen; die chemischen Analysen sollen indirekt beweisen, dass das gesunde und kranke Leben von der Selbsterregung organischer Form-Elemente regiert wird. Das ist der Angelpunkt des ganzen physiologischen und pathologischen Systems wie der Blut-Anomalieen in Krankheiten, das C. H. Schultz auf dem Altare der Wissenschaft niedergelegt hat.

Ist nämlich die Selbsterregung im Blute stark, so bildet sich viel Faserstoff, ist sie schwach, so wenig, wenn es den Gefässen entzogen ist. Aber unter günstigen Bedingungen der Gerinnung (sie werden nicht angegeben!) und unter ungünstigen soll auch das Entgegengesetzte geschehen können, so dass die Bestimmung des Fibrin gar keinen Werth hat. Eine hohe Lebenserregung im Blute soll viel Farbstoff produciren; dabei kann aber doch die Lebenserregung in den Blutblasen selbst sehr gering sein.

Im entzündlichen Blute soll sich der Farbstoff im Plasma lösen und organisch (!) damit verbinden, woher es kommt, dass der Faserstoff (Fasergewebe!) in den chemischen Analysen so sehr vermehrt ist, während der Cruor vermindert erscheint! — Wer so etwas behauptet, der beweist damit unwiderleglich, dass er noch nie Blut gesehen hat, welches an Entzündungen leidenden Menschen entzogen ist, oder dass er gelb für roth hält. — In keinem Falle sollte er ein Urtheil abzugeben sich berufen fühlen: denn in dem ersteren phantasirt er, im zweiten bringt er Irrthümer in die Wissenschaft.

Bei Fortdauer einer gleichen chemischen Beschaffenheit des Blutes soll oft in kurzer Zeit die grösste Verwüstung in den Lebens-Aktionen entstehen; so z. B. durch eingeathmete Miasmen: es wird nämlich dadurch bloss die Lebenserregung der Blutblasen affizirt!

Nachdem den Lesern nun alle bisherigen Illusionen zerstört sind, nachdem tabula rasa gemacht ist, kommt Herr C. H. Schultz, um sie durch seine Blutpathologie zu trösten, aufzurichten und mit organischen Hoffnungen zu erfüllen. Eine bewundernde Maulsperre kann nicht ausbleiben! Sie darf es nicht! Denn: „Eine nach organischen Prinzipien gemachte Unterscheidung kranker Blut-Arten, wobei der lebendige Contraktions-Zustand der Blasen, deren Respirations-Fähigkeit und Fähigkeit, den Farbstoff fest zu halten, ferner der Zustand der Lebenserregung im Plasma" u. s. w. in Betracht kommt, wird jetzt näher zu entwickeln sein.

I. Krankhaft venöses Blut. Es entsteht bei dem gestörten Mechanismus der Respiration: nach Husten, Asthma, Rheumatismus der Brustmuskeln, Krämpfen, Hydrothorax und Ascites, Schwangerschaft und in der Blausucht.

Das Blut soll venös in die Arterien übergehn! Hat schon Jemand das arterielle Blut bei jenen Zuständen untersucht? So viel ich weiss, ist dies vielleicht nicht einmal bei Blausucht geschehen!

In jedem Falle aber, das Hämatin mag in den Lungen nicht gehörig von der Kohlensäure befreit und oxydirt, in den Körper-Capillaren aber zu stark karbonisirt werden, so sind es doch chemische Ursachen, welche die etwaigen dynamischen Differenzen der gefärbten Bläschen bewirken. Von Selbsterregung ist hier keine Rede: das klingt gerade so wie in der Lüge von Münchhausen, der sich an seinem eigenen Zopfe aus dem Sumpfe zog. Solch Selbstherausziehen kennt man nicht!

II. Melanöses Blut. Sollten im Blute gefärbte Bläschen zurückbleiben, welche nicht mehr funktioniren und sich nicht mehr auf Sauerstoff-Einwirkung röthen, so ist es wiederum der abnorme Chemismus, der das Blut abnorm in seinen Aktionen werden lässt. — Vor allem kommt es darauf an, durch mikroskopische und chemische Untersuchungen diese melanösen Blutblasen ausfindig zu machen; die Behauptung, dass sie Varices, Magen-, Lungenblutungen, Hypochondrie, Nervenschlagflüsse und die Disposition zu Wechselfiebern bewirken, kann nicht eher als erwiesen betrachtet werden.

III. Das biliöse Blut. Das akut biliöse Blut soll bei schwacher Contraktion der Blasen grosse Reizbarkeit und innere Aufregung zeigen, soll also leicht Gallenfieber, Nervenfieber, gelbes Fieber bewirken. Als ob man beim Nervenfieber das Blut in der Regel biliös fände! Worauf beruht denn die angebliche schwache Contraktionskraft der Blasen u. s. w., als auf chemischen Ursachen?! —

Das chronisch biliöse Blut hat torpide Blutblasen und keine innere Aufregung, dagegen grosse Neigung, den galligen Farbstoff in die Bildungen zu übertragen! Als ob die gelbe Färbung der Theile nicht bloss auf mechanischem Wege zu Stande käme! — Das dialytisch-biliöse Blut, z. B. bei der Cholera und in anderen schweren Krankheiten, zeichnet sich durch gänzliches Absterben der Blasen und Auflösung des Farbstoffs im Plasma aus u. s. w. Als ob Herrmann in

Moscau im Serum von Cholera-Kranken Blutfarbstoff gefunden hätte! Wieder eine Behauptung, wie die obige. Hiernach wären Entzündungen und Cholera identisch! Entzündungen beruhen also nicht auf anaplasmatischem, sondern dialytisch-biliösem Blute. Denn dort kann ja unter ungünstigen Verhältnissen das Plasma auch keinen Faserstoff bilden! — Auch ist nicht einzusehen, wie ein Cholera-Kranker bei vollkommen abgestorbenem Blute wieder gesund werden kann!

IV. Das unreife, apeptische Blut: so das chlorotische und scrofulöse. Die Blutblasen sind schwach; daher durch die Schwäche der Athmung und Selbsterregung im Blute ein zwar reizbarer aber venöser Blutzustand, bei mangelhafter Farbstoff-Entwickelung. — Die Blutbläschen bilden sich aber den Farbstoff nicht selbst mit Hülfe des Sauerstoffs der Luft; dieser Einwurf schlägt das ganze apeptische Blut zu Boden! — Das skorbutische Blut soll apeptisch-paralytisch sein, ausserdem soll es noch leukotisch-apeptisches (milchiges) und chlorotisch apeptisches Blut geben.

V. Das dysplasmatische Blut; es repräsentirt das im höchsten Grade apeptisch gewordene. Es verliert die Fähigkeit, sowohl schlecht assimilirte nährende, als auch Mauserstoffe aus sich auszuscheiden: es findet sich in den dyskrasischen Krankheiten: Harnstoff, Fett, Eiter, Zucker bleiben im Blute; Eiterkügelchen hat C. H. Schultz in dem Blute rotziger Pferde nie gefunden, sondern nur eiterartige Fettkügelchen! Risum teneatis amici!

Gallenstoff soll sich im Blute der Gelbsüchtigen in solcher Menge finden, dass das Blut-Serum bitter schmeckt. Man kann ihn aus dem alkoholischen Extract abscheiden oder durch Salpetersäure an der Farbenveränderung kenntlich machen.

Offenbar meint C. H. Schultz von Schultzenstein mit dem Worte Gallenstoff nicht Bilin, sondern Biliphäin; dasselbe schmeckt aber nicht bitter! Also wieder: entweder hat C. H. Schultz keine normalen Sinne oder er hat gallenfarbstoffhaltiges Blut nie gesehen, und phantasirt. Ich habe schon ganz dasselbe in meiner Abhandlung über die erysipelatöse Krase (Prag. medizin. Vierteljahrsschrift 1846) gegen Herrn Professor Fuchs in Göttingen bei derselben Gelegenheit bemerken müssen; man sieht, phantastische Leute gehen stets in dieselbe Falle!

VI. Anaplasmatisches Blut. Hier noch einmal die Behauptung, dass sich der Farbstoff im Plasma löse. Nach der verschiedenen Reizbarkeit der Blutblasen unterscheidet C. H. Schultz das erethische, akute anaplasmatische Blut und das torpide (chronische).

VII. Endlich das paralytische Blut: bei Schlagflüssen, Vergiftungen durch Narcotica. Das paralytisch gewordene Blut paralysirt also! — Vollkommene chemische Zersetzung, die in Fäulniss übergeht!

Es sei ein stillschweigend gültiger Irrthum gewesen, dass im ganzen Verlauf einer Krankheits-Art nur eine bestimmte Blutveränderung vorhanden sei. Es soll das Blut vielmehr in verschiedenen Stadien des Verlaufs einer und derselben Krankheit ganz verschiedene Eigenschaften, der Natur des entstehenden, fortschreitenden oder rückschreitenden Todes-Processes gemäss, besitzen. — Ein rückschreitender Todes-Process! Bloss an diesem non sens könnte Herr C. H. Schultz für sein nekrobiotisches System die Kritik finden! — Im Anfange der Typhen soll das Blut zuerst völlig anaplasmatisch, später biliös, dann paralytisch werden können. Das Wechselfieber-Blut soll Anfangs rein melanös, später aber mehr biliös-melanös werden!

Dies ist die Blutpathologie von C. H. Schultz! Dies ist der pomphaft verheissene Ersatz für die nur relativ als wichtig befundenen chemischen Analysen! Parturiunt montes, nascetur ridiculus mus! — Die Nachkommen werden es spasshaft finden, wie ein Mann im Jahre 1845 solch Zeug denken und schreiben, und zu gleicher Zeit die übrigen Physiologen, Pathologen, Chemiker und Aerzte zu beschimpfen wagen konnte!

Von der ganzen Schultz'schen Blut-Physiologie wird später die Wissenschaft Umgang nehmen zu sprechen: dass das Blut in der Pfortader und der Leber gewisse chemische Metamorphosen erleidet, hat man längst vor diesem Physiologen geahnt: dagegen ist seine Kenntniss des Chylus, der Blutbläschen u. s. w. so unvollkommen und unrichtig, dass selbst von den früheren positiven Leistungen desselben wenig übrig bleiben wird. Was nun gar die pathologischen Hirngespinnste anbetrifft, so ist es gut, dass sie jetzt erst erschienen sind; vor 10 bis 15 Jahren hätten sie einigen Schaden anrichten können! —

Jetzt hätte ich noch der Arbeiten von Rodier und Becquerel und des Dr. Popp zu gedenken. Da jene aber ihre Untersuchungen nicht dazu benutzt haben, ein System der pathologischen Hämatologie aufzustellen und die „Gesetze", welche sie daraus abstrahirten, in Deutschland längst anerkannt waren, so unterlasse ich es. Ihre Untersuchungen über die schon von Andral und Gavarret vorweg genommenen Krankheits-Processe konnten nichts anderes lehren, als was diese selber gefunden hatten: ja sie sind sogar, was die primäre Blutkrase anlangt, ohne allen Werth, weil kein einziges Aderlass von ihnen bei akuten Krankheits-Processen in den ersten 24 Stunden nach dem Ausbruch derselben gemacht worden ist. Ueber die sekundären Blut-Alterationen haben Andral und Gavarret ein so reichhaltiges Material geliefert, dass man sich dabei begnügen könnte, wenn es ausreichte, eine das Blut allseitig beleuchtende Krasenlehre daraus aufzustellen.

Jene beiden französischen Doctoren hätten weit besser gethan, bevor sie an ihre Blut-Untersuchungen en gros gingen, erst die Physiologie und die Pathologie des Blutes, wie wir sie in Deutschland kennen, gründlich zu studiren: dann würden sie eingesehen haben, was für Blut-Untersuchungen der Pathologie von Nutzen sein können. Und Eisenmann hätte, anstatt uns die Rodier-Becquerel'schen Untersuchungen ins Deutsche zu übersetzen, den Franzosen H. Nasse's Werk über das Blut und seine Abhandlung über das Blut in Rudolph Wagner's Handwörterbuch der Physiologie oder Popp's Blut-Untersuchungen ins Französische übersetzen sollen. Ich glaube, dieser Tausch würde besser gewesen sein. — Dasselbe gilt, beiläufig bemerkt, von Donné's Mikroscopie, die Freiherr Gorup v. Besanez ebenfalls ins Deutsche übersetzt hat. Statt dessen hätte er Henle's allgemeine Anatomie ins Französische übersetzen sollen. Mögen auch diese deutschen Werke Fehler enthalten, für die Franzosen wäre ihre Kenntniss unbezahlbar!

Ich wünsche, dass dieser gute Rath endlich einmal befolgt werden möge und dass nicht die Buchhändler-Spekulationen das medizinische Publikum hinfüro mit Büchern überstürzen, die nicht des Ansehns werth sind.

Die Blut-Analysen von R. und B. bei Krankheits-Processen, wo Andral und Gavarret noch nicht zu Ader gelassen hatten, werde ich bei der Betrachtung über die sekundären Blut-Alterationen besprechen.

Auch Popp's Blut-Untersuchungen sind nur zum Theil brauchbar, da sie nicht in allen Fällen umfassend sind. Die meisten gehören ebenfalls der sekundären Krase an und daher verspare ich mir eine Benutzung derselben bis dahin, wo ich für die einzelnen Krankheits-Processe eine genetische Darstellung jener geben werde.

Dasselbe ist der Fall mit einigen neueren Arbeiten im Fache der Blut-Pathologie, wie von Erlenmeier über das Blut bei Morb. Brightii, Hittorf über das Blut bei Maniakalischen u. s. w.

V. Die Krankheiten des Blutes (Dyskrasieen) nach Rokitansky.

Die alte Wiener Schule hatte in Boerhaave ihren eigentlichen Begründer, indem van Swieten und de Haen als seine unmittelbaren Schüler seine physiologischen und pathologischen Lehren nach Wien verpflanzten und Stoll, als Schüler de Haen's, in der eingeschlagenen Richtung weiter arbeitete. Mit ihm geht sie aber auch unter, denn seine Nachfolger liessen es sich nicht angelegen sein, die Fortschritte der Naturwissenschaften benutzend, die Pathologie weiter zu fördern.

Das Prinzip der alten Wiener Schule war das humoralpathologische und die genannten Coryphäen, namentlich de Haen, bemühten sich, die Lehre vom Blute in seinen gesunden und kranken Verhältnissen weiter aufzuklären und das Wesen seiner Alterationen zu ergründen.

Nicht minderen Eifer entwickelten sie für die Erforschung der übrigen humoralen Vorgänge und der pathologisch-anatomischen Zustände, und ein aufmerksames Studium ihrer Werke wird dem kundigen Leser noch heut zu Tage einen zu fernerer Benutzung nicht unwürdigen Schatz von Thatsachen liefern.

Man muss es bewundern, wie diese Aerzte, welche den eigentlichen Werth der Blut-Alterationen noch gar nicht zu ahnen im Stande waren, fortwährend auf eine Untersuchung des Blutes in Krankheiten drangen. So lesen wir z. B. bei Stoll (Rat. medend. p. VI, S. 91) folgenden Aphorismus: „Nemo curationem febrium feliciter absolvere poterit, nisi ante quaelibet adhibita remedia certior factus fuerit de statu sanguinis febrientis, scilicet an sit nimium concitatus, tenuis, inflammabilis etc. (id est, an adsit dispositio sanguinis phlogistica) vel contra coagulabilis, lentus, malignus etc.", ein Ausspruch, dessen Gültigkeit heut zu Tage wohl Niemand beanstanden möchte. Hätte man ihn befolgt, hätten die Stoll folgenden Kliniker die Fortschritte der Physiologie des Blutes benutzend sich im Studium des kranken Blutes auf gleicher Höhe gehalten, so würde die Medizin in den auf Stoll folgenden Zeiten in Wien nicht auch den trüben Anblick geboten haben, den wir überall in Deutschland gewahren.

Erst nachdem die alte hippokratische humoral-pathologische Heilkunde in ihrem Ansehen untergraben, erst nachdem man sich nach den abenteuerlichsten Irrfahrten wieder zu sammeln und so zu sagen, zur Vernunft zurückzukehren begann, sah man ein, dass man den Boden klinischer Untersuchungen wieder betreten müsse, den man in Deutschland in so leichtsinniger Weise aufgegeben hatte. — An dem empirischen Forschungsstreben anderer Nationen, wie der Engländer und Franzosen, das in der Physiologie wie Pathologie von den herrlichsten Erfolgen begleitet war, nahm man endlich ein Beispiel, und in Wien war es vornehmlich Rokitansky, der sich mit Ruhe, Besonnenheit und klarem Bewusstsein dessen, was er wollte, den exakten pathologischen Untersuchungen zuwandte. Wenn sich diese auch nur vor der Hand mit einer Seite des kranken Organismus, nämlich der anatomischen, beschäftigten, so war diese doch die Hauptsache;

sie schaffte den sicheren, festen Boden, von dem aus man auch die übrigen in den Kreis der Betrachtung ziehen konnte.

Wir kennen aus den beiden ersten Bänden seiner pathologischen Anatomie die Art und Weise, wie derselbe die ihm dargebotene Gelegenheit für die Detail-Untersuchungen an den Leichen benutzt hat.

Das Erscheinen des ersten Bandes derselben setzt uns in den Stand, zu beurtheilen, wie viel von dem, was auf anderen Wegen über die Krasenlehre dieses ausgezeichneten Forschers verlautete, ihm zugehört. Eine Musterung derselben und der Ansichten über ihr Verhältniss zu den pathologisch-anatomischen Läsionen selbst ist, sie mag ausfallen wie sie wolle, mehr als wünschenswerth: sie ist nothwendig! Denn mit Recht betrachtet man jeden Ausspruch Rokitansky's als vollgültig, da seinen theoretischen Anschauungen stets eine breite und feste Basis von Thatsachen zu Grunde liegt. Er ist, so zu sagen, eine Autorität geworden, und wenn er auch weniger selbst auf Infallibilität Anspruch erhebt, so ist es uns doch zu bekannt, wie sie bei der noch sehr grossen Kritiklosigkeit in der Medizin sehr leicht beim Publikum erworben wird.

Wiewohl es mir nicht vergönnt gewesen ist, selbst pathologisch-anatomische Untersuchungen in dem Maasse und in der Ausdehnung anzustellen, wie es zu einer Kritik der von Rokitansky angegebenen Facta und der darauf gebauten Theorieen nothwendig ist: ja, wenn mir nicht einmal die Gelegenheit gegeben war, das Blut bei allen den Krankheits-Zuständen zu untersuchen, deren Folgen Rokitansky an den Leichen studiren konnte: so glaube ich doch im Stande zu sein, nicht bloss zur Beseitigung darin niedergelegter irrthümlicher Thatsachen und Ansichten beizutragen, sondern auch durch Andeutungen, wie man die Blut-Alterationen aufzufassen hat, den weiteren pathologisch-anatomischen Untersuchungen Rokitansky's eine gewisse Richtung, eine Perspective zu eröffnen, von deren Verfolgung ich mir den erspriesslichsten Nutzen für die Pathologie überhaupt verspreche.

Ein Jeder, der die mühevollen, umfangreichen und so selbstständigen Untersuchungen Rokitansky's für die pathologische Anatomie betrachtet, muss sich auf der Stelle sagen, dass derselbe eine Last auf sich genommen, der menschliche

Kräfte so leicht nicht gewachsen sind. Rokitansky begann dieselben zu einer Zeit, wo die allgemeine Anatomie und der Gebrauch des Microscops noch nicht die Bedeutung erlangt hatten wie jetzt; und es war für denselben daher keine leichte Aufgabe, sich nicht bloss von den Bereicherungen jener Doctrin, die sie in neuester Zeit erfuhr, selbstständig zu unterrichten, sondern auch die sich häufig so sehr widersprechenden Angaben kritisch zu prüfen. Und wir müssen gestehen, dass Rokitansky sich in diesem Zweige des Wissens vollkommen auf der Höhe der Wissenschaft befindet.

Inmitten dieser mehr formellen Studien machte sich das chemische Element besonders geltend, und Niemand ist wohl bereitwilliger als Rokitansky, den grossen Vortheil, welchen der Eingriff desselben in das Studium der pathologisch-anatomischen Produkte machen wird, anzuerkennen. Mehr kann Niemand fordern, ja wir müssen uns darüber freuen, wenn wir auf der anderen Seite sehen, wie viele Männer von dem Aufschwunge der organischen Chemie noch gar nicht so berührt sind, dass sie von ihr Aufschlüsse hoffen, ja sie vielmehr als Retortenweisheit vollkommen aus der Pathologie verdrängt wissen wollen. Wünschen wir daher, dass nicht bloss sie, sondern auch jüngere Aerzte, welche die Gelegenheit haben, pathologisch-chemische Untersuchungen veranlassen zu können, Rokitansky's ehrenvollem Beispiele folgen und dass er selber, nachdem er das erste Stadium seiner pathologisch-anatomischen Entwickelung abgeschlossen hat, in dem zweiten die von ihm selbst angedeuteten Lücken ausfüllen lassen möge. Unter seiner Leitung zu arbeiten, von ihm die Resultate der Untersuchungen geprüft und verwerthet zu sehen, kann für jeden talentvollen Chemiker nur eine Ehre sein.

Als das dritte Moment, welches Rokitansky in den letzten Jahren seiner anatomischen Studien überholte, haben wir die Blut-Untersuchungen an Kranken aufzuführen, die von Paris wie mit einem elektrischen Schlage alle diejenigen trafen, welche von dem Eifer beseelt waren, hinter die Geheimnisse der pathologischen Processe selbst zu gelangen. — Zwar hatte Rokitansky es nicht verabsäumt, durch Beachtung der Exsudate und des Blutes in den Leichen sich einen Begriff von der Blut-Alteration zu bilden, welche in dem

Kranken selbst statt hatte: allein leider hat er nicht genug gefühlt, dass dieser Schluss von den Produkten und den todten Reliquien auf die Quellen und den lebendigen Fond nur ein sehr misslicher ist. Jedoch befand sich Rokitansky bei seinem Verfahren in einigem Rechte: denn wenn wir bedenken, wie ungenau, unvollkommen und oberflächlich die Untersuchungen von Andral und Gavarret und Fr. Simon über das Blut in Krankheiten waren und wie wenig rationell ihre Versuche, aus den gewonnenen Thatsachen Systeme der Blutpathologie aufzuführen, indem ein solches Material nur einen höchst schwachen Unterbau liefern und durch seine fehlerhafte Zurichtung eine sehr widersinnige Construktion des Gebäudes anrathen konnte, so musste er bestrebt sein, die Thatsachen für einen systematischen Versuch der Krasenlehre noch auf andere Weise zu vermehren und, wo möglich, bessere zu schaffen.

Wenn nun Rokitansky ausser einer höchst mangelhaften und irrthümlichen Physiologie des Blutes und der damit im Zusammenhange stehenden Doctrinen ein solches hämopathologisches Material überliefert erhielt, dessen Sichtung er nicht unternehmen konnte, und wenn er selber durch die meist nur anatomische und mikroskopische Untersuchung der Exsudate und des Leichenblutes einseitig geleitet wurde, dürfen wir uns da wundern, wenn er eine Dyskrasieen-Lehre den Resultaten seiner allgemein-pathologisch-anatomischen Untersuchungen angehängt hat, die, wo nicht einer vollkommenen Reform, so doch einer sehr bedeutenden Modifizirung gewärtig sein muss?

Und diese trifft dann, wie sich von selbst ergiebt und Niemand besser einzusehen im Stande sein wird als Rokitansky selbst, nicht bloss die Krasenlehre im Speziellen, sondern auch die Lehre von den Exsudaten und deren weiteren Metamorphosen. Denn Rokitansky ist selber der Ansicht (I Bd., S. 495), dass „eine künftige über gründlichen physikalisch-chemischen Grundlagen konstruirte Pathologie zufolge ihrer Einsicht in den Nexus zwischen Blut als Universalfond und den plastischen Process die Anomalieen des Blutes der sämmtlichen übrigen Pathologie vorausschicken wird."

Hiermit ist zugleich eingeräumt, dass jeder Fortschritt der Blut-Physiologie und Blut-Pathologie nothwendigerweise eine Modifikation in den pathologisch-anatomischen Anschauungen zur Folge haben muss.

Wegen der grossen Verdienste, die sich Rokitansky um die pathologische Anatomie erworben hat, und wegen der würdevollen und sich ihres guten Grundes bewussten Erklärung für die Humoral-Pathologie wünschen wir aber auch, dass Niemand anders als Rokitansky selber derjenige sein möge, der uns nach abermaligen Jahren der Arbeit ein auf den Blut-Alterationen und dem Leichenbefunde selbst gegründetes Gebäude der pathologischen Anatomie aufführen möge. Wir fürchten nicht, dass Rokitansky gleich Anderen sich eher vom Schauplatze öffentlicher Thätigkeit zurückziehen werde, als es die Umstände gebieterisch fordern; wir sind vielmehr überzeugt, dass derselbe keine Mühe und kein Opfer scheuen wird, um sowohl auf dem Wege der Selbstbelehrung als auch nach dem Vorgange Anderer sich auch von denjenigen Disciplinen, die ihm bisher ferner gelegen haben, eine selbstständige Anschauung zu verschaffen und darin produktiv thätig zu sein.

Soll das aber geschehen, so muss vor allem das in den pathologisch-anatomischen Untersuchungen und in der Lehre von den Dyskrasieen Mangelhafte und Irrthümliche aufgedeckt werden: es muss gezeigt werden, dass die pathologische Anatomie von einer richtigen und exakten Kenntniss der im Blute typisch ablaufenden anomalen Processe den Schlüssel für die genetische Einsicht in die anatomischen Läsionen erhalten wird. Dies gilt namentlich von den formellen Elementen des Blutes, besonders den farblosen Kernzellen, den Elementarkörperchen, Körnchenzellen und den freien Kernen. In Bezug auf erstere, die in Exsudaten u. s. w. in so grosser Menge in der Regel vorhanden sind, hat leider die neuere allgemeine pathologische Anatomie Vorstellungen in Cours gebracht, wodurch sie sich selbst jede Aussicht auf die Erkenntniss der Genese und Metamorphose der Exsudate abgeschnitten hat. Dies war das Resultat der einseitigen und voraussetzungslosen Untersuchungs-Methode, an deren Folgen wir noch lange zu leiden haben werden, weil es dem menschlichen Egoismus einmal eigen ist, Fehler nicht eingestehen und besserer Erkenntniss nicht folgen zu wollen.

Denselben Fehler, den der Einzelne nicht selten bei einer

Untersuchungs-Reihe begeht, indem er nämlich dieselbe an einem Punkte beginnt, der weit von dem eigentlichen Ausgangspunkte entfernt liegt, sehen wir hier eine ganze Generation begehen: Müller, Schwann, Valentin, Henle, Lehmann, Messerschmidt, Gluge, J. Vogel u. s. w. haben es als eine ausgemachte Thatsache angenommen, dass in allen möglichen Exsudaten Zellen entstehen können, während doch im erwachsenen Thiere wahrscheinlich für die Bildung derselben ein besonderer Apparat vorhanden ist, an den dieselbe ausschliesslich gebunden ist. Anstatt sich erst die Frage vorzulegen, ob die chemisch so verschieden konstituirten Exsudate eine Zellenbildung zulassen, weil das Albumin sich nicht in dem Apparate befindet (Lymphgefäss-System), wo dieselbe nachweislich statt hat, nahm man dies ohne weiteres an, während man durch einen naheliegenden Vergleich der dort und hier gegebenen Verhältnisse davon hätte zurüchgehalten werden müssen. Wiewohl im Lymphgefäss-System der Faserstoff nicht in die Zellenbildung eingeht, sondern dabei nur entsteht, nahm man an, dass er in Exsudaten die Zellen formire und überlegte nicht, wie dieselben da entstehen, wo es nachweislich an Fibrin fehlt. Auf diese Einwürfe kam man nicht; denn die in den Exsudaten vorhandenen Elementarkörperchen und freien Kerne, die Zellen mit durchsichtigem Kern und die Körnchenzellen sollten hinlänglich dafür sprechen, dass eine Zellenbildung hier statt hat! — Dies war das Urtheil von Leuten, die sich die Augen verbunden hatten und doch über Farben sprechen wollten! Denn im Blute, aus dem das Exsudat kommt, sind alle die Formgebilde vorhanden, die wir hier sehen! Es fällt also damit die Hauptstütze der Annahme von Zellenbildung in Exsudaten fort und es bleibt nur übrig, dass sich daselbst die exsudirten Zellen weiter entwickeln können!

Indem es Rokitansky (S. 498) anerkennt, dass in die pathologische Anatomie des Blutes recht eigentlich als wesentlich formelles Element die Blutkügelchen und nebst ihnen der spontan sich ausscheidende, zu einem Solidum gerinnende Faserstoff gehören, so muss man sich doch wundern, dass derselbe in ersterer Beziehung so wenig seinen Ausspruch bewahrheitet, während er sich in Bezug auf den Faserstoff zu wenig bestimmte Grenzen gesetzt hat. Denn dieser Stoff ist es, der den Mittelpunkt von Rokitansky's Dyskrasieen-Lehre bildet, sowohl wegen seiner abnormen Quantität und Qualität, als auch weil aus ihm meist die Exsudat-Zellen entstehen und durch ihn die Metamorphose der Exsudate selbst bestimmt werden soll.

Rokitansky hatte es sich zur Aufgabe gemacht, die pathologische Anatomie vorzugsweise vom klinischen Standpunkte zu behandeln und man könnte dieselbe beinahe eine anatomische Klinik und eine anatomische allgemeine Pathologie nennen. Es ist damit zwar ein Weg betreten worden, der, wenn er mit wirklich klinischer Umsicht verfolgt wird, nicht bloss auf der Stelle darthut, wie wichtig die Erkenntniss der jedesmaligen pathologischen Läsion sei, indem sie auch wichtige therapeutische Handhaben darbietet. An dem einen Beispiele seiner Abhandlung über den Tuberkel und die tuberkulöse Krase werde ich aber nachzuweisen versuchen, wie übel diese klinische Auffassung der pathologischen Anatomie ausfallen musste, weil Rokitansky die den verschiedenen Krankheits-Processen zu Grunde liegende Blut-Alteration und ihre sonstigen Verhältnisse nicht richtig zu erkennen vermochte. Ich habe den tuberkulösen Process deshalb gerade gewählt, weil Rokitansky ersichtlich auf diesen am meisten Fleiss, Studium und Nachdenken verwendet hat, und wenn hierbei das Urtheil ungünstig ausfällt, so kann man folgern, wie es bei den weniger gründlich erforschten Processen lauten muss.

Wenn die modernsten Bearbeiter von speziellen Pathologieen oder von Monographieen heut zu Tage ihren Werken sofort die Affiche beifügen, dass sie auf anatomischer Basis aufgeführt seien, und wenn die pathologische Anatomie in denselben auch in der That die Hauptsache ist, so muss man dies als eine ähnliche Verirrung betrachten, wie die der Brownianer und Dynamiker, welche ihre speziellen Nosographieen aus den Krankheits-Phänomenen konstruirten. Mit beiden Verfahrungsweisen ist einigen Seiten der Beschreibung des Krankheits-Processes Genüge geleistet: die Klinik verlangt aber, dass dasselbe Recht allen ohne Unterschied zu Theil werde. Aus dem Ensemble aller objektiv und subjektiv wahrnehmbaren Abweichungen der speziellen Krankheits-Processe von dem normalen Lebens-Processe kann doch erst das Wesen derselben erkannt werden! Aber Jeder macht sich die Arbeit leicht und trachtet nicht danach, durch eine wirklich umfassende Analyse aller nur irgend erfassbaren Krankheits-Phänomene, sei es auch nur bei einem einzigen Krankheits-Processe, uns ein Ideal für die klinische Forschung hinzustellen!

Will die pathologische Anatomie klinisch zu Werke gehen, so findet sie, falls sie konsequent sein will, nicht leicht die Grenzen ihrer Forschung. Dies führt zu mancherlei Uebelständen und Missgriffen; entweder begnüge sie sich daher mit dem, was sie in den Leichen findet und borge sich die Momente für die ihr als Wissenschaft so nothwendige Erkenntniss der Genese ihrer Leichenbefunde von der Klinik, oder aber, und dies ist das Beste, der Kliniker sei selbst pathologischer Anatom und pathologischer Chemiker!

Will der pathologische Anatom seine Leichenbefunde genetisch aus der in dem Kranken vorhanden gewesenen Blutkrase erklären, so muss er sich an den Kliniker wenden, falls derselbe das Blut untersucht hat; wer soll dann aber das Zustandekommen der abnormen Krase, ihre normale oder anormale Weiterentwickelung erklären, der Kliniker oder der pathologische Anatom? Ersteres würde ihn in das Gebiet der Aetiologie führen; er müsste nachweisen, wie durch die schädlichen Ursachen die primäre Blut-Alteration zu Stande kam, und dies liegt ihm doch wohl zu fern, gehört aber zur Klinik. Dasselbe gilt von der sekundären Krase, die bald den Tod herbeiführt, bald in eine andere Krase umschlägt, bald zur normalen oder relativ normalen wird. Auch für den pathologischen Anatomen haben die Krankheits-Fälle, die nicht mit dem Tode endigten, ebenso viel Interesse, wie für den Kliniker; da er nun den Genesenden nicht sofort in sein Leichenhaus bekommt, so kann er nur von dem Kliniker erfahren, wie sich die Krase änderte, während sich die pathologisch-anatomische Läsion retablirte.

Wir wollen in der Klinik kein Stück- und Flickwerk, sondern wir wollen eine Einheit! Der Kliniker soll unbedingt im Stande sein, nicht bloss die functio laesa, sondern auch die objektiven Krankheits-Phänomene, wie sie da sind, zu ermitteln, zu verwerthen und im ungünstigen Falle die Sektion selbst zu machen. Er soll sich nichts vom pathologischen Anatomen und nichts vom Chemiker borgen; mindestens soll er beide übersehen und kontrolliren können. Stehen ihm dann von jedem Krankheits-Processe, den er gut beobachtete, nur 10 Fälle zu Gebote, so wette ich, kann er eine spezielle Pathologie liefern, die nicht auf anatomischem, sondern klinischem Boden aufgeführt, alle übrigen überflüssig machen wird.

Kann dies der Kliniker nicht, d. h. fehlt es ihm an den nöthigen Kenntnissen und Talenten, so verlasse er einen Platz, dem er nicht gewachsen ist und durch dessen Behauptung er der Wissenschaft nur schadet. In solchem Behaupten einer Stelle, der man nicht gewachsen ist, liegt eine Arroganz, welche die schlimmste von der Welt ist. — Sollte der Kliniker den gestellten Forderungen nicht entsprechen können, weil ihm die Zeit dazu fehlt, so frage ich, ob ein Kliniker noch für etwas Anderes Zeit haben kann als eben für seine Klinik? Erst diese, dann die übrigen nothwendigen wissenschaftlichen Arbeiten und wo möglich noch experimentelle Untersuchungen! Ein Kliniker ist nicht dazu da, um alle Tage 2 Stunden seine Kranken zu sehen, ein Nomen morbi dem Praktikanten zu entlocken, bei etwaigen Verstössen desselben seinen Witz leuchten zu lassen und ein Rezept zu verschreiben: seine Verpflichtungen sind ganz anderer Art, aber die wenigsten unter ihnen scheinen sie zu kennen oder sie vernachlässigen sie, weil keine Controlle sie zur Erfüllung derselben anhält!

Wenn die Kliniker in Wien, die Rokitansky alltäglich das Leichenhaus aufs reichhaltigste assortiren, sich durch dessen pathologisch-anatomische Untersuchungen bewogen gefühlt hätten, demselben in dem über die Kranken geführten Journal auch einige genaue Blut-Analysen zu überliefern, so würde derselbe eine andere Krasenlehre haben liefern können, als es mit Hülfe der Andral-Gavarret'schen Blut-Analysen und der Untersuchung der Exsudate und des Leichenblutes möglich war. Namentlich würden sie, falls sie den sterbenden Kranken noch 1—2 Unzen Blut entzogen hätten, den unrichtigen Schlüssen, welche Rokitansky aus der Beschaffnnheit des letzteren auf die in dem Kranken abgelaufene Krase gezogen hat, gleich von vorn herein entgegen getreten sein. Denn das Leichenblut selber ist zwar einer

Untersuchung und Beachtung werth: allein sie kann nur dann richtig und gewinnreich ausfallen, wenn man weiss, wie das Blut kurz vor dem Tode beschaffen war. Die chemische Untersuchung dieses würde gewiss weit mehr lehren als die des Leichenblutes, wovon Rokitansky schon viel erwartet. Den Grund, weshalb dem so sein soll, nämlich, dass die Diagnose sicher sei, kann ich nicht billigen; denn das leisten alle die Fälle auch, wo man Kranken Blut entzogen hat, die starben. Kennt man das Blut von Kranken, die da starben, nicht, so kann die Untersuchung des Leichenblutes gewiss nicht viel lehren. Denn wir sind nicht im Stande, alle die Umstände abzuwägen, welche es bald so bald so abzuändern vermögen. Schon ältere Pathologen, z. B. Wepfer, haben auf die Beschaffenheit des Leichenblutes Rücksicht genommen, ohne dass ihr Beispiel später viel Nachahmung gefunden hätte. Denn wenn man schon das Blut der Kranken wenig achtete, wie viel weniger das Blut der Leichen!

Jetzt werde ich die einzelnen Krasen, die Rokitansky durch Abstraktion gewonnen hat, kritisch durchgehen, um mein über sie schon summarisch ausgesprochenes Urtheil im Speziellen zu begründen. Einige gelegentliche Bemerkungen von anderen Seiten über die Krasenlehre der jungen Wiener Schule sind, wie es sich jetzt herausgestellt hat, unbeachtet geblieben; ich wünsche, dass die meinigen auf einen besseren Boden fallen mögen.

---

1. Faserstoffkrasen, Hyperinose. Rokitansky hat eine weit grössere Zahl dyskrasischer Zustände unter der Rubrik der Faserstoffkrase zusammengefasst als Simon unter der Hyperinosis sanguinis. Während Simon namentlich die Faserstoff-Vermehrung und einige andere Charaktere des Blutes als Momente für diese Blut-Anomalie betrachtet hatte, meint Rokitansky, dass das wichtigere Moment nicht die quantitative, sondern qualitative Differenz des Faserstoffes sei. Darum reiche aber auch der Name Hyperinose nicht hin und er führt den weit allgemeineren, der Faserstoffkrase, ein.

Diese qualitative Alteration des Fibrin soll bei der Hyperinose bis zur Stunde übersehen sein, ausgenommen einzelne Ahnungen in Andral's Hämopathologie! Wenn es auf solche Ahnungen ankäme, so glaube ich, habe ich in meiner Analyse und Synthese der pseudoplastischen Processe (Pseudo-Albumin, Pseudo-Fibrin und Pseudo-Hämatoglobulin) das Meinige auch geleistet: vergl. z. B. S. 53, 214, 216 u. s. w.! Dagegen haben schon Andere und ich aus dem derberen und festeren Aussehen des Faserstoffs des bei Entzündungen gelassenen Blutes und aus seiner langsamen Gerinnung auf eine qualitative Alteration desselben geschlossen!

Rokitansky nimmt ferner an, dass der Faserstoff auch in einem hypinotischen (Faserstoff-armen) Blute qualitativ alienirt sein kann, weil derselbe eine eigenthümliche Neigung zur Lokalisation hat und eigenthümliche Produkte setzt: ist das der Fall, dann sehe ich nicht ein, weshalb wir nicht alle Blut-Alterationen als Faserstoffkrasen auffassen wollen? Denn die qualitativen Differenzen, welche Rokitansky für das Fibrin bei seiner Faserstoffkrase angiebt, sind keine hinlänglich nachgewiesenen; und dass das Fibrin überhaupt exsudirt, kann doch kein Grund sein, das ihm zugehörige Blut zu einer bestimmten Krase zu rechnen. Der Faserstoff bei Morbillen, Typhus, akuter Tuberculose u. s. w. ist gewiss in eben dem Grade, wenn auch nicht in derselben Weise, qualitativ alterirt, wie im Blute bei Pneumonie, Croup, Rheumatismus und der gewöhnlichen Tuberculose!

Wenn also die Vermehrung des Fibrin bei der Faserstoffkrase nicht das Wichtigste sein soll, seine qualitativen Differenzen im Blute selbst müssten dann ganz positiv erforscht worden sein, um danach eine Eintheilung der verschiedenen Krasen zu machen. — Die langsame oder normale Gerinnung des Fibrin ist z. B. ein Moment, welches sicher qualitative Differenzen desselben annoncirt: aber auch dieses ist nicht geeignet, als Prinzip für die Eintheilung der Blutkrasen oder Unterabtheilungen derselben zu dienen. Denn im Anfange solcher Krankheits-Processe, wo sich später der Faserstoff vermehrt zu zeigen pflegt, gerinnt das Blut in der Regel in ganz normaler Zeit oder nur etwas langsamer; hat er sich später sehr vermehrt, so gerinnt es bedeutend langsamer. Dagegen habe ich aber gesehen, dass das Blut von Wechselfieberkranken beim ersten Aderlasse (zur Zeit des dritten Anfalls) normal gerann, bei normaler Fibrinmenge;

später aber gerann der Faserstoff sehr langsam, wiewohl seine Quantität ziemlich dieselbe geblieben war. Ich bin daher der Ansicht, dass wir nach wie vor die schon zu Anfange einiger Krankheits-Processe vorhandene oder sich ausbildende Faserstoff-Vermehrung als ein wichtiges Eintheilungs-Moment für die systematische Krasenlehre gebrauchen könnten, da sie denselben ganz wesentlich ist, wenn wir uns nur stets erinnern, dass das Blut auch noch andere Differenzen darbietet. Mein Bestreben ist aber dahin gerichtet, alle diese Systematisirungs-Versuche vor der Hand zu sistiren, und ich bin daher gewiss der Erste, der selbst jenes Eintheilungs-Moment unbenutzt lässt.

Wodurch hat nun Rokitansky die qualitativen Differenzen des hiergehörigen Fibrin zu beweisen gesucht? Durch chemische Analysen, z. B. Prüfung des aus dem Venenblute erhaltenen Fibrin in Bezug auf seine Auflöslichkeit in Salpeter-Solution, die Untersuchung seiner Fette und Salze, oder gar durch Elementar-Analysen? Von alle dem finden wir nichts!

Sie sollen vielmehr bewiesen werden durch Anomalie in Struktur und Habitus des geronnenen Faserstoffs, seine Neigung zur Gerinnung, seine Neigung zur Ausscheidung im Gefäss-System und durch die Lokalisation in gefässreichen Organen!

Als ob die Neigung (!) des Fibrin zur Gerinnung im hyperinotischen Blute grösser wäre, als in dem normalen oder hypinotischen! Gerade das Umgekehrte hat statt! Der Faserstoff gerinnt weit langsamer, und nur wenn er in Exsudaten u. s. w. mit chemisch verändertem Albumen in Contakt geräth oder mit Häuten, welche sich in einem pathologischen Zustande befinden, wohl gar mit der atmosphärischen Luft in unmittelbarer Berührung sind, mag er schneller gerinnen als in dem der Vene entzogenen Blute.

Ueber die physiologische Verwandtschaft des Faserstoffs zu gewissen Organen und Geweben, die ihn entweder chemisch umändern, dass er als exkrementitieller Stoff zur Ausscheidung geschickt wird, oder die ihn wirklich ausscheiden, hatte ich in meiner Schrift über die pseudoplastischen Processe mancherlei Behauptungen aufgestellt, die allerdings mit der exkrementitiellen Natur des Fibrin stehen und fallen. —

Weshalb die meisten akuten Processe in den Häuten (äussere, seröse, Schleimhaut) und in solchen Organen auftreten, in deren Struktur dergleichen Häute eingehen, das wird sich jetzt vielleicht besser aus den farblosen Blutzellen erklären lassen, die wahrscheinlich im normalen Flusse des Lebens die Epithelien bilden und ersetzen. Der Faserstoff ist dabei ebenso wie das Eiweiss nur indirekt betheiligt.

Rokitansky's Ansicht, dass die Metamorphosen, welche das Blut bei den Faserstoffkrasen durchmacht, autonomisch, d. h. innerhalb der Blutmasse, ohne lokale Wechselwirkung zwischen Blut und Gewebe in der Stase statt hat, ist nur zum Theil richtig; denn der grösste, wichtigste Theil derselben, die Fibrin-Vermehrung und Qualitäts-Aenderung desselben und die Erzeugung sehr vieler, mit qualitativ differirenden Eigenschaften begabter Kern- und Körnchenzellen hat im Lymphgefäss-Apparat seine Quelle; und sodann wird sich nicht leugnen lassen, dass die auf mechanische Ursachen entstandenen Faserstoffkrasen durch die Stoffe hervorgerufen werden, die sich in den in Stase befindlichen Capillaren bilden oder daraus exsudirt wieder resorbirt wurden.

Während man bei der gewöhnlichen phlogistischen Blutmischung nur die quantitative Vermehrung des Fibrin im Auge hatte, so überwiegt bei der kroupösen Krase, wo Aderlässe schädlich sein sollen, die qualitative Abweichung desselben. Dies soll ausser der Anomalie in dem Habitus und der Struktur des erstarrten (Exsudat!) Faserstoffs erwiesen werden:

a. Durch die Neigung dieser Krase zur Lokalisation selbst bei sehr kleinen Mengen von anormal konstituirtem Fibrin; so z. B. bei der aus der typhösen auftauchenden kroupösen und bei der tuberkulösen Krase, wo selbst das letzte Minimum Faserstoff noch zur Ausscheidung von Tuberkel verwendet wird. (!)

Man würde sich diese Argumentation gefallen lassen, wenn nachgewiesen wäre, dass kein anderer Blutbestandtheil, z. B. die Blutzellen, die Stase bewirken. —

b. Durch die Einwirkung vieler hierher gehöriger Exsudate auf die Gewebe, bestehend in Schmelzung, Corrosion derselben.

Hierbei musste 1) nachgewiesen werden, dass die Metamorphose der Exsudate vom Fibrin allein abhängt, und nicht vom Albumin, den Blutzellen u. s. w.; und 2) dass der alienirte Nerveneinfluss in jenen Geweben nicht an der Corrosion und Schmelzung derselben Schuld ist.

c. Durch die bei Hyperinose darnieder liegende Vegetation, die, da der Faserstoff der Ernährung vorstehen soll, nicht statt haben könnte, wenn er nicht eben qualitativ alienirt wäre. S. 148 hatte sich Rokitansky für meine Ansicht von der exkrementitiellen Natur des Fibrins erklärt; hier erscheint ihm die Abmagerung fiebernder, ein anormales Blut besitzender Kranker geeignet, daraus die qualitative Alienation des Fibrin zu beweisen.

Da alle einigermaassen schwer erkrankte Iudividuen abmagern, so würde auch damit wiederum bewiesen, dass alle Blutkrasen vornehmlich in qualitativer Alteration des Fibrin bestehen!

Wenn man doch endlich einmal erst untersuchen wollte, weshalb fiebernde Kranke abmagern, und den Faserstoff dabei vor der Hand ganz aus dem Spiele lassen! Dann wird man vor Cirkelschlüssen sicher sein, die nur dazu dienen, denen, die sie nicht durchschauen, Illusionen zu machen!

Konnte Rokitansky die qualitativen Differenzen des Fibrin, die gewiss statt haben und in den verschiedenen Krankheits-Processen bald von dieser bald von jener Art sein mögen, nicht direkt nachweisen, so glaube ich, dass ein solches Raisonnement, wie ich es eben beleuchtet habe, es gewiss nicht im Stande ist.

Die demnächst von Rokitansky vertheidigte Ansicht, als sei die Hyperinose vor den aus sogenannten inneren Ursachen entstehenden Entzündungen da, und veranlasse sie, werde ich durch meine Blut-Analysen sehr bald als irrig nachweisen. Die Kritik der Gründe für jene Ansicht kann ich daher füglich übergehen. Weshalb aber bei Lungenentzündungen und den übrigen früher zur Hyperinose gerechneten Krankheits-Processen der Faserstoff im Blute so sehr steigt, das gehört den Untersuchungen über die sekundären Krasen an.

Ich war früher selbst (Analys. u. Synthes.) in den Fehler verfallen, dass der Faserstoffgehalt des Blutes vor dem Beginn der Pneumonie schon vermehrt sei, und ich wurde dazu inducirt theils durch einige Blut-Analysen, die ich am ersten Tage der ausgebrochenen Krankheit anstellte, theils durch meine Hypothese von der exkrementitiellen Natur des Fibrin, dessen Anhäufung im Blute durch die gehinderte Hautfunktion erklärt werden sollte.

Aber schon im Anfange des Jahres 1844 machte ich mehrere Blutuntersuchungen bei Pneumonie, die mich eines Anderen belehrten. Wiewohl ich sie in meiner Abhandlung über die Dynamik des Aderlasses (S. Archiv für physiolog. Heilk., 1845, Heft I.) absichtlich mit einer kurzen Krankengeschichte mitgetheilt hatte, so scheinen sie doch bei Rokitansky keine Beachtung gefunden zu haben.

Gerade den Pneumonieen geht in der Regel entweder kein oder doch nur ein kurzes Stadium prodromorum vorher; ist es länger, so findet man, wie ich zeigen werde, allerdings das Fibrin schon sehr vermehrt. Dass dasselbe aber durch seine Quantität und Qualität die Ursache der Lokalisation sei, ist nicht erwiesen, ja sogar sehr unwahrscheinlich.

Nach Rokitansky sollen sich die Faserstoffkrasen unter der Bedingung einer freien respiratorischen Funktion entwickeln. Dafür sollen sprechen die Tuberculosen und das Auftreten von kroupösen Processen und von Tuberculose im Gefolge des Puerperiums durch Freiwerden der Brusträume. Was von diesen beiden Beispielen zu halten, davon später; wie will aber jetzt Rokitansky die Vermehrung des Fibrin bei Pneumonie erklären, wo bei der ersten V. S. in 1000 Gr. Blut 2 Gr. und bei der dritten 8 Gr. Faserstoff enthalten sind? Wie die Vermehrung desselben bei traumatischer Pneumonie? Gewiss ist hier die respiratorische Funktion ebenso wenig frei, wie bei typhöser Stase in den Lungen und doch so ganz verschiedene Folgen! Selbst wenn Rokitansky auch voraussetzte, dass schon vor dem Ausbruch der Pneumonie der Faserstoff im Blut vermehrt sei, konnte er jene Behauptung doch nicht aussprechen: denn die Vermehrung des Fibrin bei weiterer Ausbreitung der Pneumonie musste dagegen sprechen! — Auch bei Rokitansky haben, wie es scheint, die schon oft vorgebrachten Gründe gegen die Bildung des Fibrin durch einen Oxydations-Process in den Lungen nicht die gehörige Beachtung gefunden!

Was die Entwickelung der fibrinösen Krase aus der typhösen, exanthematischen und der Cholera-Krase anbetrifft, die namentlich eine sehr grosse qualitative Differenz des Fibrin zeigen sollen, so darf man dieselbe wohl vor der Hand beanstanden, bis diese qualitative Differenz auf chemischem Wege wirklich dargethan ist.

Die verschiedenen Faserstoffkrasen, welche Rokitansky aufstellt, wie die einfache kroupöse (Piorry's Hämitis!) mit drei Unterabtheilungen und die tuberkulose, als einfache und kroupöse, zeigen nun auf der Stelle den ganzen Hauptfehler dieser Untersuchungen. Denn aus den Exsudaten und den Faserstoff-Gerinnungen in den Leichen kann doch in der That nicht auf die Qualität des Fibrin zurückgeschlossen werden, welche dasselbe im Blute hat und wodurch es angeblich die Stase zu Stande brachte. Wären die Exsudate ganz reiner Faserstoff, so könnte man jenen Schluss schon eher gelten lassen; es sind aber die Faserstoff-Gerinnungen, welche Rokitansky nicht chemisch, sondern bloss physikalisch und mikroskopisch untersucht hat, vor der Hand nur als äusserlich different zu betrachten. Diese Differenzen sind vielleicht weniger die Folge einer qualitativen Verschiedenheit, als die Folge der verschiedenen Arten der Hyperämie, der verschiedenen Anordnung der Capillargefässe und der verschiedenen Alteration der in Stase befindlichen Blutbläschen. Zeigen diese ein sehr starkes Vermögen zur Rollenbildung und reissen die Capillaren nicht, so kann selbst aus einem nicht fibrinreichen Blute sehr fibrinreiches Exsudat mit der Zeit ausgeschieden werden und dasselbe wird sich je nach der Menge der in ihm enthaltenen farblosen Blutzellen und des Serum sehr verschieden zeigen müssen. Ich habe gezeigt (Arch. f. physiol. Heilk. 1847, Heft I.), dass der Faserstoff, welcher durch Ausquetschen aus einem Blutkuchen erhalten wird, physikalisch, und, wie aus den Verhältnissen selbst hervorgeht, auch mikroskopisch von dem ganz verschieden ist, welchen eine mit Wasser verdünnte serofibrinöse Flüssigkeit liefert, in der der Faserstoff durch Salze flüssig erhalten war.

Die Unterschiede, welche Prof. Scherer in dem Faserstoff des entzündlichen und nicht entzündlichen Blutes durch sein Verhalten gegen Salpeter-Solution aufgefunden haben wollte, lassen sich, falls sie wirklich existirten, bloss aus der Gerinnungsweise des Fibrin erklären. Denn der Faserstoff, welcher bei seiner Gerinnung keine Blutformgebilde einschliesst, gerinnt zu sehr derben, kompakten Massen, die sich nicht leicht in Salpeter-Solution lösen.

Ich übergehe die Schilderung, welche Rokitansky von den verschiedenen Exsudat-Faserstoffen giebt, weil sie im Grunde für eine qualitative Differenz derselben nichts beweisen kann. Will man aus dem verschiedenen weiteren Verhalten der Exsudate, ihrem Mangel oder ihrem Reichthum an Organisationstrieb, ihrem baldigen Zerfallen u. s. w. die verschiedene Qualität des Fibrin herleiten, so muss man, wie gesagt, erst darthun, dass der Faserstoff allein die Quelle jenes verschiedenen Verhaltens der Exsudate ist. Dies kann man aber nicht!

Namentlich was die sogenannten kroupösen Exsudate (beiläufig bemerkt, ein sehr unpassendes Wort) anlangt, so glaube ich, dass durch seinen Ueberreichthum an farblosen Blutzellen, Körnchenzellen, freien Kernen und Elementarkörperchen das exsudirte Plasma sowohl das Ansehen erhält, welches Rokitansky an ihnen schildert, als auch dass diese Zellen durch die Metamorphosen, welche sie durch ihre Qualität und metabolische Kraft in dem Plasma hervorrufen, das schnellere Zerfallen solcher Exsudate bewirken. In der Faserhaut des Blutes bei Hämitis (Piorry) sind sie in so ungeheurer Menge, dass man wohl annehmen darf, dass sie ebenso in den Exsudaten sein werden. Wenn ich ganz reinen Faserstoff, im Wasser der Luft ausgesetzt, der Fäulniss (Zerfallen) sehr lange Widerstand leisten sah, so darf man wohl annehmen, dass in solchem, der viele Blutzellen einschliesst, durch diese der Fäulniss-Process in dem Fibrin beschleunigt wird, wiewohl auch die physikalische Beschaffenheit beider Faserstoffarten das Ihrige dabei thun mag. Schon das äussere Aussehen einer Speckhaut und solchen Faserstoffs, der von Blutformgebilden frei ist, thut auf der Stelle dar, einen wie grossen Einfluss dieselben auf das Aussehen des Fibrin ausüben können.

Rokitansky hat selber die Anwesenheit dieser ungeheuren Masse von Zellen, freien Kernen und Elementarkörnchen (Elementarkörperchen) in jenen kroupösen Exsudaten nachgewiesen; jedoch konnte er ihnen, weil sie nach ihm erst aus dem Faserstoff entstanden sein sollten, uicht die gehörige Wichtigkeit beilegen.

Wie nun noch grösserer Gehalt an Wasser und an aufgelöstem Hämatin, die weitere Entwickelung der Krase und der Verlauf der Krankheit überhaupt, namentlich die alterirte Innervation des erkrankten Theils, auf die spätere Metamorphose des Exsudats einwirkt, ist noch zu untersuchen. Wenn der pathologische Anatom die Exsudate zu sehen bekommt, haben sich dieselben in der Regel schon so verändert, dass er ihre ursprüngliche Constitution nicht mehr angeben kann, namentlich was den Gehalt an Wasser, Serum, Fetten und Salzen anbetrifft. Eine verschiedene Resorption dieser vier Stoffe muss das weitere Verhalten des Exsudats sehr verschieden bestimmen.

Vor Allem hätte Rokitansky bei der Aufstellung seiner verschiedenen Faserstoffkrasen die Blutformgebilde einer Untersuchung unterwerfen müssen; so z. B. die Menge und das Verhalten der farblosen Blutzellen und das Vermögen der gefärbten Blutbläschen zur Rollenbildung, welche die Itio in partes beider und die Abscheidung des Plasma bedingt, wie es Fr. Simon doch zum Theil gethan hatte.

Die farblosen Blutzellen zeigen in dem fibrinösen Blute, welches Rokitansky kroupös genannt hat, ein sehr eigenthümliches Verhalten gegen Wasser-Zusatz; sie imbibiren nämlich sehr schnell viel Flüssigkeit und platzen sehr leicht; der mit Molekülen gefüllte Inhalt ergiesst sich. Aus solchem Verhalten erklärt sich vielleicht das schnelle Schmelzen solcher Exsudate, die Rokitansky kroupös nennt. Namentlich bei Anginen, die bald in Eiterbildung übergingen, habe ich jenes Verhalten der farblosen Blutzellen gesehen; sie waren sehr gross, enthielten sehr viele Moleküle und Körnchen.

In dem Blute eines an Angina typhosa (gangraenosa) leidenden Soldaten fand ich die farblosen Blutzellen in einer ungeheuren Menge vor; die meisten enthielten keine Moleküle in dem klaren Inhalte, so dass man den Kern schon von selbst durchsehen konnte. Das Blut enthielt zwar nicht viel Fibrin, war aber gut geronnen und zeigte von putrider Zersetzung oder Necrose des Faserstoffs, wie Rokitansky es will, nichts indem er aus dem Leichenblute und den aphthösen Exsudaten auf die Constitution des Gesammtblutes zurückschliesst.

Das milchige Blut, welches Rokitansky hier noch erwähnt, das bei Pneumonieen, Peritonitis, Milz-Entzündung vorkommt, leitet er, wie ich es bekanntlich in anderer Art schon in der Analyse und Synthese der pseudoplastischen Processe gethan hatte, von einem Zerfallen des kroupösen Faserstoffs innerhalb der Blutmasse (Molekularfibrin) ab. Wie flüssiger Faserstoff im Blute selbst zu Molekülen zerfallen soll, davon kann man sich keine klare Vorstellung machen; oder meint Rokitansky, dass der innerhalb der in Stase befindlichen Gefässe geronnene Faserstoff bei der Resolution der Stase in Moleküle zerfällt? Ich habe nur erst einmal bei einem Erysipelas faciei zu Ader gelassen, als sich dieses schon in Zertheilung begriffen zeigte: allein das Blut-Serum war klar. Als ich früher bei Pneumonie und Pleuritis das Serum trübe fand, habe ich es leider nicht darauf untersucht, ob die in ihm etwa befindlichen Moleküle Faserstoff waren. Die Entscheidung ist hierüber auch fast unmöglich. Denn sind sie nicht Fett, so können sie Elementarkörperchen des Blutes und Moleküle der geplatzten, zerfallenen farblosen Blutzellen sein, von denen manche dem vom Natron befreiten Albumin gleichen. Ein solches Zerfallen farbloser Zellen im Blute und in den in Stase befindlichen Capillaren ist weit denkbarer als ein Gerinnen des Fibrin in Molekülen. — Nähere Untersuchungen solches bei intensiven Entzündungen vorkommenden milchigen Serum werden aber wohl nachweisen, dass dasselbe chylöser Natur ist, dass entweder in den Lymph- und Chylusgefässen eine anomale Lymphe gebildet, oder dass dieselbe nicht in dem Maasse wie sonst im Blute umgeändert wurde, weil die Funktion gewisser Organe darnieder lag.

Das milchige Serum hat gerade bei Entzündungen im Allgemeinen seine Stelle nicht; dass man es unter ihnen vorzugsweise bei intensiven Entzündungen der chylopoetischen Organe (Leber, Milz) und bei Peritonitis gefunden hat, lässt sich sehr einfach aus der Störung der Funktion der abdominellen Organe erklären.

Nur hin und wieder hat Rokitansky gelegentlich angegeben, welche Krankheits-Processe er zu seiner Faserstoffkrase rechnet; es ist bekannt, dass Engel den Rheumatismus acutus zur albuminösen Krase rechnete, wiewohl doch die Blutmischung bei ihm dieselbe ist, wie bei Pneumonie u. s. w.

Dass die Exsudate die Natur der Krase nicht bestimmen können, geht einfach schon daraus hervor, dass man ein Blut bei Kranken finden kann, das alle Charaktere der Hyperinosis im höchsten Grade hatte, ohne dass Faserstoff-Exsudate da waren. So z. B. bei Erysipelas faciei, angina, Rheumat. acut. u. s. w. Es folgt daraus, dass die Exsudate nicht durch die Neigung des Fibrin zur Exsudation entstehen, sondern dass die Beschaffenheit des in Stase befindlichen Theiles dafür maassgebend ist, ob nämlich Raum für eine massenhafte Exsudation da ist. Der findet sich bei Croup, Bronchitis, Pneumonie, Pleuritis, Peritonitis u. s. w. in Menge.

Sicherer wird jedenfalls die Krasenlehre gefördert werden, wenn wir die wesentlichen Momente der Blut-Alteration bei den verschiedenen Entzündungen für sich studiren, da jede noch ihre sehr grossen Eigenthümlichkeiten in ihrem Verlaufe hat, als wenn wir für Zustände, die wir noch gar nicht hinlänglich erkannt haben, Worte erfinden, die durch ihre Nebenbedeutungen leicht Verwirrung und den Schein, als wüssten wir etwas, erzeugen können.

Zu der Faserstoffkrase rechnet Rokitansky als eigenthümliche Species auch die tuberkulöse Krase. Weder Andral noch Simon wussten eigentlich, wo sie mit dem Blute bei Phthisis tuberculos. im System hin sollten, und wenn letzterer es auch zu den Phlogosen rechnet, so lässt eine strenge Kritik dies nicht zu, da das Mittel des Fibrin nicht höher zu stehen kommt, als bei vielen zur Hypinosis gerechneten Krankheits-Processen.

Die Auffassung Rokitansky's der tuberkulösen Krase, der tuberkulösen Exsudate, und was sonst mit dieser zusammenhängt, scheint mir mehr oder weniger verunglückt, was um so bedauernswerther ist, als derselbe meint, gerade bei dieser Krase führe die anatomische Beobachtung weiter, als man glaube.

Um dies zu beweisen, muss ich etwas weiter ausholen und vorzugsweise das in's Auge fassen, was Rokitansky über den Tuberkel im Allgemeinen von S. 391 an gesagt hat.

Der Tuberkel ist Exsudat von erstarrtem Faserstoff und Eiweiss, welches in diesem Zustande, d. h. sogenannter Rohheit, verbleibt.

Rokitansky unterscheidet: *a*) den einfachen faserstoffigen Tuberkel; ein rundes Körperchen von perlgrauer Farbe. Die mikroskopische Untersuchung weist in ihm nach: geronnenen Faserstoff, Elementarkörperchen, Kernbildungen und kernhaltige Zellen in geringer Zahl.

Die wichtigste Frage ist die, ob diese Formgebilde im serofibrinösen Exsudate erst entstanden sind oder gleich aus dem Blute mit exsudirten. Da die Elementarkörperchen, freien Kerne und Kernzellen im Blute sind, so hege ich kein Bedenken, dass sie auch aus diesem stammen.

Dieser Tuberkel hat daher nur eine faserstoffige Grundlage und Frage ist es, ob der Faserstoff die Ursache der Exsudatinn war oder jene Formgebilde, die sich darin befinden, oder ob beide bloss exsudirt wurden, weil die gefärbten Blutkörperchen durch abnorme Qualität die Stase bewirkten und durch ihr lebhaftes Rapprochement die Abscheidung von Plasma nebst den farblosen Formgebilden bewirkten. Alle diese drei Fragen muss sich der pathologische Anatom vorlegen, wenn er seine Wissenschaft mit Umsicht pflegen will. Allerdings kann man wohl annehmen, dass das, was das Gefäss-System verlässt, das eigentlich städlichste war: denn die Nothwendigkeit geht mit der Zweckmässigkeit im Organismus Hand in Hand.

Dieser Tuberkel obsolescirt, verhornt.

b) Der kroupös-faserstoffige Tuberkel, der gelbe Tuberkel. Wie Rokitansky selbst nachgewiesen hat, so überwiegt in ihm die Zahl die Blutformgebilde, der Elementarkörperchen, freien Kerne u. s. w. Er geht zwei Metamorphosen ein: 1) die Erweichung und zwar von innen her, den Tuberkel-Eiter bildend, 2) die Verkreidung.

Ich glaube, die gegebene Schilderung ist zu klar, als dass man es verkennen könnte, wie der Hauptunterschied der beiden genannten Tuberkel-Formationen wesentlich in Folgendem besteht:

Der faserstoffige enthält mehr Fibrin und weniger farblose Blutformgebilde; in dem kroupösen ist von diesen mehr, von jenem weniger. Selbst wenn dort und hier der Faserstoff andere qualitative Eigenschaften hat und dasselbe mit den Blutformgebilden der Fall ist, was man wohl annehmen darf, so glaube ich, dass schon jene quantitative Differenz in der Zusammensetzung der beiden Tuberkel ihr verschiedenes Aussehen und ihr ferneres verschiedenes Verhalten bewirken kann. Dass die Krase, welche dem einen und dem andern als Grundlage dient, auch in qualitativer Beziehung differire, ist zwar sehr wahrscheinlich; aber es kann auch sein, dass dort das Blut weniger von solchen farblosen Blutgebilden und hier mehr enthält oder dass dort eine so leichte Scheidung derselben von den gefärbten Blutbläschen (Itio in partes) nicht statt hat, wie hier. Denn dadurch muss ein verschiedener Gehalt des plastischen Exsudats an farblosen Gebilden bewirkt werden.

Gerade in diesem Verhalten des Blutes, vielleicht schon beim blossen Passiren der Capillargefässe oder bei leichter Stase eine lebhafte Itio in partes seiner Formgebilde zu gestatten, liegt gewiss der Grund, dass die Tuberkel-Exsudationen so unmerklich und oft ohne eigentliche Entzündung sich bilden.

Die so häufige Combination grauer und gelber Tuberkel-Masse ist, glaube ich, ferner ein starker Beweis für meine obige Behauptung: denn wenn beide Arten auf so differenter Qualität des Faserstoffs beruhen sollten, so ist nicht einzusehen, weshalb sie in einem Individuum so leicht entstehen kann. Da selbst Tuberkel auf serösen Häuten u. s. w. einer Gewebs-Metamorphose fähig sind, so ist noch mehr damit bewiesen, dass die Gründe für ein so differentes Verhalten derselben mehr in den in ihnen enthaltenen Zellen zu suchen seien; denn von den Kernzellen und nicht von dem Fibrin ist anzunehmen, dass sie in Zellgewebe sich umwandeln.

Der Umstand, dass der graue Tuberkel der primitive, der gelbe der sekundäre ist, ist ferner ein Beweis, dass jener nur das Produkt einer niedrigern, dieser einer höher entwickelten Krase ist. Zeigen die Blutkörperchen eines Pneumonicus im Anfange der Krankheit ein geringes Vermögen zur Itio in partes, so ist das Exsudat ein anderes als da, wo es sehr lebhaft ist, die gefärbten Bläschen sich vermindert, die farblosen Formgebilde aber sehr vermehrt haben.

Den Grund, weshalb der graue Tuberkel roh bleibt, sucht Rokitansky in einer noch unbekannten dyskrasischen Constitution des Faserstoffs.

Ob dem so sei, ist fraglich; ich suche den Grund dafür

in etwas Anderem. Je reiner nämlich Plasma exsudirt wird und je besser aus ihm das Wasser, das Albumin, die Salze und Fette resorbirt werden, um so mehr ist der übrig bleibende Faserstoff vor einer weiteren chemischen Metamorphose geschützt, die der Fäulniss gliche. Man bereite sich, wie gesagt, ganz reines Fibrin und es wird selbst in Wasser der atmosphärischen Luft ausgesetzt sich lange unversehrt erhalten. Wie leicht muss dies sein, wenn der Faserstoff vor dem Zutritt der Luft geschützt ist und durch Resorption noch ferner seines Wassers beraubt wird?

Je mehr Blutzellen das exsudirte Plasma enthält, um so schwieriger hält es, dasselbe von allen flüssigen Stoffen zu befreien; denn die Zellen selbst lassen sich ihres flüssigen Inhalts nicht so leicht berauben; sie assimiliren sich vielmehr, ihrer Zellennatur getreu, noch mehr albuminöse Stoffe und Fett. Ihr Kern, die Moleküle und der flüssige Inhalt verändern sich zuletzt chemisch so, dass ein Zerfallen der Zellen und somit Erweichung des Tuberkels erfolgt. Diese beginnt im Innern desselben, weil dies am meisten Feuchtigkeit enthält: denn an den äusseren Theilen des Tuberkels kann das Wasser, Albumin u. s. w. besser resorbirt werden, als aus den inneren.

Geht dieser Tuberkel den Process der Verkreidung ein, so kann man sicher sein, dass entweder die tuberkulöse Krase aufgehört hat oder dass sich der Zug des Blutes von den Lungen zu anderen, namentlich se- und excernirenden Organen wendete, welche alle tuberkulösen Produkte ausführten, die Unterhaltung der tuberkulösen Exsudation also nicht weiter zuliessen.

Nach diesen kurzen Andeutungen wende ich mich zu der Beweisführung Rokitansky's, dass die tuberkulöse Krase Fibrinose sei; und zwar soll der Faserstoff nicht bloss vermehrt, sondern auch qualitativ alienirt sein.

Die Gründe, welche angeführt werden, dass die tuberkulöse Krase existire, und wie sie mit anderen Krasen in einem gewissen antagonistischen Verhältniss stehe, das muss ich übergehen, ich will nur den Hauptsatz der Untersuchungen Rokitansky's über die tuberkulöse Krase hervorheben, dass Arteriellität, arterielle Ausbildung des Faserstoffs vor Allem den kardinalen Charakter derselben konstituire.

Rokitansky hatte dem tuberkulösen Fibrin grosse Gerinnungsfähigkeit und Neigung zur Ausscheidung beigelegt: was davon zu halten, habe ich schon oben bemerkt. Nun soll die arterielle Natur dieses Faserstoffs durch die überwiegende Gerinnbarkeit des arteriellen Fibrin, die leichte Coagulation desselben bei Arteritis durch die Entzündungs-Produkte, durch die eminente Entwickelung der Lungen bei Phthisikern und durch den Schutz, welchen exquisite Venosität (?) und Cyanose gegen Faserstoffkrasen zumal, im Besonderen aber auch gegen tuberkulöse Krase involvirt, bewiesen werden! —

Dagegen erwiedere ich Folgendes:

1) Welches Fibrin bildet den Tuberkel, das venöse oder arterielle?

Diese Frage hat man sich bisher, ich glaube weder für die Entstehung der Pneumonieen, noch der Tuberculosen, vorgelegt; geschieht nämlich die Exsudation des Tuberkels aus den ernährenden Gefässen der Bronchen, d. h. dem arteriellen Blute, welches aus der Aorta kommt, oder geschieht sie aus den Capillaren, die von der arter. pulmon. zu der ven. pulmon. führen?

Angenommen sie geschehe aus den Capillaren der Bronchial-Arterien, so müsste Rokitansky nachweisen, dass der Faserstoff der Phthisiker durch deren grössere Lungen mehr arteriellisirt wird als bei anderen Leuten, und dass er andere chemische Eigenschaften erhält. Wir wissen bis jetzt nur, dass der arterielle Faserstoff sich vom venösen durch schnellere Gerinnung und grössere Derbheit unterscheidet; sollte er bei Phthisikern erstere Eigenschaft, die er beim Durchgange durch die Lungen erhält, in noch höherem Grade besitzen, so wäre damit sogar erwiesen, dass er hyperarteriell sei. Es existiren darüber aber noch keine Untersuchungen.

Geschieht die Exsudation aus den Capillaren, welche die Arter. und Ven. pulmon. verbinden, so müsste Rokitansky entweder nachweisen, dass das venöse Fibrin in den Körpercapillaren nicht seine arteriellen Eigenschaften eingebüsst hatte, oder dass ~~es~~, eben arteriell gemacht, sofort zur Stase und Exsudation Veranlassung giebt.

Dies möchte unmöglich sein zu beweisen; auch streitet

gegen die arterielle Natur des venösen Fibrin bei Tuberculose die in der Regel langsame Gerinnung des den Tuberkel-Kranken entzogenen Blutes.

2) Die von Rokitansky aufgestellte Behauptung, dass exquisite Venosität gegen Tuberkel-Ablagerung schütze, wodurch die arterielle Natur der Tuberkelkrase bewiesen werden soll, bedarf einer genaueren Besprechung. Dieselbe ist um so nothwendiger, weil die Thatsache, dass sogenannte Venositöt gegen Tuberculose schütze, richtig erkannt den Grund der tuberkulosen Exsudation aufzuklären allerdings im Stande ist.

Die Umstände, welche Rokitansky (S. 429) für eine gehinderte Arteriellisirung des Blutes in den Lungen angiebt, sind folgende:

a. Die Compression der Lungen durch Beengung der Thorax-Räume bei Scoliosis u. s. w. Dadurch wird die Tuberculose ausgeschlossen.

b. Compression der einen Lunge durch pleuritisches Exsudat tilgt Tuberculose.

c. Schwangerschaft hemmt die Tuberculose und schliesst die Entstehung derselben aus durch Beengung der Brusträume. Es entsteht Venosität! — Sowie aber im Puerperium die Brusträume frei werden, so entsteht, unter Beihülfe der schon obwaltenden Faserstoffkrase, die Tuberculose u. s. w. Die angebliche Venosität des Blutes der Schwangeren kann man, wenn man will, noch weiter dadurch begründen, dass das schlecht oxydirte Blut der Mutter noch viel Sauerstoff an das Blut des Foetus abgeben müsse und dass das venöse desselben seine Kohlensäure an jenes abgebe. Aber, frage ich, wie kann sich denn unter diesen Umständen, weil Venosität gegen Faserstoffkrase schützen soll, diese in dem Blute der meisten Schwangeren in dem letzten Monate ausbilden? Ist das nicht eine Contradictio in adjecto?

d. Erweiterung des Bauchraumes hat überhaupt wegen Beengung des Brustraumes Ausschliessung der Tuberculose zur Folge; so z. B. bei den Weibern, die Cystoiden in den Ovarien haben. — Sollte hier die Cystenkrase nicht vor Allem betheiligt sein?

e. Ursprüngliche Kleinheit der Lungen.

f. Chronischer Catarrh, vesikuläres Lungenemphysem, Bronchial-Erweiterung u. s. w. schliessen Tuberculose aus.

Wiewohl wir noch nicht wissen, in wieweit durch alle diese Zustände die Lungenfunktion quantitativ herabgesetzt wird, weil wir noch kein arterielles Blut von Individuen untersucht haben, die daran leiden, so kann man doch vor der Hand zugeben, dass dem so sei. Es ist nur bemerkenswerth, dass sich von dieser schlechteren Oxydation des Blutes in den Lungen, wobei doch weniger der Faserstoff als das Hämatin betheiligt ist, so wenig Wirkungen bemerkbar machen, die sich bei wirklich nachweisbarer Benachtheilung der Lungenfunktion durch Hirnsymptome zeigen.

Es lässt nun aber die Immunität vor Tuberculose unter diesen Verhältnissen eine ganz andere Erklärung zu.

Die Thatsache wird man mir gewiss einräumen, dass bei vielen der genannten Zustände der Zug des Blutes weniger zu den Lungen geht, eben weil dieselben komprimirt sind und bei der gehemmten Funktion der Lungenbläschen und der Bronchen die Wechselwirkung zwischen Luft und Blut nicht so statt hat wie sonst und daher die Anziehung zwischen Blut und Parenchym vermindert werden muss.

Soll irgendwo Stase und Exsudation statt haben, so muss das Blut dahin einen Zug haben, so dass Hyperämie vorherrscht; bei der Schwangerschaft aber, bei den Leuten mit entwickeltem Abdomen und mit verkleinertem Brustkorbe geht der Zug des Blutes nach den Unterleibs-Gefässen. Bei der Schwangerschaft macht sich das ganze Verhältniss am klarsten. Wegen der Ernährung des Foetus wird das Blut von dem Kopf und der Brust fortgeleitet; es kann hier so leicht nicht zur Hyperämie kommen, weil im Uterus schon Hyperämie und Exsudation genug statt hat. Denn eine bedeutende Stase schliesst die andere aus.

So kann es geschehen, dass sogar krude Tuberkel in den Lungen der Schwangeren obsolesciren und verkreiden, weil Alles, was irgend resorbirbar ist, resorbirt wird.

Wenn nun die Entbindung erfolgt ist, so geht bald der Zug des Blutes vom Abdomen fort und zur Brust, schon wegen der Milchbereitung, und weil durch die grössere Aufnahme von Sauerstoff sehr viele Protein-Stoffe in exkrementitielle Materien umgesetzt werden müssen.

Die Blutkrase der Schwangeren ist weniger durch grösseren Reichthum an Fibrin ausgezeichnet, den ich früher durch gehemmte Ausführung erklärte, als durch das grössere Vermögen der gefärbten Blutbläschen zur Rollenbildung. Dasselbe ist ein so wesentliches Bedingniss zur Einleitung jeder Plasma und farblose Zellen exsudirenden Stase, dass allein dadurch die jetzt so häufige Exsudation von Tuberkel-Materie in dem mit kruden oder obsolescirten Tuberkeln behafteten Lungenorgan, dem loc. minor. resist. des Körpers, erklärt werden kann.

Durch eine Reihe von Vorgängen, die in dem Uterus u. s. w. ablaufen, wird das Blut der Entbundenen, von dem nach wie vor während der Schwangerschaft die tuberkulöse Krase nicht gewichen war, so in dieser Richtung potenzirt, dass es die stärksten Depositionen in den Lungen macht.

Dass die tuberkulöse Krase in dem Blute der Schwangeren nicht aufgehört hatte und nur verhindert war, in den Lungen fernere Abscheidungen zu machen, geht einfach daraus hervor, dass das Kind der Mutter die tuberkulöse Krase angeerbt bekommt und über kurz oder lang an Tuberculose ebenfalls zu Grunde geht.

Es ist bekannt, dass Schwangerschaft noch mit anderen Tuberkel-Formen und auch anderen Krankheits-Processen in Antagonismus steht. Manche Frauen, die an Lupus leiden, verlieren diesen, wenn sie schwanger wurden und der Lupus kommt sofort wieder, wenn sie entbunden sind. Aber auch der umgekehrte Fall kommt vor. Will man nun etwa behaupten, die Tuberkel-Ablagerung bei Lupus beruhe auf Arteriellität?

Wenn Jemand an chronischem Catarrh leidet, so wird durch die fortwährende Schleim-Sekretion der Stoff entfernt, der bei Stase in den Lungen Tuberkel erzeugen würde. Denn der Schleim enthält farblose Blutzellen, Elementarkörperchen und verändertes Plasma, alle Bestandtheile des Tuberkels. Ebenso gut hätte Rokitansky daher behaupten können, dass ein Fontanell am Arm eine venöse Blutkrase bewirke und so die Tuberculose aufhalte, respective sistire. Denn der chronische Catarrh wirkt wie ein Fontanell. Die Blutkrase, die ihm zu Grunde liegt, ist nicht Venosität, wobei sich Rokitansky hier nicht die Hypinose Fr. Simon's, sondern Puchelt's Venosität gedacht hat.

Einige Thatsachen, welche ferner darthun, dass es die Direktion des Blutes sei, welche die Tuberculose hemme oder begünstige, will ich hier anführen.

Steinmetzen, Müller, Leute, die viel Staub einathmen u. s. w., bekommen leicht Tuberculose, die im Beginn ganz örtlich sein kann. Sie entsteht durch mechanische Hyperämie in den Lungen, die Exsudation von Plasma nebst farblosen Blutformgebilden zur Folge hat. Denn die Staub-Partikelchen irritiren die Schleimhaut, es erfolgt stärkerer Blutzufluss, wie wir dies bei mechanischer Irritation der Conjunct. ocul. et palpebr. durch Staub u. s. w. sehen.

Leute dagegen, die in Lohmühlen Lohe einathmen, werden von Tuberculose geheilt oder sind davor geschützt, weil die Gerbsäure der Eichenrinde die Capillargefässe kontrahirt, die Sekretion der Schleimhaut hemmt und somit die Blutzufuhr, der Zug des Blutes zu den Lungen abnimmt. — Dasselbe ist der Fall bei Leuten, die in Bleiglätte-Fabriken arbeiten.

Jedoch lassen sich alle die berührten Verhältnisse, namentlich der Grund, weshalb der Zug des Blutes sich von den Lungen entfernt, auch noch auf andere Weise erklären.

Man hat die Krase, welche Stockung des Blutes in den Unterleibs-Organen bewirkt, seither Venosität genannt, ohne dass man hätte nachweisen können, dass das arterielle Blut Spuren von Venosität hat. Sollte das Hämatin eine andere qualitative Differenz in den Blutkörperchen zeigen, so wissen wir doch noch nicht, ob dieselbe der gleicht, die es in den Capillaren annimmt. Ja dies ist sehr zu bezweifeln.

Der ganze Fehler, den Rokitansky bei seiner Exposition über die Arteriellität der tuberkulösen Krase gemacht hat, ist der, dass er die Blutbeschaffenheit bei Leuten, bei denen die Unterleibs-Organe mehr entwickelt sind als die Lungen, venös genannt hat. Hätte er untersucht, worin die normale Blutkrase derselben besteht, wodurch die der Schwangeren vom Normal abweicht, so würde er das wahre Sachverhältniss nicht verfehlt haben.

Individuen mit tuberkulösem Habitus besitzen ein Blut, das zu Zeiten ihrer noch vollkommenen Gesundheit in einer

Weise vom Normal abweicht, die zu erkennen uns noch nicht gegeben ist. Diese eigenthümliche Krase bewirkt stärkere Wechselwirkung zwischen Blut und Lungen, und geht sie weiter, so kommt es hier, als dem loc. minor. resist., zur Stase.

Wenn nun das Blut irgend eines Tuberkel-Kranken jene Modifikation erhält, dass es Stase in den Unterleibs-Gefässen bewirkt oder bloss der Zug des Blutes hierher geht, so nimmt die Tuberculose ab. Ja, bilden sich wirkliche Stasen aus und in Folge dessen z. B. Ulcerationen vom Rectum nach dem Perinaeum hin, wodurch eine Mastdarmfistel entsteht, so ist bekannt, dass die Tuberculose sistirt wird. Sowie aber der Andrang des Blutes hierher und die statthabende Sekretion aufgehoben wird, so entsteht auf der Stelle eine Exacerbation des Brustleidens u. s. w. Diese Thatsache könnte Einen bewegen, allen Phthisikern mindestens Vesicatore oder Fontanelle am Perinäum zu legen, um das Blut von den Lungen abzuleiten.

Es giebt Hämorrhoidarier, die tuberkulös sind. Bei diesen kann man ein eklatantes Alterniren der Tuberculose und der Hämorrhoiden sehen. Nehmen die Fortschritte der ersteren zu, so werden sie durch einige ad anum applicirte Blutegel gehemmt u. s. w. Jede Ursache, die das Blut nach den Lungen treibt, z. B. Genuss alkoholhaltiger Getränke befördert die Tuberculose u. s. w.

Wenn Wechselfieber die Tuberculose hemmen, was noch gar nicht erwiesen ist, so kann dies nur davon herrühren, dass die nach dem Wechselfieber zurückbleibende Krase von der Art ist, dass das Blut seinen Zug nach den Unterleibs-Organen hat.

Ob das Blut der Schwangeren modifizirt wird, sei es durch den resorbirten Saamen oder die sich ausbildende Stase im Ovarium und Uterus, wissen wir nicht; ein Hinblick auf die Veränderungen, welche das Blut durch Contagien und mechanisch bewirkte Hyperämieen erleidet, macht es aber sehr plausibel. Dann würde das mit tuberkulöser Richtung behaftete normale Blut der Schwangeren zwar diese Richtung nicht verlieren, aber es würde entweder in einzelnen Bestandtheilen oder auch in ihm als Totalität eine andere Richtung in der molekularen Anordnung der Atome auf der gegebenen Basis auftreten, die eben den Zug des Blutes nach dem Abdomen bedingt und es von den Lungen ableitet. — Im ersteren Falle könnten z. B. das Albumin, Fibrin und die Chylus-Formgebilde die tuberkulöse Beschaffenheit behalten, aber die gefärbten Blutbläschen die Modifikation erlangen, dass sie die Wechselwirkung zwischen dem Blut und den Organen des Unterleibes vermehren, also sekundär die zwischen Blut und Lungen vermindern.

Dass da, wo andere Processe statt haben, die auf einer anderen als der tuberkulösen Krase beruhen, Tuberkel nicht aufkommen können, ist an sich klar; ebenso, dass die tuberkulöse Krase vor anderen differenten Krasen schützt.

Dass, wie Rokitansky meint, Herzfehler die Tuberculose ausschliessen, hat gewiss nicht in der angeblichen venösen Beschaffenheit des Fibrin seinen Grund, als darin, dass die den Herzfehlern zu Grunde liegenden Krasen der tuberkulösen entgegen gesetzt sind.

Wenn Rokitansky im Stande gewesen wäre, das eigentliche Wesen der tuberkulösen Krase aus ihr selber zu enträthseln und das der mit ihr in antagonistischem Verhältniss stehenden, so würde er sicherlich nicht die Behauptung aufgestellt haben, dass jene auf arterieller Beschaffenheit des Blutes beruhe.

Ich hoffe, dass man endlich beide Ausdrücke „Arteriellität und Venosität" fallen lassen wird; denn sie bezeichnen nicht das, was das Wesen derjenigen Krasen ist, die man damit unserem Verstande klar machen will. Sie dienen als Deckmantel unserer Unwissenheit, die sich mit aus der Physiologie abstrahirten Worten so gern zufrieden giebt: sie schaden deshalb aber um so mehr. Es giebt nur arterielles und venöses Blut; kann letzteres nicht in ersteres umgewandelt werden, so hat der Kranke überhaupt venöses Blut, dessen Grade verschieden sind: dass aber das in den Capillaren des Körpers nicht sehr karbonisirte Blut nicht zu Stasen in den Lungen und Exsudation von Tuberkel-Materie Veranlassung giebt, liegt auf der Hand.

Wenn die Lungen eines Phthisikers ganz mit Tuberkel angefüllt sind, so kann das venöse Blut gewiss nicht arteriell werden: unter diesen Umständen müsste sich jede Tuberculose durch die hervorgerufene Venosität von selbst heilen was wir leider nicht sehen! —

Hiermit glaube ich bewiesen zu haben, dass Rokitansky weder Recht hat, wenn er das eigentliche Wesen der Tuberculose in qualitativ alienirtem Faserstoff sucht, da das ganze Blut anormal ist, noch dass der Charakter der tuberkulösen Krase Arteriellität sein soll. Die Lungen eines Phthisikers mögen so gross sein wie sie wollen, das arterielle Blut bleibt nur arterielles und wird in den Capillaren venös.

Die tuberkulöse Richtung des Blutes ist meist ererbt; die abnorme Krase schreitet allmählich weiter, bis sie den Grad erreicht hat, dass sie das Capillar-Gefässsystem in dem als locus minor. resist. auftretenden Organe, welches in der Regel dasjenige ist, in dem die Wechselwirkung zwischen Blut und Parenchym am lebhaftesten vor sich geht, zur Stase veranlasst.

Sehr hyperbolisch klingt Rokitansky's Behauptung (S. 552), dass jedes vorhandene Minimum von Faserstoff in Form von Tuberkel ausgeschieden werde. Denn wenn irgend Jemand 10 Jahre an Tuberculose leidet, wird da alles Fibrin, das er erzeugte, als Tuberkel abgelagert?! —

Indem Rokitansky oben annahm, dass der Faserstoff die Ernährung bewirke, so muss man fragen, woher nehmen die Phthisiker das Material für den Wiederersatz, wenn aller Faserstoff zur Tuberkel-Bildung verwendet wird? Derselbe ist, trotz der Abmagerung derselben, immer noch bedeutend genug. Und da der Tuberkel nur zum Theil aus Faserstoff besteht, so kann er allein nicht in den Kreis der Betrachtung gezogen werden, sondern auch die Zellen, die er enthält. Warum hat Rokitansky dies nicht gethan?

Die Bluntersuchungen von Andral und Anderen sprechen gar nicht dafür, dass der Faserstoff in dem Blute von Individuen, wo noch eine Tuberkel-Ablagerung statt hat, bedeutend vermehrt ist; und wenn man in späteren Stadien der Krankheit das Blut faserstoffarm findet, so ist die Frage, ob man es defibrinirt nennen kann. Denn wenn nur 1,5 bis 2,5 Gr. Faserstoff darin sind, so enthält es doch die normale Menge.

Zu jenem Schlusse ist Rokitansky nur durch die Betrachtung des Leichenblutes tuberkulöser Individuen gekommen; dass dieses und selbst das Blut der Phthisiker in den letzten Tagen vor dem Tode wenig Fibrin enthält, ist gewiss weniger die Folge der erschöpfenden Ablagerung, als der gehemmten Erzeugung desselben. Denn die Blutmenge nimmt mit jedem Tage ab, weil mehr verbraucht als erzeugt wird, und nicht der Faserstoff allein ist es, der in grösserer Menge excernirt wird. Dahin gehören namentlich die farblosen Blutformgebilde, welche durch Auswurf, Diarrhöe, Schweiss u. s. w. entfernt werden und eine normale Nacherzeugung der gefärbten Bläschen nicht zulassen. Indem Rokitansky annimmt, bloss der Faserstoff sei bei Tuberculose erkrankt, kann er folgern, später werde auch das Albumin, wahrscheinlich durch Uebertragung vom Fibrin her abnorm und gebe das Material zu albuminösen Exsudaten, (albuminöse Tuberkel, speckige Infiltration der Leber, Milz, Nieren) her, so dass Hydrämie und Anämie entsteht.

Zu diesen albuminösen Exsudaten liefern auch die farblosen Zellen des Blutes das meiste Material!

Ohne genaue quantitative Analysen des Blutes der Phthisiker, die sich in den letzten Stadien befinden, ohne eine umsichtige Erwägung aller Vorgänge, die auf die Blut-Erzeugung und Blut-Consumtion von Einfluss sind, lässt sich über das Zustandekommen der verschiedenen Leichenblutkrasen nichts Sicheres entscheiden. Wünschen wir, dass uns dies bald möglich sein werde; ich glaube in dem Vorstehenden Andeutungen genug dazu gegeben zu haben, und dieser bedarf es in heutiger Zeit bloss, wo man eingesehen hat, dass nur durch positive Untersuchungen, und nicht durch abstrakte Spekulation, die Wahrheit entdeckt werden kann.

Gerade der tuberkulöse Process, welcher so verwickelt erscheint, wird in seinen genetischen Verhältnissen sehr klar, wenn man die Bedeutung der Blutformgebilde, ihre Entstehung und ihren Verbleib im Organismus kennt. Alle Anstrengungen müssen daher vorläufig auf diesen einen Punkt gerichtet sein; dann fällt uns alles Uebrige bei leichter Anstrengung von selbst zu. Mit den Fortschritten der Physiologie fallen und stehen die der Pathologie!

Endlich rechnet Rokitansky noch die Pyämie zu der Faserstoffkrase.

Wer das liest, was Rokitansky über diesen Krankheits-Process sagt, der durch seine so deutlich ausgesprochene humorale Natur zur festesten Stütze der Humoral-Pathologie werden müsste, der muss staunend das Buch aus der Hand legen und fragen, ob das wirklich Alles ist, was man in Wien über denselben herausgebracht hat? Denn über die Beschaffenheit des während der Krankheit entzogenen Blutes erfahren wir gar nichts: alles, was darüber gesagt wird, ist abstrahirt aus der Beschaffenheit der Exsudate und des Leichenblutes; höchstens könnte das den Kranken entzogene Blut einer nur okularen Untersuchung unterworfen worden sein! Wenn man bedenkt, wie viel man in Frankreich in den letzten Jahren über die putride Infektion experimentirt hat, wie viel Fälle von Phlebitis, Rotzkrankheit beim Menschen u. s. w. beobachtet worden sind, so muss man zu der Ueberzeugung kommen, dass diejenigen, welche den Process der Pyämie bisher zu entwirren versuchten, höchst einseitig zu Werke gegangen sind. Man hat nicht die Kranken, sondern die Leichen untersucht und sich aus dem Befunde in diesen jenen herzuleiten versucht.

Mag es eine primitive und konsekutive Pyämie, mag es einen höheren und niederen Grad derselben geben, mag die Krase ausgezeichnet sein durch die Eigenthümlichkeit, rasch nach einander an vielen Stellen sich zu lokalisiren und Eiterdepots zu bilden, mögen die Exsudate und Gerinnungen, mögen die Leichen aussehen, wie sie wollen, durch alles dieses lernen wir doch nun und nimmermehr die Krase kennen! Mir ist es unbegreiflich, dass ein Mann wie Rokitansky sich mit dem begnügen konnte, was er uns über die pyämische Krase mittheilt. Eine Einsicht in die Entstehung und Ausbildung derselben kann man dadurch wahrlich nicht erlangen! Die ganze Exposition, die uns der pathologische Anatom giebt, beschäftigt sich mehr mit den Wirkungen der Krase, als mit der Untersuchung dieser selbst! Es ist daher auch eine Kritik derselben ganz unmöglich: nur die Schlüsse, welche Rokitansky von jenen auf die Ursache (die Krase) zieht, können derselben unterworfen werden.

Der Faserstoff soll auch hier wiederum durch seine abnorme Qualität der eigentliche Faktor der lokalen Erkrankungen sein: ihm wird auch hier wiederum grössere Gerinnbarkeit und Neigung zur Ausscheidung und Destruktion zugeschrieben! Dabei ist er vermehrt! Von den übrigen Blutbestandtheilen erfahren wir nichts und doch sind die Blutformgebilde hier wie überall wieder die Hauptsache.

Die abnorme Qualität des Fibrin soll wieder bewiesen werden durch die Beschaffenheit der Gerinnungen im Gefäss-System; alles, was Rokitansky aber darüber sagt, zeigt klar, dass nur die Bestandtheile, welche der geronnene Faserstoff enthält, die Ursache seines abnormen Aussehens sind. Die farblosen Formgebilde, die vielfach veränderten gefärbten Bläschen sind es, die ihm bald dies bald jenes Aussehen geben. — Ich habe Blut von einem Kranken, der an Phlebitis und Lymphangioitis litt, untersucht, und den Faserstoff nicht anders gefunden als sonst. Das Blut war aber ausgezeichnet durch den Gehalt einer ungeheuren Zahl von farblosen Blutzellen und freien Kernen und durch ein sehr lebhaftes Vermögen der gefärbten Bläschen zur Rollenbildung, so dass das nur sehr wenig Fibrin, aber viel feste Substanz enthaltende Blut eine schwache Faserhaut bildete.

Vor Allem ist daher auch hier wiederum der Vorgang zu berücksichtigen, welchen ich „Itio globulorum sanguinis in partes" genannt habe; die vielfachen Eiter-Depots bei sonstiger purulenter Absonderung von Schleimhäuten u. s. w. entstehen bei dem Ueberwiegen der farblosen Blutzellen vielleicht so, dass sie sich im cirkulirenden Blute ebenso wie in dem aus der Vene entzogenen zu Häufchen gruppiren und dann innerhalb der Capillaren mancher Organe stocken und sich anhäufen, so dass die Cirkulation aufhört, der Faserstoff gerinnt und dass nun die Capillaren selbst schmelzen. Diese Vorgänge in einigen Capillaren wirken auf die in der Nähe befindlichen reizend ein, so dass eine Stase des leicht zu Stockungen disponirten Blutes eintritt. Immer neue Zufuhr von Blut, von dem sich die gefärbten Bläschen grösstentheils trennen, vermehrt die Menge des Eiters, der nichts ist, als die zu einer Masse vereinigten farblosen Blutformgebilde nebst chemisch veränderter serofibrinöser Flüssigkeit.

Wo diese Abscesse sekundär auftreten, d. h. wo das Blut durch die bei primärer Phlebitis gebildeten Produkte in einen Process hineingezogen wurde, der sich durch Erzeugung vieler farblosen Blutzellen charakterisirt, da können auch die mit dem Blutstrome weiter geführten Gerinnungen, die noch theilweise zerfallen, zur Stockung des Blutes in manchen Gefässen Veranlassung geben, die ihren Ausgang in Eiterbildung nimmt.

Vor Allem muss untersucht werden, wie sich auf Infektion durch in Zersetzung begriffene Materien das Blut allmählich verändert, wobei wahrscheinlich zuerst das Albumin betheiligt ist; weshalb das Lymphgefäss-System eine so enorme Masse von Zellen, freier Kerne und Elementarkörperchen bildet und weshalb es an so vielen Punkten zur Stase und Abscedirung kommt. Dies ist vornehmlich Sache der Klinik und des Experiments. Die experimentellen Untersuchungen über Phlebitis und Pyämie müssen ganz von Neuem aufgenommen werden unter gehöriger Berücksichtigung der Veränderungen, die das Blut während des durch die putride Infektion hervorgerufenen Krankheits-Processes erleidet; dabei werden Anhaltspunkte genug geliefert werden, um das, was die klinische Untersuchung nicht ermittteln konnte, zu ergänzen.

Es wird sich dann gewiss herausstellen, dass die Blutkrase, die man höchst unzweckmässig Pyämie genannt hat, als keine andere erscheint, als wir sie in vielen anderen akuten Krankheits-Processen, die mit bedeutender Eiter-Produktion verlaufen, finden: Vermehrung des Fibrin, langsamere Gerinnung desselben, Vermehrung der farblosen Blutformgebilde und mit der Zeit Verminderung der gefärbten Bläschen: dabei aber sehr lebhafte Itio in partes.

Das eigentliche qualitative Moment der Krase, welche rasch und an vielen Orten Eiter absetzt, wird uns wohl eben so verborgen bleiben, wie bei allen übrigen Krasen: denn es beruht gewiss mehr in einer fortschreitenden molekularen Alteration in den flüssigen und geformten Protein-Stoffen als in grob chemischen Abweichungen.

Wir werden daher gewiss am besten thun, das Wort Pyämie ganz fallen zu lassen; weil wir eben, wie gesagt, bei der putriden Infektion dieselbe Blut-Anomalie finden, wie bei einer genuinen Pneumonie, und nur der Eiter, wenn er in sehr grosser Menge ins Blut kam, und die etwaigen Fibrin-Pröpfe bei Phlebitis u. s. w. können einen Unterschied bedingen.

Auch hier wird es genügen, von dem Blute bei putrider Infektion zu sprechen, diese mag direkt durch Aufnahme zersetzten Eiters u. s. w. ins Blut geschehen, oder durch die Exsudation bei Phlebitis.

Es ist meine Absicht, bald solche experimentelle Untersuchungen über putride Infektion in verschiedener Art an Hunden vorzunehmen, weil die Resultate, die sie liefern werden, gewiss das humoral-pathologische Prinzip befestigen müssen. Und ist man sich erst eines richtigen, durchgreifenden Prinzipes bewusst, so werden die auf einen Punkt gerichteten Kräfte bald die weitere Ausführung des Gebäudes ihrem Ziele näher bringen.

So weit Rokitansky's Faserstoffkrasen! Ich weiss nicht, ob es auch meine Schuld ist, dass derselbe den Faserstoff bei den genannten Krankheits-Processen eine so bedeutende Rolle spielen lässt, weil ich auf diesen Stoff in meiner Schrift über die pseudoplastischen Processe vornehmlich die Aufmerksamkeit hinzulenken suchte. Es sollte mir leid thun! Gewiss aber ist mehr der Umstand daran Schuld, dass seine Gerinnungen in der Leiche dem pathologischen Anatomen so sehr in die Angen springen und er aus seinen so häufigen Ausscheidungen folgert, dass er die eigentliche Mater. peccans gewesen sei.

Weit wichtiger als die Betrachtung des Faserstoffs, der nur ein Produkt des anomalen Blut-Processes ist (sanguinis febricitantis), wäre die Erforschung der qualitativen Differenzen des Albumin, der gefärbten Bläschen und der so sehr schon im Anfange vermehrten farblosen Blutformgebilde gewesen: sie finden sich stets in dem exsudirten Fibrin und bedurften daher eben solcher Berücksichtigung wie das Fibrin!

Werfen wir daher nicht bloss den Namen Hyperinosis, sondern auch den der Faserstoffkrasen aus der neueren Krasenlehre heraus: Simon's Hyperinose könnten wir noch eher billigen, als sich eine sehr grosse Reihe von akuten Krankheits-Processen durch Vermehrung des Fibrin auszeichnet und wenn man übereinkommt, welches Blut man faserstoffreich oder hyperinotisch nennen will, so könnte man den Namen beibehalten.

Liefern wir vielmehr, statt ein künstliches System der Blutkrasen zu bilden, eine genaue Schilderung ihrer Entwickelung und Rückbildung in einer Zahl von Krankheitsfällen und wir haben genug gethan! Verfallen wir nicht in den Fehler, die Krankheiten als Ontologieen zu betrachten, da dies schon die Auffassung derselben als Processe verbietet, so nützt das Studium einer grossen Zahl gut beobachteter spezieller Fälle mehr, als eines künstlichen Systems, zumal wenn es ganz falsch ist.

Indem ich in meiner kritischen Wanderung weiter schreite, gelange ich zu der zweiten Hauptkrase Rokitansky's, nämlich der Venosität, Albuminose — (Hypinosis Fr. Simon's) — und stosse sofort auf den total falschen Satz, dass dieselbe in Mangel an Faserstoff, Ueberwiegen des Albumen und meisthin auch der Blutkörperchen beruhen soll.

Von allen den Krankheits-Processen, die Rokitansky zur Albuminose rechnet, liegen Blut-Analysen vor; ich selbst habe so manche gemacht; alle geben mir einstimmig das Recht, vorläufig gegen die Behauptung zu protestiren, dass dieses Blut Mangel an Fibrin haben soll. Denn man muss doch darunter verstehen, dass dasselbe sich unter dem Normal hält; dies ist aber nicht richtig, wie ich schon im ersten Abschnitt über den Fibringehalt des Blutes bei Plethora (S. 17 u. 18) gezeigt habe und bald noch einmal zeigen werde.

Von den übrigen Krankheits-Processen gilt dasselbe; da diese aber theils akute, theils chronische sind, die in ihrem Verlaufe eine sehr verschiedene quantitative Blutkrase zeigen, so geht schon daraus ganz einfach hervor, dass die von Rokitansky gegebene Definition auf sie nicht im Allgemeinen passen kann. Soll sie im Speziellen für die primäre Krase gelten, so ist sie falsch; soll sie für die sekundäre passen, so gilt sie gewiss nicht. Denn wie beträchtlich nimmt nicht die Menge des Albumen und der Blutkörperchen im Blute typhöser Kranken ab!

Rokitansky hat zwar das sehr weitläufige Gebiet der albuminösen Krase in mehrere Abschnitte für die bei verschiedenen Krankheits-Processen vorkommenden Blut-Alterationen getheilt: hätte er diese gründlicher erforscht und zwar in ihrer typischen Entwickelung, so würde er gefunden haben, dass er sie nicht in eine Categorie werfen durfte. Dies war nur möglich, weil wir die feineren Qualitäts-Unterschiede der einzelnen Krasen nicht kennen und eine Betrachtung derselben in Pausch und Bogen eine Generalisirung zulässt.

Es dürfte endlich schwer halten, nachzuweisen, dass bei den albuminösen Krasen überall das Albumen vermehrt ist; darum, weil die Exsudate nicht viel Faserstoff enthalten, müssen sie wegen ihres Reichthums an farblosen Blutformgebilden albuminös erscheinen.

Sollten die Analysen des Blutes nach der Andral-Gavarret'schen Berechnungs-Methode über den wirklichen Albumin- und Serum-Gehalt keinen sicheren Aufschluss ergeben, so hoffe ich, wird dies der Fall sein, wenn man in Zukunft dasselbe nach der von mir vorgeschlagenen Methode bestimmt.

Aber quantitative Verhältnisse sind hier wie anderwärts nur von untergeordneter Natur; es lässt sich voraussetzen, dass im Entstehen der hierher gerechneten Krankheits-Processe das Blut ebenso wenig vom Normal abweichen wird, wie anderwärts und dass die quantitativen Differenzen, welche es im Verlaufe derselben zeigt, das Resultat eines Complexes von Umständen sind, die eine ganz genaue physiologische Analyse fordern.

Wie das Blut aber qualitativ alienirt sei, sowohl im Anfange wie im Verlaufe der Krankheit, das wollen wir wissen, können es aber durch die pathologische Anatomie nicht erfahren.

Die einzelnen Krasen bezeichnet nun Rokitansky nicht nach ihrem Wesen, sondern er verfolgt dabei ein symptomatisches Prinzip; er spricht von der Krase bei Plethora, Typhus u. s. w. und hiermit wären wir zufrieden, wenn sich die ganze Exposition nur auf eine umfassende Untersuchung des den Kranken in verschiedenen Stadien ihres Leidens entzogenen Blutes basirte. Jedoch ist dies hier noch weit weniger der Fall als bei der Faserstoffkrase und es ist noch mehr das Blut der Leichen und die Beschaffenheit der Exsudate berücksichtigt, und als maassgebend erkannt worden.

a. Plethora. Da ich in dem dritten Abschnitte dieser Schrift meine Untersuchungen über das Blut bei Plethora umständlich mittheilen werde, so kann ich um so eher die oberflächlichen Bemerkungen Rokitansky's über diese Krase übergehen. Ob das arterielle Blut plethorischer Individuen mehr oder weniger venös erscheine, wie derselbe meint, ist sehr fraglich. Zufällig habe ich einmal einem plethorischen und an Congestionen zum Kopf leidenden Soldaten beim Aderlass auch die Arter. brachial. angestochen. Das Blut derselben war so lebhaft roth, wie man es nur wünschen kann.

b. Typhuskrase. Sie soll sich durch Verminderung des Fibrin und verhältnissmässiges Vorwalten der Blutkörperchen auszeichnen. Es ist flüssig, von einer dunkelrothen ins Violette ziehenden Färbung; es bildet wenige, lockere, leicht zerfliessliche durch Hämatin gefärbte Coagula.

Diese Charakteristik des Typhus-Blutes ist zusammengesetzt aus den Analysen Andral's und den Untersuchungen über das Leichenblut. Dass der Faserstoff im typhösen Blute nicht vermindert, sondern oft vermehrt ist, habe ich schon oben bei der Kritik der Simon'schen Hypinose erwähnt; dass die Blutkörperchen vermehrt seien, hat Andral selbst widerrufen. Wo er dies etwa fand, da war die V. S. im Beginn der Krankheit und bei sehr plethorischen Individuen gemacht worden. Zudem ist das Mittel, welches Andral und Gavarret für die Zahl der Blutkörperchen im gesunden Blute angegeben haben, zu niedrig. Ihre Typhus-Kranken hatten, als sie gesund waren, gewiss mehr in 1000 Gr. Blut als 127. — Rokitansky hat, wie es scheint, Andral's Hämopathologie zu wenig berücksichtigt und es ist ihm nicht bewusst geworden, dass ohne den Verfolg der normalen Veränderung der Krase während des Krankheits-Processes die in späteren Stadien desselben auftauchenden Erscheinungen nicht begriffen werden können. Die Analysen Andral's lieferten dafür wenig Anhaltspunkte; mehr schon die von Popp, welche zu berücksichtigen waren.

Von einer qualitativen Anomalie des Typhus-Blutes spricht Rokitansky keine Silbe; oder soll mit dem Worte „typhös" die specifische qualitative Alteration bezeichnet sein, die sich weiter gar nicht definiren lässt? — Wichtig ist allerdings, im Allgemeinen wie im Besonderen, die Beachtung der Farbe, welche das Blut Typhöser hat. Allein um sie gehörig in jedem Falle beurtheilen zu können, muss man die grösste Umsicht anwenden. Am sichersten leitet die Farbe des aus der Vene fliessenden Blutes. Aber auch diese ist je nach der Stärke des Blutstromes, je nach der Art, wie das Licht auf ihn fällt, verschieden. Haben die Kranken gar schon Mittel gebraucht, wer will dann entscheiden, woher die Farbe rührt? Und da alle Kranken, welche Rokitansky als Leichen hat untersuchen können, mehr oder weniger mit inneren Mitteln behandelt sein werden, so muss man fragen, ob diese denn ohne allen Einfluss auf die Blutmischung und Blutfarbe geblieben sein sollen! — In den Schriften der älteren Pathologen finden wir viele Angaben über die Farbe des der Vene entzogenen Blutes, jedoch möchte man wenig Uebereinstimmung in denselben wahrnehmen. Und nur wo diese ist, da kann dieses Phänomen als der primären oder sekundären Blut-Alteration charakteristisch erkannt werden.

Ich habe früher vielen Typhus-Kranken zu Ader gelassen, dabei aber die verschiedensten Nüancirungen der rothen Farbe des Blutes gesehen. Will man sie an dem geschlagenen und so flüssig erhaltenen Blute abmessen, so geht man schon unsicherer; ebenso wenn der Cruor dazu dient, den man beim Ausquetschen eines Blutkuchens erhalten hat. Denn bei allen diesen Untersuchungsweisen muss man auf die Veränderung des Blutroths durch Oxydation und Fäulniss Rücksicht nehmen. Sehr häufig habe ich das früher normal rothe Blut von Kranken mit Congestiv-Zuständen, Wechselfieber, beginnender Pneumonie 12 Stunden nach der V. S. auffallend violett roth gesehen und sollte das Blut in Typhus-Leichen, das Rokitansky namentlich berücksichtigt hat, so aussehen, so kann es dies Aussehen erst durch Fäulniss erlangt haben. Es ist dies allerdings noch immer, wenn es konstant wäre, eine Eigenthümlichkeit desselben, die auf einer besonderen Beschaffenheit des Hämatin beruhen muss und daher nicht ausser Acht zu lassen.

Durch die variirende Consistenz des Typhus-Gebildes sollen Differenzen in der Typhus-Krase selbst nachgewiesen werden; sie weisen auf verschiedene Plastizität im typhös erkrankten Plasma hin! — Man sollte dies bei dem Mangel und der Destruktion des Fibrin nicht erwarten!

Die Beziehung der typhösen Krase zu den Schleimhäuten theilt sie mit fast allen anderen akuten Dyskrasieen; denn welche könnte sich nicht in Schleimhäuten lokalisiren? Ihre Relation zur Milz hat sie mit der Intermittens-Krase gemein, von der Rokitansky gar nicht spricht; und ihre Beziehung zu den Lymphdrüsen, d. h. den Drüsen des Mesenterium, beruht doch wohl auf lokalen Gründen! — Mehr war ihr eigenthümliches Verhältniss zum Nerven-System in Anschlag zu bringen, dessen Thätigkeiten sie so sehr in Anspruch nimmt. Das „Nervöse und Typhöse" darf über den Lokalisationen nicht vergessen werden!

Mit der Bemerkung, dass es zur Eiterbildung bei der typhösen Krase nicht leicht komme, kann sich der denkende Leser nicht begnügen. Die Frage, weshalb dem so sei, ist vor Allem zu beantworten! Auch bei Catarrhen der Luftwege kommt es nicht zu Eiterbilduugen. Weshalb nicht? — Wollte Rokitansky sich auf dem klinischen Standpunkte halten, so durfte er die Beantwortung solcher Fragen nicht umgehen; die hippokratischen Thatsachen sind zwar recht schön, allein um sie herauszubringen, bedarf es keiner Anstrengung, sondern nur der Gelegenheit. Sie begründet kein Verdienst.

Ausgezeichnet ist die typhöse Krase durch ihre Umsetzungen und zwar bildet sich aus ihr:

eine kroupöse Krase,
eine Pyämie,
eine Degeneration zu akuter Erweichung (Uebersäuerung des Blutes),
eine Degeneration zur Gangrän, Sepsis, Necrose des Blutes.

Rokitansky begnügt sich bei diesem wichtigen Kapitel der typhösen Krase damit, nur die einfachen Thatsachen hinzustellen, ein für den Leser sehr unfruchtbares Unternehmen! Von der klinischen pathologischen Anatomie erwarten wir, dass sie uns die Gründe für diese frappanten Erscheinungen, dass sie uns den Process selbst enthülle.

In welcher Art sich die typhöse Krase verändert, wenn sie in die kroupöse umsetzt, davon erfahren wir nichts; es bildet sich nur kroupöser Faserstoff. Dies Faktum wird bloss aus der Art der Exsudate erschlossen! Ich habe wohl nicht nöthig, noch einmal zu wiederholen, dass eine solche Veränderung in der Blut-Alteration, falls sie statt hat, sich mehr in Umänderung der Eigenschaften der Blutkörperchen manifestirt, als in den flüssigen Bestandtheilen. Was ist nun aber Grund derselben? Setzt eine spezifische Krase, wie die typhöse ist, so ohne weiteres in eine andere um, weil es ihr beliebt?

So lange nicht direkte Analysen des den Kranken entzogenen Blutes, wo ein solcher Wechsel oder eine solche Accession in den pathologisch-anatomischen Läsionen statt hatte, gemacht und umständlich mitgetheilt sind, haben wir keine hinlängliche Garantie von der Realität jener Behauptung. Denn es kann ja sein, dass, während eine ganz gewöhnliche typhöse Lokalisation im Darmkanal statt hatte, auf irgend eine Weise eine Stase in zu reichlichen Exsudationen disponirten Geweben auftritt, die dann sogenannte kroupöse Exsudate setzt. In Folge dessen kann sich auch die Gesammt-Krase verändern. Wo solche Umsetzungen statt haben, scheinen dieselben weniger in der Natur der weiter schreitenden typhösen Krase zu beruhen, als in fehlerhafter Behandlung und sonstigen schädlichen Einflüssen, welche den Typhus-Kranken, sei es von aussen oder innen her, treffen. Eine genaue klinische Beobachtung wird in solchen höchst interessanten Fällen gewiss später darthun, dass dem Auftreten solcher kroupösen Processe in verschiedenen Organen stets bemerkenswerthe Ursachen voraufgehen, welche selbst einen an sich gesunden Menschen in ähnlicher Weise hätten krank machen können. Unterdrückung der typhösen Sekretion im Darmkanal, übermässige Resorption von putriden Massen aus demselben, Störung der Hautthätigkeit, Luftverderbniss u. s. w. gehören in den Kreis der angeregten Betrachtung.

Aehnliches sehen wir bei anderen Krankheits-Processen, wo dieselben Schädlichkeiten einwirken können, z. B. bei Ruhr, Pocken, Scharlach u. s. w. — Wo, wie bei Typhösen, der Widerstand, den das Nervensystem dem alienirten Blute leisten kann, so sehr gering ist, da können auch schon geringe schädliche Ursachen hinreichen, Lokalisationen zu bewirken. Ja es ist auch möglich, dass je nach der Verschiedenheit der Ursachen, welche die typhöse Krase und deren ursprüngliche Lokalisation im Darmkanal bewirkten, diese in solcher Richtung weiter gehen lassen, dass sie verschiedene Organe in Mitleidenschaft zieht, wo sie ihrer Eigenthümlichkeit zu Folge auch eigenthümliche Exsudationen bewirkt. Also nur dann, wenn wir die ursprüngliche Krase und ihre Beschaffenheit bis zu dem Momente, wo noch eine andere Lokalisation eben beginnt, kennen, sind wir im Stande zu beurtheilen, ob sich die Krase änderte, ob sie sich bloss weiter entwickelte oder ob endlich rein lokale Gründe für die neue Lokalisation da waren.

Mit der Umsetzung zur Pyämie wird es sich wohl ebenso verhalten. Es giebt wohl keine Krase, die nicht, wenn die Ursachen dazu vorhanden sind, zur sogenannten pyämischen werden, oder besser gesagt, an verschiedenen Orten und schnell Eiterdepots machen könnte. — Es verhält sich mit dem Pyämischwerden des Blutes (Man bemerke die Tautologie!) fast ebenso wie mit dem Nervöswerden der Krankheits-Processe; wie die Neueren über dieses die Achseln zucken, so wird man auch bald über die Pyämie zu richtigeren Ansichten gelangen, welche die Kindheit der ihr heut zu Tage zu Grunde liegenden Begriffe darthun werden. Bei Typhus-Kranken hat, beiläufig bemerkt, die Bildung von Eiterdepots, namentlich in äusseren Theilen, nicht selten die Bedeutung einer kritischen Entscheidung, die hier nur auf anderem Wege und in anderer Weise zu Stande kommt als sonst. Hiervon finden sich in den Annalen der Pathologie so viele Fälle verzeichnet, dass ich nicht nöthig habe, diese Behauptung noch weiter zu belegen. Es ergiebt sich daraus, dass man unter der bei Typhösen auftretenden sogenannten Pyämie einen Unterschied machen muss, wenn man nicht in der verschiedenen Lokalisation des Eiters den Grund dafür suchen will, dass die Abscedirung bald jene, bald diese Folge hat.

Die Degeneration zum akuten Erweichungs-Processe. Weil die Erweichungen in einem sauren Fluidum (im Magen, im Oesophagus, in den Lungen, im Coecum und auf der Harnblase) vorkommen, so schliesst Rokitansky daraus, dass im Blute eine Säure frei werde! Wiederum ein unzulässiger Schluss aus dem 24 Stunden nach dem Tode untersuchten Exsudate auf die Blutkrase im Kranken!

Wie unphysiologisch ist es bei dieser Gelegenheit von Rokitansky, die Milz und den Blindsack des Magens für einen Entsäuerungs-Apparat des Blutes zu halten! Als ob das Blut irgend einmal eine freie Säure enthielte! — Der sauer reagirende Inhalt des gleichzeitig mit der Erweichung auftretenden Frieselausschlages kann für eine freie Säure im Blute auch nichts beweisen; es wäre dies ebenso, als wollten wir bei gesunden und vielen kranken Menschen aus einem sauren Harn und dem sauren Schweisse auf eine freie Säure im Blute schliessen!

Die Degeneration zur Sepsis kann man wohl nur als ein Weiterschreiten der typhösen Krase betrachten und nicht als Umsetzung. Sie beruht theils auf den dem Typhus zu Grunde liegenden ätiologischen Momenten, auf der individuellen Krase der Behandlung, dem Regimen, den Gemüthszuständen des Kranken u. s. w.

Wie das Blut solcher Typhus-Kranken beschaffen ist, bei denen sich Gangrän zeigt, wissen wir nicht; gewiss ist die anomale Umsetzung in den Blutbestandtheilen bis zum äussersten Punkte gediehen. So viel die direkte Untersuchung des Blutes ergiebt, zeigt es einen putriden Zustand nicht; de Haen erzählt, dass das Blut bei Faulfieber, Brand u. s. w. kurz vor dem Tode ganz schön aussah. — Ich habe das Blut von Pferden, die an den höchsten Graden des Faulfiebers, an brandigem Decubitus u. s. w. litten, kurz vor ihrem Tode untersucht. Wenn ich es anders gefunden hätte als in manchen anderen Zuständen, z. B. Entzündung, Rotz, so würde ich eine Unwahrheit sagen. — Unter solchen Umständen fühlen wir recht, wie wenig wir von dem eigentlichen Wesen der Blut-Anomalieen wissen; und wir werden um so mehr darauf hingewiesen, um die so grosse Differenz der örtlichen Processe bei anscheinend ähnlicher Blutmischung zu begreifen, sie in einer bis zur vollkommensten Lähmung fortschreitenden Alteration im Nervensystem zu suchen, die in dem in Stase befindlichen Blute, in dem Exsudate u. s. w. dem Chemismus den Zügel frei schiessen lässt. Jene Alteration des Nervensystems kann in Erschöpfung durch perverse Aktionen und in dem Einflusse des erkrankten Blutes beruhen, welches theils durch seine qualitative Beschaffenheit dasselbe zu abnormer Thätigkeit bestimmt, theils die Regeneration desselben in einer sehr verkehrten Weise geschehen lässt. Sollte es sich bestätigen, was Denis, Chomel und Andere über das Blut bei Typhus-Kranken beobachtet haben, jetzt, wo man die Methode kennt, um Blut zu untersuchen, so würde es allerdings ein wichtiges Moment abgeben, um die während eines Krankheits-Processes in verschiedenen Theilen auftretenden Lokalisationen aus der abnormer gewordenen Blutkrase zu erklären, und was von diesen gilt, gilt auch von den primären.

Dass die Stasen, welche in den letzten Stadien des Typhus oft aus äusseren Ursachen entstehen, sofort einen so üblen Charakter darbieten, muss unbedingt theils in der abnormen Blutmischung, theils in dem Zustande des Nervensystems gesucht werden. Dass die Krase aus der typhösen zur putriden geworden, das müsste aus dieser selbst bewiesen, es kann nicht aus dem Decubitus, Gangrän u. s. w. geschlossen werden!

c. Die exanthematische Krase. Es ist ein schlimmes Zeichen, dass Rokitansky dieser Krase auch vom anatomischen Standpunkte aus ein sehr weites Feld eingeräumt hat: betrachten wir, welche Krankheits-Processe er zu ihr rechnet, so finden wir fast alle die, welche Ferd. Jahn traurigen Andenkens in seinen Bausteinen zu den Schönlein'schen Binnenausschlägen zu den En- und Exanthemen rechnete.

Beide Worte bezeichnen das, was das Wesen des Processes der von Jahn und Rokitansky aufgeführten Krankheiten ist, höchst uneigentlich; sie sind ungenau, unbegränzt und werden auch fernerhin, falls man sie beibehalten sollte, zu den grössten Inkonsequenzen und Inkonvenienzen Veranlassung geben. Ich halte sie für vollkommen überflüssig und entbehrlich und wenn es auf mich ankäme, fielen sie aus der Pathologie vollkommen fort. Wenn wir die den lokalen Hyperämieen zu Grunde liegende Blut-Dyskrasie in jedem speziellen Falle in ihrem eigentlichen Wesen erkennen könnten, so würden wir durch sie das beste Eintheilungs-Moment auch für die Hauthyperämieen erhalten. Da wir dies aber wahrscheinlich nicht im Stande sein werden, so thun wir am besten, die Hyperämieen in den einzelnen Geweben und Organen in ihren Ursachen und ihrem Verlaufe zu beschreiben; wir behalten die alten Namen bei und enthalten uns alles Generalisirens durch Ausdrücke, die entweder zu eng oder zu weit sind.

Indem Rokitansky nicht bloss die eigentlichen Hautexantheme hierherrechnet, sondern auch Cholera asiat., Ruhr, zahlreiche puerperale Processe, die akuten Diarrhöen der Kinder, den exanthematischen Typhus, viele substantive Fieber ohne Exanthem, ja endlich selbst die bei tonischen Krämpfen und Convulsionen und bei Krankheiten der Nervencentra zu beobachtenden Blutserkrankungen, und dann behauptet, die bei jedem dieser Krankheits-Processe vorhandene Krase habe die grösste Aehnlichkeit mit der typhösen, nur dass das Blut noch dünnflüssiger sei und einen Stich ins Purpur- und Kirschrothe habe, so muss man sich gestehen, dass die Wissenschaft von einer in so kolossalen Zügen aufgeführten Krasenlehre sich keinen Gewinn versprechen kann.

Ich habe in der Prag. med. V. J. Schr. 1846 in meiner Abhandlung über die erysipelatöse Krase die Differenzen in der Blutmischung, wie wir sie bei den verschiedenen akuten Exanthemen zur Zeit kennen, besprochen; wenn Rokitansky auch das gewöhnliche Erysipel zu den Exanthemen rechnet, so weiss ich nicht, wie er seine Behauptung, dass die exanthematische Krase der typhösen gleiche, rechtfertigen will. Denn wenn bei irgend einem akuten Exanthem die fibrinöse Krase gleich von vorn herein in hohem Grade ausgeprägt ist, so ist es hier der Fall. — Indem aber Rokitansky von allen exanthematischen Kranken diejenigen als Leichen untersuchte, bei denen die eigentliche Krase degenerirt war oder den höchsten Grad ihrer Entwickelung erreicht hatte, konnte er in ihnen ein Leichenblut vorfinden, das sich von dem in den Typhus-Leichen anscheinend nicht unterschied. Aber eine so einseitige Auffassung desselben hätte man Rokitansky nicht zutrauen sollen!

Mag auch in den Leichen das Blut von den Individuen, die an den genannten Krankheits-Processen gestorben sind, sich ähnlich verhalten; da wir so wenig durch Rokitansky von dem eigentlichen Verhalten der typhösen Krase erfahren haben, was lernen wir nun dadurch, dass er uns die exanthematische als dieser ähnlich schildert!

Was kann es uns unter diesen Umständen helfen, wenn diese Aehnlichkeit beider Krasen noch durch ihre Beziehung zu den Schleimhäuten und den Drüsen bewiesen werden soll, durch die gleichnamigen Umsetzungen u. s. w., wenn alles tiefere Eingehen in die eigentlichen Gründe dieser Erscheinungen und in das Wesen der verschiedenen Krasen nicht einmal versucht wird!

Auch die Hypinose bei Krankheiten des Nervensystems soll der typhösen gleichen; die bei akuter Tuberculose der exanthematischen: ich frage nur, weshalb Rokitansky sich unter diesen Umständen die Sache nicht noch einfacher gemacht hat?

Die ganze hypinotische Krase würde ich als exanthematische aufgefasst haben; der typhöse Process, die Krebs-Dyskrasie und selbst die Cysten-Dyskrasie, die Rokitansky noch nicht aufgestellt hat, kann man als exanthematischer Natur betrachten. Denn diese kennt keine Grenzen!

Auch die Faserstoffkrasen sind in eben dem Sinne exanthematische: so würde es eine fibrinöse und eine albuminöse exanthematische Krase geben. Denn will man einmal grossartig im Klassificiren und Generalisiren sein, so denn auch so grossartig als nur möglich! Ich wundere mich nur, dass nicht schon irgend ein deutscher Systematiker auf jenen Gedanken gekommen ist. Die Definition, welche die Schulen von dem Begriffe Enanthem und Exanthem geben, ist von der Art, dass ich jede Pneumonie als ein Enanthem betrachten kann.

d. Ueber die Säufer-Dyskrasie erfahren wir wesentlich Neues nicht; indem ich es unterlasse, das der speziellen Pathologie Angehörige anzuführen, erwähne ich nur, dass das Blut nach Rokitansky ohne Fibrin-Gerinnung sein und oft milchiges Serum haben soll. — Ich habe einmal einem an Delir. tremens leidenden Manne und einem Weibe zu Ader gelassen: das Blut enthielt die normale Menge Faserstoff und war gut geronnen. Auch hier hat die eigentliche qualitative Anomalie des Blutes wahrscheinlich im Hämatin ihren Sitz.

Die chronische Säufer-Dyskrasie soll sehr häufig zu fibrinöser Krase umsetzen. Es ist aber das Blut der Säufer gewiss zu jeder Art von Dyskrasie geeignet, wenn sich nur die Ursachen finden, um sie hervorzurufen. — Dass Tuberculose trotz der durch den Alkohol-Genuss hervorgerufenen angeblichen Venosität bei Säufern so selten nicht ist, wird auch zum schlagenden Moment gegen die Arteriellität der tuberkulösen Krase. Der Andrang des Blutes nach den Lungen durch den Alkohol-Genuss hat bei ererbter Disposition zur Tuberculose ein sehr frühzeitiges Erscheinen der ausgebildeten Krase und Lokalisation derselben zur Folge.

Der natürliche Ausgang der Säufer-Dyskrasie soll Hydrämie sein. Hier war gewiss zu untersuchen, ob dieser

Ausgang in der Krase selbst begründet ist oder in der physiologischen Störung mancher Organe.

Auch ist zu untersuchen, ob die Säufer-Dyskrasie vornehmlich durch direkte Einwirkung des Alkohols auf das Blut oder indirekt durch Einwirkung desselben auf manche Organe erzeugt wird, durch deren abgeänderte Funktion die Blut-Alteration sekundär erscheint.

e. Die Krase bei der sogenannten akuten Tuberculose. Sie soll, wie schon erwähnt, der exanthematischen gleichen. Die Art des Tuberkels, den diese Krase setzt, ist bekannt; jedoch macht sie Rokitansky in ihrer Erklärung viel zu schaffen. Denn ohne die Betheiligung der Blutformgebilde an der Bildung des Tuberkel zu kennen und zu würdigen, ist man nicht im Stande, sie in genügender Weise zu versuchen.

Die eigentliche Untersuchung Rokitansky's hält sich an die Frage, ob diese Tuberculose auch protopathisch vorkommen könne. — Kommt sie deuteropathisch vor, was am öftesten geschieht, so könnte der albuminöse Tuberkel durch Defibrination des Blutes in Folge früherer Abscheidung faserstoffigen Tuberkels zu Stande gekommen sein.

Gegen letztere Auffassung ist zu erinnern, dass wir noch gar keine Analyse von Blut besitzen, das solchen Kranken entzogen worden ist zu einer Zeit, wo eine akute albuminöse Tuberculose im Gange war. Wir wissen also gar nichts über den Faserstoffgehalt dieses Blutes, so weit es den Kranken angehörte. Sollte es aber wirklich kein Fibrin haben, so könnte dasselbe hier sowohl wie bei der protopathischen albuminösen Tuberculose entweder gar nicht oder doch nur in sehr geringer und in einer ganz eigenthümlichen Weise gebildet werden.

Bevor wir hierüber nicht im Klaren sind, können wir gar nicht beurtheilen, ob nicht in dem albuminösen Tuberkel Faserstoff, allerdings ein eigenthümlicher, enthalten ist. Denn ist er geronnen, so ist er vom Albumin nicht zu unterscheiden. — Der Mangel an Faserstoff im Leichenblute kann über alles dieses keine Aufklärung geben. — Sollte nur wenig und eigenthümlicher Faserstoff gebildet werden, so muss der Grund dafür aufgesucht werden, was man nur dann kann, wenn man weiss, woraus er überhaupt entsteht. Ist dies das Albumin, so dürfte dasselbe bei abnormer Chylifikation auch mit der Zeit einen abnormen Faserstoff liefern.

Als ein Beispiel dafür will ich folgende Beobachtung hier einflechten. Ich liess von einem alten marastischen Pferde Blut in eine Lösung von Cyaneisenkalium fliessen. Die serofibrinöse Flüssigkeit gerann mit aq. font. wer weiss wie sehr verdünnt nicht, und auch Aether, der sonst den Faserstoff in ihr zum Coaguliren bringt, brachte sie nicht dazu. Offenbar musste der Faserstoff durch das Salz seine chemische Constitution und damit seine Eigenschaften so geändert haben, dass er dem Albumin anscheinend gleich geworden war. Auch in manchen anderen Fällen habe ich dies gesehen und wie ich schon oben S. 46 bemerkt habe, können wir in diesem Verhalten des Fibrin aus Blut, das man in einer bestimmten Menge in eine bestimmte Salzlösung hat fliessen lassen, wichtige qualitative Differenzen desselben entdecken.

Der Hypothese Rokitansky's, dass bei der akuten tuberkulösen Krase das Albumen so modifizirt sein könne, dass es in den Ausscheidungen spontan gerinnt, fehlt es zur Zeit an jedem chemischen Nachweis; nur erst dann, wenn die gänzliche Abwesenheit des Fibrin in diesem Blute konstatirt ist, kann man daran denken, so etwas anzunehmen, wiewohl es bei dem spontanen Gerinnen nicht bleiben wird. Denn die Untersuchung wird vielleicht ergeben, dass in dem Exsudat sich Stoffe bildeten, die auf irgend eine Weise das Albumin in den festen Zustand überführten. Dies kann ja auch schon geschehen, wenn bloss das Wasser des Plasma einseitig nebst den Salzen resorbirt wird. — Auch muss untersucht werden, ob nicht die farblosen Blutzellen, Elementarkörperchen und freien Kerne den ganzen Tuberkel bilden, nachdem mit exsudirtes, an Fibrin armes Plasma, resorbirt worden ist.

f. Krebs-Dyskrasie. Ich halte es für eine Ueberschätzung der pathologischen Anatomie, wiewohl gegen diesen Ausdruck schon einmal protestirt worden ist, wenn Rokitansky die Existenz dieser Krase zunächst durch ihr ausschliessendes Verhalten zur tuberkulösen beweisen will. Diese Ueberschätzung ist theils relativ, indem sie sich auf Kosten anderer theils zu Tage liegender, theils nicht schwer zu ermittelnder Thatsachen in den Vordergrund der Betrachtung drängt, theils absolut, weil es mit der Ausschliessung der tuberkulösen und carcinomatösen Krase trotz Rokitansky's Untersuchungen noch nicht so ganz sicher ist, wie es sein müsste. Gesetzt auch, dass die Bildung von Scirrhen oder Carcinomen in einem an Tuberculose leidenden Individuum erst geschieht, nachdem die Tuberkelbildung erloschen ist, so deutet sowohl dieser Umstand als auch der, dass es in einem carcinomatösen Individuum noch zu kroupös-tuberkulöser Erkrankung kommen kann, entweder darauf hin, dass beide Processe nicht in einem so feindlichen Verhalten stehen oder dass es im Verlaufe von Tuberkel-Krase und Carcinoma-Krase zu Exsudationen kommen kann, die das Ansehen des Tuberkels oder Scirrhus haben und bald auf jener Stufe stehen bleiben, bald sich zu Carcinomen entwickeln. Worin der Grund dieser räthselhaften Erscheinung liegt, wissen wir nicht; dass er im Faserstoff zu suchen sei, wie Rokitansky meint (S. 424), bezweifle ich: mir scheint er eher in der individuellen Constitution der exsudirten Blutzellen und alienirten Nerven-Einflusses zu liegen.

Es würde zu weit führen, die Momente anzugeben, welche für die Präexistenz einer carcinomatösen Krase sprechen, der sowohl die aus unbekannten, wie die aus äusseren mechanischen Ursachen entstehenden Carcinome ihr Entstehen verdanken. Dass die Krase Albuminose sei, damit ist nichts gesagt: denn das normale Blut ist auch hypinotisch und albuminös. — Die Kern- und Zellenbildungen, welche das Blut als Elemente des Krebses enthält (S. 553), möchten, so viel ich gesehen habe, von den bei anderen Krankheits-Processen im Blute vorhandenen formell nicht abweichen und es sind also wieder qualitative Differenzen, die die Krebs-Dyskrasie charakterisiren. Ob sie bei Krebs von angeblich lokaler Bedeutung (?) mangeln kann, ist die Frage: wer will dies entscheiden, wenn wir von jener einmal nichts wissen?

Heller hat im Blute aller Weiber, die an Uterus-Carcinomen litten, den Faserstoff vermehrt gefunden (S. dessen Arch. 1846, Heft I.). Leider sind die Analysen nur für das Stadium der Krebs-Dyskrasie gültig, wo schon Erweichung des Krebses, Resorption von Jauche und Entzündung in der Umgegend statt hat; für die Blutmischung zur Zeit, wo der Krebs sich zu bilden anfängt, lehren sie nichts. Daher ist auch Heller's Schluss, dass die Krebs-Dyskrasie ebenso gut

Fibrinose sei, wie die Tuberculose, durchaus nicht richtig, und wenn er gar den Krebs aus Fibrin entstehen lässt, dessen Ueberschuss die Natur sich bestrebt (!) zu entfernen, so trifft diese Voraussetzung derselbe Tadel, wie die, dass das Fibrin die Tuberkel bilde. Auch hat Heller im Blute der Krebskranken Krebszellen nachgewiesen. Wenn man bedenkt, dass er sie aus demselben so darstellte, dass er dasselbe mit Wasser verdünnte, bis alle gefärbten Bläschen verschwunden waren, worauf sich jene absetzten, so liegt es klar zu Tage, dass er nichts anderes gesehen hat als farblose Blutzellen, die durch das Wasser mehr oder weniger verändert waren. Dieselben sind von Eiterzellen nicht zu unterscheiden, eine Thatsache, die Heller noch nicht zu kennen scheint! — — Will man Krebszellen im Blute nachweisen, so muss man ermitteln, welche von den farblosen Blutzellen Krebszellen sind und welche nicht. Dies kann man nicht!

Die Fibrin-Vermehrung im Blute von Carcinoma-Kranken hat durchaus in ihrer Erklärung nichts Schwieriges und ist fast ohne Bedeutug, wenn man weiss, dass in Folge der Krebs-Degeneration in der Umgegend Stase und Exsudation zu Stande kommen kann, die wie so manche Stase in jedem Blute eine gesteigerte Produktion von Fibrin zur Folge hat. Man bringe einem Kranken, der an der ausgeprägtesten sogenannten Albuminose leidet, eine Wunde bei, man lege ihm vier grosse Vesicatore, man verbrühe ihn mit kochendem Wasser und man wird die schönste sogenannte Hyperinose zu Wege bringen. Darin liegt z. B. das Räthsel, weshalb die Alten, welche die Pest- und die Typhus-Kranken mit Vesicatoren über und über bepflasterten, sie nicht selten heilten. Denn sie machten anstatt der Pest- und Typhus-Krase eine neue eigenthümliche, welche jene verdrängte.

Andral's und Gavarret's, Popp's und Heller's Untersuchungen über die Krebs-Dyskrasie sind zu unbedeutend und unvollständig, als dass man nicht den lebhaften Wunsch aussprechen sollte, es möchte irgend Jemand, der Gelegenheit dazu hat, das Blut von Individuen mit krebsiger Dyskrasie in den verschiedensten Stadien der Krankheit genau untersuchen. Hier sind die wissenschaftlichen Aderlässe von 3 bis 6 Unzen an ihrer Stelle, zu welchen sich allerdings die Kranken nicht gern hergeben. Heller'n stand nur eine

Unze Blut zu Gebote, die zu einer Analyse, wie sie die Wissenschaft jetzt fordert, zu wenig ist. Vertragen aber die Kranken den Verlust einer Unze, so werden sie auch den von 3—6 Unzen vertragen, namentlich in den ersten Stadien der Krankheit, wo sie noch viel Blut haben und dasselbe gewiss den albuminösen Charakter zeigen wird, d. h. den des normalen Blutes. Oder es müsste denn sein, dass das Blut sofort mit der beginnenden Krebsbildung sich quantitativ ändert. — Uebrigens wird sich die sekundäre Krebs-Dyskrasie auch gewiss danach richten, in welchem Organ der Krebs lokalisirt ist, und wie schon oft bemerkt, nach Umständen, deren physiologische Wirkung auf das Blut wir noch nicht kennen. Auch wäre es gut, wenn Jemand die Langenbeck'schen Impf-Versuche an grossen Hunden, oder besser an Pferden, wieder aufnähme, um hier den carcinomatösen Process in wirklich exakter Weise zu studiren. Vor Allem ist dabei die Leber und das Lymph-Gefässsystem in den Kreis der Betrachtung zu ziehen, da ihre Thätigkeit vorzugsweise alienirt zu sein scheint.

3) Hydrämie, Anämie.

a. Seröse Krase. Auch hier spricht Rokitansky mehr von den Wirkungen und Ursachen der Krase, als ihrer eigentlichen Beschaffenheit und ihrem Zustandekommen. Als Instar omnium ist und bleibt hier die Chlorose der Gegenstand der Betrachtung und nachdem wir ihre Eigenthümlichkeiten durch die französischen Untersuchungen so ziemlich kennen gelernt haben, ist es die Aufgabe, ihr Zustandekommen zu enträthseln. Dabei, wie bei jedem derartigen Versuche, tritt uns die mangelhafte Blut-Physiologie hindernd in den Weg, die rathlos da steht, wenn wir sie fragen: Woraus, wie und wo bilden sich die gefärbten Blutbläschen? Gewiss werden wir aber irren, wenn wir die seröse Krase bloss in quantitativen Differenzen begründet betrachten, da ihre Ausbildung entweder auf einer gegebenen abnormen qualitativen Richtung basirt oder durch die perverse Aktion verschiedener Organe zu Stande kommen kann.

b. Die Anämie oder Oligämie ist keine Krase; denn wie Rokitansky selbst bemerkt, kann ein in seiner Krase beliebig konstituirtes Blut in seiner Masse eine Reduktion erhalten. Es ist aber die Frage, ob dann nicht sofort Hydrämie auftritt, die je nach der Verschiedenheit der Krase verschieden geartet ist.

4) Faulige, septische Krase.

Schon bei den erwähnten dyskrasischen Zuständen ist zuweilen der putriden Zersetzung Erwähnung geschehen, als Degeneration einer anderen Krase. — Die hierher gehörigen Zustände sind verschieden, entsprechend den ursprünglichen Momenten wie der Verschiedenheit der präexistenten Krase. — Letzteres sollte man nicht vermuthen, da durch solche Agentien, welche eine Sepsis des Blutes bewirken, jede vorhandene Krase in der ganz eigenthümlichen Richtung umgeändert werden müsste, in welche ganz normales Blut durch sie verändert worden sein würde. Denn darauf beruht ja eben die Umsetzung einer Krase in eine andere.

Es soll nun die Sepsis einmal den Charakter einer Faserstoffkrase, das andere Mal den der Hypinosis haben. — Alles, was Rokitansky über die verschiedenen putriden Krasen eigentlich sagt, ist vom Leichenblute hergenommen. Ich unterlasse es, die verschiedenen Formen der Sepsis durchzugehen, und frage nur, ob Jemandem das, was Rokitansky sagt, die mindeste Einsicht in die, in den Kranken abgelaufene, Krase gewähren kann?! Auch hier dokumentirt es sich wieder, dass der klinisch-anatomische Standpunkt, von dem diese verschiedenen Krasen aufgefasst sind, ein höchst verfehlter ist; denn die Klinik verlangt Thatsachen, die den Kranken selbst angehen und den Process klar machen, der in seinem Blute ablief. — Dass Necrose des Blutes, Necrose des Faserstoffs u. s. w. in dem Kranken selbst statt habe, sind Behauptungen, die sich bei einer näheren Untersuchung des Objektes selbst als übertrieben darstellen werden. — Wir kennen ja noch gar keine Analysen von Blut, das an septischen Zuständen leidenden Kranken entzogen worden ist, was seine qualitativen Differenzen anbetrifft. Das Wenige, was darüber vorhanden ist, rührt aus Zeiten und von Beobachtern her, die uns kein grosses Zutrauen einflössen können. — Die Untersuchungen über das Blut beim Scorbut, gelben Fieber, Typhus petech. u. s. w. bedürfen einer vollständigen Revision und die Analysen des den Kranken entzogenen Blutes werden die bloss anatomische Untersuchung des Leichenblutes beinahe überflüssig machen.

Leider haben die französischen Forscher, z. B. Magendie, Gaspard u. A. es gänzlich unterlassen, bei ihren Versuchen über die Wirkung von putriden Materien, die sie Thieren eingespritzt haben, die Veränderungen des Blutes während der künstlich erzeugten Krankheit selbst zu studiren und sich auch nur begnügt, das in den Leichen derselben vorfindige einer oberflächlichen Besichtigung zu unterwerfen. Das ist die Folge der unwissenschaftlichen Maxime, die fertigen Zustände, die Produkte eines zu Ende gelaufenen Processes zu untersuchen und nicht diesen selbst. Bevor in die experimentelle Pathologie und Pharmakodynamik nicht das Prinzip Wurzel fasst und zur unumwundenen Geltung kommt, dass uns die Kenntniss der fertigen Zustände nichts hilft, wenn wir nicht die Mittel in Händen haben, ihre Genese zu erkennen, so lange wird die pathologische Anatomie nicht den Einfluss auf die Medizin gewinnen, der ihr gebührt, wenn sie wirklich rationell gepflegt wird.

Dies kann aber, um es noch einmal zu wiederholen, erfolgreich nur vom echten Kliniker und exakten Experimentator geschehen, die von der hohen Bedeutung des Blutes überzeugt, von seinen Gesammt-Veränderungen während der Krankheit Aufschlüsse erwarten. Dies hat man, ich weiss nicht mit Absicht oder aus Indolenz, nicht gethan: man hat dem Blute nichts zugetraut, und wahrscheinlich von dem Gedanken ausgehend: „Blut ist Blut" dasselbe gemissachtet und bei Seite gelassen.

Ich hoffe, dass namentlich eine exaktere Kenntniss der Formgebilde des Blutes und ihrer quantitativen Veränderungen während der Dauer der verschiedenen Krankheits-Processe die pathologischen Anatomen und jeden, der an Thieren experimentelle Untersuchungen, welcher Art sie auch sein mögen, anstellt, überzeugen wird, dass sie ohne eine gleichlaufende Kenntnissnahme der typisch sich entwickelnden und zurückbildenden Blut-Alteration der Pathologie nicht die gewünschten Aufklärungen geben können. Dass die Krasenlehre Rokitansky's gerade den Beweis führen musste, wie falsch und verkehrt eine einseitige, oberflächliche und von vorgefassten Meinungen ausgehende pathologische Anatomie leitet, hat mir aufrichtig wehe gethan und ich hätte im Interesse jenes so fleissigen und unermüdlichen Forschers gewünscht, dass er es vorgezogen hätte, seine Untersuchungen über die Dyskrasieen entweder gar nicht oder erst später, nachdem eine bessere Einsicht sich Bahn gebrochen, zu veröffentlichen. Ich hoffe zuversichtlich, dass Rokitansky bald Kliniker in Wien zur Seite stehen werden, die es verstehen, ihm ein besseres Material zur genetischen Erkenntniss der Leichenbefunde zu liefern, als es bisher der Fall gewesen sein muss: dann erst wird die pathologische Anatomie anfangen, wirklich klinisch und bei ihrem Streben nach Vollkommenheit in dem feineren Detail der Mittelpunkt der allgemeinen und speziellen Pathologie zu werden.

Von sehr vielen Krasen spricht Rokitansky gar nicht, wahrscheinlich, weil er sie aus den Leichen nicht kennen gelernt hat. So z. B. von der Krase der Wechselfieberkranken, der Ikterischen nur im Vorbeigehen, Syphilitischen, der an Catarrhen, der an Haematemesis, morb. nig. Hippocr. Leidenden u. s. w. Wenn er sich bloss darauf beschränkt hätte, seine Krasenlehre aus den Leichenbefunden aufzustellen, so würde man diese Mängel ungerügt lassen können; da er aber die französischen Untersuchungen in sie hineingewebt hat, so würde die Vollständigkeit es verlangt haben, die bei jenen Zuständen vorhandenen Blut-Anomalieen anzudeuten. Denn es lagen zur Zeit schon Materialien genug darüber vor.

Nach diesen kritischen Bemerkungen über die Krasenlehre Rokitansky's will ich nur noch einige Worte über seine Beweisführung für eine primitive Alteration der Blasteme sagen. Die Gründe, welche er aus den pathologisch-anatomischen Untersuchungen dafür im Allgemeinen beibringt, dürften zwar nur noch wenig befriedigen; da aber sowohl auf spekulativem Wege durch genaue Analyse der Wirkungen, welche die ätiologischen Momente auf das Blut äussern müssen, ferner durch klinisch-pathologische und therapeutische Untersuchungen eine primäre Alteration des Blutes in den meisten akuten Krankheits-Processen nachgewiesen werden kann, so wird man die Beweise, welche aus dem Schatze der anatomischen Erfahrungen noch mehr dafür sprechen, ohne eine spezielle Kritik passiren lassen dürfen. Diese dürfte auch bei den so höchst verwickelten Verhältnissen ihre sehr grossen Schwierigkeiten haben. Rokitansky hat selber schon die gegen einige Punkte seiner Beweisführung geltend zu machenden Gründe näher geprüft, die aber seinen Satz, dass den Blastemen an und für sich von vorne herein differente Qualitäten innewohnen, nicht zu erschüttern im Stande waren.

Wir können ihm endlich wohl beistimmen, wenn er diese primitive Anomalie der Blasteme in einer Dyskrasie des Gesammtblutes, dann aber auch bei Integrität desselben in einer Abänderung des Nerveneinflusses an Ort und Stelle sucht, der die Constitution des Blutes abändert. Letzteres findet sicher nicht nur bei den Entzündungen und Exsudationen statt, die durch äussere Ursachen entstehen, sondern gewiss auch noch bei jeder anderen, durch die Blut-Dyskrasie hervorgerufenen Stase, so dass das Exsudat bald mehr bald weniger differente Eigenschaften hat als das Blut selbst. Denn wir dürfen den Alterationen des Nervensystems wohl einen bedeutenden Einfluss auf die qualitative Constitution der flüssigen und geformten Blutbestandtheile einräumen.

Meine Absicht ist hier nur, mit Rokitansky darüber zu rechten, dass er die Exsudate bloss Blasteme nennt, wohin er das Albumen und den Faserstoff rechnet, und dass er in den Kreis seiner Betrachtung nicht auf der Stelle die in den flüssigen Protein-Verbindungen mit exsudirten Blutzellen berücksichtigt, namentlich die Elementarkörperchen, freien Kerne und verschieden gearteten Kernzellen. Das Exsudat enthält so nicht bloss Cytoblastem, sondern auch mehr oder weniger schon entwickelte Cytoblasten und Zellen.

Unter solchen Umständen entsteht die für die weitere Entwickelung der Exsudate so höchst wichtige Frage, ob sich aus dem Albumen oder Faserstoff Zellen und daraus Gewebe entwickeln, oder ob sie bloss das Material zu der weiteren Entwickelung der in dem Exsudat schon enthaltenen Zellen hergeben.

Auf die Erörterung und Erledigung dieser Frage sind seit längerer Zeit alle meine Bestrebungen gerichtet gewesen und indem ich einmal nachweisen werde, dass wir alle die Formgebilde, die in Exsudaten sind, in der Lymphe und im Blute vorfinden und dass zu ihrer Entwickelung in den so verschieden gestalteten Exsudaten an den Orten, wo sie sich finden, nicht die Bedingungen zu den erforderlichen chemischen Processen gegeben sein können, so glaube ich, die auf keine thatsächlichen Beobachtungen basirte Ansicht von der Entwickelung von Zellen in Exsudaten widerlegen zu können. Dass damit in den bisherigen Anschauungen ein vollkommener Umschwung statt haben muss, ist ersichtlich; es geht daraus aber auch hervor, dass das Studium der Blut-Alterationen in Krankheiten eine ganz andere Bedeutung und eine weit grössere Wichtigkeit erlangt, als es bisher beanspruchen konnte. Die Physiologie und Pathologie des Blutes müssen unbedingt jetzt in den Vordergrund aller heilwissenschaftlichen Bestrebungen treten und es ist vorauszusehen, dass sie bei einigem Eifer in kurzer Zeit mehr Aufklärung über die wichtigsten Processe gewähren werden, als eine zwar fleissige, aber von falschen Punkten ausgehende pathologisch-anatomische und chemische Untersuchung lehren konnte.

Für den allerunglücklichsten Gedanken, den auch Rokitansky vertritt, muss man aber den halten, dass sich aus schon erstarrtem Plasma, Albumin und Fibrin, Zellen entwikkeln können, da sich in diesen die vorhandenen Zellen in mannigfacher Art nur weiter bilden, so lange ihnen noch dazu Raum und Gelegenheit gegeben ist.

Rokitansky hat alle Blutformgebilde, welche in dem erstarrten Faserstoff sich finden, zwar gesehen und beschrieben: allein dass sie in den Exsudaten das Wichtigste sind, hat er nicht erkannt. Sowohl in Bezug auf die weitere höhere Entwickelung derselben als auch ihr Zerfallen und Schmelzen sind sie wahrscheinlich die eigentlichen Faktoren.

Die verschiedenen Eigenschaften der in den Exsudaten befindlichen Zellen, die theils auf qualitativ-chemischer Constitution ihrer einzelnen Bestandtheile, dann aber auch auf ihrer Entwickelungs-Stufe beruhen, verdienen das genaueste Studium. Daraus wird es sich begreifen lassen, weshalb ein Exsudat die, ein anderes jene Richtung nimmt unter bald so bald so modifizirtem Einfluss des umliegenden Parenchyms.

Die eigentliche Polemik gegen diese Ansichten von der Art und Weise, wie sich in Exsudaten Zellen bilden und wie sich diese selber dabei verändern, muss ich einem anderen Orte vorbehalten; sie ist weniger gegen Rokitansky selbst, als gegen die deutschen modernen Mikroskopiker zu richten, auf denen Rokitansky mehr oder weniger fusst.

Die verschiedenen Faserstoffarten, welche Rokitansky hier anführt und beschreibt, um daraus noch eine qualitative Differenz der Blasteme herzuleiten, haben schon grossentheils ihre Besprechung bei der Faserstoffkrase gefunden. Wir können zwar voraussetzen, dass verschiedenem Aussehen des Fibrin auch chemische Differenzen zu Grunde liegen werden: allein mehr lässt sich dasselbe durch die Bestandtheile erklären, die es eingeschlossen enthält. Solche Exsudate sind darum aber auch durchaus nicht zu einer qualitativ chemischen Untersuchung brauchbar; denn man hat in denselben ein Gemenge von verschiedenen Protein-Gebilden, die sich bei einer versuchten chemischen Isolirung in der verschiedensten Weise zersetzen. Ein Beleg dafür sind die Untersuchungen Mulder's über die Faserhaut, in der wir dieselben wandelbaren Elemente finden wie in den Exsudaten, nur dass diese noch während der Krankheit und nach dem Tode bedeutende chemische Alterationen erlitten haben müssen.

Weil Rokitansky meint, die vier von ihm aufgestellten Faserstoffformen entsprechen einigermaassen den von Mulder entdeckten Oxydations-Stufen des Protein, so will ich meine im ersten Abschnitt (S. 100) über dieselben geäusserte Ansicht hier noch einmal aufnehmen, weil Mulder bei seinen neuesten Untersuchungen über das Protein zu ziemlich abweichenden Resultaten gelangt ist, die da beweisen, dass man sehr wohl befugt war, die früheren Angaben zu ignoriren.

Indem es sich herausstellt, dass das Protein nichts weiter ist als ein Zersetzungs-Produkt von Albumin, Kasein und Fibrin, welches sich bei der gleichen Darstellungsweise gleich bleibt, so würde es unwissenschaftlich sein, dasselbe noch als die Grund-Substanz jener Körper zu betrachten, zu der nur Schwefel und Phosphor hinzuzutreten braucht, um Albumin u. s. w. zu bilden. Denn abgesehen davon, dass zur Constitution von Albumin, Fibrin und Kasein noch mehr gehört, als Kohlenstoff, Wasserstoff, Sauerstoff, Stickstoff, Schwefel und Phosphor, indem dazu noch andere anorganische Stoffe (Kalk, Magnesia) und Fette nöthig sind, so kommt es vor allen Dingen nicht darauf an, die Zersetzungs-Produkte derselben kennen zu lernen, wodurch wir nun und nimmermehr ihre Bildung erfahren können, sondern ihre eigentliche elementare Zusammensetzung. Wie mangelhaft dieselbe beim Albumin, Fibrin und Kasein bisher gewesen ist, hat Mulder selbst gezeigt und ebenso, wie mangelhaft sie noch ist. — Weit wichtiger aber als die Kenntniss der chemischen Constitution dieser formlosen, flüssigen Blutstoffe ist die der geformten; was ist, fragen wir, die elementare Zusammensetzung der Hülle der gefärbten Blutbläschen, der farblosen Zellen, welches ist sie in den Hüllen der Elementarkörperchen und der Kerne in den farblosen Zellen oder derer, die frei im Chylus und im Blute schwimmen?

Denn jene flüssigen Protein-Verbindungen liefern nur das Material für den Zellenbildungs-Process im Lymphgefäss-System und zur weiteren Entwickelung der Zellen; wie verändern sie sich chemisch, um aus dem formlosen, flüssigen Zustande in den festen, in den geformten überzugehen? Und da die verschiedene chemische Constitution der Zellen-Membranen und ihres flüssigen Inhalts eine verschiedene Thätigkeit derselben zu Folge haben muss, so ist die Frage nach jener um so dringender, um den Lebens-Process, der doch zum grössten Theile in den Zellen und den aus ihnen entstandenen Gebilden abläuft, in seinen Bedingungen mehr enträthseln zu können.

Die Chemiker scheinen es jetzt selber zu fühlen, welche Grenzen in den organischen Untersuchungen ihrer Kunst gezogen sind; ja da sie nur wenig in das feine Detail der organischen Vorgänge blicken können, so sind sie auch rathlos und wissen nicht, worauf sie ihre ferneren Untersuchungen ausdehnen sollen. — Wahrscheinlich werden wir jetzt auf direktem Wege nicht so weit gelangen als auf indirektem, d. h. häufig wird es uns nicht vergönnt sein, die chemische Constitution gewisser organischer Gebilde, z. B. der Blutzellen, zu bestimmen, weil wir sie nicht absolut zu isoliren im Stande sind: sondern durch verschiedene Operationen und Schlüsse werden wir erst dahin gelangen, dieselbe im Verhältniss zu den Materien, woraus sie entstanden, zu ermitteln.

Was in specie den Faserstoff anlangt, so hatte Mulder dessen Schwefelgehalt früher zu gering angegeben, eine Folge seiner unrichtigen Darstellung. Wenn derselbe ihn jetzt so darstellen wird, wie ich es angegeben habe, so hoffe ich, wird er zu absolut sicheren Resultaten gelangen. Wegen des geringeren Kohlenstoffgehalts streicht Mulder das Fibrin aus der Reihe der Protein-Verbindungen und reiht es unter die Protein-Oxyde. Lassen wir das Protein fallen, so ergiebt sich, dass Fibrin etwas weniger Kohlenstoff besitzt als Albumin. Wie und wo es denselben eingebüsst hat, wissen wir nicht; Mulder lässt es durch den Sauerstoff oxydirt werden. Da nun Protein doch unmöglich = Albumin, so ergiebt sich, dass die Bezeichnung Protein-Oxyd für Fibrin nicht zulässig ist. Eher könnte man es Albumin-Oxyd nennen.

In Bezug auf die Epidermose des Bouchardat meint Mulder, der dieselbe früher für Protein-Bioxyd hielt, dass die dem Faserstoff anhängenden Blutkörperchenhüllen sie bilden, und dass man deshalb das Blut, um den Faserstoff rein zu erhalten, schlagen müsse: dagegen lässt sich bemerken, dass man auch auf diese Weise denselben nicht rein erhält. Das Globulin der Blutbläschen ist jene Epidermose gewiss nicht: eher sind es die Elementarkörperchen des Blutes und die Kerne der farblosen Blutzellen. Ja es finden sich in jedem Blute immer so viele Fetzen der inneren Blutgefäss-Membran (Epithelium), dass dieselben, von dem Faserstoff eingeschlossen, jene Epidermose bilden können.

Alles dieses würde Mulder selbst eingesehen haben, wenn er die mikroskopischen Formgebilde des Blutes und den Mechanismus der Gerinnung gekannt hätte.

Die Faserhaut soll nicht aus Fibrin, sondern aus Oxyprotein und Tritoxyprotein bestehen, weil sie beim Kochen zwar dieselben Produkte wie das Fibrin giebt, aber in kürzerer Zeit und in anderem Verhältniss. Hätte Mulder ein einziges Mal nur gesehen, wie viele farblose Zellen, freie Kerne und Elementarkörperchen der liq. sanguinis enthält, der später zur Faserhaut wird, so würde er eingesehen haben, weshalb sie sich so verhält. Wenn er aus solchem Blute, das eine Faserhaut bildet, den Faserstoff ganz rein gewonnen haben wird, so hoffe ich, wird derselbe sich in seiner elementaren Zusammensetzung und sonstigem chemischen Verhalten ebenso beweisen, wie gewöhnliches Fibrin. Denn dass die Faserhaut es nicht thut, daran sind offenbar jene genannten Formgebilde des Blutes Schuld.

Nach dieser Kritik der fünf verschiedenen Versuche einer Krasenlehre, bei der ich mich kurz fassen musste und nur aphoristische Bemerkungen einstreuen konnte, die allerdings oft einen etwas zu dogmatischen Anstrich haben, wird sich der Leser wohl selbst gestehen, falls es nicht schon früher geschehen ist, dass es mit unserer Kenntniss der Blut-Alterationen in Krankheiten sehr schlecht bestellt ist. Alle jene Versuche sind einer wie der andere unglückliche; sie mussten es sein, weil sie theils auf einem mangelhaften Materiale, theils auf a priori'schen und total irrigen Voraussetzungen aufgeführt wurden.

Lassen wir sie also fallen! Die Erkenntniss seiner Unvollkommenheit ist der erste Schritt zur Vervollkommnung! Diese werden wir erreichen, wenn wir, unbekümmert um alles Systematisiren, die Blut-Alterationen bei den einzelnen Krankheits-Processen zu erkennen suchen.

In dem ersten Abschnitte habe ich den Weg angedeutet, wie wir dies zu machen haben: ich wünsche, dass sich Viele finden mögen, die die ihnen so reichlich dargebotene Gelegenheit benutzen, uns nach jenem Plane ausgeführte Blut-Analysen sie liefern. Vor Allem ist es wünschenswerth, bei jedem Kranken wo möglich mehrere Blut-Untersuchungen anzustellen, damit wir theils die Entwickelung der Blut-Alteration bis zu ihrem Culminationspunkte, theils ihre Rückbildung zum Normale kennen lernen. — Je mehr das Interesse für Humoral-Pathologie wächst, weil man ahnt, dass die Erforschung der humoralen Processe sehr wichtige Aufschlüsse für die Pathologie liefert, um so grösser wird die Zahl derjenigen werden, welche Blut-Untersuchungen anstellen, und zwar wird dann von selbst die lobenswerthe wissenschaftliche Neugierde dazu antreiben, auch, wo es weniger nothwendig ist, kleine Blutentziehungen zu machen.

Sollten Kliniker gar in Deutschland erstehen, welche mit der Consequenz, wie es Bouillaud thut, coup sur coup bis zur Ohnmacht und bis zum bezweckten Nachlass der Krankheit zu Ader lassen, so würden wir, falls das Blut untersucht wird, bald ein sehr reichliches Material für Hämopathologie erlangen. Ich werde später, wenn ich meine Untersuchungen und Erfahrungen über die Dynamik des Aderlasses im Zusammenhange herausgeben werde, das Prinzip und den Nutzen jenes therapeutischen Verfahrens umständlicher motiviren: denn dasselbe beruht auf der rationellsten Basis, welche für die Humoral-Pathologie und Aetiologie als ein beredter Vertheidiger auftritt.

Ich bin bisher noch nicht in den Verhältnissen gewesen, dass ich therapeutische Methoden vielfach hätte mit Consequenz erproben können: wo es aber geschehen ist, da haben mich die Erfolge der Versuche in meiner Ueberzeugung von der humoralen Natur der meisten Krankheits-Processe nur zu sehr bestärkt.

Jetzt werde ich in dem folgenden Abschnitte meine Untersuchungen über das Blut bei Plethora und Congestiv-Zuständen mannigfacher Art mittheilen. Ich fürchte nicht, dass die Umständlichkeit in der Darlegung der Thatsachen mir zum Vorwurf angerechnet werden wird, nachdem ich für die Verbreitung der Ueberzeugung gewirkt habe, dass ohne die spezielle Einsicht in die Analysen selber alle daraus gezogenen Schlüsse nicht die ihnen gebührende Anerkennung verdienen. — Dass ich nichts Vollkommenes bieten kann, versteht sich wohl von selbst; die Hämopathologie ist bisher in ihrer Kindheit gewesen; die Bestrebungen meines noch folgenden Lebens werden darauf gerichtet sein, sie aus derselben zu grösserer Selbstständigkeit und Reife zu führen. Dass dies nur auf klinischem und experimentellem Grund und Boden geschehen kann, dass die Blut-Untersuchungen weder Werth haben, noch Werth verleihen, wenn sie nicht im Zusammenhange mit dem natürlichen oder künstlichen Krankheits-Processe betrachtet werden, ist eine Wahrheit, die nur der bestreiten kann, der überhaupt das humorale Element aus der Pathologie verdrängt wissen will.

Mein Streben hierbei ist vorzugsweise auch darauf gerichtet, aus den Blut-Untersuchungen für die Therapie einen praktischen Nutzen zu ziehen; mit der Dynamik des Aderlasses habe ich den Anfang gemacht und werde, sobald ich Musse und Gelegenheit dazu habe, die durch den Gebrauch von Arzeneimitteln im Blute hervorgerufenen Veränderungen und die dadurch bewirkten reaktiven Phänomene in exakter Weise studiren. Denn die bisherigen pharmakodynamischen Versuche an Thieren haben sich mit wenigen Ausnahmen nur mit den toxischen Dosen beschäftigt, welche für die

Therapie im Grunde nicht viel lehren. **Meyerhoff's** Untersuchungen über die Wirkung der Antimonial-Präparate (S. Arch. für Chem. u. Microsc., 1846, Heft 2 ff.), die auch das Blut in den Kreis der Betrachtung ziehen, haben hierin schon gute Bahn gebrochen, jedoch genügen sie allen Anforderungen noch nicht. Namentlich vermisst man schmerzlich die so höchst nothwendigen Temperatur-Untersuchungen, da sich erwarten lässt, dass durch die im Blute und manchen Organen durch die Mittel hervorgerufenen Processe die Eigenwärme modifizirt werden muss.

Dritter Abschnitt.

Untersuchungen über die Beschaffenheit des Blutes bei reiner congestiver Stase und einigen verwandten Zuständen.

Zwar haben sowohl Andral und Gavarret, Rodier und Becquerel und Popp, wie auch schon früher H. Nasse, (S. dessen Werk über das Blut in mehrfacher Beziehung) eine nicht geringe Zahl von Blutuntersuchungen bei Plethora und Congestiv-Zuständen bekannt gemacht und die französischen Aerzte haben aus ihren speziellen Analysen durch Abstraktion die Krase bei diesen so häufig vorkommenden Zuständen charakterisirt: allein dessen ungeachtet kann ich es nicht unterlassen, meine seit dem Jahre 1843 nach und nach gesammelten Analysen hier zusammen zu stellen. Und zwar wird man, wie ich glaube, mein Unternehmen gerechtfertigt finden, wenn man folgenden Gründen Beachtung zu schenken geneigt ist.

Andral und Gavarret haben 15 Fälle von Gehirn-Congestion mitgetheilt, wo nur eine quantitative Analyse der drei Blutbestandtheile gemacht ist. Ob dieselben den Schluss zulassen, welchen sie, selbst bei Zugrundelegung ihres falschen physiologischen Mittels für die drei einzelnen Bestandtheile des gesunden Blutes, daraus gezogen haben, ist sehr fraglich. Denn sowohl die Zahl der Blutkörperchen wie des Fibrin hält sich sehr häufig, wie wir später sehen werden, unter dem normalen Mittel.

Die Untersuchungen von Rodier und Becquerel können nichts Neues beweisen, da sie einmal, wie schon oft erwähnt, keine Einsicht in das hämopathologische Detail zulassen und, ebenso wie die Andral'schen, nicht umfassend genug sind. Diese beiden Autoren mussten namentlich bei dem

Blute von Plethorischen zu anderen Resultaten gelangen als ihre Vorgänger, Andral und Gavarret, weil sie ein anderes physiologisches Mittel der drei einzelnen Blutbestandtheile als Maassstab daran legten, das Blut der Weiber von dem der Männer trennten und überhaupt bei dem Auffangen des Blutes so verfuhren, dass sie mehr feste Substanz in 1000 Gr. finden mussten.

Popp's Analysen trifft zwar der oben ausgesprochene Tadel nicht in demselben Grade: allein sie sind theils nur sehr gering an Zahl, theils lückenhaft und daher nicht viel beweisend.

Ich glaube in den seit dem Erscheinen meiner Schrift über die pseudoplastischen Processe verflossenen 4 Jahren ein so ansehnliches Material gerade für die in Rede stehenden Zustände gewonnen zu haben, dass ich dasselbe als eine sichere Basis betrachte, auf der ich eine Analyse derjenigen Erscheinungen, welche das Blut darbietet, unternehmen kann. Zudem sind die Blutentziehungen fast sämmtlich an jungen Männern gemacht, die als gesund und kräftig zum Militairdienst tauglich erachtet unter gleichen Verhältnissen guter und schädlicher Art lebten. Die Resultate der Analysen von dem Blute gesunder Soldaten, die ich oben mitgetheilt habe, mit denen dieser verglichen, müssen einen weit richtigeren Schluss zulassen, als es bei den genannten Autoren der Fall gewesen ist. — Sodann bin ich durch die grosse Zahl der Analysen, die ich bieten kann, in den Stand gesetzt, die wesentlichen von den unwesentlichen Anomalieen des Blutes zu unterscheiden und daher solche Ansichten über dasselbe, die durch eine nicht hinlängliche Zahl von Fällen in Gang gebracht worden sind, zu berichtigen. Dies war dadurch möglich, dass ich verschiedenen Kranken mit Congestiv-Zuständen zu verschiedenen Tageszeiten zu Ader liess und in Zeit von einigen Jahren öfter.

Ferner glaube ich in der grössten Zahl der Fälle bei den Bluluntersuchungenn genauer zu Werke gegangen und mehr anomale Eigenschaften desselben in den Kreis der Betrachtung gezogen zu haben, als es meinen Vorgängern gefallen hat.

Wenn man nach dem, was man früher über das Blut bei Plethora und Congestionen zu wissen glaubte, anzunehmen sich für berechtigt halten konnte, dass bei so einfachen Krankheits-Processen, die man sonst nur als Krankheits-Zustände zu betrachten pflegte, eine sehr grosse Uebereinstimmung in den Ergebnissen der Blutuntersuchungen angetroffen werden müsse, so wird es sich zeigen, dass man sich auch hierin getäuscht hat. Es wird sich zeigen, dass wir zur Erklärung von dem Zustandekommen der kongestiven Stase mit den oft gar nicht vorhandenen quantitativen Differenzen in der Blutmischung nicht ausreichen, dass wir vielmehr auch hier darauf hingewiesen werden, qualitative aufzusuchen, oder falls wir sie nicht finden, hypothetisch anzuerkennen.

Denn die quantitativen Analysen von 1000 Gr. des entzogenen Blutes ergeben keine sehr grossen Abweichungen und wenn man nicht mit Evidenz nachweisen kann, dass ein Mann, der an Congestiv-Zuständen leidet, in seinem Körper mehr Blut hat, als früher zur Zeit intakter Gesundheit, so sind wir am Rande mit unserer Weisheit. Häufig deuten zwar die Umstände auch darauf hin und die nicht selten auf Amputationen grösserer Gliedmaassen folgenden Congestiv-Zustände und Apoplexieen sind ein Beleg dafür: allein überall, hier und da, wo auf Unterdrückung von gewohnten Ausleerungen blutiger Natur Congestiv-Zustände folgen, lässt sich nachweisen, dass das Blut auch qualitativ alterirt sein müsse.

Welche Momente für diese qualitative Alteration des Blutes bei Plethora u. s. w. sprechen, davon später.

Dass das Total-Quantum Blut bei allen denjenigen, die an sogenannten aktiven Congestionen leiden, vermehrt sei, hat man gewiss viel zu voreilig angenommen: eine genaue Analyse der vorhandenen Phänomene wird auch hier leiten müssen, und wenn man Plethoriker auch vollblütig nennt, so ist es doch sehr fraglich, ob sie auch übervollblütig sind. Bei den Soldaten, wo ich wegen Congestiv-Zuständen zu Ader liess, bin ich nicht im Stande, Gründe für zu starke Blutbereitung oder zu geringen Blutverbrauch aufzufinden: denn diese leben einen Tag wie den andern. Der Umstand dagegen, dass ein und dasselbe Individuum mehrere Jahre hintereinander zu derselben Zeit diese Congestionen bekommt, und dass sich die Kranken mit Congestiv-Zuständen namentlich im Frühjahr und Herbst finden, wo in der Natur gewisse Veränderungen vor sich gehen, die nicht ohne Einfluss auf die Art der vegetativen Vorgänge im Menschen sind, macht es nur zu wahrscheinlich, dass auch qualitative Differenzen im Blute vorhanden sein müssen.

Es wäre allerdings viel behauptet, wenn man sagen wollte, die Congestiv-Zustände machten es am entschiedensten klar, dass da, wo aus sogenannten inneren Ursachen Stasen entstehen, das Blut die Ursache derselben sei: denn das lässt sich, wenn man nur die Lust dazu hat, überall beweisen. Und was für die kongestive Stase gilt, das gilt auch für die exsudative, weil das hierbei gleich im Anfange entzogene Blut dem bei jener ziemlich gleich ist. — Andral hat es ohne weiteres vorausgesetzt, dass das quantitativ abnorme Blut bei Plethora die kongestive Stase bewirke; um wie viel mehr kann man dieser Behauptung beipflichten, wenn man sie von qualitativen Differenzen desselben abhängig macht, die allerdings so fein sein mögen, dass wir sie nie entdecken können.

Man mag sich nach Gründen für die rein kongestive Stase umsehen wie man will, im Nervensysteme kann man keinen dafür entdecken. Denn die Nerven können sich doch, wie schon Hallmann (Ueber die Behandlung des Typhus, S. 94) bemerkt, nicht selber reizen! Soll also durch eine Excitation der sensiblen Nerven eine antagonistische Lähmung der vasomotorischen, und damit zunächst kongestive Stase entstehen, so bleibt nichts weiter als das Blut übrig, das durch seine Alteration die angebliche Excitation der sensiblen Nerven bewirkte. — Wenn diejenigen Individuen, denen ich wegen Congestionen zum Kopf und zur Brust zu Ader liess, die nicht selten von Symptomen begleitet waren, wie sie in dem Stad. prodrom. gastrischer oder typhöser Processe vorzukommen pflegen, durch vorzugsweise Anstrengung des Gehirns oder der Lungen einen vermehrten Zufluss des Blutes zum Kopfe und zur Brust hervorgerufen hätten, der in eine kongestive Stase hätte übergehen können, so würde ich in dem Blute an sich den Grund für dieselbe nicht suchen. Auch dann nicht, wenn sie durch ihre Uniformstücke den Rückfluss des Blutes vom Gehirn oder von den Lungen erschwert haben sollten. Dies zu thun, war ihnen weder befohlen, wie es Autenrieth von dem Herzog Karl von Würtemberg erzählt, unter dem sich die Soldaten den Hals fest einschnüren mussten, damit sie blühend und wohlgenährt aussähen, noch klagten sie auch über eine Enge der Halsbinde oder des Waffenrockkragens, Uniformstücke, die sie wer weiss wie lange schon getragen hatten.

Von Gemüthsbewegungen bei diesen Soldaten weiss ich auch nichts zu sagen, und wenn einer unter ihnen namentlich beim Scheibenschiessen an dem Blutandrange zum Kopfe litt, so mag die Aufregung, in der der ehrgeizige Soldat sich der Prämie und Ehre wegen befand, nur dazu beigetragen haben, jetzt denselben noch zu verstärken. Denn andere Soldaten befanden sich gewiss in derselben Stimmung und klagten über Congestionen zum Kopf nicht. Auch empfand jener Soldat eine Schwere und Beklemmung auf der Brust, zu der sich beim tiefen Athmen Stiche gesellten.

Henle selber hat es zugegeben, ja sogar am stärksten urgirt, dass Congestion und Entzündung dem Wesen nach identisch und nur dem Grade nach von einander verschieden seien (Pathol. Unters. S. 153). Dass bei jeder auch nur geringen Congestion eine vermehrte Exsudation statt finde, beweise die nach häufigen Congestionen wohl merkliche Hypertrophie der Gewebe, z. B. der Muskeln, der Oberhaut. Den Charakter der Entzündung soll der Vorgang erst dann erhalten, wenn die Menge des Exsudats beträchtlicher und zu gross ist, um in gleichartiges Gewebe umgewandelt zu werden. Einigen Einfluss soll der Gefässreichthum der Gewebe, der Grad ihrer Ausdehnbarkeit und ihre Fähigkeit, sich des Exsudats zu entledigen, haben.

Früher hatte man Entzündung und Congestion wohl aus einander gehalten, und wenn man selbst zugab, dass beide in den ersten Stadien einander ähnlich seien, so betrachtete man doch die Exsudation als eine der Entzündung eigenthümliche und für dieselbe, der Congestion gegenüber, charakteristische Erscheinung (Zeitschr. für ration. Medizin, Bd. II, S. 35).

Ich bin weit entfernt, diese Sätze auch als die meinigen zu adoptiren, vielmehr pflichte ich der alten Ansicht ganz entschieden bei, dass exsudative und kongestive Stase unbedingt aus einander zu halten seien; allein einen Augenblick zugegeben, Congestion in den Lungen bei Plethora, die 8 Tage besteht, sei wesentlich derselbe Vorgang, wie Pneumonie und nur dem Grade nach verschieden, was, frage ich, bedingt hier wie dort den anfangs gleichen und den später verschiedenen Grad der Stase? Bei der kongestiven Stase wird auch wohl Henle entweder stillschweigend oder öffentlich als denjenigen Reiz, der angeblich die sensiblen Nerven aufregen und die sympathischen Nerven deprimiren soll, das Blut anerkennen und wenn das der Fall ist, so sieht man nicht ein, weshalb es nicht auch die Ursache der beginnenden Pneumonie sein soll, mag dieselbe aus sogenannten inneren oder äusseren Ursachen entstehen. — Was bedingt denn nun den verschiedenen Grad der Stase, ein bloss in verschiedenen Graden abnormes Blut? Diese verschiedenen Grade möchten bei Pleuro-Pneumonieen, wo schon 12 Stunden nach Beginn der Stase sehr fibrinöses und viel farblose Blutzellen haltiges Exsudat gefunden wird, nicht nachzuweisen sein, wofür ich die Beweise beifügen werde.

Es werden daher wohl mannigfache qualitative Differenzen in jenem und diesem Blute sein, die die Verschiedenheit des Krankheits-Processes und der sekundären Krase bewirken.

Sollte aber die Erregung der sensiblen Nerven bei blosser Congestion in den Lungen und wirklicher exsudativer Stase auf irgend eine andere Weise zu Stande kommen als durch das Blut, so muss Herr Henle nachweisen, weshalb sie dort von der Art ist, dass die Depression der vasomotorischen Nerven nicht weiter geht, als dass blosse Congestion eintritt, und weshalb sie bei der Entzündung den Grad erreicht, dass fibrinöse Exsudation u. s. w. erfolgt.

In der Einleitung habe ich aber schon bewiesen, dass diese Excitation der sensiblen Nerven, der antagonistisch die Depression der vasomotorischen Nerven folgen soll, eine aus der Luft gegriffene Hypothese ist, für welche die von Henle angegebenen Thatsachen bei näherer Besichtigung nicht sprechen. Denn die angebliche Excitation der sensiblen Nerven ist keine primäre, sondern die Folge der kongestiven und schon exsudativen Stase, und von der Beschaffenheit der Theile und der Alteration des Blutes hängt es ab, ob der Schmerz bei blosser Congestion schon sehr heftig ist oder nicht, so z. B. bei manchen Formen des Tic douloureux. — Soll eine Depression der sympathischen Nerven die Stase vermitteln helfen, so steht das Blut mit ihnen gewiss in einer solchen Wechselwirkung, dass es, abnorm geworden, sie direkt lähmen kann.

Bei dem mystischen Dunkel, in welchem Herr Henle den Congestions- und Entzündungsreiz in seinen pathologischen Untersuchungen liess, begnügten sich seine Widersacher mehr damit, das Blut demselben als solchen begreiflich zu machen, während sie das Zustandekommen der Stase selbst mit Hülfe der Blut-Alteration ganz in derselben Weise geschehen liessen; z. B. Hallmann. Zwar könnte man, wenn man bloss die Sache selbst im Auge hat, Herrn Henle diese neuropathologische Spielerei hingehen lassen, da es im Grunde ganz gleichgültig ist, wie es durch das alterirte Blut zur Stase kommt: allein da keine einzige Thatsache für jene Annahme spricht, so sehe ich nicht ein, weshalb die allgemeine Pathologie zum Tummelplatz von Deductionen werden soll, die den Schein grosser Wissenschaftlichkeit und Objektivität affektirend das wahre Wissen am Emporkommen hindern?

Diejenigen, welche einst Systeme der allgemeinen Pathologie schreiben wollten, hatten etwas weit besseres zu thun, als sich mit theoretischen Untersuchungen zu beschäftigen, die den eigentlichen Kern der Sache nicht treffen und keine praktischen Consequenzen ziehen lassen. Vor Allem hätten sie die Prämissen derselben prüfen, oder wenn von Anderen das πρῶτον ψεῦδος in denselben aufgedeckt war, es bei dem Versuche bewenden lassen sollen.

Die oben angeführten Beweise von Herrn Henle, dass bei jeder Congestion vermehrte Exsudation statt habe, weil bei Anstrengung der Muskeln dieselben hypertrophisch werden, zeugt von einem grossen Mangel an Talent, gegebene Thatsachen zu analysiren, um ihre etwaige Gleichheit oder Ungleichheit zu ermitteln. Abgesehen davon, ob bei häufiger Aktion der Muskeln die Muskelfasern selbst hypertrophiren, d. h. an Zahl zunehmen, was sicher ganz problematisch ist: so hätte erst das Dogma kritisch geprüft werden müssen, ob etwas und was im normalen Ernährungs-Akte exsudirt und dann konnte erst daran gegangen werden, die Art der Exsudation bei blossen Congestiv-Zuständen zu ermitteln, die wahrscheinlich nur in höchst wässrigem Serum besteht. Und sodann musste bedacht werden, dass bei andern Congestiv-Zuständen, wo das Blut sehr dyskrasisch ist, Materien exsudiren, die zu finden man sich in der Regel im höchsten Grade wundert.

Ich stelle meine Analysen über das Blut bei gewöhnlicher Plethora und Congestiv-Zuständen und die Betrachtungen über das Zustandekommen und den Verlauf derselben den Untersuchungen über die Blut-Alterationen bei den übrigen Krankheits-Processen voran, weil sie den natürlichen Ausgangspunkt jeder allgemeinen und speziellen Pathologie bilden müssen. Wie die Untersuchungen über die primären Blut-Alterationen lehren werden, so weichen dieselben wenig von den bei Congestiv-Zuständen ab; von ihnen läuft der Faden weiter zu den übrigen Arten der kongestiven und hämorrhagischen und nach der anderen Seite zu den verschiedenen Arten der exsudativen (fibrinös-zellige Exsudate) Stase hin. Unsere Sache ist es, die bei jedem dieser Krankheits-Processe vorhandene Krase so zu studiren, dass wir im Stande sind, ihre wesentlichen Differenzen anzugeben.

Möge man die folgenden Untersuchungen als einen Beitrag zur Krasenlehre betrachten, den nur schwache Kräfte, aber guter Wille schafften; wünschen wir, dass er nach neuen Jahren der Arbeit besser ausfallen möge. Im Fluge wird hier nichts erobert und mit schönen Redensarten nichts gewonnen. Der Gang, den die Natur befolgt, um Vollkommenes hinzustellen, ist der der ruhigen Entwickelung; aus dem Kleinen wird das Grosse, aus dem Schwachen das Starke; und wo wir nur den Trieb zur Entwickelung sehen, da können wir zufrieden und beruhigt sein, dass wir es endlich doch noch wozu bringen werden.

Da es von Wichtigkeit ist, die Beschaffenheit des Blutes bei Plethora nach den Zeiten kennen zu lernen, wie es entzogen wurde, ob vor oder nach dem Essen, so werde ich die Analysen so ordnen; zuletzt werde ich die an dem Blute von Frauen veranstalteten anschliessen.

Weil ich in einer bedeutenden Anzahl der mitgetheilten Fälle vom Blut der Kranken beim Aderlasse behufs meiner Untersuchungen über die Veränderungen, welche es in seiner festen Substanz während des Ausfliessens aus der Vene erleidet, mehrere kleine Portionen auffangen und eintrocknen musste, so ist begreiflich, dass bei diesen der Wassergehalt in 1000 Gr. Blut höher ausfällt als da, wo die ersten 3 Unzen zum Eintrocknen verwendet wurden, wie ich es jetzt verlange und öfters ausgeführt habe. Zum Theil sind diese Fälle schon in meiner Abhandlung über die Dynamik des Aderlasses im Archiv für physiol. Heilkunde (1845 Heft 1 und 2 und 1846 Heft 1) umständlich mitgetheilt. Hier habe ich es der Kürze wegen vorgezogen, aus den einzelnen (gewöhnlich 3) Portionen für die feste Substanz in 1000 Gr. Blut und Serum das Mittel zu ziehen und mit ihm die drei Blutbestandtheile nach Andral und Gavarret zu berechnen. Indem ich sie und die anderen Fälle in Tabellen einander gegenüber stellen werde, wird sich ergeben, in wie weit sie differiren.

Ich begnüge mich vorläufig mit dieser Berechnung der drei einzelnen Blutbestandtheile nach der bekannten Methode: sollte sich die öffentliche Stimme für die von mir vorgeschlagene Berechnung derselben durch den Gehalt an Chlor-Alkali in 1000 Gr. Blut und Serum entscheiden, so werde ich die auf diese Weise gewonnenen Resultate auf irgend eine Art zur Kenntniss der Leser bringen. Die dazu erforderliche Arbeit ist keine geringe und wegen ihrer einförmigen Mechanik für Jemanden, der lieber geistig beschäftigt ist, doppelt langweilig; sind jedoch die Ergebnisse derselben absolut richtig, so würde ich sie nicht scheuen.

Dasselbe ist der Fall mit der Bestimmung der Serum- und Blutfette; nur bei einigen Kranken habe ich jene gemacht. Vielleicht genügt es vor der Hand, bloss die Total-Quantität derselben anzugeben. Denn da die von mir vorgeschlagene und ausgeführte Methode, den Fettgehalt des Serum erst durch mehrmaliges Ausziehen desselben, so lange es flüssig, und dann, wenn es eingetrocknet und fein gepulvert ist, zu bestimmen, ganz andere Resultate gegeben hat, als das seither übliche Verfahren, so wird es am besten sein, erst abzuwarten, dass sich dieselbe allenthalben Geltung verschafft. Damit sind denn aber auch alle bisherigen Fett-Analysen vollkommen unbrauchbar geworden. Denn ich habe mich überzeugt, dass aus dem noch so fein gepulverten Serum-Rückstande nicht alles Fett ausgezogen werden kann, man mag es machen wie man will.

Eine jede Blut-Analyse würde, wenn man sie so durchführt, wie ich es in dem ersten Abschnitte für die Folgezeit gefordert habe, mindestens drei Tage Arbeit in Anspruch nehmen. Es ist klar, dass diese nicht von einem Privatmann, der mit eigenen Mitteln arbeitet, gefordert werden kann: vielmehr stellt sich namentlich für die Erforschung der Blut-Alterationen das dringende Bedürfniss vom Staate reich dotirter Institute heraus, die am besten mit den stationären Kliniken verbunden werden. Denn wäre es mit einigen 5 bis 10 Analysen abgemacht, um das Wesen einer bestimmten Blut-Alteration kennen zu lernen, so würde jeder Hospital-Arzt, der sich für Humoral-Pathologie interessirt, sie zu ermitteln im Stande sein; wir werden aber dazu einige 100 bedürfen und zwar bei einem einzigen Kranken wo möglich von sechs Aderlässen.

Bevor wir jedoch in Deutschland dahin gelangen, wo Alles von Persönlichkeiten abhängt, wird wohl noch manches Jahr ins Land gehen, und wahrscheinlich werden wir wieder das Zusehen haben, wenn man uns in Frankreich zuvorkommt.

I. Blut von Männern, die an reinen Congestiv-Zuständen litten.

A. Blutentziehung Nachmittags.

1. Füsilier Hagemann, phlegmatischen Temperaments, schwarzhaarig, wohlgenährt, plethorisch. Seit längerer Zeit leidet derselbe an Congestionen zum Kopf: Schwindel, Ohrensausen; conjunct. palpebr. infer. stark injicirt. — Am 19ten Juli bekam er in der Kirche eine Ohnmacht unter Ausbruch eines kalten Schweisses. Zu Mittag ass er nichts und um 5 Uhr meldete er sich zum Aderlass. — Puls 60 Schläge machend; Temper. unter der Zunge 37,5° C. — Starke Venen; ich liess dem Kranken im Sitzen mit einer schon etwas stumpfen Lanzette zu Ader. Die Binde lag 3 Minuten; die 4 ersten Unzen flossen in starkem Strahl; dann kamen die Anzeichen der Ohnmacht.

Das Blut war sehr dunkel, schäumte nicht und gerann in normaler Zeit. Keine Faserhaut; Blutkuchen cylindrisch; im Serum reichlicher rother Bodensatz. — Die zuerst ausfliessenden 1585 Gr. Blut schieden sich in 702 Gr. Serum nebst rothem Bodensatz und 883 Gr. Blutkuchen. Plac.: Ser. = 1,257:1. In 1000 Gr. Blutkuchen 315,0 Gr. feste Substanz. In 1000 Gr. Serum 98,4 Gr. feste Substanz und 901,6 Gr. Wasser. In 1000 Gr. Blut 223,0 Gr. feste Substanz und 770 Gr. Wasser.

Diese bestehen nach Andral und Gavarret aus:

1,400 Gr. Faserstoff
84,400 — Serum-Rückstand
137,200 — Blutkörperchen.

In der Solut. Magnes. sulph. senkte sich der Cruor in 72 Stunden nur $2\frac{1}{4}''$. Da das Blut schon an zu faulen fing, verfolgte ich die Senkung des Cruor nicht weiter. — Bald nach der V. S. untersucht, zeigten die gefärbten Bläschen Tendenz zur Rollenbildung; nach 18 Stunden war sie aber erloschen. Die Zahl der gefranzten und kugligen war beträchtlich. — Die farblosen Zellen waren sehr zahlreich, meist sehr gross und mit vielen Granulis erfüllt; sie waren meist einkernig. Von Elementarkörperchen die normale Menge.

Das Serum gelb, klar, alkalisch, ohne Moleküle; mit aq. fontan. 40 Mal verdünnt, gerann es beim Kochen in Flocken. — Aether trübte es nicht und fand in ihm keine koagulable Protein-Verbindung vor. Er färbte sich gelb. In 1000 Gr. Serum waren 4,560 Gr. Fette. — Nach der V. S. sehr gutes Befinden bis jetzt.

2. Füsilier Richard, sehr wohl genährt, blond, plethorisch. Er ist stets gesund gewesen. Auf der Wache lag er am 25. Juni abschüssig, so dass ihm das Blut zu Kopfe stieg. Am Nachmittag wurde er bewusstlos, knirschte mit den Zähnen und Schaum trat vor den Mund. Nachdem er wieder zu sich gekommen, wusste er nichts von dem, was mit ihm vorgegangen. Um 5 Uhr kam er in das Lazareth; eine halbe Stunde darauf wiederholte sich derselbe Anfall, während dessen ein ungemeiner Andrang des Blutes zum Kopf statt hatte. Derselbe dauerte etwa 5 Minuten: Convulsionen hatten nicht statt. — Der Kranke hatte den Tag über reichlich Nahrung genossen, aber keinen Branntwein getrunken. — Ich machte ihm eine V. S. Die Venen waren sehr stark und das Blut floss sehr gut. Es war dunkel und gerann in normaler Zeit. Keine Faserhaut, aber rother Bodensatz. — Die zuerst aufgefangenen 1553 Gr. Blut schieden sich in 542 Gr. Serum

und 1011 Gr. Blutkuchen. Plac.:Ser. = 1,86:1. In 1000 Gr. Cruor 293,0 Gr. feste Substanz. In 1000 Gr. Serum an fester Substanz 95,0 Gr., also 905,0 Gr. Wasser. In 1000 Gr. Blut an fester Substanz 224,0 Gr.; also 776,0 Gr. Wasser. Sie bestehen aus:

1,933	Gr.	Faserstoff
81,000	—	Serum-Rückstand
141,067	—	Blutkörperchen.

Der Cruor senkte sich in der Solut. Magnes. sulph. in 24 Stunden um 2″ 3‴; in 48 Stunden um 2″ 9‴. — Ueber dem Cruor in der serofibrinösen Flüssigkeit keine eiterähnliche Schicht. — Die gefärbten Bläschen verhielten sich wie bei dem vorigen Kranken; die farblosen Zellen anscheinend nicht sehr zahlreich; die grossen und stark granulirten waren in weit geringerer Menge vorhanden als die kleinen, glatten, einkernigen, die die Hülle ziemlich dicht um sich haben. Die Elementarkörperchen in sehr grosser Zahl vorhanden, in allen möglichen Entwickelungsstufen.

Das Serum gelb, klar, alkalisch. Mit aq. fontan. 50fach verdünnt, koagulirt es beim Kochen in Flocken. — Gegen Aether verhält es sich wie bei dem vorigen Kranken; er zieht daraus ein stark gelb gefärbtes Fett aus. In 1000 Gr. Serum 5,68 Gr.

Am 21. December desselben Jahres meldete sich der Füsilier Richard wieder krank: er litt seit einigen Tagen an Kopfschmerzen, Schwindel, Schwarzsehen, Schwere in allen Gliedern und fürchtete, denselben Anfall wieder zu bekommen wie im Sommer. — Vor ungefähr vier Monaten hatte ihm die Nase einmal so stark geblutet, dass der Blutung kaum Einhalt gethan werden konnte. Danach befand er sich sehr wohl. — Jetzt hatte ihm seit zwei Tagen das Essen nicht geschmeckt und an dem Tage des Aderlasses hatte er nur wenig gegessen.

Um 2 Uhr Nachmittags nahm ich das Aderlass vor. — Das Blut war sehr dunkel und floss nicht gut. Schnelle Gerinnung: keine Faserhaut, aber rother Bodensatz.

Die zuerst ausgeflossenen 1499 Gr. Blut schieden sich in 548 Gr. Serum und 951 Gr. Blutkuchen. Plac.:Ser. = 1,735:1. In 1000 Gr. Blutkuchen 304,0 Gr. feste Substanz. In 1000 Gr. Serum 97,1 Gr. feste Substanz, also 902,9 Gr. Wasser. In

1000 Gr. Blut 228,1 Gr. feste Substanz, also 771,9 Gr. Wasser.

Nach Andral und Gavarret enthalten dieselben:

1,744 Gr. Faserstoff
82,800 — Serum-Rückstand
143,556 — Blutkörperchen.

Gleich nach der V. S. untersucht, zeigten die gefärbten Blutkörperchen Tendenz zur Rollenbildung; sie waren fast alle schön bikonkav; nur wenige kuglige und gefranzte. — Die Zahl der farblosen Zellen war ungemein gross: sie waren alle mit sehr vielen und grossen Granulis angefüllt, so dass sie das Ansehen von Körnchenzellen hatten. Die Granula lösten sich sämmtlich, wenn die Zellen mit Essigsäure behandelt wurden. Sie hatten meist 1—3 Kerne. — In dem Cruor sehr viel freie Kerne. — Die Zahl der Elementarkörperchen normal; wenige sind in Schollen vereinigt. In der Solut. magnes. sulph. senkte sich der Cruor in 24 Stunden bei einer Temperatur von 12° R. nur 2″, in 48 Stunden $3\frac{1}{2}$″ und in 72 Stunden $3\frac{3}{4}$″. Das Serum war gelb und klar, alkalisch, ohne Moleküle. Mit aq. font. 50fach verdünnt, gerann es beim Kochen in Flocken. — Aether liess es klar und fand nur sehr wenig koagulable Eiweissart darin vor. — Der Kälte ausgesetzt trübte sich das so behandelte Serum und liess ein sehr starkes Albumin-Sediment fallen. Aus 1000 Gr. zog Aether sehr gelb gefärbtes Fett aus. Es betrug 5,10 Gr.

4. Füsilier Härter, plethorisch, sehr wohl genährt, fett, blond und phlegmatisch, befand sich vom 8. bis zum 15. Januar 1846 wegen Congestionen zum Kopf und zur Brust im Lazareth. Cucurb. cruent., Mixtur. nitros. mit Kali sulphur. und später Infus. senn. compos. stellten ihn her. — Am 11ten Mai Nachmittags meldete sich derselbe Füsilier wegen Congestionen zum Kopf und zur Brust zum Aderlass. — Er hatte zu Mittag gegessen. — Das Blut floss gut; es war sehr dunkel, gerann in 8 Minuten und bildete eine schwache Faserhaut auf dem cylindrischen Blutkuchen. Dabei viel rother Bodensatz im Serum. Die zuerst ausgeflossenen 1520 Gr. Blut schieden sich in 726 Gr. Serum nebst Bodensatz und 794 Gr. Blutkuchen. Plac.:Ser. = 1,093:1. In 1000 Gr. Blutkuchen 328,0 Gr. feste Substanz. In 1000 Gr. Serum 101,5

Gr. feste Substanz, also 898,5 Gr. Wasser. In 1000 Gr. Blut 222,4 Gr. feste Substanz, also 777,6 Gr. Wasser.

Nach Andral und Gavarret sind in diesen 222,4 Gr. fester Blut-Rückstand:

1,402 Gr. Faserstoff
87,500 — Serum-Rückstand
133,498 — Blutkörperchen.

In der Solut. magnes. sulph. senkte sich der Cruor in 12 Stunden 1½″; in 24 Stunden 2″ 8‴, in 36 Stunden 3″ 8‴; in 72 Stunden 4″ 8‴. Jetzt fing der Cruor an, sich in der serofibrinösen Flüssigkeit von unten her aufzulösen. Die Blutkörperchen verhielten sich nicht anders als schon beschrieben. — Das Serum war schwach gelblich und etwas trübe; es enthielt einige Chylusfettmoleküle. Durch Aether wurde es klar und dieser fand fast nichts von der durch ihn koagulablen Eiweissart vor. — Mit aq. fontan. 15 Mal verdünnt und gekocht, gerann das Serum schon in Flocken. — Mit aq. dest. und font. verdünnt, liess es in 12 Stunden ein Sediment von Albumin-Molekülen zu Boden fallen.

Demselben Kranken hatte ich vorher schon zweimal zu Ader gelassen:

Am 24. April 1845 Abends 7 Uhr wegen Congestionen zum Kopf und zur Brust, denen später eine täglich 8 Uhr Morgens intermittirende Hyperästhesie des ram. front. nerv. trigem. folgte. — Der Kranke hatte heut fast nichts gegessen. Das Blut floss sehr gut und war dunkel. Die feste Substanz des Blutes betrug in 1000 Gr. im Mittel aus drei zu verschiedenen Zeiten des Aderlasses aufgefangenen Portionen Blut 233,8 Gr.; sie enthielten also 766,2 Gr. Wasser. In 1000 Gr. Serum (Mittel aus 4 Portionen Blut) 98,6 Gr. feste Substanz, also 901,4 Gr. Wasser.

In jenen 233,8 Gr. festen Blut-Rückstand befinden sich nach Andral und Gavarret:

1,840 Gr. Faserstoff
83,200 — Serum-Rückstand
148,760 — Blutkörperchen.

Die auf die zuerst ausgeflossenen 250 Gr. Blut folgenden 1060 Gr. gerannen in normaler Zeit. Der Blutkuchen cylindrisch, ohne Faserhaut; wenig rother Bodensatz. Sie schieden sich in 454 Gr. Serum und 606 Gr. Blutkuchen. Plac.:

Ser. = 1,33 : 1. — In 1000 Gr. Cruor 332 Gr. feste Substanz. In der Solut. magnes. sulph. senkte sich der Cruor sehr langsam; die gefärbten Bläschen ohne Tendenz zur Rollenbildung; sehr viele sind gefranzt, wenige kuglig. — Die Zahl der farblosen Zellen sehr gross; sie enthalten sehr viele und grosse Granula. — Die Elementarbläschen sind meist länglich. — Das Serum war etwas grünlich-gelblich, aber klar. Aether trübte es nicht.

Am 25. April 1844 Abends bekam derselbe Füsilier, nachdem er schon einige Tage einen Druck auf der Brust gespürt hatte, einen Frost und dann Hitze; die Beklemmung auf der Brust und die Congestionen zum Kopf waren so stark, dass der Kranke fast bewusstlos wurde. — Um 12 Uhr Nachts wurde er ins Lazareth gebracht. — Ich machte ihm sofort eine V. S. Das Blut floss gut und war sehr dunkel. Es bildete sich auf ihm eine schwache Faserhaut; der Blutkuchen kegelförmig; rother Bodensatz sehr reichlich. — Die feste Substanz in 1000 Gr. Blut betrug im Mittel aus der zu Anfange und zu Ende der V. S. aufgefangenen Portion von je circa 250 Gr. 212,5 Gr. Sie enthielten also 787,5 Gr. Wasser. In 1000 Gr. Serum im Mittel aus zwei Portionen Blut 85,7 Gr. feste Substanz, also 914,3 Gr. Wasser.

Jene 212,5 Gr. feste Substanz bestanden nach Andral und Gavarret aus:

2,04	Gr.	Faserstoff
73,45	—	Serum-Rückstand
137,01	—	Blutkörperchen.

Die nach den zuerst ausgeflossenen 250 Gr. aufgefangenen 1169 Gr. Blut schieden sich in 565 Gr. Serum und 604 Gr. Blutkuchen. Plac. : Ser. = 1,07 : 1. — In 1000 Gr. Cruor 321,9 Gr. feste Substanz. Das Serum war weisslich trübe, ohne aber Chylus-Moleküle zu enthalten. Mit aq. font. 15 Mal verdünnt, gerann es beim Kochen in Flocken. Die gefärbten Bläschen hatten Tendenz zur Rollenbildung: die farblosen in sehr grosser Menge vorhanden. — Die V. S. betrug 18 Unzen. — Der Kranke befand sich weit besser danach, jedoch verschwanden die Congestionen zum Kopf nicht vollkommen trotz knapper Diät und dem innerlichen Gebrauche von Nitrum und Kali sulphuricum. — Am 27. April Abends 5 Uhr machte ich demselben die zweite V. S. Das Blut war normal roth, floss in nicht sehr starkem Strahle und gerann, ohne eine Faserhaut zu bilden. Aber ziemlich viel rother Bodensatz.

Im Mittel betrug die feste Substanz in 1000 Gr. Blut 194,2 Gr.; Wasser 805,8 Gr. Die feste Substanz im Serum beträgt 89,3 Gr., das Wasser 910,7 Gr.

In jenen 194,2 Gr. fester Substanz sind:

1,80 Gr. Faserstoff
78,70 — Serum-Rückstand
113,70 — Blutkörperchen.

1021 Gr. Blut schieden sich in 533 Gr. Serum und 488 Gr. Blutkuchen. Plac. : Ser. = 0,90 : 1. In 1000 Gr. Cruor 300,0 Gr. feste Substanz. Das Blut-Serum war gelb und klar; mit aq. fontan. verdünnt, koagulirte es beim Kochen in Flocken.

5. Füsilier Freudenberg, ein plethorisches Subjekt, blond, mit Statur. taurin., hatte vor einem Jahre wegen Congestionen zum Kopf zu Ader gelassen. Seit einiger Zeit leidet er ebenfalls an ihnen, die durch die Erschütterungen des Kopfes beim Scheibenschiessen sich noch vermehrten. Am 11. Juni Vormittag badete er und wurde längere Zeit untergetaucht. Hierbei verlor er fast die Besinnung; es platzte ihm etwas im linken Ohre, und es begann aus demselben Blut zu fliessen. — Am Abend um 6 Uhr war dem Kranken der Kopf noch sehr eingenommen und schwer; das Blut floss noch. — Puls 84. — V. S. — Das Blut floss gut und war normal roth; es gerann in normaler Zeit. Auf den drei ersten Blutkuchen keine Andeutung zur Faserhaut, aber starker rother Bodensatz; auf dem vierten Blutkuchen, der langsamer gerann, Andeutung zur Faserhaut und im Serum schwacher Bodensatz.

1000 Gr. Blut enthielten im Mittel 217,6 Gr. feste Substanz und 782,4 Gr. Wasser. 1000 Gr. Serum enthielten im Mittel 91,2 Gr. feste Substanz und 908,8 Gr. Wasser.

In jenen 217,6 Gr. feste Substanz befinden sich nach Andral und Gavarret:

2,31 Gr. Faserstoff
71,12 — Serum-Rückstand
134,17 — Blutkörperchen.

Die zuerst zur Gerinnung hingestellten 1460 Gr. Blut schieden sich in 640 Gr. Serum nebst Bodensatz und 820 Gr. Blutkuchen. Plac.: Ser. = 1,28 : 1. In 1000 Gr. Cruor 328,1 Gr.

feste Substanz. — Das letzte Blut, das eine Faserhaut bildete, im Ganzen 1278 Gr., schied sich in 583 Gr. Serum und 695 Gr. Blutkuchen. Plac.: Ser. = 1,18:1. In 1000 Gr. Cruor 310,2 Gr. feste Substanz.

Die Blutbläschen hatten, gleich nach dem Aderlasse untersucht, zwar Tendenz zur Rollenbildung, allein in dem hellroth gefärbten, dünnflüssigen Blute, welches aus dem Ohre floss, war sie weit stärker. In der Solut. magnes. sulph. lagen sie einzeln. — Schlechte Senkung des Cruor. — Die farblosen Zellen sehr vermehrt; ihre Hülle platzt auf Wasserzusatz ungemein leicht. — Die Elementarkörperchen waren in diesem Blute höchst eigenthümlich: sie sahen alle wie Weberschiffchen aus; nur wenige waren kuglich. — Das Serum gelb und klar. Durch Aether wird aus ihm, das klar bleibt und nur wenig Albumin gerinnen lässt, 4,4 Gr. an Fetten ausgezogen.

6. Ein schwarzhaariger, sehr wohlgenährter, fetter, mit habit. apoplect. behafteter Musterreiter von 28 Jahren litt schon seit 14 Tagen an Schwindel. Um 2 Uhr (den 2. Juli) während des Essens wandelte ihn eine Ohnmacht an in Folge heftigen Blutandranges zum Kopf. Eine halbe Stunde danach, als er sich erholt, liess ich ihm zu Ader.

Das zuerst ausfliessende Blut war, wiewohl die Aderlassbinde gewiss 3 Minuten gelegen hatte und die Venen stark gefüllt waren, sehr hellroth. Es gerann in 4 Minuten.

Die zuerst ausgeflossenen 529 Gr. Blut enthielten bei der Reduktion auf 1000 225,4 Gr. feste Substanz, also 774,6 Gr. Wasser. Die ihnen folgenden 2281 Gr. Blut schieden sich in 961 Gr. Serum nebst vielem rothen Bodensatz und 1320 Gr. Blutkuchen. Derselbe hatte keine Faserhaut und war sehr weich. Plac. : Ser. = 1,38 : 1. In 1000 Gr. Cruor 313,0 Gr. feste Substanz. 1000 Gr. Serum dieses Blutes enthielten 91,9 Gr. feste Substanz, also 908,1 Gr. Wasser.

Nach Andral und Gavarret bestanden jene 225,4 Gr. feste Substanz aus:

1,66 Gr. Faserstoff
78,20 — Serum-Rückstand
145,54 — Blutkörperchen.

Die Blutbläschen zeigten keine Tendenz zur Rollenbildung. — Das Serum weisslich trübe, Chylus-Moleküle enthaltend. Mit aq. fontan. 20fach verdünnt, gerann es beim Kochen in Flocken. — Schon nach 24 Stunden hatte sich auf ihm ein dicker weisser Rahm gebildet: dieser besteht aus feinen granulirten Fädchen, die keine Bewegung besitzen, und einigen Vibrionen. Jene sind wahrscheinlich die feinen Primitiv-Fasern, die Mayer in Bonn in dem Blute mancher Thiere gefunden haben will. — Ob sie Pilzfäden sind oder Gebilde, aus denen die Vibrionen entstehen, weiss ich noch nicht.

In 1000 Gr. Serum 6,25 Gr. Fette.

7. Füsilier Schellpeper, ein sehr wohlgenährtes, fettes, plethorisches Individuum, das schon dreimal seit einem Jahre an Pneumonie gelitten hatte, meldete sich am 28. April um 3 Uhr Nachmittags zur V. S. wegen Congestionen zur Brust. Die erste Pneumonie hatte er Ende März 1843. Das Blut floss gut und war sehr dunkel. Wiewohl die erste und letzte Portion in gleich normaler Zeit gerann, so bildete sich hier auf dem Blutkuchen eine schwache Faserhaut; Bodensatz fehlt.

1000 Gr. Blut enthalten im Mittel 226,6 Gr. feste Substanz, also 773,4 Gr. Wasser. In 1000 Gr. Serum an fester Substanz 89,2 Gr., an Wasser 910,8 Gr.

In jenen 226,6 Gr. Blut-Rückstand befinden sich:

1,565	Gr.	Faserstoff
75,550	—	Serum-Rückstand
149,435	—	Blutkörperchen.

951 Gr. Blut schieden sich in 416 Gr. Serum und 535 Gr. Blutkuchen. Plac.:Ser. = 1,28:1. In 1000 Gr. Cruor 308,5 Gr. feste Substanz. Das Serum war gelblich trübe und enthielt viel Chylus-Fettmoleküle und Elementarkörperchen. Mit aq. font. 15fach verdünnt und gekocht, koagulirt es in Flocken. — Schon nach 24 Stunden haben sich in ihnen Vibrionen gebildet und eine rahmartige Masse an den Wänden des Glases.

8. Füsilier Nern klagt über Kopfschmerzen, Schwarzsehen vor den Augen, Ohrenklingen und Schwere in allen Gliedern. — V. S. am 17. März, 3½ Uhr Nachmittags. Der Kranke hat zu Mittag gegessen. — Das Blut floss in starkem Strahl, war sehr dunkelroth und gerann erst in 7 Minuten. Auf dem Blutkuchen, der kegelförmig, eine ziemlich dicke, weisse, becherförmige Faserhaut. Rother Bodensatz fehlt.

1000 Gr. Blut enthalten im Mittel 212,0 Gr. feste Substanz, also 788,0 Gr. Wasser. In 1000 Gr. Serum 92,3 Gr. feste Substanz, also 907,7 Gr. Wasser. 886 Gr. Blut schieden sich in 360 Gr. Serum und 526 Gr. Blutkuchen. Plac.: Ser. = 1,48:1. In 1000 Gr. Cruor 287,3 Gr. feste Substanz.

In jenen 212,0 Gr. feste Substanz sind:

2,00	Gr.	Faserstoff
80,00	—	Serum-Rückstand
130,00	—	Blutkörperchen.

Das Serum weisslich trübe, Chylus-Moleküle und Elementarkörperchen enthaltend. Mit aq. font. 15 Mal verdünnt und gekocht, Coagulation in Flocken. — Die Blutbläschen haben lebhafte Tendenz zur Rollenbildung.

9. Füsilier Grozscheck hatte im verflossenen Sommer an febr. tert. gelitten und davon noch ein sehr ausgeprägtes Wechselfieber-Colorit. Er ist sehr plethorisch. Seit zwei Wochen leidet er an Congestionen zum Kopf und Schnupfen; dabei Schwere und Mattigkeit in allen Gliedern. — Das Essen schmeckt. — Im verflossenen Winter hatte er sich wegen eines ähnlichen Zustandes schon schröpfen lassen.

V. S. am 12. April 3 Uhr Nachmittags. Das Blut floss sehr gut, war sehr dunkel und gerann erst in 6 Minuten. Auf dem Blutkuchen eine Faserhaut, die mehr gallertartig; der untere Theil desselben ist sehr schwarz, fast nicht geronnen; viel rother Bodensatz.

Die zuerst ausgeflossenen 5 Drachmen Blut geben bei der Reduktion auf 1000 Gr. 257,5 Gr. feste Substanz, also 742,5 Gr. Wasser. — Wenn das Blut durch die Compression des Armes auch sehr an Wasser eingebüsst hatte, so deutet doch die hohe Zahl seiner festen Substanz darauf hin, dass es auch wirklich sehr substanzreich war. Hätte ich die ersten 3 Unzen Blut aufgefangen, um sie zu bestimmen, so würde sie allerdings geringer, etwa zu 230 Gr., ausgefallen sein.

Die darauf folgenden 836 Gr. Blut schieden sich in 528 Gr. Blutkuchen und 312 Gr. Serum. Plac.: Ser. = 1,70:1. In 1000 Gr. Cruor 302,8 Gr. feste Substanz. In 1000 Gr. Serum dieses Blutes 105,5 Gr. feste Substanz; also 894,5 Gr. Wasser.

In jenen 257,5 Gr. Blut-Rückstand sind:

1,86 Gr. Faserstoff
87,10 — Serum-Rückstand
168,54 — Blutkörperchen.

Die gefärbten Bläschen hatten sehr grosse Tendenz zur Rollenbildung; die Zahl der gefranzten ist sehr gross; die der kuglich gewordenen nicht.

Das Serum gelblich trübe, alkalisch. Es sind in ihm Chylus-Moleküle und Elementarkörperchen. — Mit aq. font. 15fach verdünnt, koagulirt es beim Kochen. — In 1000 Gr. Serum 5,54 Gr. Fette. — Durch Aether wird das Blutwasser klar.

10. Füsilier Günnemann, früher Bergmann in einem Steinkohlenbergwerke, in dem sein Vater auch beschäftigt ist, brünett, zwar gross, aber doch nur gracil und in geringem Grade cyanotisch aussehend (blaurothes, aufgedunsenes Gesicht, bläuliche Hände), klagt über Congestionen zum Kopf und Schwere in allen Gliedern. V. S. am 14. Mai 1845 3 Uhr Nachmittags. Der Kranke hat zu Mittag gegessen. — Das Blut floss gut; anfangs war es ungemein dunkel; auf dem ersten Blutkuchen keine Faserhaut, wohl aber auf dem zweiten, wo das Blut schon hellrother geworden war. Ueberall ziemlich starker rother Bodensatz.

1000 Gr. Blut enthalten im Mittel 217,7 Gr. feste Substanz, also 782,3 Gr. Wasser. In 1000 Gr. Serum 106,5 Gr. feste Substanz, also 893,5 Gr. Wasser. Die Portion Blut, welche die Faserhaut bildete, 1357 Gr. im Ganzen, schied sich in 537 Gr. Serum und 820 Gr. Blutkuchen. Plac.:Ser. = 1,53:1. In 1000 Gr. Cruor 300,0 Gr. feste Substanz.

In den 217,7 Gr. Blutrückstand sind:

2,37 Gr. Faserstoff
92,60 — Serum-Rückstand
121,73 — Blutkörperchen.

Die gefärbten Bläschen haben Tendenz zur Rollenbildung; viele gefranzte. — Selbst in Solut. magnes. sulph. liegen sie, wie auch viele farblose Zellen in Rollen und Gruppen. — Die Elementarkörperchen sind viel zu Schollen und in Kugelgruppen vereinigt.

Das Serum sieht reiswasserähnlich aus; es ist trübe und enthält sehr viele Chylus-Moleküle; auch befinden sich darin einige schwach kontourirte, den Kern von selbst durchscheinen lassende kleinere Chylus-Körperchen. — Die übrigen farblosen Blutzellen gross und stark granulirt. Aether macht das Serum anfangs noch trüber: später wird es ganz klar. — Mit aq. font. verdünnt, gerinnt es beim Kochen nicht in Flocken!

Einige Zeit darauf litt dieser Kranke an Haemoptoë.

Am 12. Mai 1846 kam derselbe Füsilier wieder ins Lazareth, über Brustbeklemmung und blutigen Auswurf klagend. Die Untersuchung der Lungen ergab nichts Abnormes. Puls 72. — Der Kranke erhielt vierte Diät-Form. — Von Haemoptoë zeigte sich nichts. — Am 13sten um 5 Uhr machte ich dem G. noch eine V. S. Die Aderlassbinde lag 5 Minuten. — Das Blut war sehr dunkel, floss gut und gerann erst in 8 Minuten, so dass sich auf jedem Blutkuchen eine starke Faserhaut bildete. Kein rother Bodensatz.

Die ersten 500 Gr. Blut liess ich in die Solut. magnes. sulph. fliessen. Der Cruor senkte sich in 12 Stunden $3\frac{1}{4}''$; in 24 Stunden um $4\frac{3}{4}''$, in 48 Stunden um $5''$.

Die folgenden 1437 Gr. Blut schieden sich in 512 Gr. Serum und 925 Gr. Blutkuchen. Plac.:Ser. = 1,86:1. — In 1000 Gr. Blutkuchen 300 Gr. feste Substanz. In 1000 Gr. Blut 208,0 Gr. feste Substanz, also 792,0 Gr. Wasser. In 1000 Gr. Serum 90,0 Gr. feste Substanz, also 910,0 Gr. Wasser.

In jenen 208,0 Gr. fester Substanz sind:

5,37 Gr.	Faserstoff
77,50 —	Serum-Rückstand
115,13 —	Blutkörperchen.

Die Blutkörperchen zeigten lebhafte Tendenz zur Rollenbildung. Sonst nichts Abnormes. — Das Serum gelblich-grünlich, klar. — Mit aq. fontan. verdünnt, koagulirte es beim Kochen durchaus nicht in Flocken. Es wurde nur durch und durch weisslich trübe. — Aether trübte es nicht und koagulirte nur wenig von der bekannten Albumin-Art.

Der Kranke verliess bald das Lazareth, ohne dass sich das Mindeste hätte an ihm Krankhaftes auffinden lassen, als eine Beklemmung auf der Brust, die sich bald gab. Er befindet sich noch jetzt ganz wohl.

Was war dies für ein Zustand, an dem der Kranke litt? War die Krase die hämoptoische, die nicht im Stande war, Haemoptoë, wie vor einem Jahre zu bewirken?

11. Füsilier Pouquet wurde am 2. Mai Abends ins La-

zareth aufgenommen. Er klagte seit vier Tagen über Congestionen zur Brust: Brustbeklemmung, Apnöe, Stiche beim tiefen Athmen; aber kein Husten. Mitunter Frost und Hitze. — Puls und Respiration normal; in den Lungen nichts objektiv Abnormes. Der Kranke plethorisch, mit schwarzen Haaren und hepatischem Teint. — Zu Mittag hatte er gegessen. — V. S. Das Blut floss gut, später schlecht und Ohnmacht. — Das Blut gerann schnell und nirgend Faserhaut. Dagegen viel rother Bodensatz im Serum.

In 1000 Gr. Blut im Durchschnitt 204,2 Gr. feste Substanz und 795,8 Gr. Wasser. In 1000 Gr. Serum 94,2 Gr. feste Substanz und 905,8 Gr. Wasser.

In jenen 204,2 Gr. feste Substanz befinden sich:

1,65	Gr.	Faserstoff
83,45	—	Serum-Rückstand
119,05	—	Blutkörperchen.

1010 Gr. Blut schieden sich in 440 Gr. Serum und 570 Gr. Blutkuchen. Plac. : Ser. = 1,29 : 1. In 1000 Gr. Cruor 309,0 Gr. feste Substanz.

Die Blutkörperchen zeigten grosse Tendenz zur Rollenbildung noch 18 Stunden nach der Blutentleerung. Nur wenige sind gefranzt. — Das Serum war alkalisch, sehr trübe, weisslich, etwas ins Röthliche spielend durch aufgeschwemmte, noch nicht zur Absetzung gelangte gefärbte Blutbläschen, die jüngsten Entwickelungs-Stufen darstellend. In dem Serum ausserdem sehr viel Gefäss-Epithelien, zu Schollen gelagerte, sehr kleine, punktförmige Elementarkörperchen; nicht selten liegen sie auch in Kugelgruppen und sehen aus wie Maulbeeren. Sie haben das Ansehen von farblosen, sehr granulirten Blutkörperchen und sind die Ursache gewesen für Henle, H. Müller und Bruch, deren Entstehung durch Conglomeration, Verschmelzung und theilweise Verflüssigung derselben geschehen zu lassen. — Ausserdem befinden sich im Serum noch Chylusfett-Moleküle. — Mit aq. font verdünnt, machte es ein sehr starkes Sediment, das theils durch die Elementarkörperchen, die Chylus-Moleküle und Albumin-Moleküle gebildet wurde, die erst entstanden waren. — Beim Kochen Gerinnung des Albumin in Flocken.

Am folgenden Morgen war der Zustand noch derselbe. — Ich hatte dem Kranken, der gestern in Ohnmacht fiel, nur circa

7 Unzen Blut entzogen und machte ihm die zweite V. S. Das Blut sonst wie gestern: schnelle Gerinnung, keine Faserhaut, aber wieder viel rother Bodensatz.

In 1000 Gr. Blut im Mittel 199,3 Gr. feste Substanz und 800,7 Gr. Wasser. In 1000 Gr. Serum 82,5 Gr. feste Substanz und 907,5 Gr. Wasser. 971 Gr. Blut schieden sich in 504 Gr. Blutkuchen und 467 Gr. Serum. Plac.:Ser. = 1,08:1. In 1000 Gr. Cruor 284,8 Gr. feste Substanz.

In jenen 199,3 Gr. feste Substanz sind:

1,57 Gr. Faserstoff
72,25 — Serum-Rückstand
120,57 — Blutkörperchen.

Die Blutbläschen zeigten zwar kurz nach der V. S. Vermögen zur Rollenbildung; aber 12 Stunden danach war es erloschen; auch in dem rothen Bodensatz lagen sie nur wenig in Rollen verbunden. — Das Serum war gelb, ganz klar, ohne Moleküle; mit aq. font. verdünnt und gekocht, Coagulation in Flocken.

Später litt der Kranke an geringem Grade von Blepharoblennorrhöe.

12. Füsilier Lebach, blond, mit Sommersprossen behaftet, stark, klagt seit acht Tagen über Brustbeklemmung, Stiche beim Athemholen, Druck vor dem Magen, Kreuzschmerzen, Kopfschmerzen, Schwindel. — Die Zunge ist rein, der Geschmack gut, Puls normal. — Der Kranke hatte um Mittag (11 Uhr) gegessen. — V. S. am 8. Mai 5 Uhr Abends. — — Die Vene gross; das Blut floss gut. Das nach nicht langer Compression des Arms zuerst ausfliessende Blut war sehr hellroth, später wurde es dunkel, fast schwarz. Es gerann schnell; nirgend Faserhaut; aber überall im Serum viel rother Bodensatz.

In 1000 Gr. Blut 205,1 Gr. feste Substanz, also 794,9 Gr. Wasser. In 1000 Gr. Serum 82,25 Gr. feste Substanz, also 917,75 Gr. Wasser. 899 Gr. Blut schieden sich in 456 Gr. Blutkuchen und 443 Gr. Serum. Plac.: Ser. = 1,03 : 1. In 1000 Gr. Cruor = 313,2 Gr. feste Substanz.

In jenen 205,1 Gr. feste Substanz sind:

1,875 Gr. Faserstoff
71,400 — Serum-Rückstand
131,800 — Blutkörperchen.

Die Blutbläschen zeigen noch 18 Stunden nach der V. S. Vermögen zur Rollenbildung. — In dem weisslich trüben Serum keine Fett-Moleküle, aber zu Kugelgruppen vereinigte und einzeln liegende Elementarkörperchen; auch Fetttröpfchen und farblose Blutzellen. — Mit aq. font. verdünnt und gekocht, gerinnt das Serum in Flocken.

Der Harn des Kranken ist sehr sauer, saturirt und setzt Harnsäure-Krystalle ab.

13. Füsilier Scheurich, ein starker Mann, mit schwarzen Haaren, rothem Gesicht, klagt seit einigen Tagen über Druck und Beklemmung auf der Brust, namentlich in der reg. epigastr. stricte sic dicta. Dabei Kopfschmerzen; aber guter Appetit, reine Zunge, normaler Stuhl, normaler Puls. — Um Mittag hat der Kranke gegessen. — Um 5 Uhr Abends den 11. Mai V. S. Das Blut flosss nicht gut; schnelle Gerinnung; keine Faserhaut, viel rother Bodensatz.

In 1000 Gr. Blut im Mittel 207,1 Gr. feste Substanz, also 702,9 Gr. Wasser. In 1000 Gr. Serum 87,25 Gr. feste Substanz und 912,75 Gr. Wasser. 1069 Gr. Blut schieden sich in 560 Gr. Blutkuchen und 509 Gr. Serum. Plac.:Ser. =1,1:1. In 1000 Gr. Cruor=315,0 Gr. feste Substanz.

In jenen 207,1 Gr. feste Substanz sind:

1,21	Gr.	Faserstoff
76,10	—	Serum-Rückstand
129,79	—	Blutkörperchen.

Die Blutkörperchen des rothen Bodensatzes zeigen noch nach 18 Stunden Tendenz zur Rollenbildung. — Das Serum gelb und klar, keine Moleküle enthaltend. — Bei 15facher Verdünnung mit aq. font. gekocht, Coagulation in Flocken.

14. Füsilier Birke, ein kräftiges, plethorisches Subjekt. Vor einem Jahre hatte er in Folge von Congestionen zum Kopf auf der Wache einen Anfall von Lipothymie erlitten. Seit längerer Zeit klagt er über häufige Kopfschmerzen, Schwindel, Herzklopfen und Trockenheit im Halse. Das Essen schmeckt gut, auch der Branntwein, den der B. gern trinkt. — Die Exkretionen des Darmkanals sind normal. — Im Schlaf häufig ängstliche Träume, die in der Regel von Schlägereien handeln. — Als sich der Kranke am 25. Mai Nachmittags 3 Uhr zum Aderlass meldete, hatte er zu Mittag tüchtig Bohnen mit Rindfleisch gegessen. — Die Klagen waren dieselben, nur

noch gesteigert; die Untersuchung der Brust ergab Folgendes: In den Lungen nichts Abnormes; der Herzschlag sehr stark und weit verbreitet; er ist unregelmässig und ungleich, meist intermittirend, indem nach 3 bis 4 schnell hinter einander erfolgenden Schlägen eine längere Pause eintritt. — Der erste Herzton ist ungemein stark, laut und verdeckt den zweiten fast ganz. Dabei metallisches Klingen, aber kein Aftergeräusch. — Der Puls dem Herzschlage entsprechend.

Ich machte dem Kranken eine V. S. im Sitzen. Das Blut floss in sehr starkem Strahl; es war sehr dunkel im Anfange und wurde auch später nicht viel hellrother. — Gerinnung in 5 Minuten; nirgend Faserhaut, aber überall sehr starker rother Bodensatz.

In 1000 Gr. Blut sind im Mittel 217,5 Gr. feste Substanz, also 782,5 Gr. Wasser. In 1000 Gr. Serum sind 92,6 Gr. feste Substanz und 907,4 Gr. Wasser. 1135 Gr. Blut schieden sich in 660 Gr. Blutkuchen und 475 Gr. Serum. Plac.:Ser. = 1,39:1. In 1000 Gr. Cruor 304,0 Gr. feste Substanz.

Jene 217,5 Gr. fester Substanz enthalten:

1,61	Gr.	Faserstoff
79,50	—	Serum-Rückstand
136,39	—	Blutkörperchen.

Die Blutbläschen zeigten, 20 Stunden nach der V. S. untersucht, kein Vermögen mehr zur Rollenbildung. In dem rothen Bodensatz waren auch nur wenige zu Rollen vereinigt. Die Zahl der gesternten Blutbläschen ist sehr gross; die der farblosen Zellen ebenso; meist liegen sie in Gruppen. — Das Serum ist gelblich weiss, ganz trübe und sieht wie Haferschleim aus. Es ist alkalisch und enthält ausser sonst aufgeschwemmten Blutformgebilden sehr viele Epithelien, Chylus-Moleküle und einzeln oder in Gruppen liegende Elementarkörperchen. — Das nur mit 15 Theilen aq. font. verdünnte und gekochte Serum gerinnt in Flocken; wird es bloss für sich aufgekocht, so gesteht es zu einer Sulze.

Das Befinden des Kranken nach dieser circa 17 Unzen betragenden V. S. war sehr gut: die Herzerscheinungen wichen vollständig, so dass es sich herausstellte, dass kein organisches Uebel vorlag. — Sie waren auch nicht nervöser Natur, sondern die Wirkung eines höchst abnormen Blutes.

15. Füsilier Hutt, von plethorischem Habitus, schwarzen Haaren, phlegmatisch, klagt seit mehreren Tagen über Congestionen zum Kopf und Frösteln. — Puls und Exkretionen normal. Der Kranke wurde am 16. Juni Abends ins Lazareth aufgenommen und erhielt bis zum 17ten Abends die vierte Diätform. — Jetzt V. S. — Der Kranke hatte Furcht vor dem Aderlass und fiel schon nach Verlust von 3 Unzen Blut in Ohnmacht. Es floss sehr schlecht und gerann schnell. Nirgend Faserhaut und kein rother Bodensatz. Das Blut sehr schwarz.

In 1000 Gr. Blut im Mittel 228,4 Gr. feste Substanz, also 771,6 Gr. Wasser. In 1000 Gr. Serum 104,2 Gr. feste Substanz und 895,8 Gr. Wasser.

Jene 228,4 Gr. feste Substanz bestehen aus:

2,53 Gr. Faserstoff
89,00 — Serum-Rückstand
136,87 — Blutkörperchen.

Die Blutkörperchen im Serum zwar viel zu Rollen vereinigt, aber 12 Stunden nach der V. S. haben sie das Vermögen, sich so zu lagern, verloren. — Viel farblose Zellen. — Das Serum bräunlich trübe; es enthält sehr viel Chylusfett-Moleküle und Elementarkörperchen. — 960 Gr. Blut schieden sich in 438 Gr. Serum und 522 Gr. Blutkuchen; Plac. : Ser. = 1,20 : 1. — In 1000 Gr. Cruor 316,0 Gr. feste Substanz.

16. Füsilier Börner, ein starker Mann mit braunem Haar und hepatischem Teint, litt seit einigen Tagen an Congestionen zum Kopf und zur Brust und Schwere und Mattigkeit in allen Gliedern. Vor drei Tagen hatte er sich auf der Brust schröpfen lassen, ohne dass dies viel geholfen hätte. Am 18. Mai 5 Uhr Abends V. S. Das Blut floss sehr gut. Auf dem ersten Blutkuchen keine Faserhaut und auch im Serum kein rother Bodensatz; auf dem zweiten Blutkuchen ein Ansatz zur Faserhautbildung. In 1000 Gr. Blut im Durchschnitt 214,6 Gr. feste Substanz, also 785,4 Gr. Wasser. In 1000 Gr. Serum 93,3 Gr. feste Substanz und 906,7 Gr. Wasser.

In jenen 214,6 Gr. fester Substanz sind:

2,27 Gr. Faserstoff
80,45 — Serum-Rückstand
131,88 — Blutkörperchen.

1065 Gr. Blut schieden sich in 540 Gr. Serum und 525 Gr. Blutkuchen. Plac.:Ser. = 0,97:1. In 1000 Gr. Cruor 320,0 Gr. feste Substanz. Die Blutbläschen hatten Tendenz zur Rollenbildung. Die Zahl der gefranzten nicht gross. — Das Serum ist weisslich trübe, alkalisch; es befinden sich in ihm sehr viele Gefäss-Epithelien, wenig Chylus-Moleküle, aber viele Fetttropfen, Elementarkörperchen und auch freie Zellenkerne. — Mit aq. font. 15fach verdünnt und gekocht, gerinnt das Serum in Flocken. — Die Zahl der farblosen Zellen ist sehr gross: die grössere Hälfte ist sehr stark granulirt und scharf kontourirt, die kleinere ist noch einmal so klein, schwach kontourirt und ohne Granula.

17. Füsilier Lange, ein kräftiges plethorisches Subjekt, klagt seit längerer Zeit über Beklemmung auf der Brust und Schmerzen beim tiefen Athemholen: zuweilen in dem Auswurf etwas Blut. — Die Untersuchung der Brust ergiebt nichts Abnormes; Puls voll, gross, kräftig, langsam. — V. S. am 8. August 3 Uhr Nachmittags. — Vor einem Jahre derselbe Zustand, der durch Schröpfen gehoben wurde. — Der Kranke hatte zu Mittag gegessen. Die Venen sehr fein; das Blut floss schlecht; anfangs war es sehr schwarz, später hellroth. Schnelle Gerinnung. Nirgend Faserhaut: aber überall sehr viel rother Bodensatz.

In 1000 Gr. Blut befanden sich im Mittel aus 3 Portionen an fester Substanz: 221,4 Gr., an Wasser 778,6 Gr. In 1000 Gr. Serum an fester Substanz: 88,6 Gr. und 911,4 Gr. Wasser.

In jenen 221,4 Gr. fester Substanz sind:

1,00	Gr.	Faserstoff
75,30	—	Serum-Rückstand
145,10	—	Blutkörperchen.

1103 Gr. Blut schieden sich in 598 Gr. Serum und 505 Gr. Blutkuchen. Plac.: Ser. = 0,84 : 1. In 1000 Gr. Cruor sind 329,1 Gr. feste Substanz. Die gefärbten Bläschen normal; sie zeigten einiges Vermögen zur Rollenbildung. — Viel farblose Blutzellen, sehr fein granulirt mit starker Contour; auch viel freie Zellenkerne. Das Serum weisslich, mit einem Stich ins Röthliche durch suspendirte Blutbläschen; es ist ganz trübe und enthält Elementarkörperchen und Chylusfett-Moleküle.

18. Füsilier Franz leidet seit mehreren Tagen an Congest. ad caput. V. S. am 4. Dezember 3 Uhr Nachmittags. Zu Mittag hat er Erbsen gegessen. — Das Blut floss gut, war normal roth, schäumte sehr und gerann erst in 10 Minuten. Auf jedem Blutkuchen des circa 18 Unzen betragenden Aderlasses eine Faserhaut; aber nirgend rother Bodensatz. 1490 Gr. Blut schieden sich in 890 Gr. Blutkuchen und 600 Gr. Serum. Plac. : Ser. = 1,48 : 1. In 1000 Gr. Cruor 309,0 Gr. feste Substanz. In 1000 Gr. Blut befanden sich (Mittel aus 3 verschiedenen Portionen Blut) 215,0 Gr. feste Substanz und 785,0 Gr. Wasser. In 1000 Gr. Serum 88,1 Gr. feste Substanz und 911,9 Gr. Wasser.

In jenen 215,0 Gr. festen Blut-Rückstands sind:

1,83	Gr.	Faserstoff
75,50	—	Serum-Rückstand
138,67	—	Blutkörperchen.

Die gefärbten Bläschen zeigen sehr lebhafte Tendenz zur Rollenbildung, die noch 18 Stunden nach der V. S. anhält. — Die Zahl der farblosen Zellen sehr gross. — Das Serum weisslich trübe, alkalisch; es enthält weder Chylusfett-Moleküle noch Elementarkörperchen. — Mit aq. font. 15fach verdünnt und gekocht, gerinnt das Serum in Flocken. — In 1000 Gr. waren 7,5 Gr. dunkel gelb gefärbtes Fett.

19. Am 26. Januar meldete sich ein Soldat zur V. S. um 1 Uhr Mittags. Er war sehr robust und plethorisch; im Sommer hatte er viel an Brustbeschwerden gelitten, die nach öfterem Nasenbluten verschwanden. — Seit vier Wochen wieder Brustschmerzen, namentlich beim tiefen Athemholen; seit gestern auch Kopfschmerzen. — Dabei mitunter Frösteln. In der Brust ergab jedoch die Untersuchung nichts Abnormes. — Puls normal. — Um 12 Uhr hat der Kranke Mittag gegessen. Wiewohl das Blut nur in einem feinen Strahl floss und die Gläser langsam füllte, so bildete sich doch auf jedem Blutkuchen eine Faserhaut; sie war gelblich und nicht sehr dick. — Die Blutbläschen zeigten lebhafte Tendenz zur Rollenbildung; die farblosen sehr vermehrt. Das Serum gelblich trübe, alkalisch. Es enthielt Chylusfett-Moleküle und Elementarkörperchen. Nach 2 Tagen hatte sich auf ihm eine rahmartige Masse gebildet, die aus Pilzen bestand.

20. Am 2. Februar Nachmittags 3 Uhr machte ich einem

plethorischen Soldaten eine V. S., der seit längerer Zeit an Congestionen zum Kopf litt und vor acht Tagen Nasenbluten gehabt hatte. Um 12 Uhr hatte er zu Mittag gegessen. Das Blut war dunkel und gerann ohne Faserhaut. Das Serum weisslich trübe, alkalisch; es enthielt Chylusfett-Moleküle und Elementarkörperchen ausser einigen Blutformgebilden. In der Kälte wurde es noch trüber: in der Wärme (30° R.) wurde es ziemlich klar. — Mit aq. font. verdünnt und gekocht, gerann das Serum in Flocken.

21. Füsilier Rancha, ein starker, kräftiger, wohlgenährter Mann. Seit 3 Wochen hat er auf der Schulter und der Brust ein Escema impet. Seit ungefähr acht Tagen, wo er sich an den Lenden schröpfen liess, klagt er über Schwere in allen Gliedern und Congestionen zum Kopf. — V. S. am 28. September 3 Uhr Nachmittags. — Um 11 Uhr hat der Kranke gut zu Mittag gegessen. — Das Blut floss anfangs gut, nach Verlust von 2 Unzen schlecht, dann aber wieder bis zu Ende sehr gut. Ueberall Gerinnung ohne Faserhaut; aber rother Bodensatz. In 1000 Gr. Blut befinden sich im Durchschnitt (aus 3 Portionen) 214,2 Gr. feste Substanz und 785,8 Gr. Wasser. — In 1000 Gr. Serum im Durchschnitt 102,0 Gr. feste Substanz und 898 Gr. Wasser. 1069 Gr. Blut schieden sich in 582 Gr. Blutkuchen und 487 Gr. Serum. Plac. : Ser. = 1,19 : 1. In 1000 Gr. Cruor 328,0 Gr. feste Substanz.

In jenen 214,2 Gr. fester Substanz sind:

2,02 Gr. Faserstoff
88,60 — Serum-Rückstand
122,58 — Blutkörperchen.

Unter den gefärbten Bläschen sehr viele gefranzte und kuglige. Das Serum schwach gelblich, trübe, gut alkalisch. Es enthält ausser Blutformbestandtheilen sehr viele in Schollen zusammen gruppirte kleine Elementarkörperchen und einzelne Chylusfett-Moleküle.

22. Füsilier Wiese, ein starker Mann mit schwarzen Haaren, Sommersprossen und hepatischem Teint. Ende 1844 hatte er an einem Erysipel. fac. gelitten. Am 1. Januar als gesund aus dem Lazareth entlassen, kehrte es am 19ten in geringem Grade wieder. Es verlief ohne ärztliche Hülfe. — Ein Jahr darauf, am 16. Januar 1846, meldete sich derselbe

Kranke bei mir wegen Congestionen zum Kopf und blennorrhoischer Affektion des unteren Augenlides. Des Morgens sind die Cilien seit längerer Zeit stets verklebt. V. S. um 3 Uhr Nachmittags. — Der Kranke hatte um 11 Uhr Kartoffeln und Rindfleisch gegessen. — Die Venen stark; das Blut floss gut, war sehr dunkel, gerann ohne Faserhaut. Aber rother Bodensatz. In den zuerst ausgeflossenen 1400 Gr. Blut bei der Reduktion auf 1000: 223 Gr. feste Substanz, also 777 Gr. Wasser. — 1000 Gr. Serum von diesem Blut enthielten 108,2 Gr. feste Substanz, also 891,8 Gr. Wasser. — Sie hatten sich in 574 Gr. Serum und 826 Gr. Blutkuchen geschieden. Plac.:Ser. = 1,44:1. — In 1000 Gr. Blutkuchen 304,0 Gr. feste Substanz.

Jene 223,0 Gr. fester Blut-Rückstand enthalten:

1,50	Gr.	Faserstoff
93,90	—	Serum-Rückstand
127,60	—	Blutkörperchen.

Die gefärbten Bläschen hatten ihre Tendenz zur Rollenbildung schon 3 Stunden nach der V. S. verloren. — Das Serum trübe, gelblich, gut alkalisch. Es enthielt Chylusfett-Moleküle und Elementarkörperchen. In der Wärme wird es ganz klar und die Chylusfett-Moleküle sind verschwunden. Mit aq. font. verdünnt und gekocht, gerinnt es in Flocken. Der Cruor senkte sich in solut. magnes. sulph. sehr schlecht.

23. Füsilier Winkler, ein kräftiger, vollblütiger Mann, mit schwarzen Haaren, straffer Muskulatur, litt schon seit einiger Zeit an Blutandrang zum Kopf. Beim Scheibenschiessen wurde ihm oft schwarz vor den Augen, so dass er nicht schiessen konnte; auch Beschwerden auf der Brust. — V. S. am 13. Juni Abends. Das Blut floss sehr gut, auf einigen Blutkuchen mit Andeutuug zur Faserhaut gerinnend. Ueberall sehr starker rother Bodensatz. 1000 Gr. Blut enthielten im Durchschnitt (Mittel aus 4 Portionen) 210,6 Gr. feste Substanz und 789,4 Gr. Wasser; in 1000 Gr. Serum 91,4 Gr. feste Substanz und 908,6 Gr. Wasser. — 1512 Gr. Blut schieden sich in 801 Gr. Blutkuchen und 711 Gr. Serum; Plac.: Ser. = 1,12:1. In 1000 Gr. Cruor 318,0 Gr. feste Substanz.

In jenen 210,6 Gr. fester Substanz befinden sich:

2,00 Gr. Faserstoff
79,60 — Serum-Rückstand
129,00 — Blutkörperchen.

Die gefärbten Bläschen hatten 16 Stunden nach der V. S. ihre Tendenz zur Rollenbildung verloren; unter ihnen sehr viele gefranzte. — Das Serum ist weisslich, nicht ganz klar; es enthält nur wenig Chylus-Moleküle.

24. Füsilier Veltins hatte vor 6 Jahren nach einem Hufschlage vor die Brust ein halbes Jahr an Haemoptoë gelitten Seit einiger Zeit litt er an Brustbeschwerden und warf etwas Blut aus. Die Percussion ergab nichts; die Auscultation ein schwaches Respirationsgeräusch. Der Kranke war 3 Tage im Lazareth gewesen, hatte vierte Diätform und Vin. stibiat. gebraucht. Am 14. März Nachmittags V. S. Das Blut war normal roth und gerann mit einer schwachen Faserhaut. — Rother Bodensatz nur sehr schwach.

Die zuerst aufgefangenen 250 Gr. Blut gaben bei der Reduktion auf 1000: 230,8 Gr. feste Substanz und 769,2 Gr. Wasser. — Die folgenden 832 Gr. Blut schieden sich in 316 Gr. Serum und 516 Gr. Blutkuchen. Plac.:Ser. = 1,63:1. In 1000 Gr. Cruor 306 Gr. feste Substanz. In 1000 Gr. Serum 77,3 Gr. feste Substanz und 922,7 Gr. Wasser.

In jenen 230,8 Gr. fester Substanz sind:

2,300 Gr. Faserstoff
63,000 — Serum-Rückstand
165,500 — Blutkörperchen.

Das Serum weisslich trübe; im Verhältniss von 1:30 mit aq. font. verdünnt und gekocht, Coagulation in Flocken. Nitrum solchem verdünnten Serum zugesetzt, verhindert die Coagulation nicht.

B. Kranke, denen vor dem Essen zu Ader gelassen wurde.

1. Füsilier Voitus, ein starker Mann, mit schwarzen Haaren. Er hat 5 Tage im Mittelarrest gesessen und dabei sehr knapp gelebt. Schon vorher klagte er über Congestionen zur Brust und zum Kopf; sie hatten sich jetzt noch ver-

mehrt. — Am 18. Juni wurde er ins Lazareth aufgenommen und erhielt vierte Form. Am 20sten um 11 Uhr Vormittags machte ich ihm eine V. S. Die Venen waren stark und das Blut floss gut. Anfangs dunkel und dickflüssig wurde es später hellroth und dünnflüssig.

Die zuerst ausfliessenden 1631 Gr. Blut schieden sich in 786 Gr. Serum nebst rothem Bodensatz und 845 Gr. Blutkuchen. Plac.:Ser. = 1,07:1. In 1000 Gr. Blutkuchen 328 Gr. feste Substanz. In 1000 Gr. Serum 96,0 Gr. feste Substanz und 904 Gr. Wasser. In 1000 Gr. Blut 223,1 Gr. feste Substanz und 776,9 Gr. Wasser. Sie enthalten:

1,28 Gr. Faserstoff
82,50 — Serum-Rückstand
139,32 — Blutkörperchen.

Auf dem Blute keine Faserhaut; aber in dem Serum sehr viel rother Bodensatz. — Die Blutbläschen hatten, bald nach der V. S. untersucht, noch einige Tendenz zur Rollenbildung; nach 6 Stunden war sie aber erloschen. — Die farblosen Zellen in nicht sehr grosser Zahl, aber alle mehrkernig, gross und stark granulirt. — In der Solut. magnes. sulph. senkt sich der Cruor in 24 Stunden $1\frac{1}{2}''$; in 36 Stunden $2''\ 7'''$. Jetzt fing das Blut schon an zu faulen und Vibrionen zu entwickeln. — Das Serum war gelb, klar, alkalisch, keine Moleküle enthaltend. Mit aq. font. 80 Mal verdünnt, gerann es beim Kochen in Flocken. Aether zog aus 1000 Gr. 3,95 Gr. gelb gefärbten Fettes.

2. Füsilier Püschel, nicht sehr stark gebaut, litt an Amblyop. ex congest. ad caput. Oft Ohrensausen und Schwindel. Am 8. April kam er ins Lazareth und erhielt vierte Diätform, cucurb. cruent. ad dorsum und Infus. senn. compos. Am 10ten früh 11 Uhr V. S. Die Venen gross, prall, mit sehr vielen, bei ihrer Anfüllung, sichtbaren Klappen. Das Blut floss gut, war sehr dunkel und schäumte nicht. — Die zuerst ausfliessenden 1473 Gr. Blut schieden sich in 648 Gr. Serum und 825 Gr. Blutkuchen. Dieser hatte eine schwache Faserhaut. Plac.: Ser. = 1,27 : 1. In 1000 Gr. Blutkuchen 315 Gr. feste Substanz. In 1000 Gr. Serum 101,0 Gr. feste Substanz, also 899,0 Gr. Wasser. In 1000 Gr. Blut 220,0 Gr. feste Substanz, also 780 Gr. Wasser. Sie bestehen aus:

3,14 Gr. Faserstoff
87,00 — Serum-Rückstand
129,86 — Blutkörperchen.

Im Serum kein rother Bodensatz. — Die Blutbläschen hatten Tendenz zur Gruppenbildung; auch in der Solut. magn. sulph. lagen sie meist in Rollen. — Das Serum schwach gelblich, mit einem Stich ins Grünliche, klar, alkalisch. Mit aq. font. verdünnt und gekocht, Coagulation in Flocken. — Aether zieht ein gelb gefärbtes Fett aus: er lässt es klar und es bildet sich auf demselben nur eine sehr geringe Schicht jener koagulirten Albumin-Art. — Der Cruor senkte sich in der Solut. magn. sulph. in 24 Stunden nur 4½ Zoll.

3. Füsilier Selig, Homo quadratus, wurde am 19. Juni Abends wegen Congest. ad pect. et cap. ins Lazareth aufgenommen. Vierte Form. — Am 20sten 10 Uhr Morgens V. S. — Das Blut floss sehr gut und war sehr dunkel; Gerinnung in 4 Minuten. Nirgend Faserhaut, aber überall sehr hoher rother Bodensatz. In 1000 Gr. Blut im Durchschnitt 227,6 Gr. feste Substanz und 772,4 Gr. Wasser. In 1000 Gr. Serum 94,1 Gr. feste Substanz und 905,9 Gr. Wasser. 1001 Gr. Blut schieden sich in 550 Gr. Blutkuchen und 570 Gr. Serum. Plac. : Ser. = 1,07 : 1. In 1000 Gr. Cruor 325,2 Gr. feste Substanz.

In jenen 227,6 Gr. fester Substanz sind:

1,89 Gr. Faserstoff
79,75 — Serum-Rückstand
144,96 — Blutkörperchen.

Die Blutbläschen haben Tendenz zur Rollenbildung; ungemein viel farblose, stark granulirte Blutzellen. — Das Serum gelblich, nicht ganz klar. Es enthielt keine Moleküle. Mit aq. font. verdünnt, beim Kochen Coagulation in Flocken.

4. Feldwebel Gr., ein kräftiger Mann von 32 Jahren, verheirathet, litt seit längerer Zeit an Congestionen zum Kopf. — V. S. am 13. März früh 10 Uhr. Das Blut Anfangs sehr dunkel. Gerinnung ohne Faserhaut, kein rother Bodensatz. In 1000 Gr. Blut im Durchschnitt 215,2 Gr. feste Substanz und 784,8 Gr. Wasser. — In 1000 Gr. Serum 83,0 Gr. feste Substanz und 912 Gr. Wasser.

In jenen 215,2 Gr. fester Substanz sind:

1,306 Gr. Faserstoff
79,500 — Serum-Rückstand
134,394 — Blutkörperchen.

Die gefärbten Bläschen zeigten Anfangs Tendenz zur Rollenbildung; die Zahl der gefranzten und kugligen ziemlich gross. — Dasselbe ist der Fall mit den farblosen Blutzellen. Sie sind alle sehr gross, stark kontourirt und mit vielen grossen Granulis erfüllt; die meisten enthalten keinen, die übrigen 1—3 blass kontourirte Kerne. — Die Elementarkörperchen zahlreich. Das Serum gelb, klar, alkalisch. Aether zog daraus 5,8 Gr. nicht gelb gefärbtes Fett aus. — Mit aq. font. verdünnt und gekocht, Coagulation in Flocken. Die gefärbten Bläschen hatten schon 6 Stunden p. V. S. das Vermögen zur Gruppenbildung verloren; sie senkten sich im Serum und auch in einer Solution von Cyaneisenkalium sehr schlecht. 1110 Gr. Blut schieden sich in 450 Gr. Serum und 660 Gr. Blutkuchen; Plac.:Ser. = 1,46:1. In 1000 Gr. Cruor 330 Gr. feste Substanz.

5. Füsilier Wienike. Dieser Soldat, eben nicht sehr stark, aber vollblütig, hat schon oft zu Hause wegen sehr schnell auftretender und heftiger Congestionen zum Kopf zu Ader gelassen. — Seinem Bruder blutet fast alle drei Tage die Nase; geschieht dies nicht, so kann er es vor Kopfschmerzen nicht aushalten. — Am 10. December 1844 liess ich ihm zum ersten Male zu Ader und zwar des Morgens um 10 Uhr, auch wegen Congestionen zum Kopf. Das Blut war sehr dunkel, gerann schnell und bildete keine Faserhaut; ob rother Bodensatz, habe ich nicht angemerkt. — Das Serum war gelb, aber nicht ganz klar; es enthielt Chylusfett-Moleküle. — In 1000 Gr. 78,9 Gr. feste Substanz. — Die Zahl der farblosen Blutzellen sehr gross. Die gefärbten Bläschen hatten ihre Tendenz zur Rollenbildung schon in 8 Stunden verloren.

Am 16. April 1845, wiederum 10 Uhr Morgens, machte ich demselben Soldaten die zweite V. S. wegen Congestionen zum Kopf. — Das Blut schwarz und blieb es auch so bis zu Ende der 12 Unzen betragenden V. S. Es floss in sehr gutem Strahl und gerann ohne Faserhaut; kein rother Bodensatz. 1050 Gr. Blut schieden sich in 620 Gr. Blutkuchen und 430 Gr. Serum. Plac. : Ser. = 1,44 : 1. In 1000 Gr. Cruor 307,5 Gr. feste Substanz.

In 1000 Gr. Blut (Mittel aus 3 Portionen) 216,1 Gr. feste Substanz und 783,9 Gr. Wasser. In 1000 Gr. Serum 79,3 Gr. feste Substanz und 920,7 Gr. Wasser.

In jenen 216,1 Gr. fester Substanz sind:

2,26	Gr.	Faserstoff
67,20	—	Serum-Rückstand
146,64	—	Blutkörperchen.

Die gefärbten Bläschen wie oben; die farblosen in zwei Arten; grosse, stark kontourirte und granulirte, die auf Zusatz von Wasser sehr schnell platzten und ihren molekularen Inhalt ergossen; und kleine, glatte, nicht granulirte, mit einem grossen Kern. — Das Serum hell rheinweingelb, klar. — Aether zog aus 1000 Gr. 4,4 Gr. Fett.

Am 1. December desselben Jahres machte ich dem Wienike die dritte V. S, 11 Uhr Vormittags, wieder wegen Congestionen zum Kopf. — Das Blut sehr dunkel, ohne Faserhaut gerinnend, obgleich es sehr gut floss; und auch kein rother Bodensatz. Das Serum gelb, klar; in 1000 Gr. 87,8 Gr. feste Substanz. Weiter untersuchte ich dies Blut leider nicht.

Am 1. August 1846 früh 6 Uhr machte ich demselben Soldaten wegen Congestionen zum Kopf die vierte V. S. — Bis dahin hatte er sich sehr wohl befunden. — Die zuerst ausfliessenden 1468 Gr. Blut schieden sich in 635 Gr. Serum und 833 Gr. Blutkuchen. Plac.:Ser. = 1,31:1. In 1000 Gr. Blutkuchen 316 Gr. feste Substanz. Das Blut gerann ohne Faserhaut; kein rother Bodensatz. — In 1000 Gr. Blut 220,2 Gr. feste Substanz und 779,8 Gr. Wasser. — In 1000 Gr. Serum 89,2 Gr. feste Substanz und 910,8 Gr. Wasser.

Jene 220,2 Gr. fester Blut-Rückstand enthalten:

1,513	Gr.	Faserstoff
76,000	—	Serum-Rückstand
142,687	—	Blutkörperchen.

Das Serum gelb und klar. Mit aq. font. verdünnt und gekocht, Gerinnung in Flocken. — Die Blutbläschen wie bei den früheren Aderlässen.

6. Füsilier Brandenburg. Ziemlich starker, wohlgenährter Mann. Drei Frühjahre hatte er schon wegen Congestionen zu Ader gelassen. Jetzt meldete er sich des Morgens um 8 Uhr am 25. April. — Er hat bloss Kaffee getrunken. — Vornehmlich klagte er jetzt über Herzklopfen; der

Herzschlag war zwar stark und häufiger als im Normal, aber sonst kein Zeichen einer organischen Herzkrankheit. — Ich liess dem Kranken im Sitzen zu Ader; das Blut floss sehr gut, aber schon nach Verlust von 6 Unzen fiel der Kranke in Ohnmacht. Die nach 5 Minuten langer Compression des Arms zuerst ausfliessenden 505,86 Gr. Blut gaben bei der Reduktion auf 1000 Gr. 252,1 Gr. feste Substanz und 747,9 Gr. Wasser. — Die folgenden 1212 Gr. Blut gerannen erst in 7 Minuten: ziemlich starke Faserhaut; kein rother Bodensatz. — Sie schieden sich in 443 Gr. Serum und 769 Gr. Blutkuchen. Plac.: Ser. = 1,73 : 1. In 1000 Gr. Cruor 322,5 Gr. feste Substanz. — In 1000 Gr. Serum dieses Blutes 106,2 Gr. feste Substanz und 893,8 Gr. Wasser.

In jenen 252,1 Gr. Blut-Rückstand waren:

2,81	Gr.	Faserstoff
88,10	—	Serum-Rückstand
161,19	—	Blutkörperchen.

Gewiss enthielt dies Blut viel feste Substanz; sie würde jedoch geringer ausgefallen sein in der Berechnung, wenn ich zu ihrer Bestimmung die ersten 3 Unzen Blut oder mehrere Portionen des Aderlasses hätte verwenden können. — Der Blutkuchen war kegelförmig, die Faserhaut becherförmig. — Die mikroskopische Untersuchung des Blutes konnte ich nicht ausführen. — Das Serum gelb und klar.

7. Füsilier Koch, ein starker Mann, mit schwarzen Haaren, phlegmatischen Temperaments, hatte vor zwei Jahren eine Lungenentzündung gehabt. — Jetzt Schwere in allen Gliedern, Mattigkeit, Brustbeklemmung. — V. S. 8 Uhr früh den 21. Mai. — Die Aderlassbinde lag nur 2 Minuten; die grossen zahlreichen Venen prall gefüllt. — Starker Strahl; das Blut sehr dunkel; Gerinnung ohne Faserhaut: aber starker rother Bodensatz. Die zuerst ausgeflossenen 204,7 Gr. Blut gaben bei der Reduktion auf 1000 Gr. 228,3 Gr. feste Substanz und 771,7 Gr. Wasser. — Die folgenden 1064 Gr. Blut gaben bei der Reduktion auf 1000 227,3 Gr. feste Substanz und 772,7 Gr. feste Substanz. — In 1000 Gr. Serum dieses Blutes 100 Gr. feste Substanz. — Jene 1064 Gr. Blut schieden sich in 489 Gr. Serum nebst rothem Bodensatz und 575 Gr. Blutkuchen. Plac.: Ser. = 1,29 : 1. In 1000 Gr. Blutkuchen 315,0 Gr. feste Substanz.

In jenen 228,3 Gr. fester Substanz sind:

1,44 Gr. Faserstoff
77,50 — Serum-Rückstand
149,36 — Blutkörperchen.

Die Blutbläschen bald nach V. S. ohne Tendenz zur Rollenbildung. Viel gefranzte. — An den farblosen Zellen nichts Abnormes. — Das Serum gelb, klar; mit aq. font. verdünnt, Coagulation in Flocken.

8. Tambour X., ein blühend aussehendes Individuum, leidet an Congestionen zum Kopf. — Seine Schwester ist wegen Manie im Irrenhause. — Am 10. August früh 10 Uhr V. S. Das Blut sehr dunkel, ohne Faserhaut gerinnend, aber starker rother Bodensatz. In den zuerst ausfliessenden 529,11 Gr. Blut (einige Drachmen flossen noch daneben) 220,6 Gr. feste Substanz, also 779,4 Gr. Wasser. — Die darauf folgenden 1307 Gr. Blut schieden sich in 522 Gr. Serum und 785 Gr. Blutkuchen. Plac.:Ser. = 1,503:1. In 1000 Gr. Cruor 300 Gr. feste Substanz. — In 1000 Gr. Serum dieses Blutes 90,2 Gr. feste Substanz.

In jenen 220,6 Gr. fester Substanz sind:

1,53 Gr. Faserstoff
76,90 — Serum-Rückstand
142,17 — Blutkörperchen.

Die gefärbten Bläschen zeigten bald nach der V. S. untersucht Vermögen zur Rollenbildung; in dem rothen Bodensatz lagen sie einzeln; viele sind gefranzt; die bikonkaven legen sich aber, 10 Stunden nach der V. S. untersucht, noch in Gruppen. — Die farblosen Zellen meist mit einem sehr grossen Kern, der eine bedeutende Centraldepression hat; er färbt sich durch essigsaures Hämatin gelb. — Das Serum gelb und klar.

9. Füsilier Mohr, ein grosser, kräftiger, plethorischer Mann mit hepatischem Teint. Früher hat er öfter Nasenbluten gehabt. — Jetzt seit einiger Zeit Congestionen zum Kopf und geringe Entwickelung des Papillar-Körpers auf dem unteren Augenlide. Die Cilien des Morgens verklebt. Des Abends stets Schmerzen in den Augen. — V. S. am 21. Oktober 9 Uhr früh. Die Venen gross; das Blut floss in sehr starkem Strahl und war sehr dunkel. Auf dem zweiten und vierten Blutkuchen eine Faserhaut. Etwas rother Bodensatz.

Die ersten 1291 Gr. Blut gaben bei der Reduktion auf 1000 an fester Substanz 224,5 Gr., Wasser 775,5 Gr. — Folgende 1478 Gr. schieden sich in 568 Gr. Serum und 910 Gr. Blutkuchen. Plac.:Ser. = 1,602:1. — In 1000 Gr. Serum dieses Blutes 94,6 Gr. feste Substanz und 905,4 Gr. Wasser.

In jenen 224,5 Gr. fester Substanz sind:

2,68	Gr.	Faserstoff
81,80	—	Serum-Rückstand
141,02	—	Blutkörperchen.

Die Blutbläschen erhalten ihr Vermögen zur Rollenbildung über 24 Stunden; die farblosen Zellen gross und theils stark kontourirt und granulirt, theils schwach kontourirt und ohne Moleküle. Fast alle haben einen einfachen granulirten Kern. — Ausserdem freie Kerne. — Die Elementarkörperchen meist in Schollen. Das Serum dunkelgelb, klar; es finden sich darin aber viele Chylusfett-Moleküle und Elementarkörperchen; das Serum, einer Temperatur von $+50^{\circ}$ R. ausgesetzt, liess jene Moleküle nicht mehr erkennen.

10. Füsilier Faulhaber, ein eben nicht sehr robuster, aber blutreicher und kräftiger Mann. Er hatte früher einmal an Conjunct. catarrh., dann zweimal an Pneumonie gelitten und vor etwa vier Wochen an Conjunct. catarrh.-rheumat. mit blennorrhoischer Affektion der Schleimhaut des unteren Augenlides. Davon war er im Lazareth beinahe hergestellt, als er in der Kaserne bald über Congestionen zum Kopf zu klagen begann. Dabei nahm die auf der Schleimhaut des unteren Augenlides noch nicht vollkommen getilgte Stase wieder zu, so dass der Kranke um eine V. S. bat. Ich machte sie ihm am 17. November 10 Uhr Morgens. — Die Aderlassbinde lag $1\frac{1}{2}$ Minuten. Die Venen waren gefüllt und das Blut floss sehr gut. Auf dem ersten Blutkuchen keine Faserhaut; auf dem 2ten, 3ten und vierten eine Andeutung dazu. Rother Bodensatz fehlte.

In den ersten 1536 Gr. Blut bei der Reduktion auf 1000 Gr. 225,2 Gr. feste Substanz. — Die folgenden 1491 Gr. schieden sich in 863 Gr. Blutkuchen und 628 Gr. Serum. Plac.: Ser. = 1,374:1. In 1000 Gr. Cruor 304 Gr. feste Substanz. — In 1000 Gr. Serum dieses Blutes 103,1 Gr. feste Substanz und 896,9 Gr. Wasser.

In jenen 225,2 Gr. fester Blut-Rückstand sind:

2,01 Gr. Faserstoff
88,60 — Serum-Rückstand
134,59 — Blutkörperchen.

Das Serum war gelb, aber etwas trübe; es enthielt Chylusfett-Moleküle. Durch Aether wurde es nicht getrübt und derselbe koagulirte nur sehr wenig Albumin. Die farblosen Zellen waren sämmtlich gross, stark granulirt und enthielten alle einen einzigen grossen Kern.

11. Ein Maurergeselle, kräftig gebaut, mit schwarzen Haaren und hepatischem Teint will seit zwei Jahren an epileptischen Zufällen leiden. Er ist ein Freund von spirituösen Getränken, aber in Venere sehr enthaltsam. Die epileptischen Anfälle beginnen mit einer Aura von der linken Hand zum Kopf; er dreht sich um, sinkt hin und liegt 24 Stunden ohne Bewusstsein. — Am 19. Mai liess er sich im Nacken schröpfen, weil er seit einigen Tagen an Congestionen zum Kopf (Schmerzen, Schwindel, Schwarzsehen u. s. w.) leide. Nachdem etwa $\frac{1}{2}$ Pfund Blut durch das Schröpfen entzogen sein mochte, wünschte er noch zu Ader gelassen zu werden. Dies geschah um 12 Uhr Mittags. — Die Venen sehr stark, der Blutstrahl gut. Das Blut gerann ohne Faserhaut; die auf die erste Portion von circa 1500 Gr. Blut folgenden hatten auf dem Blutkuchez eine hellrothe Schicht.

In 1000 Gr. Blut im Durchschnitt (aus 3 Portionen) 218,0 Gr. feste Substanz und 782 Gr. Wasser. — Die auf die zuerst ausgeflossenen 2,30 Gr. Blut folgenden 1076 Gr. schieden sich in 433 Gr. Serum und 643 Gr. Blutkuchen. Plac.:Ser. = 1,487:1. In 1000 Gr. Cruor 308 Gr. feste Substanz. — In 1000 Gr. Serum im Durchschnitt 87,0 Gr. feste Substanz und 913 Gr. Wasser.

In jenen 218,0 Gr. fester Blut-Rückstand sind:

1,70 Gr. Faserstoff
74,30 — Serum-Rückstand
142,00 — Blutkörperchen.

Die gefärbten Bläschen haben ihr Vermögen zur Rollenbildung schon in 4 Stunden verloren. — Das Serum ist gelbbräunlich, sehr trübe. Es enthält ausser gefärbten Bläschen, unter denen sehr viele gefranzt und kuglig sind, die sehr dunkel braungelb aussehen, sehr viel Epithelium-Fetzen der inneren Gefässhaut; kleinere und grössere Chyluskörperchen, zu Schollen vereinigte Elementarkörperchen und Chylusfett-Moleküle. — Es war nur schwach alkalisch und gerann mit aq. font. verdünnt beim Kochen in Flocken.

12. Einem Soldaten, der früher schon 4 Mal wegen Congestionen zum Kopf zu Ader gelassen, machte ich am 28. November 10 Uhr Morgens eine V. S. eben deshalb. Das Blut floss anfangs gut und war normal roth. Es gerann ohne Faserhaut. Nach Verlust von 6 Unzen fiel der Kranke in Ohnmacht.

Die zuerst ausgeflossenen 220 Gr. Blut gaben bei der Reduktion auf 1000 224,0 Gr. feste Substanz und 776 Gr. Wasser. — Die folgenden 1110 Gr. Blut schieden sich in 580 Gr. Blutkuchen und 530 Gr. Serum nebst rothem Bodensatz. Plac.:Ser. = 1,10:1. In 1000 Gr. Cruor 320,8 Gr. feste Substanz. — Je 1000 Gr. Serum dieses Blutes enthielten 87,7 Gr. feste Substanz und also 912,3 Gr. Wasser.

In jenen 224,0 Gr. fester Blut-Rückstand sind:

1,00 Gr. Faserstoff
74,40 — Serum-Rückstand
148,60 — Blutkörperchen.

Das Blut-Serum dunkel gelb und klar. — Die farblosen Zellen ungemein zahlreich.

13. Füsilier Armerding, ein kräftiger, blühend aussehender Mann. Er klagt seit einiger Zeit über Brust- und Kopfbeschwerden durch hierher gerichteten Drang des Blutes. V. S. am 28. Januar früh 9 Uhr. Das Blut floss in einem sehr guten Strahl und es bildete sich eine Andeutung zur Faserhaut auf dem Blutkuchen. — Die gefärbten Bläschen hatten Tendenz zur Rollenbildung; die farblosen Zellen ungemein zahlreich, meist einkernig mit grossen Molekülen angefüllt. — Von den gefranzten gefärbten Bläschen eine nur geringe Menge. — Das Serum war dunkelgelb, aber nicht klar; es enthielt Chylusfett-Moleküle und Elementarkörperchen.

14. Füsilier Kaputt, ein sehr starker, muskulöser und fetter Pole klagte seit einiger Zeit ebenfalls über Brust- und Kopfbeschwerden. V. S. am 19. Februar früh ¾10 Uhr. Das Blut floss sehr gut; es war sehr dunkel und gerann fast auf allen Blutkuchen mit einer Faserhaut.

Da das Blut beim ersten Hervorschiessen aus der Vene sehr ungestüm nach einer anderen Richtung floss, als ich es erwartet hatte, so ging die erste Unze verloren. — Die darauf aufgefangenen 252,8 Gr. Blut gaben bei der Reduktion auf 1000 252,8 Gr. feste Substanz und 747,2 Gr. Wasser. — Die folgenden 850 Gr. schieden sich in 318 Gr. Serum und 532 Gr. Blutkuchen. Plac.:Ser. = 1,64:1. In 1000 Gr. Cruor 318,7 Gr. feste Substanz. — In 1000 Gr. Serum dieses Blutes 116,4 Gr. feste Substanz und 883,6 Gr. Wasser. Spez. Gewicht = 1034,6.

Nach Andral und Gavarret waren in jenen 252,8 Gr. fester Substanz:

2,00 Gr. Faserstoff
97,60 — Serum-Rückstand
155,20 — Blutkörperchen.

Nach Verlust von 8 Unzen war die feste Substanz in 1000 Gr. Blut bis auf 216,0 Gr. und in 1000 Gr. Serum bis auf 98,3 Gr. herabgegangen; nach Verlust von 16 Unzen betrug jene 217,5 und diese 93,3 Gr. — Im Durchschnitt würden also 1000 Gr. Blut 235,1 und 1000 Gr. Serum 104,8 Gr. feste Substanz enthalten haben.

In diesen 235,1 Gr. feste Substanz sind:

2,00 Gr. Faserstoff
88,90 — Serum-Rückstand
144,20 — Blutkörperchen.

Die gefärbten Bläschen behielten ihre Tendenz zur Rollenbildung über 24 Stunden. Nur wenige unter ihnen sind gefranzt. — Die farblosen Zellen sehr zahlreich, sehr gross und sehr granulirt. — Das Serum ist intensiv gelb und klar. Mit aq. fontan. verdünnt und gekocht, keine Coagulation in Flocken. — Aether zog aus 1000 Gr. 5,9 Gr. gelb gefärbte Fette; er lässt es klar und koagulirt nur wenig vom Albumin.

Hier will ich noch einige Fälle von Congestiv-Zuständen anreihen, bei denen sich zugleich gastrische Beschwerden vorfanden. Sie gehören hierher, weil es nicht zu entscheiden war, ob dieselbe Ursache, welche die Congestionen zum Kopf und zur Brust bewirkte, nicht auch einen kongestiven Zustand im Magen und Darmkanal mit hervorgerufen hatte, der durch die eingeleitete Sekretion jenen mit der Zeit zu heben im Stande war, wie wir ja selber Drastica geben, um durch Ableitung des Blutes von Kopf und Brust und durch Aenderung der Krase im Allgemeinen den Kranken gesund zu machen. Fieber hatten diese Kranken, von deren Blut ich Analysen anführen werde, nur in unbedeutendem Grade, wenn es da war.

Ich werde auch diese wenigen Fälle wieder danach ordnen, ob den Kranken des Vor- oder Nachmittags zu Ader gelassen wurde.

A. Die Kranken, denen des Nachmittags zu Ader gelassen wurde.

1. Füsilier Strenske, blond, plethorisch, fett, ein phlegmatischer Pommer, hatte am 4. Juli beim Scheibenschiessen einen Frost und dann Hitze bekommen. Trotzdem badete er sich noch in der Schwimm-Anstalt. Beim Heraussteigen aus dem Wasser musste er sich übergeben und erbrach fast nur Galle. — Am 5ten Nachmittags ins Lazareth aufgenommen, bot er die Symptome eines unbedeutenden febrilen Gastricismus, aber einen bedeutenden kongestiven Zustand im Kopfe dar. — Er erhielt vierte Diätform und ein Infus. fol. senn. mit Natr. sulph. und ammon. muriat. — Am folgenden Tage hatten sich die febrilen und gastrischen Symptome nach einigen tüchtigen Darmentleerungen fast vollkommen verloren; nur die Congestionen zum Kopf waren geblieben. — Daher V. S. Nachmittags 4 Uhr. Das Blut war sehr dunkel, fast schwarz zu nennen; es gerann ohne Faserhaut, aber überall sehr starker rother Bodensatz.

In 1000 Gr. Blut waren im Durchschnitt (Mittel aus 2 Portionen) 212,8 Gr. feste Substanz und 787,2 Gr. Wasser. — In 1000 Gr. Serum 95,0 Gr. feste Substanz und 905 Gr. Wasser. 1123 Gr. Blut schieden sich in 548 Gr. Blutkuchen und 575 Gr. Serum nebst Bodensatz. — Plac.:Ser. = 0,95:1. In 1000 Gr. Cruor 302,0 Gr. feste Substanz.

In jenen 212,8 Gr. festen Blut-Rückstands sind:

1,97	Gr.	Faserstoff
82,20	—	Serum-Rückstand
128,63	—	Blutkörperchen.

Im rothen Bodensatze sind nur wenige gefärbte Bläschen zu Rollen vereinigt; bald nach der V. S. haben sie ihr Vermögen zur Itio in partes verloren. — Sehr viele farblose Blutzellen und auch freie Kerne. Das Serum gelblich trübe, mit Elementarbläschen und Chylus-Molekülen überladen. — Im Verhältniss von 1 zu 15 mit aq. font. verdünnt und gekocht, gerann es nicht in Flocken. — Der Harn des Kranken war sehr saturirt und setzte viel Harnsäure-Krystalle ab. So noch am 9ten. Am 10ten wurde der Kranke als gesund entlassen. — Nach 15 Tagen kam er mit Furunkeln im Gesicht und am Halse wieder ins Lazareth.

2. Füsilier May kam am 15. Juni ins Lazareth und klagte über Appetitmangel, Schwere in allen Gliedern, Kopf- und Brustschmerzen. Zunge belegt, schlechter Geschmack; Fieber unbedeutend. V. S. des Nachmittags um 5 Uhr. — Das Blut floss nur schlecht. Die zuerst aufgefangenen 211 Gr. lieferten bei der Reduktion auf 1000 228,7 Gr. feste Substanz und 771,3 Gr. Wasser. — Die folgenden 715 Gr. gerannen ohne Faserhaut; es bildete sich aber auch kein rother Bodensatz. — Sie schieden sich in 390 Gr. Blutkuchen und 325 Gr. Serum. Plac.:Ser. = 1,23:1. In 1000 Gr. Cruor 316 Gr. feste Substanz. — In 1000 Gr. Serum dieses Blutes 80,5 Gr. feste Substanz und 919,5 Gr. Wasser. — Nach Verlust von 3 Unzen fiel der Kranke in Ohnmacht und erbrach sich.

In jenen 228,7 Gr. festen Blut-Rückstands sind:

1,30 Gr. Faserstoff
67,20 — Serum-Rückstand
160,20 — Blutkörperchen.

Das Serum war gelb und klar. — In drei Tagen wurde der Kranke als gesund aus dem Lazareth entlassen.

3. Füsilier Matthes, ein robuster, blühender Mann, klagte seit einigen Tagen über Kopf- und Brustbeschwerden, schlechten Appetit, Mattigkeit. Am 24. Juni Abends ins Lazareth aufgenommen, bestanden jene Leiden noch: Zunge etwas belegt, Stuhl normal; Fieber fehlt. — Zu Mittag hat der Kranke nichts gegessen. V. S. Das Blut floss sehr gut und bildete überall eine starke, becherförmige Faserhaut. Kein rother Bodensatz. Die Farbe des Blutes normal.

In 1000 Gr. Blut im Mittel aus 2 Portionen 216,8 Gr. feste Substanz und 783,2 Gr. Wasser. — 1194 Gr. Blut schieden sich in 800 Gr. Blutkuchen und 394 Gr. Serum. Plac.:

Ser. = 2,02 : 1. In 1000 Gr. Cruor 264,4 Gr. feste Substanz. — In 1000 Gr. Serum dieses Blutes 86,3 Gr. feste Substanz.

In jenen 216,8 Gr. festen Blut-Rückstands sind:

3,74 Gr. Faserstoff
70,50 — Serum-Rückstand
147,61 — Blutkörperchen.

Die gefärbten Bläschen behalten ihr Vermögen zur Itio in partes über 36 Stunden; unter ihnen sind sehr viele gefranzte. — Die Zahl der farblosen Blutzellen sehr gross. — Das Serum ist klar und gelb. Im Verhältniss von 1 : 15 mit aq. font. verdünnt und gekocht, koagulirte es in grossen Flocken.

4. Füsilier Neumann, ein schwarzhaariger, phlegmatischer Ostpreusse, mit hepatischem Habitus, hatte vom 28. April bis zum 10. Mai an febr. tertian. im Lazareth gelegen. Das Fieber hatte nur drei Anfälle gemacht, indem die weiteren durch Chinin. mit Rheum coupirt wurden. Der Kranke war in geringem Grade ikterisch geworden und behielt sein stark ausgeprägtes Fieberkolorit bis zu seiner abermaligen Aufnahme in das Lazareth am 26. Juni desselben Jahres. Am 24sten hatte er nach dem Baden einen gelinden Frost bekommen mit Brustbeklemmung; am 25sten Frösteln und Hitze abwechselnd, Kopfschmerzen, etwas Husten und gewöhnlicher Auswurf. — Im Stat. praes. war ausser einem geringen Fieber (Puls 80), Appetitmangel bei reiner Zunge und normalem Stuhlgange, nichts weiter zu entdecken; in der Brust ergab die Auscultation und Percussion nichts Abnormes. — Zunge rein, Leib weich, unschmerzhaft, kein Organ hypertrophisch. — V. S. des Abends um 6 Uhr. Der Kranke hatte zu Mittag nichts gegessen. — Das Blut floss gut, sah aber auffallend kirschroth aus und war dünnflüssig. Es gerann ohne Faserhaut; aber auf jedem Blutkuchen eine hellrothe Schicht. Kein rother Bodensatz.

In 1000 Gr. Blut im Durchschnitt aus 3 Portionen 196,7 Gr. feste Substanz und 803,3 Gr. Wasser. — 1086 Gr. Blut schieden sich in 460 Gr. Serum und 626 Gr. Blutkuchen. Plac.: Ser. = 1,36 : 1. In 1000 Gr. Cruor 284,2 Gr. feste Substanz. — In 1000 Gr. Serum im Durchschnitt 840 Gr. feste Substanz.

In jenen 196,7 Gr. fester Substanz sind:

1,79 Gr. Faserstoff
75,50 — Serum-Rückstand
119,41 — Blutkörperchen.

Die gefärbten bikonkaven Bläschen haben schon 4 Stunden nach der V. S. ihre Tendenz zur Rollenbildung verloren; viele gefranzte. — Die Zahl der farblosen Blutzellen nicht sehr gross. — Das Serum dunkelgelb, klar, kein Biliphaein enthaltend. Im Verhältniss von 1 : 15 mit aq. font. verdünnt und gekocht, gerinnt es in Flocken.

5. Füsilier Alinger, eben nicht sehr stark gebaut, klagt über Appetitmangel, Kopfschmerzen, Brustbeklemmung; etwas febriler Puls. — Zunge rein. V. S. am 10. April 4 Uhr Abends. Das Blut normal roth, gerann überall mit einer beträchtlichen Faserhaut; kein rother Bodensatz.

In 1000 Gr. Blut im Mittel aus 2 Portionen 206,4 Gr. feste Substanz und 793,6 Gr. Wasser. — 985 Gr. Blut schieden sich in 345 Gr. Serum und 630 Gr. Blutkuchen. Plac.: Ser. = 1,85 : 1. In 1000 Gr. Cruor 298,0 Gr. feste Substanz. — In 1000 Gr. Serum von diesem Blute 102,3 Gr. feste Substanz und 897,7 Gr. Wasser.

In jenen 206,4 Gr. fester Substanz sind:

4,70 Gr. Faserstoff
89,30 — Serum-Rückstand
112,40 — Blutkörperchen.

Das Serum war weisslich und etwas trübe, enthielt aber keinerlei Moleküle.

6. Füsilier Ponto, ein sehr kräftiger Mann, hatte eine leichte, fast fieberlose rheumatische Pleuresie und litt ausserdem an Congestionen zum Kopf. Am 10. April Abends 4 Uhr V. S. — Zu Mittag hatte der Kranke gegessen. — Das Blut floss sehr gut, war normal roth und gerann mit einer allerdings nur schwachen Faserhaut. — Kein rother Bodensatz.

In 1000 Gr. Blut im Mittel aus 2 Portionen 208,95 Gr. feste Substanz, also 791,05 Gr. Wasser. — 1055 Gr. Blut schieden sich in 600 Gr. Blutkuchen und 455 Gr. Serum. Plac.: Ser. = 1,31 : 1. In 1000 Gr. Cruor 280 Gr. feste Substanz. — In 1000 Gr. Serum im Mittel 106,85 Gr. feste Substanz.

In jenen 208,95 Gr. fester Substanz sind:

2,00 Gr. Faserstoff
93,05 — Serum-Rückstand
113,90 — Blutkörperchen.

Das Blut-Serum weisslich trübe, aber ohne Moleküle oder Elementarkörperchen.

7. Füsilier Schibrowsky leidet seit vier Tagen an febr. gastr. mit bedeutenden Congestionen zur Brust und zum Kopf. Am 20. April wurde er ins Lazareth aufgenommen. V. S. um 5 Uhr Abends.

Die zuerst ausfliessenden 240 Gr. Blut gaben bei der Reduktion auf 1000 nur 193,7 Gr. feste Substanz und 806,3 Gr. Wasser. — Die folgenden 924 Gr. Blut gerannen mit einer Faserhaut und schieden sich in 510 Gr. Blutkuchen und 414 Gr. Serum ohne rothen Bodensatz. Plac.:Ser. = 1,20:1. In 1000 Gr. Cruor 276,0 Gr. feste Substanz; in 1000 Gr. Serum dieses Blutes 81,6 Gr. feste Substanz und 918,4 Gr. Wasser.

In jenen 193,7 Gr. fester Substanz sind:

2,10 Gr. Faserstoff
71,20 — Serum-Rückstand
120,40 — Blutkörperchen.

Das Serum war gelb und klar. — Nach 5 Tagen wurde der Kranke entlassen.

8. Füsilier Procke leidet seit fünf Tagen an Durchfall, schlechtem Appetit, bitterem Aufstossen und Vomituritionen. Er hat eine belegte Zunge, normalen Puls und Congestionen zum Kopf. V. S. am 29. Juli 4 Uhr Nachmittags. Das Blut normal roth; Gerinnung ohne Faserhaut, aber rother Bodensatz.

Die zuerst ausgeflossenen 1011 Gr. Blut gaben an fester Substanz bei der Reduktion auf 1000 203,7 Gr. feste Substanz und 796,3 Gr. Wasser. — 1000 Gr. Serum 88,2 Gr. feste Substanz und 911,8 Gr. Wasser. Die folgenden 1444 Gr. Blut schieden sich in 680 Gr. Serum und 764 Gr. Blutkuchen; Plac. : Ser. = 1,123 : 1. In 1000 Gr. Cruor 316 Gr. feste Substanz.

In jenen 203,7 Gr. fester Substanz sind:

2,202 Gr. Faserstoff
76,600 — Serum-Rückstand
124,898 — Blutkörperchen.

Die gefärbten bikonkaven Blutbläschen zeigen nur schwaches Vermögeu zur Rollenbildung; viele gefranzte. Die farblosen Zellen sehr zahlreich. — Das Serum weisslich trübe, nur schwach alkalisch. Es enthält ausser Chylusfett-Molekülen ganz eigenthümliche platte Fett-Formationen, die ziemlich gross sind und die mannigfachsten Figuren darstellen. Mit aq. font. 100fach verdünnt und gekocht, gerinnt es nicht in Flokken. Durch Aether wurde es gelb und klar; es hatte sich unter diesem eine ziemlich bedeutende Schicht koagulirten Albumins abgelagert. In 1000 Gr. Serum 4,88 Gr. gelb gefärbtes Fett. Der Kranke war in wenigen Tagen gesund.

B. Kranke, denen vor dem Essen zu Ader gelassen wurde.

1. Füsilier Gerolath wurde am 11. Mai Nachmittags ins Lazareth aufgenommen. Er ist ein kräftiger Mann mit braunen Haaren und hepatischem Teint. Seit zwei Tagen leidet er an Diarrhöe und Appetitmangel; seit längerer Zeit an Congestionen zum Kopf und zur Brust. Zunge etwas belegt, Leib weich, unschmerzhaft, eingefallen. Puls und Temperatur normal. — Um 11 Uhr Vormittags des 12ten V. S. Der Kranke hatte vierte Diätform erhalten und war drei Mal in den 24 Stunden zu Stuhl gewesen. — Das Blut floss gut, war sehr dunkel und gerann ohne Faserhaut. Aber unter jedem Blutkuchen viel rother Bodensatz. — Die zuerst ausgeflossenen 1434 Gr. Blut schieden sich in 684 Gr. Serum nebst rothem Bodensatz und 750 Gr. Blutkuchen. Plac.:Ser. =1,10:1. In 1000 Gr. Blutkuchen 310,0 Gr. feste Substanz. — In 1000 Gr. Serum 80,3 Gr. feste Substanz und 919,7 Gr. Wasser; in 1000 Gr. Blut 203,8 Gr. feste Substanz und 796,2 Gr. Wasser.

Es befinden sich in diesen 203,8 Gr.:

1,45	Gr.	Faserstoff
70,00	—	Serum-Rückstand
132,35	—	Blutkörperchen.

Der Cruor senkte sich in der Solut. magnes. sulph. in 24 Stunden 1¼″, in 48 Stunden 2½″, in 72 Stunden 4″. Jetzt begann das Blut sich zu zersetzen. — Die gefärbten Bläschen verloren ihre Fähigkeit zur Itio in partes sehr bald. — In Bezug auf die übrigen nichts Bemerkenswerthes. — Das Serum gelb und klar, alkalisch; schon bei 15facher Verdünnung beim Kochen in Flocken gerinnend. Mit aq. dest. stark verdünnt liess es nur ein schwaches Sediment von Albumin-Molekülen zu Boden fallen. — Aether trübte das Serum nicht; er fand aber auch nur wenig der durch ihn koagulirbaren Eiweissart vor.

Nach fünf Tagen wurde der Kranke als gesund entlassen.

2. Füsilier Manthei klagte seit längerer Zeit im Frühlinge über Appetitmangel, schlechten, sauren Geschmack, Schwere und Mattigkeit in allen Gliedern, Kopf- und Brustbeschwerden. Vor einem Jahre derselbe Zustand, der durch Aderlassen gehoben wurde, worauf Erbrechen folgte. V. S. des Morgens um 11 Uhr. Der Kranke hatte mehrere Tage nur wenig gegessen. Das Blut floss gut und bildete eine schwache Faserhaut. Kein rother Bodensatz.

In 1000 Gr. Blut im Durchschnitt 206,45 Gr. feste Substanz und 793,55 Gr. Wasser; in 1000 Gr. Serum 93,0 Gr. feste Substanz und 907,0 Gr. Wasser. — 912 Gr. Blut schieden sich in 540 Gr. Blutkuchen und 372 Gr. Serum. Plac.: Ser. = 1,45:1. In 1000 Cruor 276,4 Gr. feste Substanz.

In jenen 206,45 Gr. Blut-Rückstand sind:

2,17 Gr. Faserstoff
80,85 — Serum-Rückstand
124,48 — Blutkörperchen.

Das Serum rheinweingelb, klar, alkalisch.

3. Rekrut Flohr, der kurz vor seinem Eintritt in das Militair (Oktober) angeblich einen Typhus durchgemacht hatte, fühlte sich hier im December längere Zeit unwohl; er klagte über Mattigkeit und Schwere in allen Gliedern, Kopfschmerzen, Schmerzen im Kreuz und im linken Hypochondrium. Beim Druck auf die unteren Rückenwirbel Schmerz; nicht selten fängt dem Kranken die Nase an zu bluten. Dabei sehr trübselige, melancholische Stimmung, blasses Gesicht, das gegen die schwarzen Haare und den schwarzen Bart sehr absticht.

Zunge rein; Appetit nicht schlecht; Stuhl normal; Leib weich, nur in der etwas aufgetriebenen Milzgegend beim tiefen Druck schmerzhaft. — Lebergegend normal. — Puls fieberlos; Temperatur normal. — Gewiss war hier eine nach dem Typhus zurückgebliebene abnorme Krase und ein kongestiver Zustand in der hypertrophischen Milz vorhanden. — Vielleicht auch noch Heimweh. V. S. am 16. December 10 Uhr Morgens.

Die zuerst ausfliessenden 600 Gr. Blut waren ziemlich hellroth; sie gerannen ohne Faserhaut und lieferten bei der Reduktion auf 1000 224,7 Gr. feste Substanz und 775,3 Gr. Wasser.

Die folgenden 1335 Gr. Blut schieden sich in 733 Gr. Blutkuchen und 602 Gr. Serum. Kein rother Bodensatz. Plac.: Ser. = 1,217 : 1. In 1000 Gr. Cruor 309,0 Gr. feste Substanz. — In 1000 Gr. Serum dieses Blutes 88,4 Gr. feste Substanz und 911,6 Gr. Wasser.

In jenen 224,7 Gr. fester Substanz sind:

1,872 Gr. Faserstoff
74,800 — Serum-Rückstand
148,028 — Blutkörperchen.

Die gefärbten Blutbläschen zeigten, vier Stunden nach der V. S. untersucht, keine Tendenz mehr zur Rollenbildung. — Keine gefranzten. — Die Zahl der farblosen Zellen nicht sehr gross. Das Serum gelb und klar. — Mit aq. font. verdünnt und gekocht, gerinnt es in Flocken. Aether macht es etwas trübe und es bildet sich unter ihm eine nur sehr schwache Schicht koagulirten Albumins. — Der Aether färbte sich gelb. — Der Kranke wurde bald als gesund entlassen. Später litt er oft an ödematöser Anschwellung des linken Fusses und im Sommer 1846 an febr. intermitt. quotid. — Danach erlangte der Flohr bis jetzt (1847) eine intakte Gesundheit.

Jetzt will ich noch einen Kranken erwähnen, der an Ephidrosis litt, wo also ein kongestiver Zustand in der Haut statt hatte. Dieser Kranke hatte an Typhus gelitten und bekam dann, nachdem er wieder vollkommen zu Kräften gekommen war, fast alle Tage zwischen 5 und 6 Uhr Abends den Schweiss-Paroxysmus. Chinin. sulph. hatte ihn, trotz des anscheinend intermittirenden Typus, nicht beseitigen können. — Wiewohl diese sehr profusen, stets sauren Schweisse, den Kranken sehr abmatteten, so sah er doch nicht sehr abgefallen aus.

Am 23. März, als ich Abends den Kranken zuerst sah, hatte er eben stark geschwitzt. Der Puls machte 80 Schläge und war voll, gross und kräftig. — Sonst war keine Funktion des Kranken gestört und auch keine anatomische Läsion aufzufinden. — Der Harn, den ich sah, war ziemlich saturirt, stark sauer und hatte sehr viele Harnsäure-Krystalle abgesetzt. Am folgenden Tage war er ebenso.

Ich war begierig, die Beschaffenheit des Blutes dieses Kranken kennen zu lernen und derselbe gestattete es gern, dass ihm 5 Unzen entzogen wurden. — Die nach ziemlich langer Compression des Arms aus den allerdings grossen Venen zuerst ausfliessenden 230 Gr. Blut gaben bei der Reduktion auf 1000 208,0 Gr. feste Substanz, also 792,0 Gr. Wasser. Offenbar war sie ziemlich vermindert. — Die folgenden 2370 Gr. von normaler Farbe gerannen ohne Faserhaut, bildeten aber auch keinen rothen Bodensatz. Sie schieden sich in 950 Gr. Serum und 1420 Gr. Blutkuchen. Plac.: Ser. = 1,50:1. In 1000 Gr. Cruor 293,3 Gr. feste Substanz. — In 1000 Gr. Serum dieses Blutes 100,0 Gr. feste Substanz und 900,0 Gr. Wasser.

In jenen 208,0 Gr. fester Substanz sind:

1,81	Gr.	Faserstoff
87,60	—	Serum-Rückstand
118,59	—	Blutkörperchen.

Die gefärbten Bläschen besassen nur schwaches Vermögen zur Itio in partes. — Unter ihnen viele gefranzte und kuglige. — Die Zahl der farblosen Zellen sehr gross; sie waren ungemein stark granulirt, so dass sie wie Körnchenzellen aussahen, wie sie in Exsudaten sich finden.

Das Serum sah aus wie Lehmwasser, war sehr trübe und gut alkalisch. Es enthielt eine Unmasse sehr kleiner, stets einzeln liegender Chylusfett-Moleküle. Setzte ich zu dem Serum unter dem Mikroskop eine Lösung von Natr. chlor., so verschwanden die Moleküle und es bildeten sich Fetttropfen. Goss ich Serum in dieselbe, so blieb es trübe, aber die Moleküle waren fort und statt dessen Fetttropfen. Aether machte das Serum ganz klar und es enthielt jene Moleküle nicht mehr; in 1000 Gr. 7,1 Gr. Fett. — Mit aq. dest. verdünnt und gekocht, opalisirte das Serum nur; mit Brunnenwasser dagegen koagulirte es in grossen Flocken.

Offenbar hatte dies Serum eine ungemein chylöse Beschaffenheit, falls man nicht die in ihm vorhandene Unmasse von Fettmolekülen auch auf andere Weise erklären kann.

II. Blut von Frauen, die an Congestiv-Zuständen litten.

1. Einem kräftigen, robusten Dienstmädchen, deren Periode in Ordnung war, machte ich am 18. Juni Abends 8 Uhr eine V. S. Sie klagte seit einiger Zeit über Schwere in allen Gliedern, Kopfbeschwerden, Appetitmangel. Vor einem Jahre wegen ganz derselben Erscheinungen V. S. mit gutem Erfolge. — Das Blut floss sehr gut, anfangs sehr dunkel und anscheinend dickflüssig; später hellroth und dünnflüssig. Auf dem ersten Blutkuchen eine Faserhaut. Ueberall starker rother Bodensatz.

1000 Gr. Blut enthalten im Durchschnitt 191,6 Gr. feste Substanz, also 808,4 Gr. Wasser. — 2809 Gr. Blut schieden sich in 1369 Gr. Serum nebst dem rothen Bodensatz und 1440 Gr. Blutkuchen. Plac.: Ser. = 1,05 : 1. In 1000 Gr. Cruor 330 Gr. feste Substanz. — In 1000 Gr. Serum dieses Blutes 91,7 Gr. feste Substanz und 908,3 Gr. Wasser.

In jenen 191,6 Gr. fester Substanz sind:

2,67	Gr.	Faserstoff
81,60	—	Serum-Rückstand
107,33	—	Blutkörperchen.

Die Blutbläschen zeigten, 12 Stunden nach der V. S. untersucht, kein Vermögen mehr zur Rollenbildung. Die Zahl der gefranzten ist sehr gross. — Ebenso die der farblosen Zellen, die sehr viele und grosse Granula enthalten. Das Serum ist sehr trübe und sieht aus wie Hafergrützschleim. Es enthielt nur wenig Chylusfett-Moleküle. Durch Aether wird es klar; aus 1000 Gr. zieht derselbe, bloss einmal erneuert, schon 6 Gr. Fett. Es sah sehr dunkelgelb aus. Der Fettgehalt des Serum war gewiss sehr gross. — Nach der V. S. von 12 Unzen, die von Ohnmacht gefolgt war, sehr gutes Befinden.

2. Eine mittelstarke Frau, die schon drei Kinder hatte, war mit dem vierten im siebenten Monate schwanger. Sie hat früher schon als Mädchen 2 Mal wegen Blutandrang zum Kopf zu Ader gelassen. Jetzt leidet sie an Schwindel, Schwarzsehen, Ohrensausen, Schwere in allen Gliedern, Blutwallungen. V. S. am 24. August 5 Uhr Nachmittags. — Zu Mittag hat die Kranke gut gegessen. — Viele starke Venen; das Blut anfangs sehr dunkel, später sehr hellroth, dünnflüssig und kaum zu stillen, sehr schäumend. — Es gerann sehr langsam und bildete in jedem Glase eine starke Faserhaut. In 1000 Gr. Blut 205,6 Gr. feste Substanz und 794,4 Gr. Wasser. — In 1000 Gr. Serum 94,5 Gr. feste Substanz und 905,5 Gr. Wasser.

In jenen 205,6 Gr. fester Substanz sind:

2,65 Gr. Faserstoff
82,40 — Serum-Rückstand
120,55 — Blutkörperchen.

Die Blutbläschen behielten ihr Vermögen zur Rollenbildung über 24 Stunden. Die Zahl derselben im Vergleich zu den farblosen Zellen fast gleich. — Das Serum gelblich trübe; es enthält Chylusfett-Moleküle. — Mit aq. font. verdünnt und gekocht, koagulirt das Serum in Flocken. — Der Faserstoff war zwar derb, aber er war schwer zu einer Masse zu ballen; beim Trocknen floss aus ihm erst eine bedeutende Portion Fett aus, ein Phänomen, das ich bei keinem anderen Faserstoff bisher bemerkt habe, also wenn man es bei dem Blute hochschwangerer Frauen öfter träfe, eine Eigenthümlichkeit desselben wäre. — 1111 Gr. Blut schieden sich in 564 Gr. Blutkuchen und 547 Gr. Serum; Plac.:Ser. = 1,03:1. In 1000 Gr. Cruor 306,6 Gr. feste Substanz.

3. Einer im dritten Monate zum ersten Male Schwangeren liess ich wegen Congestionen zum Kopf am 3. August Nachmittags zu Ader. Die zuerst ausfliessenden 1436 Gr. Blut schieden sich in 720 Gr. Blutkuchen und 716 Gr. Serum. Der Blutkuchen cylindrisch, ohne Faserhaut geronnen. Rother Bodensatz. Plac.:Ser. = 1:1. In 1000 Gr. Blutkuchen 277,7 Gr. feste Substanz. — Das Blut ziemlich hellroth. — Jene 1436 Gr. Blut gaben bei der Reduktion auf 1000 108,8 Gr. feste Substanz und 819,4 Gr. Wasser. — 1000 Gr. Serum desselben Blutes enthielten 83,7 Gr. feste Substanz und 916,3 Gr. Wasser.

Jene bestanden aus:

1,97 Gr. Faserstoff
74,40 — Serum-Rückstand
104,43 — Blutkörperchen.

Die Blutbläschen hatten schon 3 Stunden nach der V. S. ihr Vermögen zur Rollenbildung verloren; die Zahl der gefranzten sehr gross. Sehr viel mit grossen Granulis gefüllte farblose Blutzellen. — Das Serum war gut alkalisch, trübe; es enthielt Chylusfett-Moleküle und Elementarkörperchen. — Mit aq. font. konnte ich verdünnen, wie ich wollte, es koagulirte beim Kochen nicht. — Durch Aether wurde es ganz klar und es setzte sich eine nicht unbeträchtliche Albumin-Schicht unter ihm ab. Aus 1000 Gr. zog er an gelbgefärbtem Fette aus: 4,5 Gr. Sie waren sämmtlich in kochendem absoluten Alkohol löslich. Beim Erkalten krystallisirten daraus an Serolin und Cholesterin 1 Gr., in kaltem Alkohol von 0,831 waren löslich 2,4 und in kaltem absoluten Alkohol 1,1 Gr.

4. Eine Hysterische, etwa 45 Jahr alt und nicht mehr menstruirt, die einen hepatischen Habitus hatte, an den verschiedensten Erscheinungen litt und unter Andern auch nach Belieben eine Geschwulst im rechten Hypochondrium produciren konnte, liess sich zu einer Blutentziehung bewegen. Sie geschah im Juni Nachmittags 5 Uhr. — Die Venen nur fein, aber prall; das sehr dunkle Blut floss gut.

Die zuerst aufgefangenen 230,5 Gr. Blut lieferten bei der Reduktion auf 1000 205,7 Gr. feste Substanz und 794,3 Gr. Wasser. — Sie sowohl wie die darauf folgenden 2885 Gr. gerannen ohne Faserhaut, obwohl erst in 7 Minuten. Letztere schieden sich in 1160 Gr. Serum nebst rothem Bodensatz und 1725 Gr. Blutkuchen. Plac.: Ser. = 1,48 : 1. In 1000 Gr. Cruor 291,4 Gr. feste Substanz. In 1000 Gr. Serum dieses Blutes 88,7 Gr. feste Substanz und 911,3 Gr. Wasser.

Jene 205,7 Gr. fester Substanz enthielten:

1,93 Gr. Faserstoff
73,80 — Serum-Rückstand
126,97 — Blutkörperchen.

Schon 3 Stunden nach der V. S. untersucht, zeigen die Blutbläschen keine Tendenz mehr zur Rollenbildung. Sehr viele von ihnen sind gefranzt. — Die Zahl der farblosen Zellen war ungemein gross; viele enthielten 2 — 3 so grosse Fettkügelchen, wie sie die sogenannten Entzündungskugeln zu haben pflegen. Auf Wasserzusatz platzen sie ausnehmend leicht.

Das Serum weisslich, trübe, Chylusfett-Moleküle und Elementarkörperchen enthaltend. Mit aq. font. verdünnt und gekocht, bilden sich grosse Flocken. — Aus 1000 Gr. erhielt ich mit Aether bei einmaligem Ausziehen schon 4,76 Gr. gelb gefärbtes Fett.

Da die beim Anstich der Vene zuerst ausgeflossenen 300 Gr. Blut bei der Reduktion auf 1000 nur 205 Gr. feste Substanz gaben, so kann man wohl annehmen, dass das frei in den Armvenen cirkulirende Blut etwa nur 190 Gr. feste Substanz besessen haben mag.

5. Eine korpulente Frau von untersetzter Statur, sehr blutreich, ohne Kinder in der Ehe, litt von Zeit zu Zeit an Menstruations-Störungen und dann an geringem Grade von Manie, wobei ein sehr starker Blutandrang zum Kopf statt hatte. Dabei Brechneigung, Stuhlverstopfung. Am 3. Oktober war dies wieder der Fall und ich machte ihr des Abends 5 Uhr eine V. S. Die Venen zwar klein, aber prall und das anfangs dunkle Blut floss sehr gut. — Es gerann überall mit einer gelben Faserhaut, die allerdings nach vollkommener Abscheidung des Serum aus dem Blutkuchen nur schwach war. Dieser aber doch kegel- und oben becherförmig. In 1000 Gr. Blut im Durchschnitt 202,5 Gr. feste Substanz und 797,5 Gr. Wasser. — In 1000 Gr. Serum 105,0 Gr. feste Substanz und 895 Gr. Wasser.

In jenen 202,5 Gr. fester Substanz sind:

2,059	Gr.	Faserstoff
93,000	—	Serum-Rückstand
107,441	—	Blutkörperchen.

1748 Gr. Blut schieden sich in 842 Gr. Serum und 906 Gr. Blutkuchen. — Kein rother Bodensatz. — Plac.:Ser. = 1,07:1. Die gefärbten Bläschen behielten ihr Vermögen zur Rollenbildung noch 18 Stunden p. V. S. — Die Zahl der gefranzten nicht gross; dagegen bedeutend die der kugligen, dunkelgelben, stark kontourirten Bläschen. — Die farblosen Blutzellen sind in enormer Quantität in diesem Blute vorhanden; sie haben meist alle einen einzigen und zwar granulirten

Kern. — Das Serum ist dunkelgelb, klar, alkalisch; es enthält Spuren von Gallenfarbstoff. Mit aq. font. verdünnt und gekocht, gerinnt es in Flocken; Aether lässt es klar, färbt sich intensiv gelb durch Fett und bringt nur wenig Albumin zum Koaguliren.

Theils um dem Vorwurfe der Einseitigkeit zu entgehen, theils um zu beweisen, dass die bisherigen Blut-Analysen bei Plethora den Tadel verdienen, den ich oben über sie ausgesprochen habe, werde ich sie den meinigen anschliessen.

Andral (Recherches sur les modifications etc. und den Ann. de Chém. et de Phys. T. LXXV, November 1840) äusserte schon den guten Gedanken, dass die Symptome, die wir bei Hirnkongestionen wahrnehmen, den Prodromen der fièvre typhoïde gleichen, wofür ihm auch die Blutmischung als ein fernerer Beweis zu sprechen schien.

Die Resultate seiner Analysen liefert folgende Tabelle:

No.	Aderlass	Fibrin	Blutkörp.	Feste Serum-Stoffe organ.	Feste Serum-Stoffe anorgan.	Wasser
1.	1	3,7	119,2	90,4	7,9	778,8
	1	3,7	119,5	82,9	6,1	787,8
2.	2	3,2	111,3	79,7	7,1	798,7
	3*a*	3,0	113,6	84,8	7,3	791,3
3.	1	3,5	88,6	87,4		820,5
4.	1	3,0	132,4	87,6	6,9	770,1
5.	1	3,0	120,9	80,2		795,9
6.	1	2,7	131,0	78,1	7,0	781,2
	2	2,6	121,6	71,8	7,3	796,7
7.	1	2,7	152,3	104,8		740,2
8.	1	2,4	138,6	87,2	6,8	765,0
	2	2,7	101,1	68,3	7,6	820,3
9.	1	2,3	129,5	81,9	7,9	778,4
	2	2,5	125,3	86,5	7,1	778,6
10.	1	2,9	88,3	86,9	8,0	813,9
11.	1	2,4	104,5	82,9	8,4	801,8
12.	1	2,1	115,2	87,1		795,6
	2	1,9	109,2	88,3		800,6
13.	1	1,6	132,9	92,9		772,6
14.	1*b*	1,6	114,8	85,4		798,2
15.	1	2,7	140,3	94,0		763,0

Zu *a* bemerkt Andral: Diese dritte V. S. war 3 Wochen nach der zweiten gemacht, nachdem die Kranke gegessen hatte. Daraus soll sich die geringe Vermehrung der Blutkörperchen erklären. Zu *b*: Der Kranke war schon des Morgens vor seinem Eintritt in das Hospital in der Stadt zu Ader gelassen worden.

In dem 13ten Falle, wo die Fibrin-Menge nur 1,6 betrug, war das Blut einem Lastträger aus der Halle entzogen, der eine sehr athletische Constitution hatte; in dem 3ten, wo die Fibrin-Menge 3,5 war, war das Blut einer Frau mit sehr zarter Constitution entzogen worden.

Wo die Hirnsymptome am stärksten waren, da war die Menge des Fibrin am geringsten.

Die Blutkörperchen hielten sich bei sechs Kranken im Mittel; bei fünf waren sie über dasselbe hinausgegangen und bei sechs darunter. Wo die Menge 88,3 und 88,6 war (10ter und 3ter Fall), da war das Blut einer schwächlichen Frau und einem an Blei-Cachexie Leidenden entzogen. Dort war die Menge des Fibrin = 3,5: wir finden hier vielleicht eine solche Blutmischung, wie sie bei scheinbarer Plethora statt hat. — Der letztere Fall gehört eigentlich nicht hierher.

Hätte Andral bei jedem Falle angegeben, ob das Blut einem Manne oder einer Frau entzogen war, wie lange die Congestionen dauerten, und die übrigen von Einfluss seienden Umstände, so würde man namentlich die Fälle zu beurtheilen im Stande sein, wo das Fibrin bis 3,0 und 3,7 heraufgegangen war. Wer weiss, ob diese reine Congestiv-Zustände gewesen sind! — Auch würde sich dann gewiss das grosse Schwanken in der festen Substanz des Blutes wie der Blutkörperchen erklären lassen. So wie die Analysen dastehen, beweisen sie eine den Congestiv-Zuständen zu Grunde liegende bestimmte abnorme Blutmischung nicht: vielmehr leiten sie darauf hin, das eigentliche Wesen in qualitativen Modifikationen derselben zu suchen.

In seiner pathologischen Hämatologie beruft sich Andral auf 31 Bluluntersuchungen, wo er als Minimum für die Blutkörperchen im Blute bei Plethora 131 und als Maximum 154 gefunden hat.

Galten denn, muss man fragen, damals, als Andral dieses Werk schrieb, die oben angeführten Blut-Analysen, wo die Blutkörperchen 6 Mal vermindert waren, nicht mehr?

Lassen wir von diesen auch jene beiden fallen, die ich oben speziell angeführt habe, und auch diejenigen, wo beim zweiten Aderlass die Zahl der Blutkörperchen unter das Normal gesunken war, so bleiben doch noch fünf übrig, wo sie sich ebenso verhielten (Vergl. Fall 1, 2, 5, 11 und 12). Entweder erkannte Andral diese nicht als reine Fälle von Plethora oder Congestiv-Zuständen mehr an, oder er hat sie bei Seite geschoben, um für dies Blut den Satz aussprechen zu können, dass dasselbe mehr Kügelchen enthalte als das Normale (127 — 141). Ebenso ist es mit dem Wassergehalt dieses Blutes!

Nun leitet Andral alle Symptome und sonstigen Zustände, welche die Plethorischen darbieten, von diesem Uebermaasse an Kügelchen her, als ob damit etwas gewonnen wäre! Denn, fragen wir, welche unter ihnen sind vermehrt? — Nicht die Congestion des Blutes im Gehirn, die nicht anatomisch nachgewiesen sei (!!), sondern der blosse Durchgang des mit Kügelchen überladenen Blutes soll die Erscheinungen hervorrufen, wie Schwindel, Schwarzwerden vor den Augen, Ohrensausen, fliegende Hitze u s. w.!! — Derselbe Effekt kommt auch zu Stande, wenn ein an Kügelchen armes Blut die Gefässe des Gehirns passirt. — Endlich soll sogar jenes Uebermaass von Blutkügelchen Fieber hervorrufen; denn die festen Theile bieten nichts, das sein Erscheinen erklären liesse! Dieses Fieber hat einen eigenthümlichen Anstrich; es ist das, welches Pinel das angeiotenische genannt hat. Es hängt bloss von dem Zustande des Blutes ab! Das Aderlass soll ihn und die örtliche Entzündung nicht total heben.

Die Untersuchungen Rodier's und Becquerel's beschränken sich auf sechs Fälle bei Männern und einen bei einem Mädchen; sie fassen nur die quantitativen Verhältnisse des Blutes ins Auge, und ihren Schluss, dass dieselben gar nicht vom Normal abweichen, den sie daraus gezogen haben, wird man genöthigt sein ihnen einzuräumen. Das Mittel weicht allerdings vom Normal nicht ab, aber der Faserstoff z. B., der sich nur ein einziges Mal im Mittel hält (2, 2), sonst aber entweder vermehrt (3,2; 3,5; 3,5) oder vermindert ist (1,0; 1,1), thut er nicht auf der Stelle dar, dass die Angabe der mittleren Zusammensetzung des Blutes der eigentlichen Einsicht in die Blut-Alteration und den dyskrasischen Process nichts hilft?! Zwar haben Rodier und Becquerel als das Maximum des Fibrin bei ihren gesunden Männern 3,5 und als das Minimum 1,5 angegeben: allein ich habe schon oben (S. 21) gezeigt, dass ihre gesunden Männer nicht gesunde, sondern kranke waren. Hätten sie ihre Analysen des Blutes von jedem dieser kranken Individuen speziell mitgetheilt, so würde es sich auf der Stelle ergeben, dass diejenigen, welche in ihrem Blute 3,5 Fibrin hatten, an einem schon bedeutenden dyskrasischen Processe litten.

Die Wissenschaft kann jene beiden Männer durchaus nicht für berechtigt halten, jenen Schluss aus ihren Analysen zu ziehen, weil die eine Prämisse desselben nicht richtig ist, und dass das Blut plethorischer oder an Congestiv-Zuständen leidender Männer, wo nicht quantitativ, so doch qualitativ alterirt genug ist, das glaube ich durch meine Analysen hinlänglich bewiesen zu haben und werde es bald noch einmal in der Kürze thun.

Da der Symptomen-Complex bei Plethora, trotz dem dass das Blut normal ist, doch vom Blute ausgehen soll, so suchen Rodier und Becquerel den Grund dafür in einer absoluten Vermehrung desselben, die nicht bloss bei normaler Blutmischung, sondern auch bei Schwangeren, Chlorotischen u. s. w. statt haben soll, weil diese die V. S. gut ertragen und die Symptome schwinden. Die klinische Beobachtung kann dafür in gewöhnlichen Fällen aber gewiss nicht sprechen; sie kann nur annähernd darthun, ob ein Mensch sein normales Blutquantum hat oder nicht. Denn wenn jeder Mensch nur so viel Blut hätte, als sein Gefässsystem wirklich fassen kann, so würde jeder vollblütig erscheinen. Um die Vermehrung des Blutes zu ermitteln, rathe ich, den Beweis dafür dadurch zu führen, dass man die Kranken mehrere Tage hungern lässt. Denn offenbar müssten die Symptome der Plethora und der Congestionen abnehmen, weil sich nachweisen lässt, dass das Blut in dieser Zeit einige 3—4 Pfund verloren hat.

Manche von den Soldaten, die sich von mir wegen Congestionen zu Ader liessen, hatten einige Tage vorher nur wenig gegessen und ihr Leiden war nicht geschwunden.

Daran, dass den Congestiv-Zuständen ein allerdings vom Normale nicht sehr abweichender dyskrasischer Process zu Grunde liegt, dass sowohl das Blut bei Schwangeren wie Chlorotischen durch seine abnorme Qualität die Symptome hervorruft, die auf einen Congestiv-Zustand im Gehirn deuten, daran haben Rodier und Becquerel, diese hämopathologischen Handwerker, nicht gedacht.

Eisenmann hat ihnen schon mit Recht (S. 48, Note) entgegengeworfen, dass die Congestiv-Zustände ebenso gut auf unpassender Blutvertheilung beruhen können, ohne sich jedoch näher darüber zu erklären, wie er sich das Zustandekommen derselben durch anormale Innervation denkt. Dass Rodier und Becquerel nicht bei Personen zu Ader gelassen haben, wo mechanische Hindernisse die Blutcirkulation im Kopfe hemmten, was Eisenmann noch als Grund angiebt, ergiebt sich aus ihrer Relation von selbst. — Auch Eisenmann hat nicht gefühlt, dass in der Qualität des Blutes der Grund für die kongestive Stase gesucht werden müsse, die sich durch einen dyskrasischen Process in ihm ausbildet.

Aus den Blut-Analysen bei Plethora und Congestiv-Zuständen, die Popp mitgetheilt hat, will ich die herausheben, die ganz reiner Natur sind.

A. Aderlässe bei an Congestionen leidenden Männern.

1. Heinrich E., 24 Jahre alt, kräftig gebaut; Blutüberfüllung der Lungen mit leichter Fieberbewegung. Aderlass im April. Faserstoffgehalt 1,339. Blutkörperchen wenig sinkend (6:1); Blutkuchen weich, gross, ohne Kruste. — Als am 12. April wegen einer sehr umschriebenen Lungenentzündung mit geringen Zufällen der Aderlass wiederholt wurde, war der Faserstoffgehalt erhöht auf 3,570; die Blutkörperchen senkten sich stärker (3:1); der Blutkuchen war etwas kleiner, aber wieder ohne Kruste.

2. Franz S., 27 Jahre alt, mässig genährt. Im März Aderlass wegen allgemeiner Blutfülle (ein paar Stunden nach

dem Frühstück). Blut dunkelbraun roth, Faserstoff etwas weich, durch Auswaschen schwer vom Blutroth zu befreien; Blutkörperchen langsam und wenig sinkend (6:1); sehr zahlreiche Gruppen von farblosen Blutkörperchen. Blutkuchen gross und weich, mässige Menge röthlich gelben Blutwassers ausgeschieden. Blutmischung:

Wassergehalt	788,497
Feste Substanz	211,503
Faserstoff	2,447
Serum-Rückstand	88,479
Blutkörperchen	120,582

3. Karl H., 33 Jahre alt, wohlgenährt. Im August 1841 Aderlass wegen allgemeiner Blutfülle. — Eigengewicht des vom Faserstoff befreiten Blutes 1062; Eigengewicht des Blutwassers 1031. Blutkuchen mit einem dünnen Anflug von Kruste, wenig Blutwasser ausgeschieden. Blutkörperchen sehr wenig sinkend (11:1). Blutmischung:

Wassergehalt	772,414
Feste Substanz	227,586
Faserstoff	1,724
Serum-Rückstand	97,389
Blutkörperchen	128,473

Ein im April 1843 bei Zeichen von Blutüberfüllung der Brusteingeweide unternommener Aderlass zeigte folgende Blutmischung:

Wassergehalt	787,667
Feste Substanz	213,333
Faserstoff	3,333
Serum-Rückstand	85,211
Blutkörperchen	124,789

B. Aderlässe bei plethorischen und schwangeren Frauen.

1. Catharine F., 24 Jahre alt, wohlgenährt; Zeichen von Blutüberfüllung der Lungen; Aderlass im Mai. Faserstoff weich; seine Menge in 1000 Theilen Blut 2,232. Blutkörperchen wenig sinkend (7:1); ziemlich rasche Gerinnung.

2. Anna D., 26 Jahre alt, wohlgenährt. Seit fünf Wochen rechtseitiger Hüftnervenschmerz. Im April Aderlass we-

gen allgemeiner Blutfülle. Faserstoffgehalt 1,340. — Blutkörperchen ziemlich stark sinkend (2:1).

3. Anna St., 80 Jahre alt; Zufälle von Blutüberfüllung des Hirns mit öfterem heftigen Nasenbluten. Im Mai kleiner Aderlass. Blutkörperchen stark sinkend (2:1); nur sehr wenige farblose Blutzellen. Faserstoff zäh. Blutmischung:

Wassergehalt	795,855
Feste Substanz	204,145
Faserstoff	2,570
Serum - Rückstand	77,312
Blutkörpercken	124,263

3. Louise K., 22 Jahre alt, ziemlich wohlgenährt, im fünften Monate schwanger. Bereits vor sechs Wochen Aderlass; zweiter Aderlass im December. Spez. Gewicht des vom Faserstoff befreiten Blutes 1,053. Blutmischung:

Wassergehalt	781,015
Feste Substanz	218,985
Faserstoff	1,995
Serum - Rückstand	76,087
Blutkörperchen	140,903

4. Anna K., 32 Jahre alt, mässig genährt, im siebenten Monate schwanger. Aderlass im April. Faserstoff ziemlich derb, durch Auswaschen leicht vom Blutroth zu befreien; Blutkörperchen ziemlich langsam sinkend (4:1); geringe Anzahl farbloser Blutkügelchen. Blutmischung:

Wassergehalt	792,286
Feste Substanz	207,714
Faserstoff	2,077
Serum - Rückstand	85,953
Blutkörperchen	119,684

Tabelle I.

A. Blut von denjenigen Soldaten mit Congestiv-Zuständen, wo die ersten 3 Unzen zur Bestimmung der festen Substanz in 1000 Gr Blut verwendet wurden.

I. V. S. Nachmittags.

No.	F. Subst. in 1000 Gr. Ser.	F. Subst. in 1000 Gr. Blut	Blutkörperch.	Ser.-Rückst.	Faserstoff.	Plac.:Ser.	Faserhaut?	Bodensatz?	Gerinnt d. Ser. in Flocken?	Chylus-Ser.?
1.	98,4	223,0	137,200	84,4	1,400	1,257 : 1	—	+	+	—
2.	95,9	224,0	141,067	81,0	1,933	1,860 : 1	—	+	+	—
3.	97,1	228,1	143,556	82,8	1,744	1,735 : 1	—	+	+	—
4.	101,5	222,4	133,498	87,5	1,402	1,093 : 1	+	+	+	+
5.	106,5	217,7	121,730	92,0	2,370	1,530 : 1	+	+	+	+
6.	108,2	223,0	127,600	93,9	1,500	1,44 : 1	—	+	+	+

II. V. S. Vormittags.

No.	F. Subst. in 1000 Gr. Ser.	F. Subst. in 1000 Gr. Blut	Blutkörperch.	Ser.-Rückst.	Faserstoff.	Plac.:Ser.	Faserhaut?	Bodensatz?	Gerinnt d. Ser. in Flocken?	Chylus-Ser.?
1.	96,0	223,1	139,32	82,5	1,28	1,070 : 1	—	+	+	+
2.	101,0	220,0	129,86	87,0	3,14	1,270 : 1	+	—	+	—
3.	89,2	220,2	142,687	76,8	1,513	1,31 : 1	—	—	+	—
4.	100,0	228,3	149,360	77,5	1,440	1,29 : 1	—	+	+	—
5.	90,2	220,6	142,17	76,9	1,530	1,503 : 1	—	+	+	—
6.	94,6	224,5	141,02	81,8	1,680	1,602 : 1	+	+	+	—
7.	103,1	225,2	134,59	88,6	2,010	1,374 : 1	+	—	+	—

Tabelle II.

B. Blut von solchen Kranken, wo mehrere Portionen während des Aderlasses zur Bestimmung der festen Substanz und der drei einzelnen Blutbestandtheile aufgefangen wurden.

I. V. S. Nachmittags.

1.	98,60	233,8	148,760	83,200	1,840	1,33 : 1	—	+	—	—
2.	91,20	217,6	134,170	71,120	2,310	1,28 : 1	+	+	—	—
3.	91,90	225,4	145,540	78,20	1,660	1,38 : 1	—	+	+	+
4.	89,20	226,6	149,435	75,550	1,565	1,28 : 1	+	—	+	+
5.	92,30	212,0	130,000	80,000	2,000	1,48 : 1	+	—	+	+
6.	94,20	204,2	119,050	83,450	1,650	1,29 : 1	—	+	+	+
7.	82,25	205,1	131,800	71,400	1,875	1,03 : 1	—	+	+	+
8.	87,25	207,1	129,790	75,100	1,210	1,10 : 1	—	+	+	—
9.	92,60	217,5	136,39	79,50	1,610	1,39 : 1	—	+	+	+
10.	93,30	214,60	131,880	80,450	2,270	0,97 : 1	+	—	+	+
11.	88,60	221,40	145,100	75,300	1,000	0,84 : 1	—	+	—	+
12.	88,10	215,00	138,670	75,500	1,830	1,48 : 1	+	—	+	+
13.	102,00	214,30	122,580	88,600	2,020	1,19 : 1	—	+	—	+
14.	91,40	210,60	129,000	79,600	2,000	1,12 : 1	+	+	—	+

II. V. S. Vormittags.

No.	F. Subst. in 1000 Gr. Ser.	F. Subst. in 1000 Gr. Blut.	Blutkörperch.	Ser.-Rückst.	Faserstoff.	Plac. : Ser.	Faserhaut?	Bodensatz?	Gerinnt d. Ser. in Flocken?	Chylus-Ser.?
1.	94,10	227,60	144,960	79,750	1,89	1,07 : 1	—	+	+	+
2.	88,00	215,20	134,394	79,500	1,306	1,46 : 1	—	—	+	—
3.	78,90	—	—	—	—	—	—	—	—	+
4.	79,30	216,100	146,64	67,20	2,26	1,44 : 1	—	—	—	—
5.	87,00	—	—	—	—	—	—	—	—	—
6.	87,00	218,0	142,00	74,30	1,70	1,487 : 1	—	+	+	+
7.	104,80	235,1	144,20	88,90	2,00	1,64 : 1	+	—	+	—

C. Kranke, von deren Blut die zuerst ausfliessenden 4–6 Drachmen aufgefangen wurden, um die feste Substanz von 1000 Gr. Blut zu bestimmen, oder wo dies nicht geschah.

I. V. S. Nachmittags.

1.	105,5	257,5	168,54	87,1	1,86	1,70 : 1	+	+	+	+
2.	104,2	228,4	136,87	89,0	2,53	1,20 : 1	—	—	—	+
3.	—	—	—	—	—	—	+	—	—	+
4.	—	—	—	—	—	—	—	—	+	+
5.	77,3	230,8	165,5	63,000	2,30	1,63 : 1	+	—	+	+

II. V. S. Vormittags.

1.	87,3	224,0	148,0	74,40	1,00	1,10 : 1	—	+	—	—
2.	—	—	—	—	—	—	+	—	—	—
3.	106,2	252,1	161,2	88,1	2,81	1,73 : 1	+	—	+	—

Tabelle III.

D. Kranke mit Gastrose und Congestiv-Zuständen.

I. V. S. Nachmittags.

1.	95,0	212,8	128,63	82,2	1,97	0,95 : 1	—	+	—	+
2.	80,5	228,7	160,2	67,2	1,3	1,23 : 1	—	—		—
3.	86,3	216,8	147,61	70,5	3,74	2,02 : 1	+	—	+	—
4.	84,0	196,7	119,41	75,5	1,79	1,36 : 1	—	—	+	—
5.	102,3	206,4	112,4	89,3	4,70	1,85 : 1	+	—	—	+
6.	106,85	208,95	113,9	93,05	2,00	1,31 : 1	+	—	—	+
7.	81,60	193,7	120,4	71,2	2,10	1,20 : 1	+	—	—	—
8.	88,20	203,7	124,898	76,6	2,202	1,123 : 1	—	+	—	+

II. V. S. Vormittags.

1.	80,3	203,8	132,35	70,0	1,45	1,10 : 1	—	+	+	—
2.	93,0	206,45	124,48	80,85	2,17	1,45 : 1	+	—		—
3.	88,4	224,7	148,028	74,8	1,872	1,217 : 1	—	—	+	—
4.	100,0	208,0	118,59	87,6	1,81	1,50 : 1	—	—	+	+

Tabelle IV.

E. Blut von Frauen, die an Congestiv-Zuständen leiden.

I. Nicht-Schwangere.

No.	F. Subst. in 1000 Gr. Ser.	F. Subst. in 1000 Gr. Blut	Blutkörperch.	Ser.-Rückst.	Faserstoff.	Plac.:Ser.	Faserhaut?	Bodensatz?	Gerinnt d. Ser. in Flocken?	Chylus-Ser.?
1.	91,7	191,6	107,33	81,6	2,67	1,05:1	+	—	—	+
2.	88,7	205,7	126,97	76,8	1,93	1,48:1	—	+	+	+
3.	105,0	202,5	107,441	93,0	2,059	1,07:1	+	—	+	—

II. Schwangere.

No.	F. Subst. in 1000 Gr. Ser.	F. Subst. in 1000 Gr. Blut	Blutkörperch.	Ser.-Rückst.	Faserstoff.	Plac.:Ser.	Faserhaut?	Bodensatz?	Gerinnt d. Ser. in Flocken?	Chylus-Ser.?
1.	94,2	205,6	120,55	82,4	2,65	1,03:1	+	—	+	+
2.	83,7	180,8	104,43	74,4	1,97	1,00:1	—	+	—	+

Betrachtungen über das von mir untersuchte Blut.

Die feste Substanz von 1000 Gr. Blut in denjenigen 13 Fällen reiner Congestiv-Zustände, wo die zuerst ausgeflossenen 3 Unzen Blut zur Bestimmung derselben verwendet wurden (Tab. I.), schwankt zwischen 217,7 und 228,3. Das Mittel hieraus ist: 224,5 Gr.

In den 19 Fällen, wo mehrere Portionen Blut während eines Aderlasses zur Bestimmung der festen Substanz aufgefangen wurden (Tab. II.) schwankte sie zwischen 204,2 und 235,1. Das Mittel hieraus ist: 219,6 Gr. Wir finden hier weit stärkere Schwankungen als dort, was jedenfalls das Resultat der Zunahme in dem Wassergehalte des bei der V. S. ausströmenden Blutes ist.

Das Blut der zwei gesunden Soldaten (S. S. 82 ff.) hatte 230,7 und 223,7 Gr. feste Substanz ergeben: das Mittel hieraus war 227,2 Gr. Dass der letztere Soldat, der 24 Stunden lang sehr karg gelebt hatte, mehr feste Substanz in seinem Blute hatte, als er ins Lazareth kam, bezweifle ich auf Grund der S. 133 mitgetheilten Analyse von dem Blute des hungernden Hundes. — Darum können wir nun folgern, dass die feste Substanz im Blute der Plethorischen der im Blute der gesunden Soldaten ganz gleich ist. Die kleinen individuellen Abweichungen können das Hauptresultat dieser Betrachtungen nicht trüben. — Ja, wenn ich viele Aderlässe bei denjenigen Soldaten betrachte, wo das Mittel für die feste Substanz in 1000 Gr. Blut aus mehreren Portionen sich unter 215 Gr. hält, und dies kommt 7 Mal vor, und bedenke, dass unter diesen 7 Fällen welche sind, wo die zuerst ausfliessenden 300 Gr. bei der Reduktion auf 1000 209, 209,5, 211,7 Gr. f. S. enthielten, so muss ich daraus folgern, dass entweder diese Kranken individuell ein Blut besassen, das im gesunden Zustande ebenso beschaffen war oder dass sich seine feste Substanz vermindert hatte, während die Congestionen bestanden. Es lässt sich nur leider selten ermitteln, wie lange diese gedauert hatten.

Wenn wir dagegen das dünnflüssige Blut der Weiber betrachten und das der Schwangeren insbesondere, so werden wir einräumen, dass das Blut bei Plethora und reinen Congestiv-Zuständen eine verschiedene Dichtigkeit haben kann, und da eine absolute Vermehrung desselben wahrscheinlich nicht existirt, so ist der grössere oder geringere Wassergehalt des Blutes ohne Einfluss auf die Entstehung der Congestiv-Stase.

Betrachten wir nun gar die Zahl der Blutkörperchen, wie sie die Berechnung nach Andral und Gavarret ergeben hat, so finden wir, dass dieselbe (Tab. I.) zwischen 121,7 und 149,36 schwankt. Dagegen finden wir, dass die Blutkörperchen des Blutes der beiden gesunden Soldaten sich zwischen 151,546 und 138,0 Gr. halten. Dies und dass dort so erhebliche Schwankungen statt haben, wirkliche Verminderungen unter das angebliche Normal, lehrt uns, dass sie durch ihre Quantität die Stockung nicht hervorgerufen haben können Auch in den 19 Fällen der II. Tabelle halten sie sich zwischen 119,05 und 149,435.

Bei Untersuchungen des Blutes von Menschen sind wir übel daran, wenn wir entscheiden sollen, ob irgend ein Bestandtheil desselben vermehrt oder vermindert ist, denn die Entscheidung dieser nicht unwichtigen Frage hängt einzig und allein von dem Mittel ab, welches man bei der Vergleichung zu Grunde legt. Dass das Mittel für die Blutkörperchen und den Faserstoff, welches Andral seinen theoretischen Untersuchungen über das Blut bei Plethora zu Grunde legte, absolut falsch sei, steht wohl unzweifelhaft fest. Frage aber ist, ob das von mir aus zwei Analysen aufgestellte Mittel ausreicht. Denn es wäre ja möglich, dass die Schwankungen in der festen Substanz von 1000 Gr. Blut und damit auch der Blutkörperchen bei ganz gesunden Individuen eine weit grössere Breite haben, als jene beiden Fälle zulassen, so dass es sehr fraglich erscheint, ob die feste Substanz bei Soldaten, wo sie 205 bis 215 betrug, vermindert ist oder nicht. Sie können ja individuell ein solches Blut besessen haben oder gar eines, das noch weniger feste Substanz enthielt und es könnte dieselbe daher dort noch etwas vermehrt sein. Der gesunde Soldat, der in 1000 Gr. Blut 230 Gr. feste Substanz und 151 Gr. Blutkörperchen besass, könnte, wenn in ihm Congestiv-Zustände statt hatten, ja 240 Gr. feste Substanz und 160 Gr. Blutkörperchen in 1000 Gr. besessen haben.

Aus dieser Ungewissheit, in der wir uns befinden, können wir nur durch solche Fälle herausgerissen werden, wo die erste V. S. ohne Erfolg blieb und eine zweite gemacht wird. So war es bei dem Füsilier Pouquet; bei der ersten V. S. enthielten 1000 Gr. Blut im Durchschnitt 204,2 Gr. feste Substanz und 119,05 Gr. Blutkörperchen, bei der 18 Stunden darauf gemachten, enthielten 1000 Gr. nur 199,3 Gr. feste Substanz, aber doch noch 120,47 Gr. Blutkörperchen. Dieser Fall beweist daher nichts.

Bei Andral finden wir indessen einige Fälle, wo mehrere Blutentziehungen gemacht wurden und wo, wie es scheint, sich die Beschwerden nach der ersten noch nicht gemindert hatten; so z. B. im zweiten, wo sich die Blutkörperchen von 119,5 auf 111,3, im 6ten, wo sie von 131,0 auf 121,6, im 8ten, wo sie von 138,6 auf 101,1, im 12ten, wo sie von 115,2 auf 109,2 gefallen waren.

Hieraus ergiebt sich ganz unzweifelhaft, dass die gefärbten Blutbläschen wegen ihrer Zahl nicht die Ursache der Cerebral-Congestion sein können. Die Sache verhält sich hier mit den Blutkörperchen umgekehrt wie mit dem Faserstoff in Entzündungen: die Blutbläschen sollen durch ihre grössere Zahl die Ursache der Hirnsymptome sein, und wiewohl sie sich vermindern, bleiben letztere; bei den Entzündungen sollte der Faserstoff die Ursache der Stase sein und je ex- und intensiver sie wird, um so mehr nimmt seine Menge zu. Letzteres hatte doch offenbar noch mehr Sinn als Ersteres, zumal zu einer

Zeit, wo man bei der ersten V. S. in Entzündungen den Faserstoff nur vermehrt gefunden hatte.

Auch der Umstand würde zur Entscheidung dieser Frage beitragen, wenn es noch nöthig wäre, ob wir bei einem und demselben Individuum, wenn es zu verschiedenen Zeiten an denselben Congestiv-Zuständen leidet, ein verschieden zusammengesetztes Blut finden. Bei dem Füsilier Richard betrug die Differenz in der festen Substanz 4 Gr., bei den Blutkörperchen nur 2 Gr.; bei dem Füsilier Härter finden wir dagegen schon grössere Schwankungen; die feste Substanz zeigte 212,5, 233,8 und 222,4 Gr.; die Blutkörperchen 137,0, 148,76 und 133,498. Beim Füsilier Wienike finden wir 216,1 Gr. und 220,2 Gr. feste Substanz und 146,6 und 142,687 Gr. Blutkörperchen. Leider ist in diesen Fällen das Blut nicht auf einerlei Weise zum Eintrocknen aufgefangen worden und die Differenzen, die wir finden, können daher auf Rechnung der verschiedenen Untersuchungs-Methoden gebracht werden.

Unter diesen Umständen muss es mehr als unwahrscheinlich werden, dass die gefärbten Blutbläschen durch ihre Zahl die Ursache der kongestiven Stase sind, und wir gehen gewiss am sichersten, wenn wir festsetzen, dass sie sowohl in normaler wie in verminderter Menge dabei vorkommen können. Hierfür sprechen viele Fälle von Andral und von mir, wie auch das Blut der chlorotischen und der schwangeren Frauen.

Aber auch selbst dann, wenn es sich ereignen sollte, dass wir von vielen gesunden Menschen die quantitative Zusammensetzung ihres Blutes kennen lernen und dass diese bald darauf an Congestiv-Zuständen leidend wieder zu Ader gelassen werden, erfahren wir doch vielleicht noch nichts Sicheres über die jetzt statt habende Blutmischung. Denn es ist doch offenbar eine beträchtliche Menge Blutes in Stase befindlich und da dieselbe sehr verschieden sein kann und ebenso die Veränderungen, welche es z. B. durch Exsudation von Serum erleidet, so ist ersichtlich, dass wir bei dem Einen diese bei dem Andern jene Differenzen von dem früheren Normal erhalten müssen. A priori sollte man erwarten, das Blut substanz- und blutkörperchenreicher zu finden, weil das in Stase befindliche Blut an serösen Stoffen verliert, also das in die

Cirkulation successiv zurückgelangende Blut cruorreicher sein müsste. — So können wir also wieder nicht beurtheilen, ob die Vermehrung der Blutkörperchen Ursache oder Folge der kongestiven Stase ist, worauf es doch bei dieser Frage ankommt.

Gesetzt nun aber auch, die rothen Körperchen seien primär in 1000 Gr. Blut vermehrt, etwa um 10 Gr., so frage ich, ob dadurch wohl kongestive Stase entstehen kann, oder, falls diese nach Andral nicht statt, ob die etwas stärkere Anfüllung des kapillaren Blutstromes mit rothen Körperchen die Symptome hervorrufen kann, die wir bei Congestionen sehen? Ich bezweifle dies: denn man sollte dadurch anstatt der Symptome von Unbehagen, Schwäche, Unthätigkeit des Gehirns normal verstärkte Aktionen des Nervensystems im Allgemeinen erwarten. Da wir ganz dieselben Symptome bei faktisch nachgewiesener Verminderung der Blutkörperchen finden, so verliert jener der Vermehrung derselben zugeschriebene Effekt vollkommen an Glaubwürdigkeit.

Nur in dem Falle könnte man behaupten, dass die Vermehrung der gefärbten Körperchen die Ursache der Congestionen und des Torpors in den Aktionen des Nervensystems sei, weil sie wegen ihrer Menge nicht gehörig in den Lungen oxydirt werden. So könnte es z. B. auch bei den Schwangeren in den letzten Monaten sein. Allein dagegen spricht, dass auch die in den ersten Monaten Schwangeren an solchen Congestiv-Zuständen leiden, und dass wir Congestiv-Zustände in der Brust finden, wobei der Kopf ganz frei ist. Würden die Blutbläschen wegen ihrer Menge schlecht oxydirt, so müsste es dort der Fall sein und ihr abnormes Verhalten müsste sich sicher in den Funktionen des Gehirns bemerkbar machen. — Nothwendig wäre es aber nichts desto weniger, das arterielle Blut von Menschen zu untersuchen, die an Congestiv-Zuständen leiden; jedoch fürchte ich, dass wir nach der einen Erfahrung, die ich darüber gemacht habe, (S. S. 206), wo ich beim Aderlass auch die arter. brachial. anstach (es war dies bei der ersten V. S. des Füsilier Wienike der Fall), und dem nicht selten sehr hellroth gefundenen venösen Blute, nicht bedeutende Differenzen in der hellrothen Farbe des arteriellen Blutes finden werden. Dass ich bei den Blutentziehungen das erste Blut in der Regel dunkel, das zuletzt ausfliessende, wo sich die Congestionen schon zu verlieren anfingen, hellrother gefärbt fand, kann man sich zwar so erklären, dass das Blut besser in den Lungen oxydirt wurde: allein es kann ja ebenso gut der Fall sein, dass das arterielle Blut in den Capillaren des Arms, wo zu Ader gelassen wurde, nicht alles seines Sauerstoffs beraubt und wie sonst karbonisirt worden war.

Da wir nun unter den gefärbten Blutkörperchen alle Arten zusammengefasst haben, die schönen bikonkaven, die gefranzten und kuglig gewordenen, so wäre ja möglich, dass eine übergrosse Menge der letzteren beiden die Stase in den Capillaren einleiten könnte. Wir haben dieselben in manchem Blute der Congestiv-Kranken in sehr grosser Menge gefunden und zwar namentlich in solchen Fällen, wo die Symptome einen sehr hohen Grad erreicht hatten (z. B. Füsilier Birke), und wenn wir dieselben als solche Blutbläschen betrachten, welche abgestorben sind, deren Hämatin in den Lungen nicht mehr durch den Sauerstoff der Luft leicht chemisch verändert wird, so wären dieselben in der That geeignet, die Entstehung der Congestionen und der Nerven-Symptome erklärlich zu machen. Durch ihre abnorme chemische Beschaffenheit würden sie die Central-Organe und die peripherischen Ausbreitungen des Nervensystems abnorm affiziren und zu anomalen Aktionen bestimmen. Diese Vermuthung würde etwas für sich haben und wir können sie auch nicht ganz von der Hand weisen, wenn ich nur bei allen Congestiv-Kranken diese abnormen Formen der gefärbten Blutbläschen gefunden hätte. Dem ist aber, wie die speziellen Untersuchungen ergeben haben, nicht so: wo aber die Zahl der gefranzten und kugligen Blutbläschen sehr gross war, da glaube ich nicht Unrecht zu haben, wenn ich sie an den anomalen reaktiven Phänomenen für betheiligt halte.

Ebenso wenig wie die gefärbten Bläschen möchten die farblosen Blutzellen durch ihre Zahl die Ursache der Stase werden; aber wir haben sie meist sehr gross gesehen, und wenn nun in vielen Capillaren mehrere derselben stocken, so kann dadurch wohl ein Hinderniss für die Cirkulation gegeben sein. Die Wirkung ihrer Grösse würde sich namentlich in den Capillaren am ersten und meisten geltend machen, die die engsten sind, und dahin dürften wohl die des Gehirns und der Lungen gehören. Allein auch dies Moment ist nicht stichhaltig, da wir in dem Blute gesunder Individuen ebenso grosse farblose Zellen finden, und falls auch die Menge derselben nicht so gross sein sollte, als sie hier gefunden wird, wo sie nicht selten über dem Cruor eine citerähnliche Schicht bilden, so wäre ihre Zahl dort doch gross genug, um eben solche Congestiv-Zustände hervorzurufen. Ob sie qualitative Differenzen zeigen, ist unmöglich zu beweisen: vermuthen darf man es.

Jetzt noch einige Worte über den Rückstand in 1000 Gr. Serum und den Faserstoff.

Die feste Substanz in 1000 Gr. Serum kann schwanken zwischen 89,2 und 108,2. — Bei der grössten Zahl festen Rückstands in 1000 Gr. Blut (228,3) finden wir 97,1 Gr. feste Substanz im Serum und bei der geringsten (217,7) 106,5 Gr. Daraus folgt, dass viel feste Substanz im Blute nicht mit viel fester Substanz im Serum einhergeht. — Wo in 1000 Gr. Serum nur 89,2 Gr. feste Substanz, da waren in 1000 Gr. Blut 220,2 Gr. feste Substanz. — Das Serum der beiden gesunden Soldaten enthielt 92,0 und 98,6 Gr. feste Substanz; bei den 13 Plethorischen hält es sich 6 Mal über letzterer Ziffer; das in ihm befindliche Albumin ist also vermehrt. — In Tabelle II. hält sich die feste Substanz des Serum zwischen 78,9 und 104,8; also auch hier wieder grössere Schwankungen.

Auch der Umstand, ob das Aderlass vor oder nach dem Essen gemacht wurde, lässt die feste Substanz im Serum nicht wesentlich verändert erscheinen; jedoch können wir hierüber kein sicheres Urtheil fällen, weil wir nicht wissen, wie viel feste Substanz in 1000 Gr. Serum jedesmal vor dem Essen waren.

Man ist der Ansicht, dass durch eine gute Mahlzeit eine momentane Plethora entstehe. Eine genaue Analyse der Vorgänge, die bei und behufs der Verdauung statt haben und derjenigen Materien, die durch den Chylus dem Blute zugeführt werden, wird dieselbe beträchtlich reduciren. Zur Verdauung gehört Speichel, Magen- und Darmkanal-Saft. Dieser kommt doch aus dem Blute und wenn wir auch nicht genau wissen, wie viel davon zur Assimilation von etwa 4 Pfund Nahrung erforderlich sein mögen, so wollen wir doch seine Menge auf $\frac{1}{2}$ Pfund veranschlagen. Zu gleicher Zeit wird in der Leber mehr Galle bereitet und in den Darmkanal ergossen und wenn dieselbe auch zum Theil aus dem eben resorbirten Chylus bereitet sein mag, so können wir doch auch annehmen, dass $\frac{1}{2}$ Pfund Blut dazu verwendet wurde. So verliert dasselbe 1 Pfund, um 4 Pfund Nahrungs-Mittel zu assimiliren. Hiervon wird 1 Pfund nicht verdaut und also erhält das Blut nur einen Ueberschuss von zwei Pfund Nahrungs-Material. Die 3 Pfund Chylus besitzen weit mehr Wasser als 3 Pfund Blut, ja noch einmal so viel als 3 Pfund Plasma. So wie sie ins Blut gelangen, scheiden die Nieren (Urina chyli) sofort alles überflüssige Wasser, Salze u. s. w. ab und es bleibt dem Organismus nur an Protein-Verbindungen, Fett, Salzen etwa 1 Pfund. Somit bleibt gewiss das absolute Blutquantum wie auch das des Serum gleich; nur den Faserstoff und die farblosen Blutformgebilde finden wir vermehrt, eben deshalb, weil 3 Pfund Chylus ins Blut gelangten und vorher von ihnen nicht so viel zur Verdauung konsumirt wurde, als sie betragen. Nach derselben wird aber von ihnen sogleich ein guter Theil konsumirt, namentlich, wie ich vermuthe, von den farblosen Blutzellen, um die Epithelien und die Parenchym-Zellen zu ersetzen, die dabei verloren gingen.

So reducirt sich also die Plethora nach einer guten Mahlzeit auf so gut wie nichts, und bemerken wir nach derselben irgend welche Funktions-Störungen und lokale Hyperämieen, vermehrte Wärme u. s. w., so werden wir nicht das Blut als Totalität, sondern seine durch die wahrscheinliche anomale Qualität des Chylus erworbene abnorme Constitution anklagen müssen.

Wenn wir z. B. die erste Tabelle betrachten, so finden wir, dass 1000 Gr. Serum und 1000 Gr. Blut bei den Kranken, denen Nachmittags und nach dem Essen zu Ader gelassen wurde, ebenso viel feste Substanz im Allgemeinen besitzen, wie 1000 Gr. Serum und 1000 Gr. Blut bei den Kranken, wo die V. S. vor dem Essen gemacht wurde. Es scheint, dass sich die Mischung des Blutes in 1000 Gr. so ziemlich gleich bleibt, indem schnell alles überflüssige Wasser entfernt wird.

Ein Versuch, den ich dieserhalb noch an einem Hunde anstellte, scheint aber diesem an Menschen gefundenen Resultate nicht zu entsprechen. — Ich entzog demselben nämlich zu einer Zeit, wo er nüchtern war, 2 Unzen Blut aus der Crural-Arterie. In 1000 Gr. waren 217,5 Gr. feste Substanz und in 1000 Gr. Serum 86,0 Gr.

Jene 217,5 Gr. bestanden aus:

1,40 Gr. Faserstoff
73,40 — Serum-Rückstand
142,70 — Blutkörperchen.

Das Serum war trübe und enthielt Fett-Moleküle.

Jetzt liess ich den Hund eine tüchtige Mahlzeit zu sich nehmen und saufen. 8 Stunden darauf entzog ich ihm aus der Crural-Arterie abermals Blut. In 1000 Gr. waren nur 183,7 Gr. feste Substanz, also 33,8 Gr. weniger und in 1000 Gr. Serum 76,3 Gr., also 9,7 Gr. weniger. Jene 183,7 Gr. bestanden aus:

1,862 Gr. Faserstoff
66,200 -- Serum-Rückstand
115,638 — Blutkörperchen.

Diese sehr grossen Differenzen in der Blutmischung können nicht anders erklärt werden, als durch eine einseitige Vermehrung und Verdünnung des Plasma und übermässige Zufuhr von Lymphkörperchen, und zwar muss dabei eine absolute Vermehrung des Blutes statt gehabt haben, wenn man nicht nachweisen kann, dass behufs der Verdauung viel gefärbte Bläschen konsumirt seien oder dass viele irgend wo, z. B. im Magen, der Milz und der Leber stagnirten. Hierbei muss ich aber bemerken, dass der mittelgrosse Hund mit einem Male anderthalb Mal so viel Essen verschlang, als die Soldaten zu Mittag zu erhalten pflegen: auf seine geringere Menge Blut, ich will annehmen, dass er 7 Pfund besass, mussten etwa 6 Pfund Nahrung einen ganz andern Effekt ausüben als 4 Pfund Nahrung auf 30 Pfund Blut eines erwachsenen kräftigen Menschen.

Die Faserstoff-Menge muss sich in dem Blute des Hundes nach der Mahlzeit bedeutend vermehrt haben, da sie nicht bloss in 1000 Gr., sondern auch in der vermehrten Total-Quantität des Blutes zugenommen hat.

Die Ziffer des Faserstoffs hält sich in den 12 Fällen (Tab. I. u. II.), wo vor dem Essen zu Ader gelassen wurde, zwischen 1,28 und 3,14. — In 8 Fällen ist sie unter 2,0, in 3 über 2,0 und in einem sogar 3,14. Hier hat offenbar Vermehrung statt. Sie erklärt sich gewiss am besten daraus, dass der betreffende Kranke (Füsilier Püschel, II. 2) seit zwei Tagen eine sehr knappe, nur vegetabilische Diät geführt, Infus. senn. compos. erhalten und mit 12 Schröpfköpfen gehörig im Nacken geschröpft worden war. Denn Hungern, Reizung des Darmkanals zu kongestiver Stase und grösserer Sekretion, wobei die Epithelien abgestossen werden, vor Allem aber Verwundung und Entzündung der Haut hat Vermehrung des Faserstoffs zu Folge. Diesen Fall werden wir also als nicht rein aus den zwölfen ausmerzen müssen. Somit hält sich das Fibrin zwischen 1,28 und 2,26, zumeist also innerhalb des normalen Mittels (1,689) und nur in den drei Fällen, wo es bis 2,0 und darüber bis 2,26 vermehrt ist, überschreitet es dasselbe schon etwas. Nach Rodier und Becquerel und H. Nasse würde es noch ganz normal sein.

In den 23 Fällen, wo die V. S. Nachmittags gemacht wurden, hatten die Kranken 19 Mal zu Mittag gegessen: zwei darunter im Lazareth nur die vierte und dritte Diätform. Wir können nicht behaupten, dass wir in diesen 19 Fällen den Faserstoffgehalt des Blutes im Allgemeinen höher fänden als in denen, wo vor dem Mittag zu Ader gelassen wurde; ja, die geringste Menge Fibrin, 1,0 Gr., kam bei einem Soldaten vor, der zu Mittag gegessen hatte.

Die Fibrin-Menge hält sich hier zwischen 1,0 und 2,53; 7 Mal hält sie sich über 2,0; 10 Mal über 1,5 und also 6 Mal über 1,0 bis 1,50. — Zwei hohe Ziffern, 2,53 und 2,30 fanden sich bei den beiden Soldaten (Hutt und Veltius), die im Lazarethe knappe Diät führten. — In der mediz. Vereins-Zeit. 1846, No. 22 habe ich ausserdem nachgewiesen, dass sich der Faserstoffgehalt in dem Blute der an Congestiv-Zuständen Leidenden nicht nach den Jahreszeiten richtet: auch wird man bei einem Vergleiche nicht finden, dass dies der Fall wäre, je nachdem die Kranken an Congestionen zur Brust oder zum Kopf litten.

Da sich leider nicht exakt herausbringen lässt, wie lange jeder Kranke an seinen Congestionen litt, so ist es mir auch nicht möglich zu ermitteln, ob längeres Bestehen der Stase eine Vermehrung des Fibrin zur Folge hatte. Mir scheint dem nicht so. Betrachten wir das Blut des Füsiliers Wienike, der sich immer sofort nach dem Ausbruch der Kopfschmerzen zur V. S. meldete, so finden wir einmal in 1000 Gr. Blut 2,26 und das andere Mal 1,513 Gr. Faserstoff. Die erste V. S. war im April, die andere im August gemacht.

Was nun also die quantitativen Verhältnisse des bei vollblütigen und an Congestionen zur Brust und zum Kopfe leidenden jungen Männern entzogenen Blutes anbetrifft, so möchten Differenzen nicht vorhanden sein: das Blut verhält sich in dieser Beziehung fast durchgehends wie normales und nur in manchen Fällen macht sich eine grössere Menge gefranzter und kugliger gefärbter Bläschen bemerkbar und eine grössere Menge grosser, stark granulirter farbloser Zellen.

Nach Ermittelung dieses theils negativen theils positiven Resultates der Blutuntersuchung wollen wir uns umsehen, ob wir in den qualitativen Eigenschaften des Blutes konstante Differenzen vom Normal auffinden können. Auf drei Momente muss ich hier vor allen Dingen die Aufmerksamkeit des Lesers richten, nämlich auf die Bildung einer Faserhaut auf dem Blute, eines rothen Bodensatzes im Serum und auf die chylöse und sonstige Beschaffenheit des Blutwassers: Momente, auf welche die früheren Beobachter fast gar nicht ihr Augenmerk gerichtet haben.

1. In den 41 Fällen von reinen Congestiv-Zuständen, wo ich ein oder zwei Mal Ader gelassen habe, bedeckte sich das Blut 16 Mal mit einer Faserhaut. Wenn wir noch hinzufügen, dass in manchen Fällen das Zustandekommen dieses Phänomens durch schlechten Fluss des Blutes verhindert wurde, so kann man dreist behaupten, dass in eben so vielen Fällen das Blut eine als keine Faserhaut zeigt.

In 24 Fällen, wo die V. S. des Nachmittags gemacht wurde, finden wir die Faserhaut 11 Mal und 13 Mal nicht; in den 17 Fällen, wo sie vor dem Essen gemacht wurde, finden wir sie nur 5 Mal. Dort verhält sich das faserhäutige Blut zu dem nicht-faserhäutigen wie 11 : 13, d. h. 1 : 1,182, hier wie 5 : 12, d. h. 1 : 2,400. Es ist wohl nicht möglich, dass bloss zufällige Umstände dies Resultat bewirkt haben; es stimmt sehr gut mit der traditionellen Angabe, dass man das Blut nach dem Essen in der Regel faserhäutig findet. Ich weiss jedoch nicht, ob diese Angabe das Resultat von Untersuchungen des Blutes gesunder Menschen ist, das nach der Mahlzeit entzogen war; sollte es aber auch bloss an dem von an Congestiv-Zuständen Leidenden ermittelt sein, so würde dadurch ein Einfluss der Verdauung auf das Blut evident nachgewiesen sein. Das Blut des gesunden Soldaten, der vom

Gerüste gefallen war, zeigte etwa 6 Stunden nach dem Essen keine Faserhaut, auch war das Serum gar nicht mehr chylös. Der Umstand, dass auch bei den Kranken, wo ich des Morgens zu Ader liess, eine Faserhaut vorkam, macht es erklärlich, weshalb sie bei der vorhandenen Disposition dazu nach dem Essen vornehmlich erschien. Will man, dass das Vermögen des Blutes zur Faserhautbildung seinen Effekt überall wirklich geltend mache, so muss man es in Gläsern auffangen, die so schnell gefüllt sind, dass alles Blut noch flüssig ist; vielleicht wären dazu 1 Unzengläser noch tauglicher als die von mir vorgeschlagenen 3 Unzen Blut haltenden.

Die Hämopathologen haben mit bewundernswerther Weisheit bisher zwischen einer wahren und falschen Faserhaut unterschieden und die letztere als ein Phänomen, das im Grunde gar nichts bedeutet, betrachtet. Sie haben somit den Wink mit dem Zaunpfahl, wie man zu sagen pflegt, das Blinzeln mit den Augenlidern aber nicht verstanden! Jene Unterscheidung ist ganz falsch: man kann höchstens Grade der Faserhaut z. B. eine sehr starke, starke, mittlere, schwache, sehr schwache und bloss angedeutete unterscheiden. Dem entspricht wiederum eine verschiedene qualitative und quantitative Blutbeschaffenheit.

Wenn ich jetzt an die Exposition gehe, wie die Faserhaut überhaupt zu Stande kommt, so möge man nicht fürchten, dass ich langweilige Detail-Untersuchungen darüber vorbringen werde. Die quantitative Seite derselben habe ich seit längerer Zeit zu meiner eigenen Belehrung ausgearbeitet liegen, und kann als das nackte Resultat derselben versichern, dass in quantitativen Verhältnissen der verschiedenen Blutbestandtheile der Grund der Faserhautbildung durchaus nicht liegt, obwohl das Gegentheil kürzlich noch von Andral und Gavarret behauptet worden ist. Nur die Stärke oder Schwäche der Faserhaut beruht ausser dem qualitativen Momente der tiefen Senkung der gefärbten Blutbläschen auf dem Reichthum des Blutes an Faserstoff und farblosen Blutformgebilden; auch schlechte Ausscheidung des Serum kann eine Faserhaut dick erscheinen lassen.

Sowohl bei der später schwach als stark erscheinenden Faserhaut ist das Hauptmoment die schnelle Senkung der gefärbten Blutbläschen unter das Niveau des liq. sang., bevor derselbe anfängt zu gerinnen. Dies kann, falls jene sehr rapide vor sich geht, innerhalb der normalen Gerinnungszeit geschehen: allein in der Regel gerinnt der Faserstoff langsamer als sonst. Und so war es auch immer bei den an Congestionen leidenden Kranken, denen ich zu Ader gelassen habe, wo sich die Faserhaut zeigte.

Die schnelle Senkung der gefärbten Blutbläschen beruht nun aber auf ihrer schnellen und kräftigen Vereinigung zu Rollen oder Gruppen, mit einem Wort ihrem gegenseitigen Rapprochement. Das lebhafte Vermögen der Blutbläschen zur Rollenbildung machte sich nun auch in einem Tropfen Serum unter dem Mikroskop bemerkbar und es erhielt sich, wie die speziellen Angaben lehren, in der Regel länger als 18 Stunden. Der Cruor in der serofibrinösen Flüssigkeit senkte sich etwas besser als in gesundem Blute. — Die Frage nach der Entstehung der Faserhaut hat es daher namentlich mit der Lösung der Frage zu thun, was der Grund dieses verstärkten Rapprochement der gefärbten Bläschen ist, und dann, weshalb der Faserstoff langsamer als sonst gerinnt. Unbedenklich müssen wir die Ursachen für beide Phänomene in chemischen Differenzen suchen, dort in den Protein-Verbindungen, welche die Bläschen konstituiren, hier in dem Fibrin selbst. In meiner Abhandlung über die Blutformgebilde im Magazin für die gesammte Heilkunde (Bd. 66, Heft 2) habe ich mich dahin ausgesprochen, dass das Hämatin derjenigen Blutbläschen, die eine lebhaftere Itio in partes zeigen, entweder quantitativ chemisch oder bloss qualitativ abnorm geworden sei, dass in letzterem Falle eine andere Lagerung der Atome in ihm statt hat. Hierdurch kann auch seine Farbe bedingt sein, wie die des arteriellen und venösen Blutes überhaupt; denn auch anorganische Körper, die isomer sind, in denen die Atome aber eine differente Lagerung, Cohäsion u. s. w. haben, unterscheiden sich nicht selten durch ihre Farbe von einander. Diese differente chemische Qualität des Hämatin bedingt auch eine lebhaftere elektrische oder magnetische Differenzirung in den Blutbläschen, so dass die eine Platte derselben positiv, die andere lebhaft negativ elektrisch oder magnetisch wird. Die mit ungleicher Elektrizität oder Magnetismus ausgestatteten Hälften der Blutkörperchen ziehen sich an und so kommt die Rollenbildung zu Stande.

Indem sich dieselben nun stark senken, steigen die spezifisch leichteren farblosen Zellen und Elementarkörperchen in die Höhe und sammeln sich in dem über den rothen Körperchen stehenden liq. sang. an, der gerinnend sie einschliesst. Offenbar muss hier oben der meiste Faserstoff sein, weil der grösste Theil des liq. sang. durch die nach unten sich senkenden Blutkörperchen weggedrängt wird. — Auch die Elementarkörperchen und farblosen Blutzellen lagern sich in Gruppen, aber lange nicht so regelmässig und zahlreich wie die gefärbten Bläschen; die Elementarkörperchen haben dadurch H. Nasse inducirt, sie für Faserstoffschollen zu halten.

Den Grund, weshalb der Faserstoff, der wesentlich bei dem Heraufsteigen der farblosen Blutformgebilde betheiligt ist, langsamer als sonst gerinnt, suche ich auch nur in einer molekularen Alteration; diese ist von der Art, dass sie in dem Blute, das den Gefässen und dem Einflusse des Nerven-Systems entzogen ist, nicht leicht so umgeändert wird, dass der flüssige Faserstoff fest werden muss. Sollten genaue Untersuchungen solchen Faserstoffs oder Blutes, das langsamer gerinnt, konstante Differenzen vom Normal ergeben, so ziehe ich obige Erklärung gern zurück. Vor der Hand habe ich keine bessere (S. Arch. für physiol. Heilk. 1846, Heft 3).

Je langsamer das Blut gerinnt und je besser sich die gefärbten Blutbläschen senken und von den farblosen absondern, um so höher muss die Schicht des liq. sang. werden. Aber auf die Menge des Fibrin kommt es an, wie die Faserhaut ausfällt. Einmal habe ich gesehen, dass sich der Cruor ½ Zoll unter das Niveau senkte und erwartete daher eine starke Faserhaut. Dieselbe war aber nur so dick wie ein Kartenblatt. Denn 1000 Gr. Blut enthielten nur 2,612 Gr. trocknen Faserstoff. Der Blutkuchen war aber vollkommen kegelförmig geworden, eine Erscheinung, die unumwunden für die Erklärung spricht, die ich in meiner Abhandlung über die Serum-Ausscheidung aus dem geronnenen Blute und die davon resultirende Art der Blutkuchenbildung in No. 51 der Vereins-Zeitung für Preussen (1845) gegeben habe, worauf ich verweise.

Die Faserhaut, welche das Blut der bemerkten Kranken zeigte, war nun stets weiss oder gelblich, dünn und liess zuweilen Cruor stellenweise durchscheinen, wodurch sie ein eigenthümliches Ansehen erhielt. Oft war sie becherförmig und der Blutkuchen selbst kegelförmig. Wir werden später sehen, dass sie auf dem Blute von akuten Kranken, denen frühzeitig zu Ader gelassen wird, ebenso aussieht.

2. Oefter als die Faserhaut auf dem Blutkuchen finden wir in dem Serum einen rothen Satz, der von Blutkörperchen, namentlich gefärbten, gebildet wird. Alle übrigen sind jedoch in ihm auch enthalten. Wir finden denselben in 39 Fällen 24 Mal vor, also in bei weitem mehr als der Hälfte. In 6 Fällen kam er mit der Faserhaut zu gleicher Zeit vor; in 9 fehlte er, wo sie da war, so dass also in den 39—41 Fällen, wo die Faserhaut und der rothe Bodensatz bemerkt ist, das Blut 33 Mal eins oder beide Phänomene zeigt. Nur in circa 7 war es ohne dieselben.

Ich habe im Magaz. f. d. gesammte Heilk. (Bd. 66 H. 1) meine Untersuchungen über den Mechanismus des Zustandekommens des rothen Bodensatzes mitgetheilt, die ich damals noch nicht zu einem definitiven Abschluss bringen konnte. Durch quantitative Verhältnisse der Blutkörperchen und des Faserstoffs allein wird dasselbe nicht zu erklären sein, denn wir finden eben dieselben auch da, wo sich kein rother Bodensatz gebildet hatte: die Hauptgründe für seine Entstehung müssen qualitative sein, die wir wiederum in den gefärbten Blutbläschen zu suchen haben. Die geringe Menge Faserstoff im Verhältniss zu der grossen Zahl der Blutbläschen ist das prädisponirende Moment, indem er nicht hinreicht, sie fest an einander zu halten, so dass sie bei dem Austritt des Serum durch den Blutkuchenmantel hindurch gedrängt werden. Dies geschieht, indem sich die gefärbten, zu Rollen vereinigten Blutbläschen bald nach der Gerinnung gegenseitig sehr stark anziehen, wobei mancher Rollen-Verband gelöst und die frei gewordenen einzelnen oder noch in Rollenfragmenten zusammen gehaltenen Blutbläschen nebst dem Serum herausgedrängt werden.

Also derselbe Umstand, der die Faserhautbildung zu Stande kommen lässt, nämlich das gesteigerte Vermögen der Blutbläschen zum gegenseitigen Rapprochement, ist auch der Grund für die Bildung des rothen Bodensatzes. Dafür spricht einmal das gleichzeitige Vorkommen desselben mit der Faserhaut und sodann auch die Kleinheit des Blutkuchens, aus dem das allermeiste Serum entfernt sein muss. (Ueber die Geschichte des rothen Bodensatzes und seine sonstigen Verhältnisse s. meinen oben citirten Aufsatz.)

Plac.: Ser. hält sich nämlich in den 35 angeführten Fällen zwischen 0,84:1 und 1,860:1. Unter 1,0:1 hält sich Plac.: Ser. nur 2 Mal; von 1,1:1:8 Mal; von 1,2:1:7 Mal; von 1,3 und 1,4:1:11 Mal und von hier bis 1,84:1 nur 6 Mal. In der Regel ist Plac.: Ser. bei der sehr grossen Menge Blutkörperchen sehr klein, was darthut, dass die gefärbten Bläschen in ihrem Rapprochement auf allen Punkten das Möglichste geleistet hatten. Daher ist denn auch die feste Substanz in 1000 Gr. Blutkuchen oder dem daraus ausgequetschten Cruor sehr gross.

Somit haben wir jetzt mehrere qualitative Differenzen in dem in Rede stehenden Blute aufgefunden, die auf eine chemische Alteration desselben hindeuten. Frage ist es, ob dieselbe schon vor der kongestiven Stase da war oder sich erst durch dieselbe ausbildete?

Die Beantwortung derselben lässt zwei Möglichkeiten zu.

Da wir 7 Fälle unter den 41 verzeichnet sehen, wo das Blut weder eine Faserhaut noch rothen Bodensatz zeigte, so können wir annehmen, dass bei diesen das Nerven-System schon auf den geringsten Grad der Blut-Alteration so reagirte, dass kongestive Stase entstand; warum aber nahm nun das Blut nicht in Folge derselben die Eigenschaften an, dass es eine Faserhaut oder doch wenigstens einen rothen Bodensatz bilden konnte? Wurde hier die V. S. eher gemacht als dies geschehen war? Oder war die individuelle Blutbeschaffenheit bei diesen Kranken von der Art, dass sie nicht leicht jene Eigenschaften annehmen konnte?

In den übrigen Fällen, wo wir Faserhaut oder rothen Bodensatz sehen, war das Nerven-System vielleicht von der Resistenz, dass es erst durch eine bedeutendere Alteration des Blutes zur Einleitung der kongestiven Stase determinirt werden konnte; oder das Blut der Kranken erhielt durch diese sehr bald die Fähigkeit, jene Phänomene zu zeigen.

Die normalen Blutbläschen zeigen, wenn sie aus dem Gefäss-System herausgenommen werden oder in demselben stocken, das Vermögen zur Rollenbildung; wenn elektrische Verhältnisse hierbei im Spiele sind, wie ich es oben angedeutet habe, die durch ein gewisses chemisches Verhalten des Hämatin bedingt werden, so können da, wo die Blutbläschen ein stärkeres Vermögen zur Rollenbildung besitzen, die Differenzirung ihrer Elektrizität also schneller und energischer vor sich geht, die schädlichen Ursachen, welche dem Zustandekommen der Blut-Alteration bei Congestiv-Zuständen zu Grunde liegen, dieses Verhalten bedingen. Da wir aber bei jeder einigermaassen bedeutenden Stase, sie mag aus einer Blut-Alteration entstanden sein, aus welcher sie will, das lebhaftere Vermögen zur Rollenbildung wahrnehmen, und weil das Blut durch eine traumatische Stase ganz dieselbe Beschaffenheit annimmt, so kann man wohl mit einigem Recht folgern, dass die gefärbten Blutbläschen erst durch die Stase jenes Vermögen zur lebhafteren Rollenbildung erhalten. Und zwar dürfte dies in folgender Weise geschehen. Entweder sind die chemischen Alterationen in den gefärbten Bläschen eine Folge des abnorm gewordenen Nerven-Einflusses oder der abnormen chemischen Processe, die in den in Stase befindlichen Capillaren statt haben. Indem nun diese Stase keine absolute ist, sondern fortwährend Blut aus den betheiligten Capillaren nach der venösen Seite zu abfliesst, so vermischen sich diese alterirten gefärbten Bläschen mit den übrigen und theilen denselben, gemäss dem Gesetze des Contaktes, ihren Zustand mit.

Da man wohl annehmen darf, dass die gefärbten Blutbläschen ihr erhaltenes Vermögen zum stärkeren Rapprochement auch in den in Stase befindlichen Capillaren geltend machen, wenn sie in dasselbe gelangen, dass sie sich hier, so lange sie stocken, in Rollen oder Gruppen lagern und sich gegenseitig fest anziehen, so dürfte daraus zu folgern sein, dass sie nicht so leicht zum Exsudiren und Extravasiren fähig sind, und nur wenige bei der Einkeilung der Blutkörperchen so verletzt werden, dass sie später wieder flott geworden nicht mehr funktioniren können. Wir haben daher diese Alteration der Blutkörperchen als eine solche anzusehen, die den Organismus vor grösseren Verlusten an ihnen schützt.

Umgekehrt sehen wir, was für die vorgetragene Ansicht sprechen wird, dass die Blutbläschen bei sogenannten passiven Blutungen (Haematemesis, Haematuria, Scorbut u. s. w.) das Vermögen zur Rollenbildung gar nicht zeigen: sie treten aus den in Stase befindlichen Capillaren heraus, nachdem deren Wände wahrscheinlich gerissen oder aufgelöst sind. Da ein Riss in Capillaren nur so fein sein möchte, dass durch denselben mit einemmale höchstens vier Blutkörperchen treten können, so ist klar, dass, wenn sich einige 20 in eine Rolle lagern, diese den Riss sofort füllen, wenn sie an ihn herangedrängt werden. Daher finden wir sie in Exsudaten in so geringer Menge.

3. Wichtiger als die feste Substanz in 1000 Gr. Serum ist jedenfalls sein physiologisches Verhalten in Bezug auf seine chylöse Beschaffenheit, und zwar finden wir in den von mir angeführten Fällen in dieser Beziehung Folgendes:

In den 42 Fällen, wo auf die Beschaffenheit des Serum Acht gegeben war, hatte es 23 Mal ein chylöses Ansehen, also 19 Mal nicht.

Wir müssen aber die Fälle so rangiren, wie das Blut entzogen war.

Unter den 25 Fällen, wo es nach dem Essen entzogen wurde oder vielmehr Nachmittags, war es 20 Mal chylös, also in der sehr grossen Mehrzahl; in den 5 übrigen Fällen hatten die Kranken meist wenig oder gar nichts zu Mittag (11 Uhr) gegessen.

Unter den 17 Fällen, wo vor dem Essen zu Ader gelassen wurde, finden wir es 3 Mal chylös, aber nur in geringem Grade.

Hieraus ergiebt sich denn wohl der mathematische Schluss, dass die Verdauung die Ursache ist, dass das Blut der an Congestiv-Zuständen leidenden Kranken die chylöse Beschaffenheit zeigt.

Da die beiden gesunden Soldaten, von denen der eine um 11 Uhr seine Mahlzeit in der Kaserne zu sich genommen hatte, der Andere im Lazareth seine Portion der vierten Diätform (¼ Quart Reis-Suppe) resp. 7 und 6 Stunden danach kein chylöses Serum mehr zeigten, manche der aufgeführten Kranken aber wohl und noch längere Zeit nach dem Essen, so folgt daraus, dass bei diesen die chylöse Beschaffenheit des Serum sich länger hält als bei Gesunden. Um diesen Schluss unumstösslich zu begründen, müsste man allerdings wissen, in wie langer Zeit jene in gesunden Zuständen die Chylifikation und Sanguifikation nach der Mahlzeit beendigt zu haben pflegten, oder in wie langer Zeit dies bei gesunden Individuen überhaupt der Fall ist. Da die Soldaten in der

Kaserne zu Mittag gleich grosse Portionen Essen erhalten, so wären sie sehr geeignet, diese noch fast gar nicht exakt erforschte Frage zu lösen, da darüber nur traditionelle Behauptungen vorhanden sind, die, wie es scheint, das Resultat von an gesunden Menschen angestellten Untersuchungen nicht sind. Unter diesen Umständen wird nichts weiter übrig bleiben, als an Thieren diese Untersuchungen anzustellen, die aber in einem sehr grossen Maassstabe und mit grosser Umsicht ausgeführt werden müssen. Denn sicher kommt es auf die Art und Menge der Nahrung an, die ein Thier zu sich nimmt, auf sein Verhalten nach derselben, ob es ruht z. B. oder sich bewegt u. s. w.

Bei dem Hunde, dessen ich S. 303 gedacht habe, fand ich 24 Stunden nach der letzten Mahlzeit, die er zu sich genommen, noch ein stark chylöses Serum. Der Hund hatte circa 6 Pfund theils Fleisch, Sehnen und Soldaten-Essen aus der Kasernen-Küche zu sich genommen. In 1000 Gr. Serum waren 4,52 Gr. weisses, krystallinisch aussehendes Fett, und feste Substanz 86,0 Gr. — 8 Stunden nach der ebenso beschaffenen Mahlzeit enthielten 1000 Gr. Serum nur 76,3 Gr. feste Substanz und 3,12 Gr. eben solchen Fettes. Woher diese auffallende Differenz, müssen weitere Untersuchungen lehren.

Der Umstand, dass wir bei dem Füsilier Selig noch ein schwach chylöses Serum antreffen, der sich seit etwa 16 Stunden im Lazarethe befand und hier knapp gelebt hatte, beweist gewiss am stärksten, dass die Bereitung nnd Verarbeitung des Chylus bei vollblütigen und an Congestionen leidenden Kranken länger dauert als sonst; beim Füsilier Wienike fanden wir das Serum des ersten V.S.-Blutes des Morgens auch noch etwas chylös: da derselbe aber gewiss am Abend zuvor auch noch gegessen hatte, so beweist dieser Fall nicht viel; ebenso der des Maurergesellen, dem die V.S. um 12 Uhr Morgens gemacht wurde: denn derselbe hatte (Sonntags) sicher schon gut gefrühstückt. — Dagegen hatte ich früher bei den Augenkranken (S. Analys. u. Synthes.) auch zweimal des Morgens ein trübes, milchiges Serum gefunden, nachdem die Kranken, die eine knappe Diät führten, um 7 Uhr früh $\frac{1}{4}$ Quart Suppe genossen hatten. Beim Füsilier Härter fand ich (S. I. V. S. am 25. April 1844) in der Nacht um 12 Uhr noch ein trübes

Serum, das allerdings keine Chylus-Moleküle mehr enthielt. — Bei dem Dienstmädchen (S. 283) fand ich noch Abends um 8 Uhr ein stark chylöses Serum, 9 Stunden nach der Mahlzeit, die gewiss, da die Kranke keinen rechten Appetit hatte, nicht stark gewesen war, bei dem Grenadier mit Ephidrosis und der Hysterischen, einer ärmlichen Frau, die gewiss nicht sehr gut lebte, noch 7 Stunden nach dem Essen.

Bei manchen Kranken, wo 6—8 Stunden nach dem Essen zu Ader gelassen wurde, finden wir die chylöse Beschaffenheit des Serum nicht mehr, und auch bei andern, z. B. Füsilier Pouquet, Härter bei der zweiten V. S. nicht, während die Congestionen noch da waren; ebenso bei sehr vielen Kranken, wo des Morgens zu Ader gelassen wurde. Dies beweist, dass dieselbe nicht an den Congestionen betheiligt ist.

Die Frage, worauf die chylöse Natur des Serum eigentlich beruht, habe ich schon in meiner Abhandlung über das Blut-Serum im Arch. für Chem. u. Microsc. (1846, Heft 3 ff.) zu beantworten gesucht. Ich habe daselbst gezeigt und die speziellen Untersuchungen dieser Abhandlung liefern die Belege dafür, dass es zwei Arten des trüben, milchigen Serum giebt, nämlich 1) solches, das keine Chylusfett-Moleküle enthält und 2) solches, das damit überladen ist. Ersteres kommt allerdings nur selten vor, führt aber den schlagenden Beweis, dass die Moleküle, zu denen sich oft noch Elementarkörperchen des Blutes gesellen, die Ursache der trüben Beschaffenheit des Serum nicht sind. Da Aether dasselbe klar macht, so ist erwiesen, dass vielmehr ein in einer eigenthümlichen Gestalt in dem Blutwasser aufgelöstes Fett dieselbe bewirkt. Was dies für ein Fett sei, ja aus was für einer Fett-Art die im Serum suspendirten Fett-Moleküle bestehen, möchte sehr schwer zu ermitteln sein; dies wäre nur dann möglich, wenn die beiden Fette in dem klaren Serum nicht vorkommen. Die Quantität der Fette in dem trüben Chylus-Serum habe ich nur einigemal in grösserer Quantität gefunden, als in dem klaren, gelben Serum; auch darin wird man den Grund also nicht zu suchen haben, weshalb ein Theil der Fette nicht in vollkommener Auflösung sich befindet.

Wo bleibt nun aber das Fett im Serum, das demselben die trübe Beschaffenheit wesentlich ertheilt und dasjenige, das sich in Molekülen darin befindet und jene noch vermehren hilft, wenn wir das früher trübe Blutwasser später klar finden? Entweder müssen jene beiden Fette aus dem Serum verschwunden sein, z. B. durch Verwendung zu Sekreten, durch Assimilation derselben durch die farblosen Blutzellen u. s. w., oder sie haben sich im Serum mit der Zeit anders arrangirt. Die Lösung dieser Fragen ist Sache der Physiologen, welche den Verdauungs-Process studiren.

Endlich will ich noch die Frage ventiliren, ob das Serum im Blute selbst, während es cirkulirt, schon diese chylöse Beschaffenheit zeigt, oder ob es dieselbe erst annimmt, sobald es mit dem Blute das Gefäss-System verlassen hat und sich in einer niedrigeren Temperatur als +37,5 ° C. befindet. Als einen Beweis dafür hatte ich (a. a. O.) schon erwähnt, dass manches Serum, das man einer Temperatur von etwa +3° R. aussetzt, trübe wird und Moleküle enthält, die wahrscheinlich aus Fett bestehen. Im verflossenen Sommer erlebte ich aber einen Fall, der ganz positiv dafür spricht, dass das Serum erst in dem gelassenen Blute die chylöse Beschaffenheit annehmen kann. Dieser Fall betraf einen Hund, dem eine Halswunde beigebracht war und der dann an pyämischer Diarrhöe, Fieber u. s. w. litt. Die Blutentziehung wurde des Morgens gemacht und der Hund hatte den Tag vorher wenig oder nichts gefressen. Das Serum wurde, an einem heissen August-Tage, anfangs ganz klar ausgeschieden; 12 Stunden darauf fing es aber an, sich plötzlich stark milchig zu trüben und enthielt eine Unmasse von Molekülen, die theils einzeln, theils in kleinen Häufchen lagen. Auch die durch magnes. sulph. gelöst erhaltene serofibrinöse Flüssigkeit trübte sich in derselben Art und enthielt solche Moleküle. Dass sie nur aus Fett bestanden, bewies negativ ihr Verhalten gegen Nitrum und liq. kali caust., die sie nicht lösten, positiv ihr Verhalten gegen Aether, der sie sofort löste. — Ich dachte daran, ob die Abkühlung des Serum von seiner Wärme bis zu der der Luft die Ausscheidung des Fettes bedingt haben möchte und setzte es einer Temperatur von +50° C. aus. Allein es wurde weder klar, noch verschwanden die Moleküle.

Trübes, Moleküle enthaltendes Serum von Menschen habe ich bei einer Temperatur von +30° R. nicht selten fast durchsichtig werden gesehen, wobei es eine weissliche Farbe behielt: ich halte es demnach nicht für unmöglich, dass das

Serum häufig erst die chylöse Beschaffenheit annimmt, wenn es das Gefäss-System verlassen hat, sei es durch Abkühlung oder durch irgend einen noch nicht näher gekannten chemischen Process in dem Serum, z. B. Entwickelung einer Säure, wie es vielleicht in dem mitgetheilten Falle bei dem Hunde geschehen sein mag. — Wenn gegen diese Annahme der Umstand zu sprechen scheint, dass der Chylus, so wie ein Thier geöffnet wird, trübe erscheint, indem sich die Chylus-Gefässe als milchig aussehende Fädchen verfolgen lassen, so habe ich auch bloss behauptet, dass die chylöse Beschaffenheit des Serum nur zuweilen in dem Blute von Menschen durch die genannten Ursachen erscheinen mag.

In meiner Abhandlung über das Blut-Serum in der gedachten Zeitschrift habe ich die Ansicht Simon's und Scherer's, der ich früher auch beipflichtete, hinlänglich widerlegt, dass nämlich die in dem trüben Serum enthaltenen Moleküle Fibrin seien, und zwar, wie ich es nannte, Molekular-Fibrin. Auch in dieser Schrift (S. 160) habe ich mich hierüber schon erklärt. Meinen Irrthum sah ich sehr bald ein, als ich das trübe Serum meist durch Aether klar werden sah und die Elementarkörperchen des Blutes kennen lernte. Dass letztere, wenn sie im Serum in einiger Menge enthalten sind, dasselbe nicht trübe machen, möchte schon unter anderen Gründen aus dem Umstande zu entnehmen sein, dass sie dasselbe nicht mehr so erscheinen lassen, wenn Aether das trübe Fett und die Fett-Moleküle daraus entfernt hat und, wenn Jemand meinen wollte, dies geschehe deshalb, weil der Aether die Elementarkörperchen mit nach oben nehme und hier ansammle, so erwiedere ich darauf, dass ich trübes, Fett-Moleküle und Elementarkörperchen enthaltendes Serum gesehen habe, das Aether ganz klar machte, ohne dass sich eine Albumin-Schicht unter demselben absetzte. Zudem sind die Elementarkörperchen nur in so geringer Menge im Serum, dass die dadurch entstehende Trübung nicht erheblich sein könnte.

In der oben erwähnten Abhandlung (S. 307) hatte ich es, nach dem Vorgange H. Müller's (Zeitschr. für ration. Mediz., Bd. III. Heft 2), noch für wahrscheinlich gehalten, dass die Chylusfett-Moleküle eine Membran aus Albumin oder Fibrin um sich haben. Als ich aber diese Behauptung näher zu prüfen begann und die bei dem Hunde erwähnte Beobachtung gemacht hatte, wurden die Zweifel in mir gegen dieselbe sehr stark und ich habe mich in meiner Abhandlung über die Formgebilde des Blutes im Magazin für die gesammte Heilkunde dagegen ausgesprochen. Den Henle'schen Elementarkörnchen, die auch aus Fett mit einer Protein-Hülle bestehen sollen, gleichen diese Chylus-Moleküle deshalb nicht, weil sie, wie auch H. Müller angiebt, weit kleiner als dieselben sind. Henle hat die Elementarkörperchen des Blutes, auf welche sich die Stelle bei J. Vogel bezieht, worauf Henle seine Elementarkörnchen basirt hat, mit den Chylus-Molekülen verwechselt, was auch anderen Beobachtern, wie z. B. Virchow begegnet ist.

Derselbe theilt in seiner Abhandlung über die Verstopfung der Lungen-Arterien und ihre Folgen (Beiträge zur experim. Pathol. u. Physiol. Heft 2 S. 72) einen auf diese Experimenten-Reihe bezüglichen Fall mit, wo die Chylusgefässe des getödteten Hundes, dem Hollundermark-Stücke in die Ven. jugul. gebracht waren, und der sich ganz wohl befand, strotzend mit einer weissen milchähnlichen Flüssigkeit gefüllt waren, die sich im duct. thor. in grosser Menge vorfand und die ausser Chylus- und Lymphkörperchen eine ungeheure Menge kleiner Moleküle mit lebhafter Molekularbewegung enthielt, welche aus einem feinen Fettkörnchen mit einer albuminösen Hülle bestanden. Behandelte er sie mit koncentrirter Essigsäure, so löste sich die letztere, das Fett wurde frei uud sammelte sich in grossen Tropfen. Das Blut, welches grosse Gerinnsel bildete, hatte ein eigenthümlich grau-rothes Ansehen, welches, wie das Mikroskop zeigte, durch die Beimischung der kleinen Chylus-Moleküle bedingt (??) war.

Hieran knüpft Virchow folgende Note: „Dies sind offenbar die Moleküle, welche Rob. Thomson und Buchanan während der Digestion in dem Blute fanden und von denen ich gezeigt habe (Froriep's Notizen 1845, Sept. No. 769), dass sie eine der Hauptursachen des milchigen Serums sind, und dass auf ihrer Verwechselung wahrscheinlich die Annahme des Molekular-Fibrin, der körnigen Gerinnung des Faserstoffs beruht. Es sind in der That Milchkügelchen en miniature. — Auch Donné, der sie Globulins nennt, betrachtet sie als Chylus-Körnchen, die unaufhörlich in den Blutstrom eingebracht werden."

Hier meint Virchow offenbar die Chylusfett-Moleküle, von denen H. Müller zu beweisen gesucht hatte, dass sie Fettkörnchen seien mit einer Protein-Hülle umgeben. Dass sie für sich, wenn sie in dem Serum in sehr grosser Menge vorhanden sind, demselben ein trübes Ansehen geben können, ist zwar höchst wahrscheinlich: dass sie dies aber in jedem Falle thun, ist nicht erwiesen. Denn es kann ja sehr gut so sein, dass die eigentliche, wesentliche Trübung des Serum durch eine in eigenthümlicher Gestalt und Verbindung darin befindliche Fettart bewirkt wird, wie es da der Fall sein muss, wo die Chylusfett-Moleküle und die Elementarkörperchen im Blutwasser fehlen.

In dem Aufsatze, den Virchow anzieht, wo er bewiesen haben will, dass diese Chylus-Moleküle die Hauptursache des milchigen Serum sind, ist die Existenz des Molekular-Fibrin nur auf negativem Wege widerlegt worden, nämlich dadurch, dass nachgewiesen wurde, wie der Faserstoff in homogenen, gelatinösen Massen gerinne. Dagegen hat Virchow hier die Frage, woraus die Moleküle in dem Serum bestehen, ganz unentschieden gelassen, indem er sich nur, auf Grund einiger Angaben Magendie's, dafür entscheidet, dass sie aus Albumin bestehen möchten. Dann hätten wir also ein Molekular-Albumin statt eines Molekular-Fibrin, und wie man diese unterscheiden will, ist nicht einzusehen.

Hiermit glaube ich nun, was die formelle und grob chemische Frage nach dem milchigen Serum anbetrifft, vollkommen klar gelegt und für die Zukunft vor dem Irrthume und der Confusion, worin sie bisher steckte, gerettet zu haben.

Denn ich habe nachgewiesen, dass es ein trübes, milchig aussehendes Serum giebt, das keinerlei Moleküle enthält und sodann, dass es ein trübes Serum giebt, das Fett-Moleküle und Elementarkörperchen, auch Fettbläschen besitzt. — Ob es ein trübes Serum giebt, das nur Elementarkörperchen führt, weiss ich nicht und bezweifle es.

Die Elementarkörperchen sind weder Molekular-Fibrin noch Molekular-Albumin: sie bestehen auch nicht aus einem Fettkörnchen, das eine Hülle von Fibrin umgiebt: sondern sie sind Bläschen von verschiedener Grösse mit einem flüssigen

Inhalte, welcher aus einer uns noch nicht vollkommen bekannten Protein-Verbindung gebildet ist. Ich habe es wahrscheinlich gemacht, dass sie keine Alkali-Salze und keine phosphorsaure Erden als integrirenden Bestandtheil besitzt; wie sich die übrigen sechs Elemente darin verhalten, und ob sie auch wirklich Phosphor besitzen, müsste untersucht werden, wenn es ginge. Denn es ist unmöglich, die Elementarkörperchen vollkommen zu isoliren. Von einer Fortbildung derselben zu Zellen, wovon Virchow spricht (Froriep's Notizen, 1845, S. 326) ist wohl keine Rede mehr, da sich die Kernzellen nach der von Virchow adoptirten Reinhardt'schen Zellen-Theorie aus freien Kernen entwickeln, deren Verhalten ganz anders gegen Essigsäure ist, als das der Elementarkörperchen. — Ich glaube aber, dass aus ihnen die gefärbten Blutbläschen entstehen, wofür sich die Entwickelungsstufen derselben bis zu schwach gelblichen kugligen Bläschen evident in jedem Blute nachweisen lassen. Lebert (Physiol. pathol. Paris 1845), bei dem ich beiläufig finde, dass Henle's allgem. Anatomie in das Französische übersetzt ist, womit meine S. 166 gestellte Forderung fortfällt, nennt die Elementarkörperchen *Granules moleculaires* und betrachtet sie als die Uranfänge einer Zellenbildung.

Ueber das milchige Serum, wie man es nicht selten bei akuten Entzündungen beobachtet hat, z. B. Pneumonie, Hepatitis, Lienitis, Nephritis u. s. w., habe ich schon S. 186 gesprochen und angedeutet, dass es seine Moleküle, sie mögen Albumin oder Fett sein, einem Platzen der farblosen Zellen im Blute, namentlich in den in Stase befindlichen Capillaren, verdanken könnte. Da solche akute Kranke wenig oder nichts zu essen pflegen, woher die chylöse Beschaffenheit des Serum rühren kann, so muss man an so etwas denken. Ebenso daran, dass sich auf irgend eine Weise früher flüssige oder in gelösten Verbindungen befindliche Fette in die Lymphgefässe resorbirt in Molekular-Form abscheiden, so z. B. Serolin, Margarin, phosphorhaltige Fette u. s. w.

Im Serum von dem Blute eines Hundes löste ich, indem ich dasselbe bis +70° C. erhitzte, Serolin und Cholesterin: das bei dieser Temperatur ganz trübe gewordene Serum trübte sich beim Erkalten noch weit stärker und enthielt, mikroskopisch untersucht, Cholesterin-Krystalle, Fettkugeln und scharf kontourirte Fetttröpfchen. In letzteren Formen musste sich hier das Serolin abgeschieden haben. Daher ist es mir nicht wahrscheinlich mehr, dass dieses die Chylusfett-Moleküle bildet. Weitere Versuche mit Margarin und den phosphorhaltigen Fetten Boudet's müssen lehren, welche von ihnen dieselben darstellen.

Ob dem trüben milchigen Serum der gelbe Farbstoff des Serum fehlt, kann man bezweifeln, da es durch Aether klar gemacht in der Regel gelb gefärbt erscheint. An den Fetten haftet derselbe nicht, wie ich früher vermuthete: denn ich habe dieselben mit destillirtem Wasser behandelt, ohne dass dieses Hämaphäin aufgenommen gehabt hätte.

Einige geschichtliche Notizen über das milchige Serum siehe in meiner Schrift über die pseudopl. Processe.

Weder Andral noch Rodier und Becquerel, noch Popp sprechen von dem chylösen Serum bei Congestiv-Zuständen, wiewohl sich vermuthen lässt, dass es bei manchen Kranken da gewesen ist. In ihren Untersuchungen über das Serum in verschiedenen Krankheits-Zuständen (deutsch von Eisenmann, 1847, S. 32) geben Rodier und Becquerel an, dass die Kranken ein Serum hatten, das von Farbe dunkel und an Durchsichtigkeit schwach war. Da sie zugleich bemerken, dass dieselben den Abend vorher mit mehr oder weniger Appetit gegessen hatten, so darf man wohl annehmen, dass sie ihnen des Morgens zu Ader liessen, wo das Serum eine gelbe Farbe hatte.

4. In allen Fällen, mit Ausnahme eines einzigen, habe ich das Blut-Serum, wo ich es darauf untersuchte, mit aq. font. verdünnt beim Kochen in Flocken gerinnen gesehen. Es war dazu oft nur eine schwache, z. B. 15fache, nicht selten eine 50fache Verdünnung nothwendig. Wie meine Aschen-Analysen solchen Serums zeigen, das mit Brunnenwasser verdünnt beim Kochen in Flocken koagulirt, so ist der Grund davon wahrscheinlich ein grösserer Gehalt an kohlensaurem Kalk oder an Kalkerde, deren Constitution durch das Brunnenwasser verändert wird. Wie dies geschieht, müssen direkte Untersuchungen lehren, die allerdings ihre sehr grossen Schwierigkeiten haben werden.

Betrachten wir die von mir aufgeführten 44 Fälle reiner Congestiv-Zustände bei Männern danach, in welche Zeit sie fielen, so ergiebt sich Folgendes:

Im Januar	kamen	vor	3
Februar	—	—	2
März	—	—	3
April	—	—	7
Mai	—	—	10
Juni	—	—	6
Juli	—	—	2
Augnst	—	—	2
September	—	—	1
Oktober	—	—	1
November	—	—	2
December	—	—	4

Aus dieser Tabelle ergiebt sich, dass in den drei Frühlings-Monaten April, Mai und Juni die meisten derartigen Kranken vorkommen und zwar die Mehrzahl davon im Mai. Die klimatischen Verhältnisse in diesen Monaten und die dabei statthabenden Revolutionen in gewissen Vorgängen im Organismus müssen den Grund für die Alteration des Blutes und die kongestive Stase in den verschiedenen Organen enthalten. Ob dieselben mit der Chymi- und Chylifikation zusammenhängen oder mit gewissen Störungen in der Thätigkeit des Pfortader-Systems oder einer Aenderung in der Hautthätigkeit muss untersucht werden. Auch muss daran erinnert werden, dass in den Monaten April und Mai, wie bei vielen Thieren, so auch beim Menschen die geschlechtlichen Funktionen lebhafter von Statten zu gehen pflegen, vielleicht eine Folge der Aenderung in den klimatischen Verhältnissen; es ist daher nicht unwahrscheinlich, dass die Nicht-Entäusserung für die geschlechtlichen Aktionen in Bereitschaft befindlicher Blut-Antheile eine noch stärkere Alteration des Blutes bewirkt, das nun seinen Zug nach anderen Organen, den Lungen und dem Gehirn nimmt.

Bei einer beträchtlichen Zahl von Kranken waren die Congestiv-Zustände mehrere Jahre hinter einander um dieselbe Zeit erschienen; so bei dem Füsilier Härter 3 Mal, beim Füsilier Brandenburg 4 Mal, bei den Füsilieren Birke, Günnemann, Freudenberg, Grozscheck, Lange 2 Mal.

Der Füsilier Schellpeper hatte ein Jahr vorher eine Pneumonie gehabt, ebenso der Füsilier Koch; hätten sie das zweite Mal nicht zu Ader gelassen, so würden sie gewiss wieder eine Lungenentzündung davon getragen haben; der Füsilier Kaputt bekam erst Congest. ad cap. et pect. und im folgenden Jahr um dieselbe Zeit die Pneumonie (S. den vierten Abschnitt unter Pneumonie).

Hieher ist auch noch das Blut des Dienstmädchens zu rechnen, dessen ich sub II. 1. gedacht habe und des Füsiliers Manthei unter den Kranken mit Congestiv-Zuständen und Gastricismus. — Die typische Wiederkehr dieses Krankheits-Zustandes haben wir also unter circa 60 Kranken 13 Mal beobachtet.

Offenbar deuten diese Thatsachen darauf hin, dass entweder im Macrocosmus zu gewissen Zeiten Processe vor sich gehen, welche auf disponirte Individuen influenziren, oder dass in diesen selber jährliche typische Vorgänge statt haben, deren Effekt sich auf ein und dieselbe Weise äussert.

Beim Füsilier Wienike finden wir unter den 4 Aderlässen nur einmal eine typische Wiederkehr und zwar im December, welcher Monat den drei Frühlings-Monaten in Bezug auf die Häufigkeit der Congestiv-Erkrankungen zunächst kommt.

Bei pneumonischen Kranken habe ich eine ähnliche typische Wiederkehr der Entzündung beobachtet, wofür ich die Beispiele in meinen Untersuchungen über die Entzündungen der Brustorgane später einmal zu veröffentlichen gedenke. Grisolle hat gefunden, dass die Mehrzahl der Pneumonieen in die Monate März und April fällt, was meine Untersuchungen auch so ziemlich bestätigen.

In 7 Fällen, wo Popp bei Congestiv-Zuständen zu Ader gelassen hat, geschah dies 1 Mal im März, 3 Mal im April, 2 Mal im Mai und 1 Mal im August. Also schon eine so geringe Zahl von Fällen macht jenes von mir aufgestellte Gesetz geltend! —

Dass die Congestiv-Zustände auf einem Ueberreichthum an Blut beruhen sollen, wie Rodier und Becquerel behaupten, lässt sich sehr leicht durch den Fall des Füsiliers

Voitus widerlegen. Dieser ging mit den Congestionen zum Kopf und zur Brust in den Arrest und obwohl er hier 5 Tage lang fast nur von Wasser und Brod gelebt und im Lazareth 24 Stunden die vierte Diätform erhalten halte, waren seine Beschwerden nicht gewichen. Sicher kann man behaupten, dass sein Blutquantum in diesen 6 Tagen um einige Pfunde abgenommen halte und die Congestionen hätten, wenn jene Prämisse richtig war, aufhören müssen. Wenn man für dieselbe ferner geltend machen will, dass die direkte Entleerung des Blutes, z. B. durch Venaesektion, das souveräne Mittel gegen die Congestiv-Zustände sei, weil die ganze Blutmasse um ein Bedeutendes vermindert werde, so ist der Schluss, dass deren Vermehrung Ursache der Congestionen gewesen sei, nicht gerechtfertigt. Denn die Blutentziehung aus der Arm-Vene hilft hier ähnlich wie das Nasenbluten, das die Congestionen im Kopfe hebt: durch den Ausfluss aus der Vene erhält das Blut seinen Zug nach dem Arme und wird vom Kopfe abgeleitet. Hat die V. S. gar Ohnmacht zur Folge, so ist es um so ersichtlicher, dass die Blutüberfüllung der Gefässe im Kopfe aufhören muss, weil durch die Arterien eine Zeit lang kein Blut zugeführt, aber das stagnirende abgeführt wird. Auch habe ich wirklich gesehen, dass ein Kranker, der noch vor der Blutentziehung aus Furcht vor derselben in Ohnmacht fiel, von seinen Congestionen befreit war; ebenso auch solche Kranke, denen nur 3—6 Unzen entzogen waren (S. Füsilier Hutt, Mey). Ein Nasenbluten von 1 — 3 Unzen beseitigt auch die kongestive Stase im Gehirn, und zwar sicher nicht deshalb, weil das Blut von demselben direkt abgeleitet wird durch die Blutung, als vielmehr, weil durch diese in einem gewissen Zeitraum weniger zu den in Stase befindlichen Gefässen zufliesst. Die Einkeilung hört hier auf und indirekt wird der Abfluss des stagnirenden Blutes bewirkt. Der Zug des Blutes geht nach den Gefässen der Nasenschleimhaut. Jedoch dauert es bei solcher natürlichen Krise der Congestionen längere Zeit, bevor die Folgen derselben ganz verschwinden; ebenso wenn man schröpfen lässt oder Purganzen giebt. Ein Aderlass wirkt am promptesten. So müssen wir zugeben, dass die Alteration des Blutes, wie sie den Congestionen zu Grunde lag, durch die Vorgänge, welche die Entleerung des Blutes in diesem selbst zu Folge hat, aufgehoben wird und dass somit die abnorme Wechselwirkung zwischen Blut und Parenchym in den früher leidenden Theilen aufhören muss. Hierüber später einmal mehr, wenn ich die Wirkungen des Aderlasses auf das Blut und die verschiedenen Stasen für sich besprechen werde.

Wenn ich somit läugne, dass ein Ueberreichthum an Blut nicht Ursache der Stase sei, sondern eine qualitative Alteration desselben, so soll damit nicht gesagt sein, dass die Menge desselben nicht dabei in Anschlag komme: vielmehr zeigt uns die Erfahrung, dass diese Alteration mit einer gewissen Blutfülle in der Regel zusammentrifft, und dies ist selbst bei den Schwangeren und den Chlorotischen der Fall. Sie haben so viel Blut, als ihr Gefäss-System fassen kann, nur dass es in sich selber arm an fester Substanz, namentlich an gefärbten Blutkörperchen ist. Die Soldaten, denen ich zu Ader liess, waren lauter junge Leute, denen man es ansah, dass ihr Gefäss-System von Blut strotzte; so war es aber lange vorher gewesen, ehe sie an Congestionen litten, und diese Plethora kann daher höchstens nur als ein prädisponirendes Moment betrachtet werden, ähnlich wie das Jünglingsalter und eine gewisse Vollsaftigkeit für den typhösen Process disponirt, dessen Anfänge denen bei Congestiv-Zuständen nicht unähnlich sehen.

Dass Anämische nicht zu Congestiv-Zuständen zum Kopf disponiren, rührt wohl davon her, dass Anämie nicht ohne bestimmte Krase vorkommt, die der kongestiven entgegengesetzt ist; bekommen sie aber irgend solche Congestionen, so müssen wir annehmen, dass sich die hierfür spezifische Krase in ihnen ausgebildet hat.

Das Blut der Kranken mit Gastrose und Congestiv-Zuständen zeigt sich von dem der mit reinen Congestiv-Zuständen behafteten zuweilen schon sehr verschieden. In der Regel ist die feste Substanz in 1000 Gr. niedriger und sowohl da, wo die ersten 3 Unzen Blut, als auch, wo mehrere Portionen zur Bestimmung derselben aufgefangen sind, ist die Zahl der Blutkörperchen unter dem Normal.

Dagegen variirt der Faserstoff zwischen 1,3 und 4,70; meist überschreitet er aber die Zahl 2,0 nicht. Dies geschieht unter den 12 Fällen nur 5 Mal. Wo wir 3,74 und 4,70 Gr. Faserstoff finden, da hatte die Krankheit schon einige Tage gedauert.

Eine Faserhaut finden wir auf dem Blute nur 5 Mal, 7 Mal nicht: jedoch scheint daran schlechterer Flüss des Blutes häufig Schuld gewesen zu sein.

Den rothen Bodensatz finden wir nur 3 Mal und zwar nie mit der Faserhaut zusammen vor.

Das Serum hat nur 3 Mal chylöse Beschaffenheit und zwar nur in den 8 Fällen, wo die V. S. Nachmittags gemacht wurde. Auffallend ist sie bei dem Füsilier Strenske, der sich 24 Stunden schon im Lazarethe befand und hier nur von sehr wenigen vegetabilischen Nahrungsmitteln gelebt hatte, zumal da derselbe durch Infus. senn. mit Natrum sulph. durchfällig geworden war. Hieraus scheint noch mehr hervorzugehen, dass es entweder längere Zeit dauert, bis bei Congestiv-Kranken die chylöse Natur des Serum verschwindet, oder die Lymph- und Chylusbereitung bleibt bei ihnen längere Zeit von der Beschaffenheit, dass das Serum chylös erscheinen muss.

Wo ich es in Bezug auf sein Verhalten bei Verdünnung mit aq. font. im Kochpunkte untersuchte (6 Mal), da koagulirte es 5 Mal und 1 Mal nicht.

Anlangend die periodische Wiederkehr des Congestiv-Zustandes und der gastrischen Beschwerden, so finden wir dieselbe nur einmal bei dem Füsilier Manthei. Die Beschwerden waren ganz dieselben wie vor einem Jahre, und was das Merkwürdigste war, der Kranke erbrach sich auch diesmal nach der V. S., wie damals.

Untersuchen wir die 10 Fälle, welche von denen in der Tabelle IV aufgeführten eigentlich hierher gehören, in welche Jahreszeit sie fielen, so finden wir Folgendes: Drei Fälle kamen vor im April, einer im Mai, drei im Juni und zwei im Juli. Offenbar haben auch hier die Frühlings-Monate das Uebergewicht.

Da die genannten Kranken, wo die gastrischen Symptome gut ausgesprochen waren, bald genasen, so geht daraus wohl sicher hervor, dass sie nicht die Vorläufer eines Typhus waren.

Ueber das Blut der schwangeren Frauen.

Einer besonderen Betrachtung will ich noch das Blut der schwangeren Frauen unterwerfen, die nicht selten an Congestiv-Zuständen leiden, weil die Krase der Schwangeren in neuerer Zeit endlich angefangen hat, von den Pathologen und pathologischen Anatomen für die puerperalen Erkrankungen berücksichtigt zu werden. Allein dies ist durchans nicht auf die richtige Art geschehen, woran theils das mangelhafte physiologische Verständniss des Blutes und die einseitige Auffassung der Alterationen desselben bei exsudativen Stasen die Schuld tragen, theils das unwissenschaftliche Festhalten an Hypothesen, die durch einseitige und mangelhafte Untersuchungen entstanden waren und trotz entgegenstehender Thatsachen nicht fahren gelassen werden. Indem sich ferner Leute in die die Krase der Schwangeren und Wöchnerinnen betreffende Frage mischten, die nicht aus eigener Anschauung die Blutmischung derselben kennen zu lernen sich bemüht hatten, sondern auf Treu und Glauben unkritische Ansichten von derselben adoptirten und diese vermehrten, so findet die Kritik hier mehr als hinreichend Stoff zur Zurechtweisung.

Nachdem man es schon hinlänglich in Deutschland erkannt hatte, dass das Blut der Hochschwangeren eine Faserstoff-Vermehrung und Verminderung der festen Substanz zeige (H. Nasse), machten Andral und Gavarret an 34 Schwangeren Blutentziehungen und gelangten durch die Untersuchung des Blutes zu folgenden Resultaten:

Vom ersten Monate bis zum Ende des sechsten zeigt das Blut eine Quantität Fibrin, welche beständig unter dem physiologischen Mittel sich befindet; das Minimum war = 1,9, das Maximum 2,9: das Mittel 2,5.

Zu dieser Behauptung musste Andral kommen, indem er als das physiologische Mittel des Fibrin im Blute der Frauen 3,0 annahm. — Wir, die wir diese Ziffer als vollkommen falsch betrachten, werden als das Resultat der Andral-Gavarretschen Analysen das hinstellen, dass das Blut der Schwangeren in den ersten 6 Monaten sich im physiologischen Mittel hält. — Ich weiss nicht, ob Andral seine 34 Blut-Analysen von schwangeren Frauen irgend wo speziell veröffentlicht hat: hätte er es gethan, so würde sich daraus ergeben, ob das

Blut derselben in dem 5ten und 6ten Monate mehr Fibrin enthält als in den 4 ersten.

Als ich einer Erstgeschwängerten im 3ten Monate zu Ader liess, betrug die Fibrin-Menge 1,97; Popp fand im 5ten Monate der Schwangerschaft 1,995 Gr. Aus diesen beiden Fällen dürfte wohl hervorgehen, dass sich in den ersten Monaten der Schwangerschaft das Fibrin nicht vermehrt zeigt. Ich weiss nicht, ob die Schwangeren, denen Andral zu Ader gelassen hat, vollkommen gesund waren oder auch an Congestiv-Zuständen litten: sollte ersteres der Fall gewesen sein, so würde es beweisen, dass sich die Fibrine hier wie dort gleich verhält.

Als ich einer Schwangeren im 7ten Monate 6 Stunden nach dem Essen zu Ader liess, fand ich 2,65 Gr. Faserstoff und Popp 2,077 Gr. Andral sagt, dass während der drei letzten Schwangerschafts-Monate das Fibrin sich der Zahl 4 näherte und ein Maximum von 4,8 erreichte.

In den beiden von mir und Popp mitgetheilten Fällen war das Fibrin sicher etwas vermehrt, wenn auch nicht so sehr wie bei Andral und Gavarret. Im letzten Monate beträgt es nach ihnen im Mittel 4,3 Gr.

Die Blutkörperchen fanden sie in 26 Fällen unter dem physiologischen Mittel, nämlich von 120 bis 95; in 6 Fällen hielt es sich innerhalb desselben, 125—120 und in 1 Falle, wo die V.S. im 2ten Monate gemacht war, hielt es sich über demselben. Diese Frau war sehr robust. In einem andern Falle betrug die Zahl der Kügelchen gerade 127.

Andral, Gavarret und de la Fond haben die Blutmischung bei Thieren verglichen, denen kurz vor und nach dem Werfen zu Ader gelassen wurde. Sie fanden Folgendes:

					Fibrin	Blutkörp.	Ser.-R.
4jähr.	Schaf	36	Stunden	v. d. Werfen	2,3 Gr.	95,0 Gr.	81,7 Gr.
—	—	66	—	n. d. —	3,0 —	106,2 —	78,2 —
9jähr.	—	24	—	v. d. —	2,9 —	92,9 —	84,5 —
—	—	72	—	n. d. —	3,5 —	102,6 —	86,3 —
8jähr.	Kuh	5	Tage	v. d. —	3,7 —	90,9 —	75,2 —
—	—	48	Stunden	n. d. —	5,4 —	98,8 —	73,7 —

Hieraus geht klar hervor, dass die Faserstoff-Vermehrung in dem Blute nach dem Werfen vollkommen physiologisch begründet ist.

Rodier und Becquerel geben als Maximum für das Fibrin der Schwangeren 4,0 und als Minimum 2,5 an, ohne dass man erfährt, bei wie langer Schwangerschaft erstere und bei wie langer letztere Ziffer vorkommt. Wiederum ein treffliches Beispiel von der Unverständigkeit, mit der dieselben ihre Blutuntersuchungen betrieben haben!

Diese Faserstoff-Vermehrung und die Abnahme der Blutkügelchen haben nun die Pathologen als das wichtigste Moment der Krase der Schwangeren betrachtet, während doch die langsame Gerinnung des Fibrin, das sehr lebhafte Vermögen der gefärbten Blutbläschen zur Rollenbildung und die grosse Zahl der farblosen Blutzellen weit wichtiger sind, wie auch die sich längere Zeit nach der Mahlzeit erhaltende chylöse Beschaffenheit des Serum, auf die weder Andral und Gavarret, noch Rodier und Becquerel, noch Popp geachtet haben. — Jene ersteren beiden Momente bilden die Ursache für das regelmässige Erscheinen der Faserhaut auf dem Blute der hochschwangeren Weiber, die durch die grössere Faserstoff-Menge und die grosse Zahl der im liq. sanguinis suspendirten farblosen Blutformgebilde schon ziemlich stark erscheinen muss.

In diesem grossen Vermögen der Blutkörperchen zur Itio in partes, das wahrscheinlich schon nach einer ganz regelmässigen Entbindung bedeutend verstärkt wird, in der Vermehrung des Faserstoffs und der farblosen Blutzellen, die in Folge grösserer Lymphgefäss-Thätigkeit auftritt, und in einer durch die Vorgänge im Uterus bei der Entbindung zu Stande gekommenen chemischen Alteration des Blutes haben wir den Grund für die ganz physiologische, mehr oder weniger kongestive Stase in den Milchdrüsen der Entbundenen zu suchen, welche, da sie in einem secernirenden Organe statt hat, auf natürlichem Wege durch die Milchbereitung entschieden wird. Jene Stase kommt zu Stande, indem der Zug des Blutes nach dem Uterus hin aufhört, weil hier die Molekular-Attraction zwischen Blut und Parenchym jetzt fortfällt: dagegen macht sich dieselbe, angeregt durch die neue Beschaffenheit des Blutes in den Milchdrüsen geltend, die nicht bloss als se-, sondern auch als excernirendes Organ auftreten. Wahrscheinlich erleiden der Faserstoff und das Albumin, die von den Milchdrüsen-Kanälchen nebst Fett und Salzen assimilirt werden, durch die metabolische Kraft derselben solche chemische Umsetzungen, dass sich die eigenthümlichen, noch nicht näher gekannten Protein-Körper der Milch bilden. Schlossberger und Mulder haben angefangen, dieselben einer exakten Untersuchung zu unterwerfen, bei der jedoch auch, wie gewöhnlich, durch das chemische Verfahren mehr Pro- als Edukte gewonnen zu sein scheinen. — Wegen Vermehrung der farblosen Zellen in dem Blute der Schwangeren und wahrscheinlich auch der gesunden Wöchnerinnen liegt in Bezug auf die Milchbereitung noch der Gedanke nahe, ob sie nicht in sich das Material dazu beherbergen und an die Drüsen-Kanälchen abgeben, die es noch weiter verarbeiten, und ob sie sich nicht schliesslich selber, so weit es geht, in den in Stase befindlichen Capillaren auflösen. Dass sie eine nicht unwichtige Rolle bei der Milchbereitung spielen, lehrt schon der so häufige Uebergang der Milchdrüsen-Congestion in Abscessbildung, wenn die auf die Entbindung folgende Alteration des Blutes etwas abnormer war als sonst. Dass ich die in den Abscessen enthaltenen Formgebilde als die Edukte aus dem Blute ansehe, habe ich schon in meiner Abhandlung über die Veränderungen in den vegetativen Vorgängen in der Mutter nach dem Entwöhnen (Casper's Wochenschr., 1846, No. 14) erklärt, und diese Schrift enthält Andeutungen darüber genug.

Bevor wir jedoch nicht das Blut der Hochschwangeren, die in ihren Brüsten schon Milch bereiten, oder der Wöchnerinnen und Ammen, deren Milchbereitung gut von statten geht, genau kennen, werden die Untersuchungen über letzteren Process höchst unbefriedigende Resultate geben. Denn, frage ich, wo bildet sich das Butyrin und der Milchzucker? Hierüber und ob das Blut schon eine dem Kasein ähnliche Protein-Verbindung enthält, müssen genaue Untersuchungen des Serum und der wo möglich isolirten farblosen Blutzellen Aufschluss geben.

Leider haben Andral, Gavarret und de la Fond auf diese Fragen nicht Rücksicht genommen und die Veränderungen des Blutes nach dem Werfen der Thiere müssen von Neuem der Gegenstand exakterer Untersuchungen werden.

Für die übrigen puerperalen Erkrankungen haben wir, wie ich dies schon in dem betreffenden Capitel in meiner Analys. und Synthes. der pseudoplastischen Processe entwickelt hatte, die Krase der Schwangeren jedenfalls zu beachten, die durch mancherlei Einflüsse schon vor dem Puerperium so alterirt sein kann, dass die Erkrankungen in diesem davon resultiren unter Hinzutritt gelegentlicher Ursachen, oder letztere selbst sind so stark, um eine entsprechende Alteration des Blutes und dadurch die mannigfachen Stasen zu bewirken.

Leider sind die in den puerperalen Processen statthabenden Blut-Alterationen zur Stunde so dürftig erforscht, wie fast nirgend, wiewohl man es an Blutentziehungen in denselben nicht hat fehlen lassen: ja man hat sogar, wovon die traurigsten Beispiele in Unzahl vorliegen, sowohl mit ihnen wie mit anderen Mitteln den tadelnswerthesten empirischen Missbrauch getrieben. Unwillkührlich wird man hierbei an die Worte des alten würdigen Gottlieb Samuel Vogel erinnert: „Es ist eben so fürchterlich als ärgerlich, zu sehen, wie dreist, gleichgültig und mit eiskaltem Blute viele Aerzte in dergleichen Fällen zu Werke gehen, weil sie sie nicht verstehen und daher keine Bedenklichkeiten finden, die hingegen den Alles mit sorgfältiger Ueberlegung umfassenden und einen jeden kleinen Umstand mit weiser Umhersicht an seiner rechten Stelle berechnenden und prüfenden Arzt beunruhigen."

Daraus, dass die puerperalen Krankheits-Processe, so weit sie die Klinik angehen, so höchst dürftig erforscht sind, geht klar hervor, was diejenigen für Routiniers sind, die mit denselben seither zu thun gehabt haben. Nur ein Minimum von wissenschaftlichem Sinne gehört dazu, um von der lobenswerthen Neugierde getrieben zu sein, den mit unseren Hülfsmitteln zugänglichen Seiten derselben sich zu nähern und sie klar zu Tage zu legen. Prof. Scherer hat in dieser Beziehung schon so Manches geleistet, und höchst sonderbar und auffallend muss es erscheinen, dass in Wien und Prag, wo sich doch der wissenschaftliche Sinn zu regen begonnen hat, kein Kliniker seinem Beispiele gefolgt ist.

Schliesslich wird man von mir verlangen, ich solle die physiologische Krase der Hochschwangeren erklären.

Wir haben es, wie wir gesehen, mit quantitativen und qualitativen Differenzen zu thun.

In Bezug auf die Faserstoff-Vermehrung hatte ich in meiner Schrift über die pseudoplastischen Processe, ausgehend von der Idee, dass der Faserstoff als exkrementitieller Stoff durch den Sauerstoff der Luft allmählich unter dem Einflusse der Nieren und der Hautdrüsen in Harn und Schweiss zerfalle, die durch das Heraufdrängen des Zwerchfells behinderte Lungenfunktion als Grund für die Vermehrung desselben angenommen. Von den meisten Seiten hatte man mir hierin beigestimmt. In neuester Zeit hat sich jedoch Scanzoni (Prag. medizin. V.-Schrift Bd. XII) dagegen ausgesprochen und zwar gründet er sein Urtheil auf eine Beweisführung, die ich nicht anerkennen kann. Scanzoni meint, dass man unter Voraussetzung meiner Theorie das Blut derjenigen Schwangeren, die Zwillinge zur Welt bringen, am faserstoffreichsten finden müsse, weil der Uterus seine normale Ausdehnung überschreitet und so noch in höherem Grade die Lungenfunktion beeinträchtigt. Es soll sich vielmehr bei Zwillings-Schwangerschaften und grosser Menge Fruchtwasser die fibrinöse Krase nicht finden, sondern eine der den Schwangeren gewöhnlichen fremde, die sich oft durch seröse Ausschwitzungen über den ganzen Körper, kleine, bald an Atrophie sterbende Kinder und geringe Fibrin-Ablagerung in der Placenta kund geben soll. Solche Schwangeren sollen vor dem puerperalen Erkranken eine auffallende Immunität besitzen, dagegen zu ekklamptischen Anfällen disponiren, die auf albuminöser, hypinotischer Krase (Engel) beruhen.

Man sieht, Scanzoni hat nicht bloss die Fibrin-Armuth in dem Blute der geschilderten Schwangeren erschlossen, sondern diesen seinen vielleicht ganz falschen Schluss auf jede mit Zwillingen schwangere übertragen. So ist die Beweisführung gegen meine Theorie allerdings äusserst leicht.

Ich glaube, der Thatbestand macht es sehr klar, dass die von Scanzoni geschilderten Schwangeren an einer wirklichen Dyskrasie litten, die vielleicht die fibrinöse Krase nicht aufkommen liess. Letzteres ist aber nur eine blosse Vermuthung; will man sie beweisen, so muss man solchen Schwangeren in den letzten Monaten zu Ader lassen. — Fände man dabei eine normale Menge Fibrin oder dasselhe gar vermindert, so würde ich noch nicht erlauben, jenes Resultat auch auf das Blut anderer mit Zwillingen schwangerer Frauen zu übertragen, die jene von Scanzoni angegebenen Symptome nicht haben und gesunde, gut genährte Kinder zur Welt bringen. Denn auch hier verlange ich den faktischen Beweis. — Hätten

Andral und Gavarret angemerkt, ob von ihren 34 Schwangeren einige mit Zwillingen niederkamen und für diese die in den letzten Monaten gefundene Blutmischung speziell angegeben, so würde die obschwebende Frage ihre Erledigung gefunden haben. So müssen wir sie von der Zukunft erwarten und zwar am besten von Scanzoni selber, der ja Gelegenheit, sie zu lösen, hat.

Engel, auf den sich Scanzoni in Bezug auf die Hypinose des Blutes bei Eclampsie beruft, hat behanntlich seine berüchtigten, angeblich meisterhaft geschilderten Blutkrasen aus den Leichen erschlossen; er ist hierin noch kritikloser als sein Lehrer Rokitansky selber und besitzt die seltene Naivität (falls man nicht ein besseres Wort dafür hat) dieselben trotz entgegenstehender Blut-Analysen frisch weg auch noch ferner als infallibel vorzutragen. Sowohl Scanzoni wie Engel hätten aus den Blut-Analysen über Eclampsie, die Heller in seinem Archive, Rodier und Becquerel und Popp mitgetheilt haben, ersehen können, dass in dem Blute der Kranken eine Erhöhung der Fibrin-Ziffer statt hat.

Bei der ersten Kranken, die allerdings tuberculös war, fand Heller bei zwei V. S. 6,0 und 4,43 Gr. Faserstoff in einem Blute, dessen feste Substanz 203,0 und 199,94 war. — Bei Eclampsia post partum, zu der später Metroperitonitis, Lymphangiotis und Endometritis hinzu kam, wurde während der letzteren zu Ader gelassen und ergab ein Blut, dessen Fibrin-Gehalt 5,87 Gr. betrug und die feste Substanz 211,80. — Im Archiv pro 1844 wird die Geschichte einer Entbundenen mitgetheilt, die an Mania puerper. litt und von der Gebärstation in das Irrenhaus transportirt wurde. Heller sah das Blut mit einer Faserhaut bedeckt, über der sich noch ein feines Häutchen befand, wie ich dies schon früher an dem Blute des Füsiliers Ferdian gesehen hatte, dessen Krankengeschichte ich in meiner Schrift über die pseudoplastischen Processe mitgetheilt habe. Heller fand in 1000 Gr. Blut 166,15 Gr. feste Substanz und 5,16 Faserstoff- — Rodier und Becquerel theilen nur einen Fall von Eclampsia post puerperium mit. Eine starke und gut konstituirte Frau von 34 Jahren hatte in der letzten Zeit ihrer Schwangerschaft infiltrirte Beine und wurde in der Charité beinahe plötzlich entbunden. Fünf bis sechs Stunden danach erschien ein heftiger

Anfall von Eclampsie. Die Kranke starb am dritten Tage und die Leichen-Untersuchung liess nichts Abnormes entdecken. Das Blut enthielt nur 70 Kügelchen nnd 43 Eistoff; der Faserstoff soll normal gewesen sein. — Popp (S. 8) theilt folgenden Fall mit: Wilhelmine K., 33 Jahre alt, gut genährt, gebar schon einmal ohne besonderen Zufall. Den 12. November 1841 wurde sie am Ende ihrer fünften Schwangerschaft, die ohne besondere Beschwerde verlief, von Magenschmerz und Brechneigung befallen; dabei krampfhaftes Zusammenziehen in den oberen Gliedmaassen. — Aderlass. — Den 13. November ziemlich leichte Geburt eines gesunden Kindes; aber bald nach der Entbindung Anfall von heftigen allgemeinen Zuckungen und Verlust des Bewusstseins. Aderlass. — Blut hellroth, ziemlich schnell gerinnend, Blutkörperchen ziemlich rasch sinkend (2:1). Blutmischung: Faserstoff 5,170, Serum-Rückstand 76,245, Blutkörperchen 116,602.

Wo bleibt hiernach also die Albuminose Engel's bei Eclampsia? — Heisst es nicht alle entgegenstehende Thatsachen nichtachten, wenn er sie noch länger festhielt, als diese bekannt wurden?

Die Frage nach der Vermehrung des Fibrin im Blute der Schwangeren reducirt sich auf die zwei: Wird es in grösserer Menge erzeugt oder in geringerer verbraucht? Die andere Chance, dass es zwar in grösserer Menge erzeugt, aber in derselben verbraucht werde, lasse ich bei Seite.

Es ist unstreitig, dass sowohl im Blute der Geschwängerten wie in allen vegetativen Processen derselben bedeutende Veränderungen vom Normal statt haben, die leider noch nicht im kleinsten Theil erkannt sind. Die Veränderung in der Exkretion des Harnes, der so sehr leicht zur Erzeugung von Vibrionen (Kystein: S. meinen Aufsatz hierüber in Casper's Wochenschrift 1846, S. 347) geneigt ist und so viel phosphorsaure Magnesia enthält, die gastrischen Beschwerden, das allgemeine Unbehagen, die so häufigen Congestiv-Zustände, die Erweiterungen der Venen u. s. w. deuten offenbar darauf hin, dass entweder durch die lokalen Vorgänge in den Ovarien und dem Uterus, oder vielleicht auch durch die Resorption des flüssigen Theils des männlichen Saamens und das Aufhören der menstruellen Dyskrasie die vegetativen Vorgänge bedeutend alterirt werden. Im Uterus bildet sich eine Stase aus, die sich als fibrinös-exsudative dokumentirt und zu der Membrana decidua etc. das Material schafft. — Da wir in den ersten Monaten der Schwangerschaft den Faserstoffgehalt des Blutes ganz normal finden, so geht daraus hervor, dass er entweder in etwas grösserer Menge erzeugt und in solcher auch verbraucht wird, oder dass er in normaler Menge erzeugt und verbraucht wird, dass derselbe aber jetzt, anstatt dass früher ein Theil desselben in exkrementitielle Stoffe zerfiel, oder zu Sekreten (Succ. gastr., entere, Galle) verbraucht, oder zu Albumin umgewandelt wurde, zum Theil zu Bildungen im Uterus verwendet wird.

Ob der Faserstoff zur Bildung des Embryo gebraucht wird, weshalb er in den letzten Monaten, wo seine Erzeugung wie früher in grösserer Menge, sein Verbrauch aber wegen der vorgeschrittenen Ausbildung des Fötus nicht mehr in gleicher Menge statt hat, an Quantität im Blute zunimmt, ist sehr die Frage.

Ein Beweis für diese Annahme liegt zur Zeit noch gar nicht vor, für die Physiologen eine grosse Schande! Wollte man ihn führen, so muss man zeigen, dass das Blut der arter. umbil. mehr Faserstoff führt, als das der Vena umbil., was doch gewiss bei grösseren Thieren, z. B. dem Pferde, nicht so sehr schwer sein kann.

Ich für mein Theil bin der Ansicht nicht, dass der Faserstoff zur Ernährung des Embryo diene: ja es bedarf noch der Untersuchung, ob nicht aus dem Blute der Mutter farblose Blutzellen und Elementarkörperchen nebst Serum in das Blut des Embryo so lange übergehen, bis in demselben das Lymphgefäss-System gebildet ist.

Lässt man den Embryo aus Fibrin entstehen, so muss man nachweisen, dass und weshalb er in den letzten Monaten seines Aufenthaltes im Uterus weniger davon bedarf; das Steigen der Faserstoff-Menge nach der Entbindung könnte man dann auch davon herleiten, weil jetzt der Embryo kein Fibrin aus dem Blute der Mutter erhält und die Milch-Sekretion anfangs sparsam ist. — Lieferte der Faserstoff das Material für die Bildung des Fötus und zur Bereitung der Milch, so würde man in der nach einer gewissen Nothwendigkeit erfolgenden Vermehrung desselben in den letzten Schwangerschafts-Monaten einen höchst wohlthätigen und zweckmässigen

Vorgang für den Embryo erblicken. — Weshalb, muss man dann aber fragen, macht der Faserstoff noch ganz unnöthige Ablagerungen in die Placenta hinein, wie Scanzoni gefunden hat, da das Blut sich des im Uebermaass erzeugten und nicht in gleichem Grade verbrauchten Fibrins auf physiologischem Wege entäussern könnte!

Zweckmässig angestellte Untersuchungen über die Quantitäten exkrementitieller Stoffe, die Schwangere bei einerlei Lebensweise in den verschiedenen Monaten im Verhältniss zu denen, die sie während vollkommener Gesundheit lieferten, entleeren, müssten wesentlich dazu beitragen, die in Rede stehende Frage nach der Fibrin-Vermehrung im Blute derselben ihrer Entscheidung näher zu bringen. Ich habe den Harn einer Schwangeren bis zu ihrer Entbindung, die Anfang September erfolgte, durch mehrere Analysen verfolgt: allein dieser eine Fall kann nicht viel beweisen, da sowohl die Hitze im Sommer einen gewichtigen Einfluss auf die Constitution des Harns haben muss, als auch weil die Schwangere nicht vollkommen regelmässig lebte.

Ich erkläre mir, indem ich meine Hypothese von der exkrementitiellen Natur des Fibrin bedeutend modifizirt habe, die Vermehrung desselben im Blute der Schwangeren durch gesteigerte Erzeugung desselben im Lymphgefäss-System, indem dasselbe mehr Stoffe jetzt aufnimmt als früher, weil vom Fötus her immer Albumin in das Blut der Mutter übergeht, das wegen seiner anormalen Constitution vom Lymphgefäss-System angezogen und assimilirt wird. Dies Albumin entsteht wahrscheinlich durch den Stoffwechsel im Fötus, dessen Lymphgefäss-System noch nicht vollkommen fähig ist, es aufzunehmen. Wenn sonst das Fibrin entweder in exkrementitielle Stoffe und Sekrete zerfiel oder unter dem Einfluss mancher Capillaren zu einer Art Albumin umgeändert wurde, z. B. durch Aufnahme von Natron, so geschieht dies jetzt vielleicht wegen des in der Mutter abgeänderten Chemismus nicht und die sicher statthabende Behinderung der Lungenfunktion lässt die weniger gefärbten Blutbläschen nur so viel Sauerstoff aufnehmen, als zu den allernöthigsten Oxydations-Processen in der Mutter und in dem Embryo erforderlich ist. So verbleibt dem Blute eine Protein-Verbindung, die später vielleicht zur Milchbereitung verwendet wird. Ihre Vermehrung nach der Entbindung erklärt sich aus den anfangs entzündlichen Erscheinungen im Uterus, in dem sehr bald die regressive Metamorphose in excessiver Weise Platz greift. Es gelangen viele albuminose Stoffe ins Blut und ins Lymphgefäss-System, die hier zur grösseren Fibrin-Erzeugung dienen.

Auch wenn man die Verhältnisse so auffasst, wie ich es eben gethan habe, wird man in dem nothwendigen Mechanismus derselben für den Neugebornen das Resultat der grössten Zweckmässigkeit erkennen.

Die Vermehrung der farblosen Blutzellen erklärt sich ebenso wie die des Fibrin.

Dagegen macht die Verminderung der gefärbten Blutbläschen von Neuem Schwierigkeiten. Dass sie in grösserer Menge verbraucht als erzeugt werden, hat man keinen Grund anzunehmen, vielmehr liegt es nahe, dass sie in dem Blute der Mutter in geringerer Menge erzeugt werden und zwar wahrscheinlich deshalb, weil der Fötus einen grossen Theil der Stoffe konsumirt, welche zur Bildung des Hämatin von Nöthen sind. Als einen solchen Stoff müssen wir z. B. zunächst das Eisen betrachten, das die Mutter vielleicht zwar in grösserer Menge assimilirt, von dem sie aber auch viel an den Fötus abgiebt, dessen gefärbte Bläschen, wie das Meconium beweist, den Process der regressiven Metamorphose zum Theil eingehen, also fortwährend von Neuem erzeugt werden müssen. Mir ist es am wahrscheinlichsten, dass die zur vollkommenen Ausbildung gelangten Elementarbläschen des Blutes, wenn sie die Grösse erlangt haben, wie sie die kuglig gewordenen gefärbten Bläschen besitzen, in der Leber sich das hier bei der Gallenbereitung gleichzeitig entstandene Hämatin assimiliren und so zu gefärbten Blutbläschen werden. Dabei sind sie anfänglich ganz blass-gelblich gefärbt, sehr klein, bikonkav und sehr platt; durch Assimilation von mehr Hämatin bekommen sie die Ausbildung, wie wir sie an den grossen, dickeren und dunkel gefärbten Blutkörperchen sehen.

Sollte sich der Fötus sein Hämatin nicht selbst bereiten, so könnte er es nur aus dem Blute der Mutter erhalten, indem in denjenigen Theilen, wo das Blut der Mutter mit dem des Fötus in Berührung kommt, gefärbte Blutbläschen der ersteren ihr Hämatin fahren lassen, ähnlich, wie dies z. B.

in den Exsudaten der Fall ist. Auch so würde sich die Verminderung der gefärbten Bläschen erklären lassen.

Dasselbe ist der Fall, wenn in das Blut des Fötus Elementarkörperchen der Mutter übergehen sollten, da dieser dann die junge Brut der gefärbten Bläschen zum Theil entzogen wird.

Auf eine von den angedeuteten Arten kann die Verminderung der gefärbten Blutbläschen im Blute der Mutter während der letzten Schwangerschafts-Monate zu Stande kommen: dasselbe nimmt den Charakter des Chlorotischen an, nur dass hier die Ursachen davon andere sind.

Warum zeigt nun aber der vermehrte Faserstoff die langsame Gerinnung und weshalb die an Zahl verminderten bikonkaven Bläschen die grössere Tendenz zur Rollenbildung? Den Grund möchte wohl schwerlich irgend Jemand anzugeben im Stande sein. — Aus dem Verhalten des Fibrin, das offenbar auf chemischer Alteration in seiner Constitution beruhen muss, glaube ich, kann man auch schliessen, dass es in das Blut des Fötus nicht übergeht: denn im Anfange der Schwangerschaft gerinnt der Faserstoff in normaler Zeit, und wenn er bei dieser Constitution zur Ernährung des Embryo fähig war, wie kann er es bei jener sein?

In dem geschilderten Verhalten des Blutes der Schwangeren kann man aber den ganz natürlichen Grund finden, weshalb dasselbe in der Placenta, von deren Nerven wir noch nichts wissen, nicht selten in Stase geräth und fibrinöse Exsudate bildet. In der Placenta hat eine Molekular-Attraktion zwischen dem Blut der Mutter und des Fötus statt; steigert sich diese, so kommt es zur Stase und diese setzt die Fibrin-Exsudate. Denn da die gefärbten Blutbläschen schon an und für sich ein lebhaftes Vermögen zur Rollenbildung und zum gegenseitigen Rapprochement besitzen, so müssen sie dieses, wenn sie in Capillaren stocken, in hohem Grade geltend machen und sehr fibrinhaltiges Exsudat ist die Folge davon.

Die chylöse Beschaffenheit des Serum habe ich bei den erwähnten Schwangeren allerdings nur nach dem Essen gefunden: es thut Noth, dass, da Schwangeren häufig zu Ader gelassen wird, angemerkt wird, ob das Serum auch chylös war zu einer Zeit, wo dieselben ziemlich nüchtern waren. Meine frühere Vermuthung, dass die Moleküle in dem milchigen Serum der Schwangeren Globulin seien, ist unbegründet, da dies Serum kein anderes ist, als welches wir schon bei den Kranken mit ganz gewöhnlichen Congestiv-Zuständen kennen gelernt haben.

Schlussbemerkung.

Da sich die vorstehenden Analysen mit einem Blute beschäftigen, das den Kranken entzogen ist, nachdem die Congestionen zum Kopf und zur Brust schon längere Zeit bestanden hatten, und da es nicht erwiesen ist, dass dieselben entweder mehr Blut oder mehr feste Substanz in 1000 Gr. Blut besitzen als zur Zeit der Gesundheit, so haben wir aus der Untersuchung des Blutes nicht erfahren, worin der eigentliche Grund der Stase zu suchen ist. Wir haben nur erfahren, wie sich das Blut während derselben verändert hatte. Aber wir müssen zugeben, dass die der Stase eigentlich zu Grunde liegende Blut-Alteration noch bestand. Denn hätte sie aufgehört, so hätte auch die Stase aufhören müssen, zufolge des mathematischen Satzes: Cessante causa cessat effectus.

Ich bezweifle, dass irgend Jemand das eigentliche Wesen der Blut-Alteration, wie sie der kongestiven Stase sicher zu Grunde liegt, entdecken wird, falls er auch dem Kranken kurz vor und in dem Momente der Bildung der Stase Blut entzieht und dies untersucht. Denn die Differenzen in der Constitution der Protein-Verbindungen, welche das eigentliche Wesen der Dyskrasieen ausmachen, sind sicher so fein, dass wir sie mit unseren groben Hülfsmitteln nicht entdecken können. Sie bestehen wahrscheinlich nur in einer Alteration der molekularen Anordnung der Atome, die nach einer gewissen Richtung weiterschreitend endlich die Höhe erreicht, dass die Wechselwirkung zwischen Blut und Parenchym abnorm wird, dass die zwischen beiden statthabende Molekular-Attraktion sich bis zu dem Grade steigert, dass Stase entsteht. Vielleicht deuten die besprochenen Qualitäts-Unterschiede des Blutes auf diesen anormalen Lagerungs-Process (Bewegung in den einzelnen Blutbestandtheilen) hin, der so lange sich behauptet und die Stase unterhält, bis er seine rückgängige Bewegung antritt, durch die sich das Blut wieder dem Normal nähert.

In dieser abnorm verstärkten Molekular-Attraktion zwischen Blut und Nerv suche ich, um es kurz anzudeuten, den Grund der Stase: die Erweiterung der Capillaren, kleineren Arterien und Venen ist Folge des stillstehenden und sich ansammelnden Blutes. — Den physiologischen Hergang bei der aus inneren Ursachen entstehenden Stase bei Säugethieren hat noch Niemand gesehen und wird auch Niemand sehen, wenn wir nicht Linsen erhalten, die 300 Mal vergrössern; die Beobachtungen an der Schwimmhaut des Frosches lehren in dieser Beziehung nicht viel, da das Blut des Frosches ein ganz anderes ist, als das des Menschen. In dieser, das innerste Wesen der Pathologie repräsentirenden Frage werden wir nur auf Hypothesen beschränkt bleiben. Mir erscheint es wahrscheinlich, dass die Molekular-Attraktion zwischen Blut und Parenchym namentlich die Formgebilde des Blutes tangirt und unter diesen vorzugsweise die farblosen Blutzellen, von denen ich im Magaz. für die gesammte Heilkunde plausibel machen werde, dass sie den Wiederersatz der durch die Aktion der Gewebe eingebüssten Zellen ersetzen, und unter diesen sicher die Epithelien. Sowie sich die Molekular-Attraktion zwischen Blut und Parenchym verstärkt, bleiben sie in grösserer Menge an den Wänden der Capillaren haften und versperren den gefärbten den Weg. So entsteht die Stase. Die gefärbten Blutbläschen lagern sich zu Rollen und ziehen sich gegenseitig stark an. Sowohl hierdurch wie durch die Anfüllung der Gefässe mit Blut wird die Exsudation bewirkt, anfangs von Wasser, dann von Serum und zuletzt von Plasma, dem Blutformgebilde beigemischt sind. — Später, wenn die gefärbten Bläschen ein sehr lebhaftes Vermögen zur Itio in partes bekommen, exsudiren fast nur Plasma und farblose Blutformgebilde, von denen die Zellen (und freien Kerne?) den Wiederersatz der verloren gegangenen Theile (Epithelien, Enchymzellen etc.) ersetzen. — Es würde mich hier zu weit führen, diese meine Ansicht über den Process der Stase, Exsudation u. s. w. umständlich darzulegen: dies muss ich versparen, bis ich meine Theorie über die Bedeutung der Blutformgebilde deutlich dargelegt haben werde.

Um einen Beweis zu geben, wie leicht die molekulare Anordnung der Protein-Verbindungen des Blutes alterirt werden könne, will ich folgende Beobachtung anführen. Ich hatte

Serum von einem Kranken mit Pneumonie in zwei gleiche Theile getheilt. Den einen behandelte ich auf die bekannte Weise bei einer Temperatur von $+18^{\circ}$ C. mit Aether. Das Serum blieb klar und es setzte sich nur wenig koagulirtes Albumin (Protein-Tritoxyd?) ab. Die andere Hälfte liess ich gefrieren und dann wieder aufthauen. Als ich sie auch mit Aether behandelte, trübte das Serum sich stark und es setzte sich eine sehr starke Schicht koagulirten Albumins unter dem Aether ab.

Wir wissen noch nicht, ob die hellrothe Farbe des arteriellen Blutes eine Folge sei von einer Oxydation des Hämatin oder blosser anderer molekularer Anordnung in den Atomen desselben. Der Effekt derselben macht sich uns aber durch die Beschaffenheit des arteriellen Blutes sehr bemerklich. Auch das arterielle Fibrin zeigt andere Eigenschaften als das venöse und sie beruhen sicher auf nichts Weiterem, als einer Alteration in der molekularen Anordnung der Atome in demselben. Ich will den Chemiker sehen, der sichere chemische Differenzen zwischen dem arteriellen und venösen Blute, zwischen dem arteriellen Hämatin und Fibrin und dem venösen Hämatin und Fibrin herauszustellen vermag! Und wenn dies eine Unmöglichkeit ist bei einer Alteration des Blutes, die, wenn sie in den Capillaren der Lungen nicht erfolgt, den Tod zur Folge hat, wie fein und subtil müssen die sein, die bloss verstärkte Molekular-Attraktion zwischen Blut und Parenchym, Stase und Krankheit bewirken, die in sich selber so oft den Keim zur Genesung trägt?

Unter diesen Umständen ist es klar, dass die prinzipielle Begründung der Humoral-Pathologie, die kein ungeheurer Anachronismus ist, wie der Berliner Rezensent Rokitansky's, Dr. Virchow, mit so grossem à plomb der Welt verkündet hat, nicht aus der Blut-Analyse selbst folgen kann, sondern aus Prämissen, die durch eine exakte Verfolgung der Einwirkung sicher erkannter Schädlichkeiten auf das Blut gewonnen werden, aus dem ganzen Krankheits-Verlauf und der Behandlung. Die Blut-Untersuchungen bei Kranken haben dessenungeachtet einen ungeschmälerten Werth, da sie uns namentlich den Schlüssel liefern, die pathologisch-anatomischen Zustände genetisch zu erklären, und es doch zur Naturgeschichte jedes Krauken gehört, festzustellen, wie sich sein Blut in den verschiedenen Stadien der Krankeit verhält.

Ich muss es mir versagen, diese prinzipielle Begründung der Humoral-Pathologie hier zu unternehmen, ich muss mich mit Andeutungen begnügen. Den Werth der Blut-Untersuchungen, behufs der Erklärung so mancher pathologischer Vorgänge, kann ich erst dann zeigen, wenn ich meine Untersuchungen über die Veränderungen des Blutes in Folge mechanischer Verletzungen beendigt haben werde.

Vierter Abschnitt.

Untersuchungen über die primäre Alteration des Blutes bei verschiedenen akuten Krankheits-Processen.

Die allgemeine Pathologie unterscheidet mehrere Stadien der akuten und chronischen Krankheits-Processe, die aus sogenannten inneren Ursachen entstehen, deren reale Bedeutung nur vom humoralen Standpunkte begriffen werden kann. — Hat irgend eine schädliche Ursache auf den thierischen Organismus eingewirkt, so gebraucht dieselbe kürzere oder längere Zeit, bevor sie das Blut so alterirt hat, dass dieses Stase und Fieber erregt. Die Länge des Stad. incubationis et prodromorum, die In- und Extensität der in ihm schon auftretenden anomalen Erscheinungen beruht, wie überall, auf relativen Verhältnissen. Je nach der Stärke der schädlichen Ursachen und je nach der Stärke des Widerstandes, den ihrer Einwirkung der Organismus entgegensetzen kann, richten sich die Vorgänge bis zu dem eigentlichen Stadium initii morbi und ihre Dauer.

Im gewöhnlichen Leben kommt der Arzt selten eher zum Kranken oder der Kranke zum Arzte, bis dies nicht eingetreten ist; und sollte er sich schon im Stadium prodromorum an ihn wenden, so wird derselbe nicht gern zu einer Blutentziehung schreiten, falls sich nicht irgendwo bedeutende Congestiv-Zustände ausgebildet haben. Denn in der Regel ist die typisch sich entwickelnde Alteration des Blutes schon so stark, das gesammte Nervensystem zu abnormen Aktionen zu determiniren, während es noch überall das Gefässsystem ohne eigentliches Hinderniss passirt.

Hat aber die Alteration des Blutes einen gewissen Grad erreicht, den man, weil sie jetzt einen bestimmten Vorgang hervorruft, die erste Metamorphosenstufe nennen könnte, so entsteht zunächst in irgend welchen Organen oder Geweben kongestive Stase, die sich innerhalb derselben hält, oder in Hämorrhagie oder in Exsudation in kürzerer oder längerer Zeit übergeht.

Indem ich hier den Faden allgemein pathologischer Untersuchung abbreche, den ich später wieder aufnehmen werde, um zu ermitteln, ob sich während und nach der Ausbildung der kongestiven, hämorrhagischen und exsudativen Stase die vorhandene Blut-Alteration in der eingeschlagenen Richtung weiter entwickelt, oder ob sie durch den örtlichen Process in eine andere hineingezogen wird, will ich vorher die Blut-Analysen zusammenstellen, die uns von Kranken zu Gebote stehen, welche sich in den genannten Stadien befanden.

Leider sieht es mit diesem wichtigsten Theile der Hämopathologie sehr schlecht bestellt aus, wofür die Gründe in dem oben Gesagten hinlänglich enthalten sind. Vielleicht werden die Aerzte, wenn sie eingesehen haben werden, dass sehr viele akute Krankheiten im Stadium prodromorum oder initii durch ein bis zur Ohnmacht gemachtes Aderlass, das nöthigenfalls wiederholt werden kann, sehr schnell koupirt werden können, in der Folgezeit anstatt ihrer schlechten exspektativen Mixturen aus ammon. muriat. cum tart. stibiat. (Mixtur. solv.) oder ihrer Saturationen solche Blutentziehungen machen, durch welche wir die quantitativen und qualitativen Differenzen der Blutmischung kennen lernen. Schon Tulpius sagte in einem seiner so praktischen Aphorismen: „Sanguis in febre synocho actutum missus morbum dictum ac factum jugulat" und dies gilt nicht bloss vom Typhus (Bouillaud, Lesser), sondern auch von vielen anderen Krankheits-Processen, wie ich ein ander Mal zeigen werde.

Als ich in dem Jahre 1843 meine Untersuchungen über das Blut der an Entzündungen der Brustorgane Leidenden zusammenstellte, das manchen derselben in den ersten 24 Stunden nach dem Ausbruch der Pneumonie entzogen war, konnte ich der Ansicht sein, dass dasselbe auch in quantitativer Hinsicht vor dem Ausbruch der örtlichen Krankheit alterirt sein müsse, dass namentlich der Faserstoff vermehrt sei. Denn ich fand ihn so und konnte mir nicht vorstellen, dass er dies in Zeit von 24 Stunden geworden sei, wenn ich auch damals noch mit Andral als physiologisches Mittel für das Fibrin 3,0 annahm. Andral selbst hatte nie bei Pneumonie gleich zu Anfang der Krankheit zu Ader gelassen und seine Behauptung, dass das örtliche Leiden Ursache der quantitativen Aenderung in der Blutmischung sei, war nur eine Behauptung: sie war durch keine einzige Analyse erwiesen. Meine Theorie von der exkrementitiellen Natur des Fibrin fand in der Vermehrung desselben zu Anfange der Pneumonieen eine bedeutende Stütze, wenn auch der Schluss, dass sie sowohl eine Folge der unterdrückten Hautthätigkeit als auch später der unterdrückten Lungenfunktion sei, ein Zirkelschluss war.

Wir werden sehen, dass nur Popp, Andral und Gavarret und ich die einzigen gewesen sind, die das Verhalten des Blutes gleich nach dem Ausbruch akuter Krankheits-Processe untersucht haben. Wie schon erwähnt, habe ich mehrere solche Fälle in meiner ersten Abhandlung über die Dynamik des Aderlasses im Archiv für physiolog. Heilk. (1845, Heft 1) bekannt gemacht. Indem ich dieselben hier noch einmal mittheilen werde, füge ich denselben noch andere eben solche Analysen bei und werde auch die Fälle, die sich bei Andral und Popp finden, denselben anschliessen. — Ich thue dies deshalb, um vor Allem erst die noch weit verbreitete Meinung, als sei das Blut im Beginn vieler akuten Krankheits-Processe schon quantitativ in Bezug auf das Fibrin abnorm, ein für alle Mal zu vertilgen; dagegen werde ich bei den einschlägigen Fällen darauf aufmerksam machen, in welcher Weise das Blut gleich im Anfange und vielleicht vor denselben quantitativ und qualitativ alienirt ist.

Andral und Gavarret haben einmal bei Gehirn-Hämorrhagie am ersten Tage eine V. S. gemacht. Die Blutmischung ist diese: feste Substanz 209,1; Faserstoff 2,2; Blutkörperchen 135,9; Serum-Rückstand 71,0.

Popp hat bei Typhus (S. 39), wie es scheint, bei einem Mädchen von 26 Jahren sofort nach dem ersten Frostanfall zu Ader gelassen. Es war heftiges Fieber, stechender Schmerz in der linken Seite und Irrereden zugegen. — Blutmischung: feste Substanz 208,435; Blutkörperchen 119,974; Serum-Rückstand 86,161; Faserstoff 2,300. Das Blut war sonach quantitativ normal.

Bei Wechselfieber habe ich zweimal beim ersten Paroxysmus zu Ader gelassen.

Füsilier Härter (S. oben S. 247 das Nähere). Febr. intermitt. quartan. c. congest. ad. cap. et pect.; V. S. im Frostanfall des ersten Paroxysmus. Blutmischung: feste Substanz 213,2; Faserstoff 1,97; Serum-Rückstand 75,50; Blutkörperchen 135,73. — Blut mit Faserhaut und rothem Bodensatz; trübes, weissliches Serum; ohne Chylus-Moleküle; mit aq. font. verdünnt und gekocht, in Flocken koagulirend.

Füsilier Lucke, vollblütig, bekam am 13. Juni früh sehr heftige Congestionen zum Kopf und Kopfschmerzen. Um 6 Uhr Abends: Puls 64; Temperatur im Munde 38,25°; Gesicht sehr roth; Schwindel, Kopfschmerzen. V. S. Das Blut normal roth. Keine Faserhaut. Rother Bodensatz. — Die zuerst ausgeflossenen 1580 Gr. schieden sich in 487 Gr. Serum und 1093 Gr. Blutkuchen. Plac.: Ser. = 2,24 : 1. In 1000 Gr. Blutkuchen 300,0 Gr. feste Substanz. In 1000 Gr. Blut 227,6 Gr. und in 1000 Gr. Serum 100,0 Gr. Blutmischung: 1,53 Faserstoff, 149,10 Blutkörperchen und 76,94 Serum-Rückstand.

Der Cruor senkte sich in der Solut. magnes. sulph. in 12 Stunden $1\frac{1}{2}''$, in 36 $2\frac{3}{4}''$ und in 72 Stunden 3''. — Die gefärbten Bläschen bald ohne Vermögen zur Rollenbildung; die farblosen sehr vermehrt. — Das Serum gelb, klar, alkalisch; bei 20facher Verdünnung mit aq. font. gekocht Coagulation in Flocken; (der Kranke hat zu Mittag nicht gegessen). — Durch Aether keine Coagulation von Albumin; er färbt sich gelb.

Gastrisch-biliöses Fieber. — Füsilier Mai bekam am 17. Juni den ersten Frost eines gastrischen Fiebers. Am 18ten Abends V. S. — Keine Faserhaut; kein rother Bodensatz. Nach Verlust von 3 Unzen Ohnmacht. — 215,4 feste Substanz; 1,30 Faserstoff; 67,2 Serum-Rückstand und 132,51 Blutkörperchen. — Serum gelb und klar.

Füsilier Schneider hatte am 21. April nach Erhitzung kalt getrunken. Dann Fieberbewegungen, Appetitmangel, Nasenbluten, Brustbeschwerden, mit Blut gemischter Auswurf. Am 29sten früh heftiger Frost, dann Hitze; auf Mittag wieder Frost. Um 5 Uhr kam der Kranke ins Lazareth: Sehr robuster, plethorischer Mann; Temperatur im Munde = 39,0° C.; Haut heiss, trocken; Puls 100, klein, weich. Dabei friert den

Kranken. — Cephalaea gastr., Ohrensausen, Schwindel, Abgeschlagenheit aller Glieder. — Zunge weiss belegt; bitterer Geschmack; Kaffee, den der Kranke um Mittag getrunken, hatte er sofort erbrochen. Sehr übler Geruch aus dem Munde. — Brust normal; Leib weich; vor der Magengegend ein Gefühl von Völle und Druck. — Stuhl normal. — Der Kranke hatte in den vergangenen 3 Tagen nicht viel gegessen, weil sein Appetit nicht besonders war.

Die zuerst ausgeflossenen 1584 Gr. Blut gerannen mit einer Faserhaut, die auf dem später kegelförmigen Blutkuchen becherförmig erschien. — Rother Bodensatz. — Sie schieden sich in 480 Gr. Serum und 1104 Gr. Blutkuchen. Plac.:Ser. $= 2{,}30:1$. In 1000 Gr. Blutkuchen 259 Gr. feste Substanz. — In 1000 Gr. Blut 206,0 und in 1000 Gr. Serum 88,0. Blutmischung: 2,40 Faserstoff, 128,4 Blutkörperchen, 75,2 Serum-Rückstand.

Der Cruor senkte sich in der Solut. magnes. sulph. in 12 Stunden $1\frac{4}{8}''$, in 24 $3\frac{3}{4}''$ und in 48 $5\frac{1}{4}''$. — 24 Stunden nach der V. S. hatten die gefärbten Bläschen nur noch wenig Vermögen zur Rollenbildung; die farblosen Zellen und Elementarkörperchen normal. — Das Serum gelb und klar. Mit aq. font. kann ich es verdünnen wie sehr ich will, es gerinnt beim Kochen nicht in Flocken. — Aether findet nur wenig koagulable Eiweissart vor und färbt sich gelb. — Einige Kalomel-Dosen stellten den Kranken schnell her.

Füsilier Reichert, ein graciler Schneider mit schwarzen Haaren und etwas hepatischem Teint bekam am 1. Juni 1844 einen heftigen Frost um Mittag, so dass er in Ohnmacht fiel. — Drei Stunden darauf wurde er ins Lazereth gebracht. Die Haut war heiss, aber trocken; der Puls gross, voll, aber weich, celer und 86 Schläge machend. Der Kranke klagte über heftige Kopfschmerzen; beim Druck auf den unteren Theil des rechten Leberlappens Schmerz. Die Zunge rein; Appetit fehlt; grosser Durst. Stuhl angehalten. — Um 4 Uhr V. S. Das normal rothe Blut gerann mit Faserhaut, die auf dem etwas kegelförmigen Blutkuchen becherförmig war. — In 1000 Gr. Blut 208,3 Gr. feste Substanz; in 1000 Gr. Serum 80,3 Gr. — 1090 Gr. Blut schieden sich in 610 Gr. Blutkuchen und 480 Gr. Serum. Plac.: Ser. $= 1{,}27 : 1$. In 1000 Gr. Cruor 300 Gr. feste Substanz. — Blutmischung: 2,56 Faserstoff, 135,74 Blutkörperchen und 70,0 Serum-Rückstand. — Das Blut-Serum hellgelb, klar. — Der Kranke genas bald.

Füsilier Parzula, ein sehr kräftiges, vollblütiges Subjekt, bekam am 25. Mai um Mittag einen heftigen, langanhaltenden Frost, dem Hitze folgte. Dabei Kopfschmerzen und Brustbeklemmung. Am 26sten früh wurde er ins Lazareth gebracht: Haut heiss, trocken; Puls ungemein frequent; kaum zu fühlen. Das Gesicht grau-gelb; das Auge stier, etwas injicirt; die Pupille unbeweglich. Die Hände blauroth; die Füsse weiss und kalt. — Die Respiration schnell und oberflächlich; kein Husten, kein Auswurf, überall guter Percussions-Ton und respir. normalis. — Die Zunge trocken, etwas weisslich belegt; der Leib weich; Stuhl ist da gewesen und zwar durchfällig. — Der Kranke klagt über Schmerzen im rechten Hypochondrium: ein Druck auf die Lebergegend vermehrt sie nicht. Das Sensorium eingenommen: fortwährendes Wimmern und Stöhnen des Kranken, der sich sehr unbehaglich fühlt. — V. S. Das Blut floss nur tropfenweise. Gerinnung ohne Faserhaut und ohne rothen Bodensatz. Feste Substanz 200,0 Gr.; in 1000 Gr. Serum 78,8; 1052 Gr. schieden sich in 605 Gr. Blutkuchen und 447 Gr. Serum. Plac.:Ser. = 1,33:1. In 1000 Gr. Cruor 290 Gr. feste Substanz. — Blutmischung: 2,28 Faserstoff, 68,0 Serum-Rückstand und 129,7 Blutkörperchen. Das Serum dunkelgelb, klar. — Der Kranke, dem noch eine V. S. gemacht wurde, genas bald.

Hals- und Lymphdrüsen-Entzündung. — Volkmann, blond, nicht sehr stark, hatte seit etwa 14 Tagen einen geringen impetiginösen Ausschlag am Kinn und in der Gegend des Ohres gehabt. — Seit drei Tagen empfand er Halsschmerzen; am 23. April bekam er auf der Wache einen heftigen Frost, Hitze, Kopfschmerzen und die Angina wurde stärker. Am 24sten Nachmittags Aufnahme in das Lazareth; Fieber sehr lebhaft, 132 Pulse, Temperatur im Munde 39,25°; Haut heiss, trocken; Gesicht sehr roth und gedunsen; die Lippen geschwollen und trocken; Ohren geschwollen; Zunge trocken, belegt; die beiden Mandeln bedeutend geschwollen, ebenso das Vel. palat., so dass der Kranke kaum schlucken kann. Auch die Drüsen am Halse geschwollen, schmerzhaft. — Zu Mittag hat der Kranke nichts gegessen. — V. S. Das Blut floss sehr gut und bildete eine Faserhaut. Die ersten

1535 Gr. Blut schieden sich in 982 Gr. Blutkuchen und 553 Gr. Serum. Plac.: Ser. = 1,77 : 1. In 1000 Gr. Blutkuchen 300,0 Gr. feste Substanz. In 1000 Gr. Blut 238,5 Gr., in 1000 Gr. Serum 116,6 Gr. — Blutmischung: 0,89 Faserstoff (!!), 100,20 Serum-Rückstand, 137,4 Blutkörperchen. — Der Blutkuchen besass zwar eine Faserhaut, aber der darunter befindliche Theil war fast gar nicht geronnen, natürlich weil das allermeiste Fibrin in jener enthalten war. — Ein merkwürdiges Blut!

In der Solut. magnes. sulph. senkte sich der Cruor in 12 Stunden schon um $3\frac{1}{2}''$, in 24 Stunden um $4\frac{1}{4}''$. Auf dem Cruor befand sich eine starke gelbe, eiterähnliche Schicht. — Die gefärbten Blutbläschen, unter denen sehr viele gefranzte, zeigten noch 48 Stunden p. V. S. lebhaftes Vermögen zur Rollenbildung; die Zahl der Elementarbläschen war enorm; ebenso die der farblosen Zellen. Die grossen liessen auf Zusatz von Essigsäure 2—4 kleine Kerne sehen; sie waren mit Granulis überfüllt. Die kleineren farblosen Zellen hatten einen grossen dicht an der Hülle anliegenden Kern. — Auch liess sich eine nicht unbeträchtliche Menge freier Kerne nachweisen, die häufig ein oder zwei Kernkörperchen hatten. — Das Serum rheinweingelb, klar; mit aq. font. 40fach verdünnt, gerann es beim Kochen in Flocken. — Aether liess es klar, fand nur wenig koagulables Albumin und färbte sich gelb. Durch Tart. stib. in grossen Dosen, Ungt. mercur. und Cataplasmen zertheilte sich die Angina in fünf Tagen, wo sich auch das Fieber verlor. Dagegen gingen die Lymphdrüsen des Halses allmählich in Eiterung über; es folgte eine Partie der anderen und das Zellgewebe der linken Seite am Halse blieb hypertrophisch (unächt); der Hals steif, nach rechts gezogen. — Sublimat beseitigte Alles.

Masern. — Füsilier Piplak will sich vor acht Tagen beim Exerciren erkältet haben. Er bekam Brustschmerzen, Husten. Trotzdem that er seinen Dienst. Am 29. April kam er ins Lazareth wegen Brustschmerzen, Husten und Fieber. — Er hat in den letzten Tagen nicht viel gegessen. — Stat. praesens.: Temperatur im Munde 39,5° C.; Puls 100; 32 Inspirationen; leichte Bronchitis. — Es beginnt ein Masernausschlag sich zu zeigen; conjunct. palpebr. infer., wie hierbei immer, bedeutend aufgelockert, geröthet. — Schnupfen. —

Zunge belegt; übler Geruch aus dem Munde; Geschmack schlecht, Appetit fehlt; Stuhl normal. — V. S. — Die zuerst ausfliessenden 1497 Gr. Blut gerinnen mit weisser Faserhaut. Plac.:Ser. = 1,285:1. In 1000 Gr. Blutkuchen 289,0 Gr. feste Substanz. In 1000 Gr. Blut 210,2 und in 1000 Gr. Serum 87,7 Gr. — Blutmischung: 1,843 Faserstoff, 76,4 Serum-Rückstand und 121,957 Blutkörperchen. — Der Cruor senkte sich in der Solut. magnes. sulph. in 12 Stunden 1½″, in 24 3½″, in 48 4¾″. Die gefärbten Bläschen liegen hier meist einzeln; sonst haben sie noch 36 Stunden p. V. S. das Vermögen zur Rollenbildung. — Sie sehen sehr blass aus, auch wenn sie in Gruppen liegen. Unter ihnen sind viele gefranzte, wenig kuglige. Die farblosen Zellen sind meist glatt; die Hülle ist sehr resistent gegen Essigsäure; sie enthalten 1—3 Kerne. — Keine eiterähnliche Schicht über dem Cruor. — Viel freie Kerne. — Die Zahl der Elementarkörperchen ist nicht gross. Das Serum ist weisslich trübe; es enthält keine Chylus-Moleküle. — Mit aq. font. 25fach verdünnt, gerinnt es beim Kochen in Flocken. — Aether machte es klar, fand kein Albumin zum Coaguliren vor und färbte sich gelb.

Dem Kranken wurde Mixtur. nitros. gegeben und später noch eine V. S. gemacht. Am 8. Mai verliess er gesund das Lazareth.

Vaccine. — Hidde, ein vollblütiger Mann, war am 27. November mit Vaccine geimpft. 12 Pusteln; seit dem 3. December Frösteln, Hitze, sehr starke Kopfschmerzen, injicirtes Gesicht. — Am 5ten früh derselbe Zustand. Vaccine-Fieber. Temperatur = 38,50° C. — Um 9 Uhr V. S. Das sehr schwarz aussehende Blut floss nur schlecht; trotzdem bildete sich auf ihm eine schwache Faserhaut. Es gerann erst in 10 Minuten. — Die zuerst ausgeflossenen 798 Gr. Blut schieden sich in 253 Gr. Serum und 545 Gr. Blutkuchen. Plac.:Ser. = 2,32:1. In 1000 Gr. Blutkuchen 300 Gr. feste Substanz. In 1000 Gr. Blut 235,0 und in 1000 Gr. Serum 108,6. Blutmischung: 2,04 Faserstoff, 92,5 Serum-Rückstand und 142,5 Blutkörperchen.

Der Cruor senkte sich in 24 Stunden 3″, in 48 4½″ und in 72 Stunden 5″. Jetzt begann die serofibrinöse Flüssigkeit sich roth zu färben. — Die Blutbläschen hatten nur noch schwache Tendenz zur Rollenbildung 24 Stunden p. V. S. Nur wenige unter ihnen waren kuglig. — Die sehr zahlreichen farblosen Zellen schieden sich in zwei Arten: die einen waren sehr gross, ungemein stark kontourirt und granulirt. Wasser greift sie nicht an; Essigsäure stellt in den meisten nur einen, in sehr wenigen zwei grosse, schöne Kerne heraus. Die kleineren sind schwach kontourirt, glatt; in dem geringen Inhalt keine Moleküle; die Hülle liegt ziemlich dicht um den einfachen grossen Kern. Die Elementarkörperchen sind meist kuglig, sehr gross und schwach kontourirt; die Zahl der freien Kerne nicht erheblich. — Das Serum gelb, klar; erst bei 80facher Verdünnung koagulirt es beim Kochen in Flocken. Aether findet nur wenig koagulables Albumin; er färbt sich gelb und zieht aus 1000 Gr. 5,1 Gr. Fette aus.

Andral und Gavarret theilen sehr schätzenswerthe Fälle über die Alteration des Blutes bei den kontagiös-exanthematischen Processen mit, wo die primäre Alteration des Blutes erkennbar ist.

Variolen. — Ein Kranker kam in das Spital wegen blosser Kreuzschmerzen und ihm wurde ein Aderlass gemacht, bevor man noch ahnen konnte, dass er sich im Stad. incubat. der Pocken befand. 1000 Gr. Blut enthielten 208,7 Gr. feste Substanz und diese bestanden aus: 3,0 Faserstoff, 91,4 Serum-Rückstand und 114,3 Blutkörperchen. Das Fibrin war sicher vermehrt. Die zweite V. S. wurde während des Fieber-Ausbruchs gemacht; in 1000 Gr. 196,1 Gr. feste Substanz und diese bestehen aus 3,2 Faserstoff, 100,3 Serum-Rückstand und 92,6 Blutkörperchen. Die dritte V. S. am Tage des Exanthem-Ausbruchs ergab 188,2 Gr. feste Substanz und zwar 3,0 Faserstoff, 96,8 Serum-Rückstand und 88,4 Blutkörperchen.

Im zweiten Falle wurde die erste V. S. zur Zeit des Fieber-Anfalls gemacht. 228,5 Gr. feste Substanz. Diese bestehen aus 4,4 Faserstoff, 103,5 Serum-Rückstand, 120,6 Blutkörperchen; die zweite zu Anfang der Eruption ergab 219,2 Gr. feste Substanz. Darin sind 2,9 Faserstoff, 106,1 Serum-Rückstand und 110,2. Blutkörperchen.

Im dritten Falle wurde die erste V. S. auch zu Anfang der Eruption gemacht; in 1000 Gr. Blut 218,6 Gr. feste Substanz. Darin 2,6 Faserstoff, 88,1 Serum-Rückstand, 127,9 Blutkörperchen.

Bei den Rötheln haben Andral und Gavarret zweimal am zweiten Tage des Ausschlags zu Ader gelassen. Im ersten Falle fanden sie 213,3 Gr. feste Substanz. Darin 2,4 Faserstoff, 73,4 Serum-Rückstand und 137,5 Blutkörperchen. Im zweiten 207,9 Gr. feste Substanz. Darin 2,4 Faserstoff, 86,0 Serum-Rückstand und 118,6 Blutkörperchen. Dies letztere Blut gehörte einer schwächlichen Frau an, die nach einer sehr kopiösen Menstruation die Zeichen der Anämie an sich trug, da man sie zweimal zu Ader gelassen hatte.

Bei Scharlach haben sie ebenfalls zweimal am zweiten Tage der Krankheit zu Ader gelassen. Im ersten Falle fanden sie 3,1 Faserstoff, 146,0 Blutkörperchen und 89,4 Serum-Rückstand; im zweiten 3,5 Fibrin, 136,1 Blutkörperchen und 84,1 Serum-Rückstand.

Lymphangiotis und Phlebitis capillar. — Füsilier Bartsch hatte sich an der Aussenseite des linken Fusses in der Gegend des os metatars. quinti gestossen. Die Wunde war fast nach acht Tagen verheilt, als sich dieselbe in Folge von vielem Gehen von Neuem entzündete. In der Nacht zum 4. Juni starker Frost, Fieber; am Nachmittage Aufnahme in das Lazareth. Stat. praes.: Trockne, heisse Haut; sehr lebhaftes Fieber; typhöse Physiognomie. Grosser Durst, Kopfschmerzen, Schwindel; apathische Lage. Zunge belegt, später trocken. Leib, Brust normal. Von der Wunde gehen rothe Streifen am Fuss herauf zum Unterschenkel: hier am unteren Drittel eine entzündete, nicht eben geschwollene, sehr schmerzhafte Stelle. Die Röthe scharf begrenzt, unter dem Fingerdruck nicht sehr abnehmend. Am Oberschenkel einzelne blau-rothe, beim Druck schmerzhafte Stellen, aus feinen injicirten Venen bestehend. V. S. Das Blut gerinnt mit Faserhaut; kein Bodensatz. In 1000 Gr. Blut 2,56 Faserstoff, 141,14 Blutkörperchen und 81,6 Serum-Rückstand. Das Serum dunkelgelb, klebrig. — Die Blutkörperchen haben lebhaftes Vermögen zur Rollenbildung; die farblosen zahlreich.

Icterus. — Füsilier Stürs, dunkelblond, von Statur. taurin., phlegmatisch, hat vor 14 Tagen auf Erhitzung kalt getrunken. Danach Frost, öfteres Erbrechen und Appetitmangel. Stuhl angehalten. — Seit 36 Stunden hat sich Icterus bemerkbar gemacht. Aufnahme des Kranken in das Lazareth am 13. Juni Abends 5 Uhr: Schwacher Icterus; Zunge gelblich, übler Geschmack, Appetitlosigkeit, Stuhlverstopfung. Mattigkeit in allen Gliedern. Die Leber nicht geschwollen, beim Druck und auch bei geringer Anfüllung des Magens schmerzhaft. — Puls 68; Temperatur im Munde 38,0° C. — Harn ikterisch. — Die ersten Lendenwirbel sind beim Druck schmerzhaft. — V. S. Das Blut sehr dunkel, schlecht fliessend; nirgend Faserhaut. Etwas rother Bodensatz. In 1000 Gr. 200,0 Gr. feste Substanz, in 1000 Gr. des gallenfarbstoffhaltigen Serum 87,5 Gr. Blutmischung: 1,0 Faserstoff, 123,3 Blutkörperchen, 76,7 Serum-Rückstand. Der Cruor senkte sich in der Sol. magn. sulph. in 24 Stunden 1″, in 36 Stunden 3″, in 48 Stunden 3¼″, in 60 Stunden 3½″. Die Blutbläschen gleich nach der V. S. untersucht zeigen kein Vermögen zur Rollenbildung; von gefranzten oder kugligen nur wenig zu bemerken. — Die Zahl der farblosen normal. — Das Serum gerinnt mit aq. font. verdünnt beim Kochen in Flocken. Aether lässt es klar, findet kein Albumin zum Coaguliren und färbt sich fast gar nicht gelb.

Pleuritis. — Andral und Gavarret theilen mit, dass sie in zwei Fällen von Pleuritis, bevor noch der Erguss statt gefunden hatte, 5,8 und 5,9 Fibrin gefunden haben. In der Tabelle, die sie über das Blut bei Pleuritis mittheilen, sind dies der erste und zehnte Fall; in ersterem enthielten 1000 Gr. Blut 225,8 Gr. feste Substanz und darin sind 5,9 Faserstoff, 92,2 Serum-Rückstand und 127,7 Blutkörperchen. — Der zweite Fall ist nicht rein; denn dem Kranken war schon ein Aderlass gemacht worden wegen eines alten pleuritischen Exsudats. Dasselbe ergab ein Blut, das in 1000 Gr. 216,5 Gr. feste Substanz und darin 3,9 Fibrin, 128,8 Blutkörperchen und 83,8 Serum-Rückstand enthielt. — Am folgenden Tage, bevor sich ein Exsudat an der linken Seite bildete, enthielten 1000 Gr. Blut 5,8 Fibrin, 95,0 Serum-Rückstand und 128,8 Blutkörperchen. Offenbar kann die Vermehrung des Fibrin hier Folge der ersten Exsudation und der pleuritischen Stase sein.

Ich habe einmal bei heftiger Pleuritis innerhalb der ersten 24 Stunden zu Ader gelassen. Füsilier Jacobs, blond, eben nicht sehr kräftig, bekam am 28. Januar in der Nacht einen sehr heftigen Frost, dann Hitze. Den Tag über hatte er Brustbeklemmung, Stiche beim Athemholen und Kopfschmerzen; abwechselnd Hitze und Frost. Am 29sten Nachmittags wurde er ins Lazareth aufgenommen; die Haut kalt, kollabirt; Gesicht bläulich-blass; Puls klein, härtlich, gespannt, 96 Schläge machend. 34 Inspirationen. Pleuritis dextra mit Exsudat. — Das Blut gerann, ohne Faserhaut und ohne Bodensatz zu bilden. In 1000 Gr. 226,0 Gr. feste Substanz. Darin 4,0 Faserstoff, 80,0 Serum-Rückstand und 142,0 Blutkörperchen.

Füsilier Puhlmann bekam am 26. Juni eine von schwachem Fieber begleitete rheumatische Pleuresie. Am 27sten wurde der Kranke ins Lazareth aufgenommen. Temperatur um 5 Uhr Abends im Munde 38,0° C. V. S. Das Blut gerinnt mit Faserhaut. In 1000 Gr. Blut 199,0 Gr. feste Substanz, in 1000 Gr. Serum 90,0. Plac. : Ser. = 1,73 : 1. In 1000 Gr. Blutkuchen 261,0 feste Substanz. — Blutmischung: 2,36 Faserstoff, 117,94 Blutkörperchen, 78,70 Serum-Rückstand. Das Blut, welches ich in 30 Gr. Magnes. sulph. und 500 Gr. Wasser auffing, gerann. — Das Serum gelb, klar, mit aq. fontan. verdünnt in Flocken gerinnend.

Bei Popp (S. 17) findet sich folgender Fall: S., 16 Jahr alt, mager, erkrankte den 5. April mit starkem Fieber und Seitenstich rechts; den 6ten Zeichen eines bedeutenden Ergusses in die rechte Brust. V. S. Blut hellroth; Faserstoff derb; Blutkörperchen rasch sinkend (2:1), mässige Menge farbloser Blutkörperchen, Blutkuchen mit Faserhaut. Blutmischung: 4,664 Faserstoff, 75,539 Serum-Rückstand, 127,495 Blutkörperchen.

Diesen Fällen will ich noch einen von Laryngitis anschliessen.

Füsilier Mainzer erkältete sich am 23. Mai; am Nachmittage Frost u. s. w. Am 24. Mai Aufnahme in das Lazareth. Lebhaftes Fieber. Laryngitis acuta. — V. S. Das Blut floss gut, gerann aber ohne Faserhaut; oben auf dem Blutkuchen bloss hellrothe Schicht. Ziemlich starker rother Bodensatz. In 1000 Gr. Blut 205,6 Gr. feste Substanz; in 1000 Gr. Serum 82,0 Gr. Blutmischung: 132,0 Blutkörperchen, 71,0 Serum-Rückstand, 2,3 Faserstoff. Blut-Serum hellgelb, klar. Plac. : Ser. = 1,20 : 1. In 1000 Gr. Cruor 311,4 Gr. feste Substanz. — Die Blutbläschen im Bodensatz meist in Rollen vereinigt; 24 Stunden nach der V. S. haben sie keine

Tendenz mehr zur Gruppenbildung. — Die farblosen Zellen meist klein, wenig granulirt und 4—6 kleine Kerne enthaltend.

Häufig ist leider der Beginn einer Pleuritis und die Bildung des Exsudats nicht genau zu fixiren. So z. B. in folgendem Falle. Füsilier Kunze, ein schwächlicher Schneider mit architect. phthisica war vor etwa drei Monaten im Lazareth gewesen und hatte über Brustbeschwerden geklagt. Cucurb. cruent. hatten ihn hergestellt. — Jetzt fühlte er sich seit dem 10. Mai unwohl: ihn plagten Frösteln, Hitze, Husten und Brustbeschwerden. Als er am 13ten Nachmittags ins Lazareth kam, hatte er schon ein mächtiges pleuritisches Exsudat der linken Seite; namentlich seitlich und hinten. — Puls 100; Temperatur = 38,5° C. 28 Inspirationen, die nur, wenn sie tief gemacht werden, Schmerz und Husten hervorrufen. — V. S. Das Blut gerann mit Faserhaut; kein rother Bodensatz. Die ersten 1314 Gr. schieden sich in 534 Gr. Serum und 780 Gr. Blutkuchen. Plac.:Ser. = 1,46:1. In 1000 Gr. Blutkuchen 262,0 feste Substanz. In 1000 Gr. Blut 192,1 und in 1000 Gr. Serum 90,0 Gr. Blutmischung: 3,360 Faserstoff, 116,74 Blutkörperchen, 72,0 Serum-Rückstand. Der Cruor senkte sich in der Solut. magnes. sulph. in 12 Stunden um 4″, in 24 um 5″ und in 48 um 5½″. Das Serum gelblich-grünlich, klar. Es kann mit aq. font. verdünnt werden, wie man will, es gerinnt beim Kochen nicht in Flocken. Aether lässt es klar, findet aber beträchtliche Mengen der koagulablen Albumin-Art vor. — Die gefärbten Bläschen haben ein sehr lebhaftes Vermögen zur Itio in partes, die farblosen sehr zahlreich, ebenso auch eine erhebliche Menge von freien Kernen.

Pneumonie. — Ueber Blut-Analysen bei Lungenentzündungs-Kranken habe ich in reichlicher Menge zu disponiren und werde sie in zwei Abtheilungen folgen lassen. Die erste soll die Fälle umfassen, wo der Faserstoff sich im Normal hielt (bis 2,95 Gr.); die andere die, wo er schon 24 Stunden nach dem Ausbruch der Pneumonie bedeutend vermehrt ist. Die Kranken, deren Blut ich untersucht habe, waren stets im Stande, eine genaue Anamnese zu geben und daher haben die Analysen keinen zweifelhaften Werth. — Bei den Angaben über die Krankengeschichte werde ich mich sehr kurz fassen; bei denen über das Blut so viel geben als ich nur kann.

A. 1. Füsilier Kassubeck bekam am 24. März Abends einen heftigen Frost, Hitze, Kopf- und Kreuzschmerzen. Am 25sten 4 Uhr ins Lazareth gebracht, bot der Kranke zwar ein heftiges Fieber, Stockungen im grossen und kleinen Kreislauf, aber keine Lokalisation. Belegte Zunge, bitterer Geschmack; Stuhl angehalten. — In 1000 Gr. Blut 200,0 Gr. feste Substanz. In 1000 Gr. Serum 88,0 Gr. — Das Blut floss schlecht und gerann ohne Faserhaut; auch kein rother Bodensatz. Plac.: Ser. = 1,40:1. In 1000 Gr. Cruor 285,1 Gr. feste Substanz. Blutmischung: 2,50 Faserstoff, 76,0 Serum-Rückstand, 120,9 Blutkörperchen. — Das Serum hellgelb, klar. — In der Nacht brach die Pneumonie aus. — Dem Kranken wurden noch zwei V. S. gemacht.

2. Füsilier Schäfer bekam in der Nacht vom 27. zum 28. März seine Pneumonie. Als er am 28sten Nachmittags ins Lazareth kam, bot er ein sehr lebhaftes Fieber und Pneumon. lat. dextri. — Das Blut gerann mit Faserhaut; kein rother Bodensatz. In 1000 Gr. Blut 190,7 Gr. feste Substanz; in 1000 Gr. Serum 66,0 Gr. Plac.:Ser. = 1,28:1. In 1000 Gr. Cruor 298,3 feste Substanz. Blutmischung: 133,40 Blutkörperchen, 54,9 Serum-Rückstand, 2,65 Faserstoff. — Serum hellgelb und klar. — Dem Kranken wurde noch eine V. S. gemacht.

3. Füsilier Pavelik bekam am 7. Juni des Morgens seine Pneumonie. Am Abend desselben Tages wurde der Kranke ins Lazareth gebracht. Haut heiss, trocken; Puls 104. Gesicht typhös, bläulich-blass. Pleuro-Pneumonia later. sinistri. — 28 oberflächliche Inspirationen. — V. S. — Das Blut gerann mit einer Faserhaut; aber auch rother Bodensatz. In 1000 Gr. im Durchschnitt 213,5 Gr. feste Substanz. In 1000 Gr. Serum 70,8 Gr. Plac. : Ser. = 1,58 : 1. In 1000 Gr. Cruor 318 Gr. feste Substanz. — Blutmischung: 151,46 Blutkörperchen, 60,05 Serum-Rückstand, 1,99 Faserstoff. — Das Serum gelb und klar; mit aq. font. kann es so sehr verdünnt werden, wie man nur will, es koagulirt beim Kochen nicht in Flocken. Die Zahl der farblosen Blutzellen ist enorm gross; die gefärbten Bläschen haben sehr lebhaftes Vermögen zur Itio in partes. — Dem Kranken wurden noch zwei V. S. gemacht.

4. Grenadier S. bekam am 14. April früh Morgens seine

Pneumonie. Am Abend V. S. In 1000 Gr. Blut 215,0 Gr. feste Substanz. Blutmischung: 2,54 Faserstoff, 80,20 Serum-Rückstand, 132,26 Blutkörperchen. — Blut faserhäutig.

5. Füsilier Kaputt bekam in der Nacht vom 2. zum 3. März Schmerzen in der linken Brust, Husten, Auswurf. Dabei fror ihn ab und zu. Am 3ten früh Engouement. Puls 100. — V. S. Das Blut gerann mit Faserhaut; rother Bodensatz. In 1000 Gr. Blut 216,3 Gr., in 1000 Gr. Serum 98,8 Gr. feste Substanz. Plac.:Ser. = 2,27:1. In 1000 Gr. Blutkuchen 270 Gr. feste Substanz. Blutmischung: 1,764 Faserstoff, 85,5 Serum-Rückstand, 129,036 Blutkörperchen. — In der Solut. magnes. sulph. senkte sich der Cruor sehr schnell; die Blutbläschen bewahren ihr Vermögen zur Rollenbildung sehr lange. Nur wenige sind gefranzt. — Die farblosen Zellen haben meist nur einen grossen Kern. Sie sind sehr zahlreich. — Das Serum gelb und klar. S. oben S. 272, wo ich dem Kranken wegen Congest. ad pect. zu Ader gelassen hatte.

6. Füsilier Caspers hatte in seinem 15ten und 16ten Jahre an Pneumonie gelitten. Am 22. Mai früh bekam er Frost, Hitze, Brustschmerzen u. s. w. Um 9 Uhr früh Aufnahme in das Lazareth. Vor acht Tagen will sich der Kranke nach Erhitzung erkältet haben. Bis gestern war er noch ganz gesund. — Jetzt: Haut heiss; Temperatur = 39,5°. Puls 104; 56 kurze, oberflächliche Inspirationen. — Pneumon. later. sinistr. — Sehr gestörte venöse Cirkulation: typhöse Physiognomie. — V. S. Das Blut gerann ohne Faserhaut; aber sehr hoher Bodensatz. — In 1000 Gr. 232,3 Gr. feste Substanz, in 1000 Gr. Serum 100,5. Plac.:Ser. = 1,513:1. In 1000 Gr. Blutkuchen 324 Gr. feste Substanz. — Blutmischung: 1,13 Faserstoff (!!), 85,4 Serum-Rückstand, 145,77 Blutkörperchen. — In 1000 Gr. Serum 5,0 Gr. gelbgefärbtes Fett: Davon sind in kaltem absoluten Alkohol unlöslich: 1,0 Gr. (Serolin, blendend weiss; Cholesterin in geringer Menge); 1,5 gelb gefärbtes in kaltem absolutem Alkohol löslich; 2,50 in Alkohol von 0,831 lösliches, gelbgefärbtes Fett. — Der Cruor senkte sich in der Solut. magn. sulph. in 12 Stunden $\frac{3}{4}''$, in 24 $1\frac{3}{4}''$, in 48 $2\frac{1}{4}''$. Die gefärbten Bläschen zeigen 24 Stunden p. V. S. kein Vermögen mehr zur Rollenbildung. Die farblosen Zellen und Elementarkörperchen in gewöhnlicher Menge. — Das Serum gelb, klar, alkalisch. Es gerinnt mit aq. font. bei kei-

ner Verdünnung gekocht in Flocken. — Aether lässt es klar, findet aber nur wenig koagulables Albumin vor. — Dem Kranken wurden noch zwei V. S. gemacht.

7. Grenadier P. bekam am 20. April Nachmittags seine Pneumonie. Am 21sten 4 Uhr V. S. In 1000 Gr. Blut, das mit Faserhaut gerann und keinen rothen Bodensatz bildete, 222,4 Gr. feste Substanz. In 1000 Gr. Serum 84,3. Plac.: Ser. = 1,70:1. In 1000 Gr. Blutkuchen 300 Gr. feste Substanz. — Das Serum gelb, klar; Aether koagulirt ziemlich viel Albumin; mit aq. font. verdünnt und gekocht durchaus keine Coagulation. Die gefärbten Bläschen haben noch 24 Stunden p. V. S. Vermögen zur Rollenbildung. — Die farblosen Zellen sehr zahlreich. Blutmischung: 2,95 Faserstoff, 72,2 Serum-Rückstand, 147,25 Blutkörperchen.

8. Ein Rekrut meldete sich am 27. November (1846) früh wegen Brustbeschwerden. Er will schon öfter an Lungenentzündungen gelitten haben. — In der Nacht schwacher Frost, Kopfschmerzen; Husten, Stiche in der linken Seite. Hier Engouement. — Fieber nicht sehr lebhaft. V. S. Das Blut gerann mit Faserhaut; kein rother Bodensatz. In 1000 Gr. 209,1 Gr. feste Substanz; in 1000 Gr. Serum 97,5 Gr. Plac.: Ser. = 1,66:1. In 1000 Gr. Blutkuchen 276,5 Gr. feste Substanz. Blutmischung: 2,77 Fibrin, 84,8 Serum-Rückstand, 121,53 Blutkörperchen. — Ich liess eine Portion Blut in Sol. natri sulphur. fliessen; allein es gerann. — Die grossen farblosen Zellen granulirt und einkernig; die kleinen schwach kontourirt, in ebenso grosser Zahl vorhanden. Sie haben ebenfalls einen einzigen Kern, der dicht an der Hülle liegt. Im Inhalt keine Moleküle. Die Zahl der freien Kerne sehr gross. Das Serum gelb, klar; mit aq. font. kann ich es verdünnen wie ich will, es gerinnt beim Kochen nicht. Aether liess das Serum klar, aber fand nur wenig koagulable Materie in ihm vor. Der Kälte ausgesetzt, wurde es trübe und liess ein starkes Albumin-Sediment fallen. Nachdem dies in der Wärme sich wieder gelöst hatte, koagulirte der Aether sehr viel von dem Albumin. — In 1000 Gr. Serum 5,20 Gr. gelb gefärbtes Fett.

B. 1. Füsilier Schäfer (S. Analys. und Synthes. der pseudopl. Proc. S. 166) bekam seine Pneumonie am 8. März Mittags. Am 9ten Nachmittags V. S. Blut faserhäutig, kein rother Bodensatz. Blutmischung: 5,0 Faserstoff, 80,7 Serum-Rückstand, 124,3 Blutkörperchen.

2. Füsilier Puhlmann (Ibid. S. 168) bekam am 17. Februar Mittags seine Pneumonie. Am 18ten früh 9 Uhr V. S. Das Blut stark faserhäutig. Blutmischung: 216,0 feste Substanz. Darin 4,0 Faserstoff, 86,0 Serum-Rückstand, 126,0 Blutkörperchen. Noch eine V. S.

3. Füsilier Faulhaber bekam seine Pneumonie am 12ten März um Mittag. Am Abend kam er in das Lazareth. Puls 100; galliges Erbrechen. Am 13ten früh V. S. Das Blut schwach faserhäutig. Im Durchschnitt enthält es 206,4 Gr. feste Substanz. Darin 3,0 Faserstoff, 84,7 Serum-Rückstand und 118,7 Blutkörperchen. Das Serum dunkelgelb, klar, ohne Gallenfarbstoff.

4. Füsilier Voss bekam seine Pneumonie am 7. März Abends. Am 8ten Nachmittags Aufnahme in das Lazareth. Pneumon. later. sinistri. V. S. Das Blut stark faserhäutig. In 1000 Gr. 215,3 Gr. feste Substanz. Darin 4,0 Faserstoff, 83,5 Serum-Rückstand, 127,5 Blutkörperchen. Das Serum gelb und klar. Mit aq. font. 15 Mal verdünnt und gekocht, Coagulation in Flocken.

5. Grenadier P. bekam am 22. Mai früh seine Pneumonie. Am selbigen Tage Abends Aufnahme in das Lazareth. Am 23sten Mittags V. S. Das Blut faserhäutig. In 1000 Gr. 222,6 Gr. feste Substanz; in 1000 Gr. Serum 107,1 Gr. In jenen 222,6 Gr. sind 3,421 Faserstoff, 92,3 Serum-Rückstand und 125,879 Blutkörperchen. Das Serum klar und gelb.

Diesen Fällen will ich noch einige anschliessen, wo zwischen der 24sten und 48sten Stunde nach dem ersten Frostanfall zu Ader gelassen wurde, um zu zeigen, dass in anderen Fällen die erste V. S. an der Fibrin-Vermehrung nicht Schuld ist.

1. Füsilier Rusch, Musikus, hatte vor einem Jahre an Pneumon. lat. dextr. 3½ Wochen im Lazareth gelegen. — Am 26. Juni Nachmittags bekam er beim Scheibenschiessen einen heftigen Frost u. s. w. In der Nacht vom 27. zum 28sten stellten sich Brustschmerzen, Husten u. s. w. ein. Am 28sten Nachmittags Aufnahme in das Lazareth. Pneumon. later. dextri. Puls 100, 32 Inspirationen, 40,5° C. Temperatur im Munde. V. S. Der Blutkuchen faserhäutig: kein rother Bodensatz. In

1000 Gr. Blut 192,0 Gr. feste Substanz. Darin 4,77 Faserstoff, 91,3 Serum-Rückstand, 95,93 Blutkörperchen. Serum gelb, klar; mit aq. font. 50fach verdünnt und gekocht, Coagulation in Flocken. Der Cruor senkte sich in der Sol. magn. sulph. schon in 12 Stunden 6¾". Die farblosen Zellen ungemein vermehrt, so dass sie über dem Cruor eine dicke eiterähnliche Schicht bildeten. Sie sind sehr gross, mit starker Contour und vielen Molekülen erfüllt. Auch viele freie Kerne. Noch eine V. S.

2. Füsilier Tänzer bekam in der Nacht vom 28. April einen Frost, Hitze, Kopf- und Brustschmerzen. Am Tage: Fieber, Husten, blutiger Auswurf u. s. w. Am 29sten Nachmittags wurde er in das Lazareth gebracht. Pneumon. later. dextri. V. S. Das Blut faserhäutig. In 1000 Gr. 206,5 Gr. feste Substanz. Darin 137,0 Blutkörperchen, 65,8 Serum-Rückstand und 4,25 Faserstoff.

3. Buddrus (S. Analys. u. Synthes. S. 171) bekam die Pneumonie in der Nacht am 15. Februar. Am 16ten Nachmittags Aufnahme in das Lazareth. V. S. Blut sehr dünnflüssig und faserhäutig. 190,0 Gr. feste Substanz. Darin 7,0 Faserstoff, 77,0 Serum-Rückstand und 106,0 Blutkörperchen. Noch eine V. S.

4. Füsilier Zwicky fühlt sich seit dem Abend des 2. Oktobers krank. Am 4ten früh meldete er sich. Pneumon. bilios. lat. dextri. V. S. um 2 Uhr Mittags. Blut faserhäutig. In 1000 Gr. 191,0 Gr. feste Substanz. Sie bestehen aus 4,35 Faserstoff, 89,6 Serum-Rückstand und 97,06 Blutkörperchen.

An einem Blutkuchen, der faserhäutig war, befanden sich oben viele gelbliche Punkte, die wie kleine Abscesse aussahen. Sie waren Granulationen, die aus farblosen Blutformgebilden und Fibrin bestanden. In der Faserhaut eben solche. — Ein Pendant zu Piorry's Faserhaut bei Hämitis und ein Wegweiser für die Tuberkel-Bildung. — Die Zahl der farblosen Zellen war enorm gross; fast alle haben nur einen einzigen Kern. Das Vermögen zur Rollenbildung sehr stark.

Als einen besonderen Fall von Pneumonie muss ich folgenden für sich anführen: Füsilier Kompans, ein kräftiges, blühendes, etwas phlegmatisches Subjekt bekam am 23. März einen Frost, dem Hitze folgte. Am 24sten kam er ins Lazareth. Ausser einem geringen Fieberzustande war an dem Kranken nichts Besonderes zu entdecken. Er erhielt bloss ein Decoct. Alth. Am 25sten derselbe Zustand: Febris vaga mit herumziehenden Schmerzen. Am Abend um 10 Uhr Ausbruch einer Pneumon. later. dextri. V. S. auf der Stelle. Das Blut sehr langsam gerinnend und faserhäutig. In 1000 Gr. Blut 209,0 Gr. feste Substanz. Blutmischung: 130,9 Blutkörperchen, 71,4 Serum-Rückstand, 6,7 Faserstoff. — Die Zahl der farblosen Zellen sehr zahlreich.

Andral und Gavarret haben zweimal am zweiten Tage der Krankheit zu Ader gelassen.

1) Blutmischung: 113,3 Blutkörperchen, 66,7 Serum-Rückstand, 4,0 Faserstoff. — 2) 124,8 Blutkörperchen, 85,4 Serum-Rückstand, 5,8 Faserstoff.

Bei Popp: Georg M., 20 Jahre alt, scrophulös, litt bereits zweimal an Lungenentzündung. Vom April bis Juli an entzündlicher Anschwellung der Weichtheile des linken Kniegelenks und Erguss in die Gelenkhöhle behandelt; Schröpfköpfe, Leberthran und äusserlicher Gebrauch von Jod beseitigten das Uebel. Den 4. Oktober erkrankt mit heftigem Fieber und Seitenstich links, dabei zäher blutiger Auswurf. Den 5ten links hinten weit verbreitetes Röhrenblasen. V. S. Blut etwas bläulich roth, mässig rasch gerinnend; Blutkörperchen ziemlich rasch sinkend ($1\frac{1}{2}:1$), sehr grosse Menge farbloser Blutkörperchen; Faserhaut. Blutmischung: 4,576 Faserstoff, 81,601 Serum-Rückstand, 106,706 Blutkörperchen.

Marie K., 25 Jahre alt, mager, erkrankte am 4. Mai 10 Uhr am dritten Tage des Monatflusses an Fieber und Seitenstich rechts, dabei galliger Brechdurchfall. Den 5. Mai rechts hinten in grosser Ausdehnung Röhrenblasen. V. S. Ziemlich schnelle Gerinnung; Faserhaut; Senkung der Blutkörperchen wie 2:1; viele farblose Blutkörperchen. Blutmischung: 3,965 Faserstoff, 83,053 Serum-Rückstand und 133,956 Blutkörperchen.

Johann Sch., 27 Jahre alt, gut genährt, stark dem Genusse des Bieres ergeben, erkrankte den 29. April Abends mit Fieber, linkem Seitenstich und Husten mit Blutauswurf. Den 30sten V. S. Langsame Gerinnung, Blutkörperchen langsam sinkend ($3\frac{1}{2}:1$); farblose Zellen zahlreich; Faserhaut. Blutmischung: 3,673 Faserstoff, 94,618 Serum-Rückstand und 108,886 Blutkörperchen.

Wilhelmine G., 32 Jahre alt, wohlgenährt, erlitt vor 6 Wochen einen Schlaganfall mit linkseitiger Lähmung, an welcher sie noch litt, als sie von einer rechtseitigen Lungenentzündung ergriffen wurde. V. S. am ersten Tage der Krankheit. Blutkörperchen rasch sinkend ($1:1\frac{1}{4}$); Faserhaut. Blutmischung: 3,246 Faserstoff, 104,167 Serum-Rückstand, 89,162 Blutkörperchen.

Juliana Sch., schlecht genährt, Zeichen von Lungenknoten darbietend, wurde den 3. Mai von rechtseitiger Brustfellentzündung befallen. V. S. Blutkörperchen rasch sinkend (1:1), farblose Zellen zahlreich. Blutmischung: 7,047 Faserstoff, 84,628 Serum-Rückstand, 105,788 Blutkörperchen.

In anderen Fällen, wo Popp das Blut nicht quantitativ untersucht hat, fand er am zweiten Tage der Krankheit das Blut stets faserhäutig, die Blutbläschen schnell sinkend und die farblosen Zellen sehr zahlreich. So im 47sten, 49sten, 54sten, 35sten.

Einmal haben Andral und Gavarret vor dem Ausbruch einer Metro-Peritonitis zu Ader gelassen. Eine Frau bekam nach Unterdrückung der Regeln lebhafte Schmerzen im Unterleibe, die sich Andral und Gavarret durch Uterin-Congestion bewirkt dachten. Es war kein Fieber da. Die Mischung des Blutes war folgende: 3,8 Faserstoff, 120,0 Blutkörperchen, 79,1 Serum-Rückstand.

Gelenk-Rheumatismus: bei Popp Fall 76. Anna W., 20 Jahre alt, ziemlich kräftig gebaut. V. S. am zweiten Tage der Krankheit. Blut dunkelfarbig, dickflüssig. Ziemlich schnelle Gerinnung. Blutkörperchen etwas langsam sinkend (3:1), sehr wenig farblose Blutkörperchen. Blutkuchen mit Kruste. Blutmischung: 5,762 Faserstoff, 75,906 Serum-Rückstand, 115,971 Blutkörperchen.

Erysipelas. — Der Füsilier Neuhaus, 22 Jahre alt, mit schwarzen Haaren, rothem gedunsenen Gesicht, starkem Körperbau und ziemlich fett, hat früher schon häufig an Gesichtsrose gelitten. In Folge eines heftigen Aergers über eine vermeintlich unverschuldete Strafe bekam er im Arrestlokale (den 27. Februar 1843 Abends) einen heftigen Frost, dem Hitze über den ganzen Körper folgte; im Gesichte war sie am stärksten. Dabei empfand er in der Gesichts- und Kopfhaut ein Prickeln und Stechen, das ihm schon aus Erfahrung als Beginn der Rose hinlänglich bekannt war. — Am Morgen des folgenden Tages war das Erysipel. faciei vollkommen ausgebildet da. — Bei der Aufnahme des Kranken in das Lazareth, die am 28sten 5 Uhr Abends erfolgte, hatte derselbe eine sehr heisse, trockne und spröde Haut: dabei sehr lebhaftes Fieber. Kopfschmerzen; beide Backen, die Nase, Stirn und Augenlieder sehr geröthet, heiss und enorm geschwollen. Die Zunge roth und rein: der Appetit nicht schlecht; grosser Durst und Stuhlverstopfung.

V. S. Das Blut war ungemein hellroth, fast scharlachroth zu nennen; es floss in starkem Strahl, gerann langsam und bildete überall eine starke, becherförmige Faserhaut. — Kein rother Bodensatz.

Die zuerst ausgeflossenen 3 Unzen gaben bei der Reduktion auf 1000 Gr. 211,0 Gr. feste Substanz. Die folgenden 997 Gr. Blut schieden sich in 634 Gr. Blutkuchen und 363 Gr. Serum. Plac.: Ser. = 1,74 ; 1. In 1000 Gr. Cruor 292 Gr. feste Substanz. In 1000 Gr. Serum dieses Blutes 96,0 Gr. feste Substanz. — Nach Andral und Gavarret enthalten jene 211,0 Gr. feste Substanz.

7,00 Gr. Faserstoff
82,00 — Serum-Rückstand
122,00 — Blutkörperchen.

Die Blutkörperchen zeigten sehr lebhaftes Vermögen zur Itio in partes. Die farblosen nicht sehr zahlreich. Das Serum dunkelgelb, klar, alkalisch.

Bei Erysipelas haben Andral und Gavarret zweimal am zweiten Tage zu Ader gelassen. 1) Blutmischung: 7,0 Faserstoff, 75,9 Blutkörperchen und 83,5 Serum-Rückstand. 2) 6,7 Faserstoff, 108,4 Blutkörperchen und 85,7 Serum-Rückstand.

Angina. — Füsilier Bellin, ein sehr starkes Subjekt, mit braunen Haaren und gelbem Teint bekam am 22. Februar 1843 früh Halsschmerzen, um Mittag einen heftigen Frost;

gegen Abend Hitze, Kopfschmerzen. Des Nachts Schweiss. Am 24sten Nachmittags Aufnahme in das Lazareth. — Angina erysipel. oder gastrica: Kopfschmerzen, schlechter Appetit, bitterer Geschmack, gelblich weiss belegte Zunge; keine Brechneigung. Conjunctiova gelblich. — V. S. Das normal rothe Blut gerann langsam und bildete eine Faserhaut. — Die ersten 3 Unzen gaben bei der Reduktion 218,0 Gr. feste Substanz. 1000 Gr. Serum 100 Gr. Plac.: Ser. = 3,27:1. In 1000 Gr. Cruor 272 Gr. feste Substanz. — Jene 218 Gr. feste Substanz bestehen aus:

5,60 Gr. Faserstoff
86,00 — Serum-Rückstand
126,00 — Blutkörperchen.

Die Blutbläschen hatten sehr lebhaftes Vermögen zur Itio in partes; die farblosen sehr zahlreich, in Träubchen vereinigt. Das Serum dunkelgelb, klar, klebrig; ohne Gallenfarbstoff.

Füsilier Krosta hatte seit zwei Tagen eine fieberlose Angina und eine geringe Gastrose. — V. S. am 24. Mai früh 8 Uhr. Das Blut gerann langsam mit Faserhaut. In 1000 Gr. Blut 211,5 Gr. feste Substanz. Sie bestehen aus: 2,82 Faserstoff, 74,4 Serum-Rückstand und 134,28 Blutkörperchen. Den Morgen vor der V. S. hatte der Kranke ein Emeticum bekommen. — Das Serum gelb, klar. Plac.: Ser. = 1,23:1. Die Zahl der gefranzten Blutbläschen wie auch der farblosen sehr gross.

Bei Mandelentzündung haben Andral und Gavarret einmal am zweiten Tage zu Ader gelassen. Blutmischung: 4,4 Faserstoff, 90,0 Blutkörperchen und 78,7 Serum-Rückstand.

Füsilier O. hat seit zwei Tagen ein Zahngeschwür von einem kariösen Zahn und rheumatischer Krase ausgehend. Dabei Fieber. — Vor drei Monaten derselbe Zustand, ebenso vor 14 Tagen, wo sich die Geschwulst von selbst zertheilte. Am 15. Februar früh V. S. Das Blut dunkel, langsam mit Faserhaut gerinnend. In 1000 Gr. 204,2 Gr. feste Substanz, in 1000 Gr. Serum 106,0 Gr. Plac.: Ser. = 2,25:1. In 1000 Gr. Blutkuchen 246 Gr. feste Substanz. — Blutmischung: 3,23 Faserstoff, 117,2 Blutkörperchen und 92,8 Serum-Rückstand.

Ich werde jetzt der besseren Uebersicht wegen die gewonnenen Resultate in einer Tabelle zusammenfassen. Die Rubrik, ob das Serum chylös war, lasse ich fort, weil es zu selten vorkam. Die Namen der Verfasser der Analysen in der zweiten Spalte habe ich abgekürzt: A. bedeutet Andral und Gavarret, P. bedeutet Popp und Z. Zimmermann.

Krankheit.	Aut or.	Tag der V. S.	Blutkörperch.	Ser.-Rückst.	Faserstoff.	Faserhaut?	Bodensatz?	Gerann d. Ser. in Flocken?
Hämorrh. cerebr.	A	1	135,9	71,0	2,20			
Typhus	P	1	119,9	86,2	2,30			
Intermitt.	Z	1	135,7	75,0	1,97	+	+	+
—	Z	1	149,1	76,0	1,53	—	+	+
Febr. gastr. bilios. . . .	Z	1	132,5	67,2	1,30	—	—	—
— — —	Z	1	128,4	75,2	2,40	+	+	—
— — —	Z	1	135,7	70,0	2,56	+	—	
— — —	Z	1	129,7	68,0	2,28	—	—	
Angina et Lymphadenitis .	Z	2	137,4	100,2	0,89	+	—	+
Morbilli	Z	1	121,9	76,4	1,84	+	—	+
Vaccine	Z	1	142,5	92,5	2,04	+	+	+
Variolen	A	*a*	114,3	91,4	3,00			
2te V. S.	A	*b*	92,6	100,3	3,20			
3te V. S.	A	*c*	88,4	96,8	3,00			
—	A	*d*	120,6	103,5	4,40			
2te V. S.	A	*e*	110,2	106,1	2,90			
—	A	*f*	127,9	88,1	2,60			
Rubeolae	A	2	137,5	73,4	2,40			
—	A	2	118,6	86,0	2,40			
Scarlatina	A	2	146,0	89,4	3,10			
—	A	2	136,1	84,1	3,50			
Phleb. cap. et Lymphang. .	Z	1	141,1	81,6	2,56	+		
Icterus	Z	1	123,3	76,7	1,00	—	+	+
Pleuritis	A	1	127,7	92,2	5,90			
—	Z	1	142,0	80,0	4,00	—	—	
—	Z	1	117,9	78,7	2,36	+	—	+
—	P	1	127,5	75,5	4,66	+		
—	Z	2	116,7	72,0	3,36	+	—	—
Laryngitis	Z	1	132,0	71,0	2,30	+	—	
Pneumonie	Z	1	120,9	76,0	2,00	—	—	
—	Z	1	133,4	54,9	2,65	+	—	
—	Z	1	151,5	60,1	1,99	+	+	
—	Z	1	132,3	80,2	2,54	+	—	
—	Z	1	129,1	85,5	1,76	+	+	

Krankheit.	Autor.	Tag der V. S.	Blutkörperch.	Ser.-Rückst.	Faserstoff.	Faserhaut?	Bodensatz?	Gerann d. Ser. in Flocken?
Pneumonie	Z	1	145,7	85,4	1,13	+	+	—
—	Z	1	147,2	72,2	2,95	+	—	—
—	Z	1	121,5	84,8	2,77	+	—	—
—	Z	1	124,3	80,7	5,00	+	—	
—	Z	1	126,0	86,0	4,00	+	—	
—	Z	1	118,7	84,7	3,00	+	—	
—	Z	1	127,5	83,5	4,00	+	—	+
—	Z	2	95,9	91,3	4,77	+	—	+
—	Z	2	137,0	65,8	4,25	+	—	
—	Z	2	125,8	92,3	3,42	+	—	
—	Z	2	106,0	77,0	7,00	+	—	
—	Z	2	97,1	89,6	4,35	+	—	
—	Z	1	130,9	71,4	6,70	+	—	
—	A	2	113,3	66,7	4,00			
—	A	2	124,8	85,4	5,00			
—	P	1	106,7	81,6	4,57	+		
—	P	1	133,9	83,0	3,96	+		
—	P	1	108,8	94,6	3,67	+		
—	P	1	105,7	84,6	7,05	+		
Peritonitis	A	*g*	120,0	79,1	3,80			
Rheum. art.	P	2	115,9	75,9	5,76	+		
Erysipelas	Z	1	122,0	82,0	7,00	+	—	
—	A	2	75,9	93,5	7,00			
—	A	2	108,4	85,7	6,70			
Angina	Z	1	126,0	86,0	5,60	+	—	
—	Z	2	134,3	74,4	2,82	+	—	
Parul. rheum.	Z	2	117,2	92,8	3,23	+	—	

a. Diese V. S. wurde in dem Stadium der Incubation gemacht;

b. in dem Stadium des Fieber-Ausbruchs;

c. in dem Stadium der Eruption;

d. in dem Stadium des Fieber-Ausbruchs;

e. in dem Stadium der Eruption;

f. in dem Stadium der Eruption;

g. in dem Stadium der Incubation.

Betrachten wir die quantitativen Verhältnisse in vorstehender Tabelle, vornehmlich in Bezug auf den Faserstoff, so ergiebt sich, dass, wenn wir die einzelnen Krankheits-Processe durchgehen, eine erhebliche Differenz und zwar schon da, wo die V. S. innerhalb der ersten 24 Stunden nach dem Ausbruch der Krankheit oder im Anfange der zweiten 24 Stunden gemacht wurde, statt hat.

Bei Haemorrh. cerebri, Typhus, Intermittens, febr. gastr. bilios., Morbilli, Vaccine, Rubeolae, Phlebit. capill. et Lymphangiotis, Icterus und Laryngitis finden wir das Fibrin ziemlich im Normal, oder wenn wir als Mittel 1,698 annehmen, dasselbe zuweilen etwas vermehrt oder vermindert.

Dagegen haben Andral und Gavarret bei den Variolen und bei Scarlatina theils schon vor dem Ausbruch der Krankheit, theils zu Anfange derselben eine Vermehrung des Fibrin bis 3,0 gefunden. Der erste Fall von Variolen ist in dieser Beziehung besonders bemerkenswerth.

Hier enthielten 1000 Gr. Blut vor dem Ausbruch des Fiebers dieselbe Menge Faserstoff, wie zur Zeit, als dieses seine Invasion machte und später als das Exanthem ausbrach. Wenn dieser Kranke nicht individuell in seinem Blute mehr Fibrin besass als Andere, so deutet dies darauf hin, dass durch das Variolen-Contagium im Stadium der Latenz eine Vermehrung des Fibrin bewirkt wird. Und diese hält sich so ziemlich während der Dauer der Krankheit. — Im zweiten Falle betrug die Menge des Fibrin zur Zeit des Fieber-Ausbruchs sogar 4,40, dagegen sank sie zur Zeit der Exanthembildung auf 2,90, war also noch etwas vermehrt. Woher dies Sinken, ist, wenn man nicht eine stärkere Ablagerung von Faserstoff aus den in Stase befindlichen Hautgefässen statuiren mag, nicht recht einzusehen, da Andral nichts zur Erklärung beigefügt hat.

Im höchsten Grade auffallend ist der von mir mitgetheilte Fall von Angina faucium und Entzündung der Speichel- und Lymphdrüsen am Halse, wo die Faserstoff-Menge nur 0,89 betrug, während wir doch bei febriler Angina gleich im Anfange den Faserstoff beträchtlich vermehrt zu finden pflegen. Nur selten hat man solche Faserstoff-Verminderung bis jetzt überhaupt beobachtet, z. B. Andral und Gavarret (S. 284) bei einem Typhus-Kranken, der höchst adynamisch war, delirirte, soporös war, dessen Mund- und Nasenschleimhaut blutete und dessen Zunge und Zähne mit schwarzen Borken besetzt waren. Es befanden sich in 1000 Gr. Blut 0,9 Faserstoff, 93,1 Blutkügelchen und 86,3 Serum-Rückstand. — Von typhösen, adynamischen Symptomen war bei unserem Kranken nichts zu sehen. Erwähnen will ich beiläufig, dass an dem Nachmittage, wo demselben zu Ader gelassen wurde, ein starkes Gewitter statt gehabt hatte.

Eine andere beträchtliche Faserstoff-Verminderung finden wir noch bei dem Kranken mit Icterus, jedenfalls ein höchst bemerkenswerther Befund. Rodier und Becquerel, deren Untersuchungen über das Blut bei Icterus noch zu den besseren unter den übrigen gehören, weil sie sie speziell mitgetheilt haben, fanden bei einfachem Icterus Folgendes:

1. Seit drei Tagen Icterus afebril. nach Indigestion bei einem 23jährigen Blechschmidt. Puls 60; Verstopfung. Blutmischung: Blutkörperchen 164,3, Faserstoff 1,9, Serum-Rückstand 66,3. Die Fette übergehe ich, weil die absolute Menge derselben nicht richtig ist. — 2. Eben solcher Fall. Blutkörperchen 145,0, Faserstoff 2,35, Serum-Rückstand 60,0.

In diesen beiden Fällen finden wir allerdings eine so geringe Ziffer des Fibrin nicht, wie sie in dem von mir mitgetheilten Falle statt hat: wer weiss, welchen individuellen Ursachen dies zuzuschreiben ist.

Jetzt wende ich mich zu den Fällen von Pneumonie, die wegen ihrer sehr grossen Zahl schon eine bessere Fixirung der einschlägigen Verhältnisse zulassen.

Ich habe acht Fälle mitgetheilt, wo entweder im Stadium des Engouement oder sehr frühzeitig im Stadium der ersten Ausschwitzung zu Ader gelassen wurde; hier hielt sich die Faserstoff-Menge zwischen 1,13 und 2,95. In ersterem Falle war sie wahrscheinlich etwas vermindert, in letzterem vielleicht schon etwas erhöht. Diese acht Fälle beweisen unwiderleglich, dass im Anfange sehr vieler, wo nicht aller Pneumonieen die Faserstoff-Menge sich im Normal hält, da es sich bei einer Analyse derjenigen, deren Verlauf durch die V. S. nicht aufgehoben wurde, zeigen wird, dass sie ebenso geartet gewesen sind, wie die übrigen, wo sich der Faserstoff vermehrt zeigte.

Die Zahl dieser ist, wenn wir nur solche zusammenstellen wollen, wo innerhalb der ersten 24 Stunden zu Ader gelassen wurde, ebenfalls acht, wovon vier mir und vier Popp angehören. Letzterer hat noch drei andere eben solche, wo aber eine vollständige Analyse des Blutes nicht mitgetheilt ist.

Die Faserstoff-Menge hielt sich in diesen acht Fällen zwischen 3,0 und 7,05: sie war also offenbar um das 2- und 4fache erhöht.

In den übrigen 7 Fällen, wo innerhalb der zweiten 24 Stunden nach dem Ausbruch der Pneumonie zu Ader gelassen wurde, finden wir die Menge des Fibrin zwischen 3,42 und 7,00.

In dem von mir besonders aufgeführten Falle des Füsiliers Kompans, wo dem Ausbruche der Pneumonie eine febr. vaga drei Tage vorherging, enthielt das Blut, im Engouement entzogen, schon 6,70 Gr. Faserstoff.

Reihen wir hieran noch die 5 Fälle von Pleuritis, wo theils am ersten, theils am zweiten Tage zu Ader gelassen und eine Faserstoff-Menge, die sich zwischen 3,36 und 5,90 hielt, gefunden wurde, so sind durch diese Untersuchungen offenbar sehr grosse Differenzen in der Blutmischung bei ein und demselben Krankheits-Processe nachgewiesen worden, der dazu, so viel ich bis jetzt gesehen habe, nur durch einerlei Ursache, nämlich Erkältung entsteht.

Verschieden quantitative Verhältnisse zeigen auch die farblosen Zellen des Blutes, so weit wir dies zu beurtheilen im Stande sind. In dem Blute aller Pneumoniker sind sie in sehr grosser Menge enthalten und zwar, wie es scheint, im Verhältniss zu der Zahl der gefärbten Bläschen in grösserer, als in dem gesunden Blute. Aber gerade da, wo auch die gefärbten Bläschen noch sehr zahlreich waren, finden wir sie, z. B. in den Fällen des Füsiliers Pavelik, Caspers u. s. w., in ungeheurer Menge vor, und zwar in einer solchen Entwickelungsstufe, wie man sie im Eiter nicht besser sehen kann. Man kann unter solchen Umständen, wie es z. B. Donné gethan hat, nicht behaupten, dass sie nur deshalb in grösserer Menge erscheinen, weil sie nicht ihre Entwickelung in die gefärbten Bläschen durchgemacht haben, eine Vermuthung, die deshalb schon alles Ansehens entbehrt und nur von Leuten gebilligt werden kann, die vom Blute nicht viel verstehen und sich noch in den Banden alter Traditionen befinden, weil nicht die farblosen Zellen, sondern die Elementarbläschen des Blutes zu gefärbten Bläschen werden (S. meine Abhandlung über die Formgebilde des Blutes im Magazin für die gesammte Heilkunde, Bd. 66 und 67). — Wo noch später zu Ader gelassen wurde, z. B. Füsilier Rusch, Zwicky u. s. w., da waren die gefärbten Bläschen schon sehr vermindert, während die farblosen Zellen verhältnissmässig in noch grösserer Menge vorhanden waren.

Ich kann mich hier, wo ich nur den Zweck habe, auf die Resultate der Blut-Analysen aufmerksam zu machen, nicht darauf einlassen, diese quantitativen Differenzen erklären zu wollen; ich würde, wenn ich es wollte, meinen speziellen Untersuchungen über die Blutmischung der aufgeführten Krankheits-Processe vorgreifen müssen, die zur Zeit noch nicht vollkommen abgeschlossen sind.

Am aller auffallendsten ist aber die so schnelle und enorme Vermehrung des Faserstoffs in dem Blute des von mir erwähnten Erysipel-Kranken. Hier war die Ursache der Krankheit, ein heftiger Aerger, positiv dem Ausbruche derselben erst 24 Stunden voraufgegangen und diese selbst bestand erst seit 12 Stunden: trotzdem finden wir in 1000 Gr. Blut schon 7,0 Gr. Faserstoff!! Es kann keinem Menschen einfallen, dies dadurch zu erklären, dass die Total-Quantität des Blutes dieses Kranken so schnell abgenommen habe, oder die Blutkörperchen für sich, da wir in 1000 Gr. noch 122,0 Gr. finden. Es muss somit eine sehr rapide und massenhafte Erzeugung des Fibrin statt gehabt oder sein Verbrauch muss total aufgehört haben. Nehmen wir an, der Kranke habe 30 Pfund Blut besessen, als er in das Arrestlokal kam, und in 1 Pfund Blut seien (in 1000 circa 2 Gr.) 14 Gr. Faserstoff gewesen, so hatte er in den 30 Pfund 420 Gr. Hatten sich diese 30 Pfund Blut nicht vermindert, als der Kranke in das Lazareth kam, so besass er (in 1000 Gr. 7 Gr.) circa 3500 Gr. Faserstoff. Die Menge desselben hatte sich also in 24 Stunden um 3000 Gr., d. h. beinahe um ein halbes Pfund, vermehrt!

Dieser Fall steht nicht isolirt da: denn Andral und Gavarret fanden am zweiten Tage bei zwei Erysipel-Kranken auch 7,0 und 6,7 Gr. Faserstoff. Die übrigen Fälle von Erysipel siehe in meiner Abhandlung über die erysipelatöse Krase in der Prager Vierteljahrschrift für praktische Heilkunde (1846, Bd. 4). Aehnlich verhält sich der eine Fall von Angina.

In Bezug auf das Erysipel will ich hier noch eine Beobachtung mittheilen, welche darthut, dass die örtliche Krankheit dem Fieber voraufgeht. An einem heissen Sommertage befand ich mich mit einem an Wein gewöhnten jungen Kaufmann auf einer Landpartie. Auffallend war für Jeden, der ihn kannte, die Röthe seiner Nase und die Geschwulst derselben: dabei klagte derselbe, dass er einen lebhaften Schmerz darin empfinde. Soweit befand er sich sehr wohl. Am folgenden Tage früh hatte die Geschwulst bedeutend zugenommen und es brach jetzt, bei vollkommen ausgebildetem Erysipel, das Fieber aus.

Schon S. 138 habe ich erwähnt, dass Andral behauptet, die Faserstoff-Vermehrung im Blute sei stets nur eine Folge des örtlichen Krankheits-Processes. Wie stimmt damit der oben mitgetheilte Fall von Pleuritis und der von Peritonitis, wo der Faserstoff selbst über das Lecanu'sche Mittel vermehrt war, und noch weit mehr, wenn wir dasselbe auf 1,5 oder 2,0 herabsetzen? Wie stimmen unter letzterer Voraussetzung die Fälle von Variola, die Andral anführt und der Fall des Füsiliers Kompans von mir, wo dasselbe statt hatte?

Wir können unter diesen Umständen dreist behaupten, dass es Krankheits-Processe giebt, bei denen man schon im Stadium prodromorum et initii eine Faserstoff-Vermehrung findet und vielleicht bei Lungenentzündungen mag dies nicht selten der Fall sein. Damit ist aber nicht behauptet, dass die Vermehrung des Faserstoffs Ursache der sich später ausbildenden Stase sei.

Nach Betrachtung dieser quantitativen Differenzen wende ich mich wiederum zu den qualitativen.

I. Die Faserhaut. Andral, Gavarret, Rodier und Becquerel bieten für die Untersuchung, wie sie sich bei dem Blute der akuten Kranken verhält, denen zu Anfang ihres Leidens zu Ader gelassen wurde, nichts. Wir werden uns daher auf meine und Popp's Beobachtungen beschränken müssen.

1. Intermittens. Hier kommt sie einmal vor unter zwei Fällen.

2. Febr. gastr. biliosa. Unter 4 Fällen sehen wir sie

zweimal. In dem einen Falle floss das Blut so schlecht, dass sie sich nicht bilden konnte, falls das Blut wirklich das Vermögen dazu besass.

3. Bei Angina fauc. cum Lympadenit. in einem Fall. Hier ist sie um so bemerkenswerther, als 1000 Gr. Blut nur 0,89 Faserstoff enthielten.

4. Ebenso bei Morbillen, Vaccine und Phlebit. capillar. cum Lymphangiot.

5. Bei Icterus kam sie nicht vor.

6. In 4 Fällen von Pleuritis kam sie 3 Mal vor; in dem Fall von Laryngitis fehlte sie nicht.

7. In den 8 Fällen von Pneumonie, wo sich die Faserstoff-Menge zwischen 1,13 und 2,95 hielt, fehlte sie nur ein einziges Mal; in den 14 von mir und Popp angeführten Fällen, wo sich das Fibrin zwischen 3,0 und 7,05 hielt, fehlte sie nie. Gewiss war sie auch in den beiden von Andral angeführten Fällen da. Auch in den 3 anderen Fällen von Popp, wo derselbe das Blut am ersten Tage der Krankheit entzog, aber nicht weiter quantitativ untersuchte, fehlte sie nicht (S. S. 354).

8. Bei Rheumat. acut. (Popp) und Parul. rheumat. (Z.) war das Blut faserhäutig.

9. Bei Erysipel. und angina tonsill. (3 Fälle von mir) starke Faserhaut. In den 2 von Andral angeführten Fällen fehlte sie sicher auch nicht.

So sehen wir also, dass das Blut in den allermeisten Fällen, wo akuten Kranken gleich zu Anfange zu Ader gelassen wird, faserhäutig erscheint; die wenigen Ausnahmen werden mit der Zeit noch mehr verschwinden, wenn die Zahl der Beobachtungen zunimmt. Denn dann wird es sich herausstellen, dass irgend welche, noch nicht bekannte Ursachen, obgewaltet haben müssen, die die Bildung der Faserhaut verhinderten. In dem Fall von Pneumonie (Füsilier Kassubeck I. V. S.), wo die Faserhaut nicht da war, floss das Blut sehr schlecht.

Auch hier war in allen Fällen, wo der Faserstoffgehalt des Blutes 3,0 nicht überstieg, die Faserhaut auf dem Blutkuchen nur schwach, wenngleich der Cruor sich oft bedeutend unter das Niveau des liquor sanguinis gesenkt hatte.

II. Den rothen Bodensatz finde ich in den von mir mitgetheilten Fällen nur 8 Mal. Und zwar kommt er 6 Mal mit der Faserhaut zusammen vor, und nur 2 Mal ohne dieselbe — 2 Mal finden wir ihn bei den beiden Intermittens-Kranken; 1 Mal bei einem mit febr. gastr. bilios., 1 Mal in schwächerem Grade bei dem vaccinirten Kranken; 1 Mal bei dem Icterischen und 3 Mal finden wir ihn bei den 8 Kranken mit Pneumonie, wo sich der Faserstoffgehalt des Blutes zwischen 1,13 und 2,95 hielt.

Rufen wir uns nun in das Gedächtniss zurück, was ich in dem dritten Abschnitt S. 310 über die Ursachen der Faserhaut- und Bodensatzbildung gesagt habe, und untersuchen wir die einzelnen Angaben bei jedem Kranken selber, so finden wir, dass die gefärbten Blutbläschen bei allen schon gleich zu Anfange der Stase ein sehr lebhaftes Vermögen zur Rollenbildung besassen und dass unter den beiden Hauptarten der Blutformgebilde, den gefärbten und farblosen, ein sehr lebhaftes Vermögen zur „Itio in partes" vorhanden war.

Wenn die Faserhaut an sich noch nicht dafür spräche, oder die Rollenbildung der gefärbten Bläschen unter dem Mikroskop, die Gruppenbildung der farblosen Zellen in dem noch flüssigen Blute und die schnellere Senkung des Cruor in der Solut. magnes. sulph.: so würde dafür sicher der merkwürdige und instruktive Fall Zeugniss geben, dessen ich bei der Beschreibung des Blutes gedenken musste, das dem an Pneum. bilios. leidenden Füsilier Zwicky entzogen war. Hier fanden wir an der Peripherie des Blutkuchens oben eine sehr grosse Zahl von stecknadelknopfgrossen weissgelblichen Stellen, die wie kleine Abscesse aussahen und aus einer faserstoffigen Grundlage bestanden, in der farblose Zellen, Elementarkörperchen und einige freie Kerne eingelagert waren. Die farblosen Zellen lagen in Träubchen von 10 bis 15 und schlossen die anderen Blutformgebilde ein.

Ich will diese Häufchen farbloser Blutformgebilde in dem faserstoffigen Vehikel der Kürze wegen nach Piorry's Vorgange „Tuberkel" nennen: sie fanden sich auch in der Faserhaut und ich habe sie, ebenso wie Piorry (S. S. 122) in derselben bei sehr vielen Pneumonikern gesehen, namentlich bei den auf die erste folgenden V. S Schon im Jahre 1842, wo ich noch nichts von Piorry's Untersuchungen über die tuberkulöse Faserhaut wusste, fiel mir dies Aussehen derselben bei dem Blute eines Hautboisten auf, der plötzlich an sehr heftiger Peripneumonie erkrankt war. Ich liess ihm in einer kalten Stube zu Ader und so, dass das Blut in eine flache Schüssel floss. Trotzdem bildete sich auf dem Blute eine fast fingerdicke, grünlich-gelbe Kruste, in der in sehr auffallender Menge und Grösse solche Tuberkel zu sehen waren. Bald nach der V. S. entleerte der Kranke in einer Nacht mehrere Gläser voll purulenten Auswurfs und es stellte sich heraus, dass er mehrere Vomicae in den Lungen gehabt haben musste. Die purulenten Ausleerungen aus der Lunge dauerten an, es entleerten sich noch öfter Vomicae und der Kranke schien dem Tode verfallen zu sein, als ich auf den Gedanken kam, ihn mit Speck einreiben zu lassen. Vier Wochen war dies geschehen, als der Kranke sich gesund melden konnte. In meiner Schrift über die pseudoplastischen Processe (S. 220) habe ich dieses Falles in der Kürze gedacht und wenn ich mir auch damals noch nicht die Bedeutung jener in der Faserhaut eingelagerten Tuberkel erklären konnte, so geschah dies doch sehr bald darauf, als ich das Blut selbständig mit dem Mikroskop zu untersuchen anfing.

III. Endlich will ich noch auf die Beschaffenheit des Serum aufmerksam machen. Nur ein einziges Mal habe ich es, und zwar bei dem Kranken mit Intermittens, chylös gefunden, sonst immer gelb und klar. In einigen Fällen wich es dadurch auffallend vom Normal ab, dass es mit Brunnenwasser, wer weiss wie sehr verdünnt, beim Kochen nicht in Flocken koagulirte. Eine Untersuchung solches Serums auf seine Salze und Erden wird ergeben, worin der Grund für diese Erscheinung liegt; so weit ich die Frage bis jetzt beurtheilen kann, ist das Fehlen oder eine sehr geringe Menge des kohlensauren Kalks die Ursache dafür. Leider kam ich bei meinen Untersuchungen über dies Verhalten des Serum, mit Brunnenwasser verdünnt beim Kochen in Flocken zu koaguliren, erst später auf den Gedanken, wo dies bei einer geringen Verdünnung nicht geschah, eine stärkere anzuwenden: die Fälle, wo ich früher bemerkt habe, dass das Serum bei 15maliger Verdünnung beim Kochen nicht in Flocken gerann, kann ich daher gar nicht benutzen, weil es sehr möglich ist, dass bei 50 bis 100facher Verdünnung diese Coagulation erfolgte.

Corrigenda.

Seite	2	Zeile	7	v. o. lies statt statische: statistische
—	12	—	13	von oben statt im lies: aus dem
—	15	—	5	v. u. streiche 1000 Gr.
—	17	—	18	v. u. streiche später
—	65	—	18	v. u. st. enthielten l. lieferten
—	67	—	7	v. u. st. oder l. aber
—	67	—	5	v. u. st. dessen l. das
—	69	—	10	v. u. st. letzterem l. letzteren
—	77	—	7	v. o. st. normalen l. anormalen
—	97	—	13	schalte hinter „zerfiel" ein: mit Aether auszuziehen,
—	109	—	19	v. u. streiche und qualitative Differenz
—	110	—	20	v. u. streiche nur
—	125	—	16	v. u. st. in l. für
—	128	—	21	v. u. st. normal l. anomal
—	135	—	1	v. o. st. Saame l. Schleim
—	190	—	4	v. u. streiche das
—	206	—	9	v. o. st. Es l. Das Blut
—	214	—	4	v. o. st. der typhöse l. den typhösen
—	216	—	8	v. o. st. sie l. ihn
—	217	—	18	v. o. st. alienirten Nerveneinflusses l. alienirtem Nerveneinflusse
—	340	—	8	v. u. st. ersetzen l. bilden

Kolibri 360 GmbH
Ferdinand-Jühlke-Straße 7
99095 Erfurt, Deutschland
produktsicherheit@kolibri360.de